A.G. Hofstetter und F. Eisenberger (Hrsg.), Urologie für die Praxis

Springer
Berlin
Heidelberg
New York
Barcelona
Budapest
Hongkong
London
Mailand
Paris
Santa Clara
Singapur
Tokio

A.G. Hofstetter und F. Eisenberger (Hrsg.)

Urologie für die Praxis

2., überarbeitete Auflage

Mit Beiträgen von
A. Baumüller, H.J. Clemens, F. Eisenberger, A.G. Hofstetter,
R. Klammert, B. Landauer, M. Manning, K. Miller, G. Otto,
J. Rassweiler, K.H. Rothenberger, W.-B. Schill, G.E. Schubert,
O. Seemann, M. Stöhrer, M. Westenfelder, K. Willms

Mit 149 Abbildungen in 289 Einzeldarstellungen
und 130 Tabellen und Übersichten

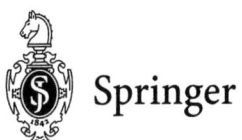

Professor Dr. med. A. G. Hofstetter
Direktor der Urologischen Klinik und Poliklinik
der Ludwig-Maximilians-Universität
Klinikum Großhadern/Innenstadt
Marchioninistr. 15,
81377 München

Professor Dr. med. F. Eisenberger
Direktor der Urologischen Klinik
Katharinenhospital
Kriegsbergstr. 60
70174 Stuttgart

ISBN-13:978-3-642-79786-6   e-ISBN-13:978-3-642-79785-9
DOI: 10.1007/978-3-642-79785-9

Die Deutsche Bibliothek – CIP-Einheitsaufnahme
Urologie für die Praxis : mit 130 Tabellen / A. G. Hofstetter und F. Eisenberger (Hrsg.)
Mit Beitr. von A. Baumüller ... – 2., überarb. Aufl. – Berlin ; Heidelberg ; New York ; Barcelona ;
Budapest ; Hongkong ; London ; Mailand ; Paris ; Santa Clara ; Singapur ; Tokio : Springer, 1996
ISBN-13:978-3-642-79786-6
NE: Hofstetter, Alfons [Hrsg.]; Baumüller, Axel

Dieses Werk ist urheberrechtlich geschützt. Die dadurch begründeten Rechte, insbesondere die der Übersetzung, des Nachdrucks, des Vortrags, der Entnahme von Abbildungen und Tabellen, der Funksendung, der Mikroverfilmung oder der Vervielfältigung auf anderen Wegen und der Speicherung in Datenverarbeitungsanlagen, bleiben, auch bei nur auszugsweiser Verwertung, vorbehalten. Eine Vervielfältigung dieses Werkes oder von Teilen dieses Werkes ist auch im Einzelfall nur in den Grenzen der gesetzlichen Bestimmungen des Urheberrechtsgesetzes der Bundesrepublik Deutschland vom 9. September 1965 in der jeweils geltenden Fassung zulässig. Sie ist grundsätzlich vergütungspflichtig. Zuwiderhandlungen unterliegen den Strafbestimmungen des Urheberrechtsgesetzes.

© Springer-Verlag Berlin Heidelberg 1996
Softcover reprint of the hardcover 2nd edition 1996

Die Wiedergabe von Gebrauchsnamen, Handelsnamen, Warenbezeichnungen usw. in diesem Werk berechtigt auch ohne besondere Kennzeichnung nicht zu der Annahme, daß solche Namen im Sinne der Warenzeichen- und Markenschutz-Gesetzgebung als frei zu betrachten wären und daher von jedermann benutzt werden dürften.

Produkthaftung: Für Angaben über Dosierungsanweisungen und Applikationsformen kann vom Verlag keine Gewähr übernommen werden. Derartige Angaben müssen vom jeweiligen Anwender im Einzelfall anhand anderer Literaturstellen auf ihre Richtigkeit überprüft werden.

Satz: Fotosatz Pfeifer GmbH, Gräfelfing/München

SPIN: 10425595   21/3133 – 5 4 3 2 1 0 – Gedruckt auf säurefreiem Papier

Vorwort zur 2. Auflage

Usus magister est optimus.
Cicero, M. T. (106 – 43 a. Ch. n.)

Die in der 1. Auflage vorgegebene Zielsetzung der raschen und aktuellen Information von Studenten, Nichturologen und Urologen in Klinik und Praxis erforderte bei der raschen Wissensexpansion auch in der Urologie eine Neuauflage dieses Buches. Dabei wurde neben einem modernen Design auf noch mehr Übersichtlichkeit Wert gelegt – großzügigere Text-, Tabellen- und Abbildungsgestaltung. Die durchgehend einheitliche Darstellung der Überschriften soll dem Leser eine zusätzliche optische Orientierungshilfe beim Nachschlagen geben.

Natürlich gilt auch diesmal unser Dank den Autoren, die sich der mühevollen Aufgabe unterzogen haben, Fachwissen komprimiert und allgemein verständlich dem oben angesprochenen großen Leserkreis zu vermitteln.

Im besonderen ist den Damen und Herren des Springer-Verlags zu danken, die uns mit Rat und Tat bei der Neugestaltung dieses Buches zur Seite standen.

Wir hoffen, daß auch diese Ausgabe wieder Zustimmung finden wird und unser Ziel erreicht, dem Studenten eine Lernhilfe und dem Kollegen ein praktisches Nachschlagewerk an die Hand zu geben.

München/Stuttgart,
im Herbst 1995
A. Hofstetter, F. Eisenberger

Vorwort zur 1. Auflage

Neben den bekannten und großen Werken der deutschsprachigen urologischen Literatur sollte das vorliegende Buch dem Arzt für Allgemeinmedizin, dem Kollegen anderer Fachdisziplinen sowie dem Urologen in der Ausbildung und Studenten die Möglichkeit bieten, sich schnell und ausreichend über urologische Erkrankungen zu informieren. Diesem Prinzip dienen vor allem die zahlreichen Tabellen, Schemazeichnungen und Abbildungen sowie das Bemühen, den Text schlagwortartig kurz zu halten. Unterstützt wird dies noch durch Hervorheben einprägsamer Leitsätze, die die klinischen Zusammenhänge verdeutlichen und in Notsituationen den richtigen Weg weisen sollen.

Unser besonderer Dank gilt den Mitarbeitern, die mit ihren Beiträgen das vorgeschlagene Konzept nachhaltig unterstreichen und sich der oft schwierigen Aufgabe unterzogen haben, das dem vorgesehenen Leserkreis zu vermittelnde Wissen auf das Wichtigste zu konzentrieren.

Nicht zuletzt schulden wir Dank Herrn Prof. D. H. J. Clemens und seinen Mitarbeitern im Bergmann-Verlag für die ausgezeichnete Zusammenarbeit, ihr stetes Wohlwollen und die großzügige Hilfe bei der Herausgabe dieses Buches.

Wir hoffen, daß das Buch beim Leser Zustimmung finden wird und dazu beiträgt, die Urologie überschaubarer und praktikabler zu gestalten.

Lübeck / Stuttgart,
im Herbst 1985 *A. Hofstetter, F. Eisenberger*

Inhalt

Mitarbeiterverzeichnis		XI
Abkürzungsverzeichnis		XII

1	Entwicklung, Anatomie und Fehlbildungen des Urogenitalsystems (H. J. Clemens, G. E. Schubert, A. Baumüller)	
1.1	Nierenentwicklung	1
1.2	Harnblasenentwicklung und Sinus urogenitalis	2
1.3	Entwicklung der Geschlechtsorgane	3
1.3.1	Entwicklung der Gonaden	3
1.3.2	Entwicklung der Genitalorgane	4
1.3.3	Entwicklung des äußeren Genitales	5
1.4	Nieren (Anatomie)	9
1.4.1	Form und Lage	9
1.4.2	Hüllen der Nieren	11
1.4.3	Gefäße und Nerven	12
1.4.4	Feinbau	13
1.5	Ureter (Anatomie)	14
1.5.1	Form und Lage	14
1.5.2	Gefäße und Nerven	14
1.5.3	Feinbau	15
1.6	Harnblase (Anatomie)	15
1.6.1	Form und Lage	15
1.6.2	Befestigung	16
1.6.3	Innenansicht der Harnblase	16
1.6.4	Gefäße und Nerven	17
1.6.5	Feinbau	17
1.6.6	Funktion der Harnblasenmuskulatur	17
1.7	Harnröhre (Urethra) (Anatomie)	18
1.7.1	Männliche Harnröhre	18
1.7.2	Weibliche Harnröhre	20
1.7.3	Leitungsbahnen	21
1.7.4	Diaphragma urogenitale	21
1.8	Prostata, Ductus deferens, Vesicula seminalis (Anatomie)	22
1.8.1	Prostata	22
1.8.2	Ductus deferens	23
1.8.3	Vesicula seminalis (Bläschendrüse)	23
1.9	Genitalorgane (Anatomie)	23
1.9.1	Hoden (Testis)	24
1.9.2	Nebenhoden (Epididymis)	24
1.9.3	Appendix testis, Appendix Epididymis, Paradidymis	24
1.9.4	Scrotum (Hodensack)	25
1.9.5	Ductus deferens, Ductus ejaculatorius, Prostata, Vesicula seminalis	25
1.9.6	Funiculus spermaticus	25
1.9.7	Penis (männliches Glied)	25
1.9.8	Genitalorgane, Frau	26
1.10	Fehlbildungen der Nieren und ableitenden Harnwege – Pathomorphologie und Klinik	27
1.10.1	Fehlbildungen der Nieren	27
1.10.2	Fehlbildungen der Nierenbecken und Ureteren	32
1.10.3	Fehlbildungen der Harnblase	36
1.10.4	Fehlbildungen der Urethra	38
1.10.5	Fehlbildungen des Hodens	39
1.10.6	Fehlbildungen der Nebenhoden, der Samenstränge, der Bläschendrüsen und der Prostata	40
1.10.7	Fehlbildungen der Vulva	40
1.10.8	Fehlbildungen des Uterus (Vagina)	40
1.10.9	Fehlbildungen des Ovars	41
1.10.10	Klinik	41

2	Physiologie und Pathophysiologie des Harntraktes (J. Rassweiler, M. Manning, K. Miller)	
2.1	Physiologie	47
2.1.1	Urinproduktion	47
2.1.2	Harnstoff und seine Exkretionsmechanismen	50
2.1.3	Renale Clearance	50
2.1.4	Harnabtransport und -ausscheidung	50
2.1.5	Endokrine Funktionen der Niere	52
2.1.6	Sexualfunktion	52
2.1.7	Erektion und Ejakulation	53
2.2	Akutes Nierenversagen	54
2.3	Chronische Niereninsuffizienz	57
2.4	Harnabflußstörungen (obstruktive Uropathie)	60
2.5	Renale Hypertonie	62

3	Urologische Leitsymptome (A. G. Hofstetter)	
3.1	Harnausscheidung (Miktion)	67
3.1.1	Quantität	67
3.1.2	Qualität	67

3.2	Hämaturie	68	6	**Unspezifische und spezifische Entzündungen des Urogenitaltraktes (A. G. Hofstetter)**
3.2.1	Allgemeine diagnostische Maßnahmen bei Hämaturie	68		
3.2.2	Schmerzlose Hämaturie	68	6.1	Allgemeiner Teil ... 105
3.2.3	Schmerzhafte Hämaturie	69	6.1.1	Erregernachweis ... 106
3.3	Schmerz	70	6.1.2	Antibakterielle Therapie ... 107
3.3.1	Organschmerz	71	6.2	Spezieller Teil ... 109
3.3.2	Kolik	72	6.2.1	Entzündungen der Nierenhüllen und des perirenalen Gewebes ... 109
3.3.3	Palpationsschmerz	73	6.2.2	Entzündungen im Bereich des Nierenparenchyms ... 109
3.3.4	Sonderformen	73	6.2.3	Nierenkarbunkel ... 111

4 Urologische Diagnostik (K. H. Rothenberger, A G. Hofstetter, M. Stöhrer) ... 74

4.1	Allgemeine körperliche Untersuchung	75
4.2	Labordiagnostik (Basisuntersuchungen)	77
4.2.1	Urinuntersuchungen	77
4.2.2	Blutuntersuchungen	81
4.2.3	Prostataexprimat	82
4.3	Steinanalyse	82
4.4	Spermiozytogramm	83
4.5	Bildgebende Untersuchungsverfahren	83
4.5.1	Konventionelle urologische Röntgendiagnostik	83
4.5.2	Ultraschalldiagnostik	88
4.5.3	Endoskopie	89
4.5.4	Nuklearmedizinische Diagnostik	89
4.5.5	Computertomographie	90
4.5.6	Kernspintomographie (MRT)	90
4.6	Urodynamik	91
4.6.1	Uroflowmetrie	92
4.6.2	Zystometrie	92
4.6.3	Urethradruckprofil	93
4.6.4	Kombinierte Untersuchungsverfahren	94
4.6.5	Unterstützende diagnostische Maßnahmen (Provokationstests)	94

5 Urolithiosis (K. Miller, F. Eisenberger)

5.1	Epidemiologie	96
5.2	Steinlokalisation, Steinformen	97
5.3	Ätiologie	97
5.3.1	Risikofaktoren	97
5.3.2	Stoffwechselstörungen	97
5.3.3	Harnwegsinfekte	98
5.3.4	Harnstauung	98
5.3.5	Idiopathische Nephrolithiasis	98
5.4	Pathogenese	99
5.5	Diagnostik	100
5.6	Differentialdiagnose	102
5.7	Therapie	103
5.8	Metaphylaxe	104

6.2.4	Urosepsis	111
6.2.5	Entzündungen des Harnleiters und des Retroperitonealraumes	112
6.2.6	Entzündungen der Blase, der Harnröhre und der männlichen Adnexe	113
6.2.7	Entzündungen des Skrotalinhaltes	114
6.2.8	Entzündungen im Bereich des Penis	115
6.2.9	Urogenitaltuberkulose	115
6.2.10	Schistosomiasis (Bilharziose) der Harnblase	116
6.2.11	Echinokokkose	117
6.2.12	Filariose	117
6.2.13	Therapie von STD-Infektionen	118
6.3	Übersicht: Diagnostik und Therapie der Urogenitalinfektionen	119

7 Tumoren der Urogenitalorgane (J. Rassweiler, F. Eisenberger) ... 125

7.1	Nierentumoren	126
7.2	Nierenbecken- und Harnleitertumoren	129
7.3	Blasentumoren	130
7.4	Prostatatumoren	133
7.4.1	Einteilung der Prostata	133
7.4.2	Prostataadenom (benigne Prostatahyperplasie)	133
7.4.3	Prostatakarzinom	135
7.5	Hodentumoren	136
7.6	Penistumoren	139
7.7	Harnröhrentumoren	140
7.8	Paratestikuläre Tumoren	141
7.9	Samenblasentumoren	141

8 Spezielle urologische Therapie (F. Eisenberger, A. G. Hofstetter)

8.1	Operative Therapie	142
8.1.1	Chirurgische Eingriffe an Niere und Harnleiter	142
8.1.2	Chirurgische Eingriffe an Blase und Prostata	150
8.1.3	Chirurgische Eingriffe an Harnröhre und Penis	151
8.1.4	Chirurgische Eingriffe am Hoden	153
8.2	Endourologische Techniken	153
8.2.1	Endoskopische Eingriffe an Niere und Harnleiter	153

8.2.2	Endoskopische Eingriffe an Blase, Prostata und Harnröhre 156		11.3.1	Pseudohermaphroditismus femininus 187
8.3	Uroradiologische Verfahren 158		11.3.2	Hermaphroditismus verus 187
8.3.1	Perkutane Nephrostomie 158		11.3.3	Pseudohermaphroditismus masculinus ... 188
8.4	Minimal invasive Chirurgie in der Urologie 158		11.3.4	Gemischte Gonadendysgenesie 188
8.5	Physikalisch-urologische Methoden 160		11.4	Anomalien des oberen Harntraktes 188
8.5.1	Extrakorporale Stoßwellenlithotripsie (ESWL) 160		11.4.1	Lageanomalien 188
			11.4.2	Nierenparenchymanomalien 189
8.5.2	Laser 162		11.4.3	Hydronephrose 189
			11.4.4	Vesikoureteraler Reflux (VUR), vesikoureterorenaler Reflux 189
9	**Verletzungen im Bereich des Urogenitaltraktes und Schock (A. G. Hofstetter)**		11.4.5	Primär-obstruktive Megaureteren 190
9.1	Niere 163		11.4.6	Doppelnieren und ihre Harntraktanomalien 190
9.2	Ureter 164		11.5	Anomalien des unteren Harntraktes 192
9.3	Harnblase 164		11.5.1	Blasendivertikel 192
9.4	Harnröhre 165		11.5.2	Hutch-Divertikel (paraureterale Divertikel) 192
9.5	Penis 166			
9.6	Differentialdiagnostische Aspekte und Therapie bei verschiedenen Schockformen 166		11.5.3	Urachusdivertikel, -fisteln, -zysten 192
			11.5.4	Blasenduplikaturen 192
9.6.1	Synopsis der diagnostischen Führungsgrößen 167		11.5.5	Blasenekstrophie 192
			11.6	Urethraanomalien 192
9.6.2	Behandlungsstrategie bei den wesentlichen Schockformen 168		11.6.1	Urethralklappen 192
			11.6.2	Urethralstenosen 192
9.6.3	Volumenersatzstoffe 168		11.6.3	Meatusstenosen bei Mädchen 193
9.6.4	Typische Zeichen bei den wesentlichen Schockformen 170		11.6.4	Urethralduplikaturen, -divertikel 193
			11.7	Neurogene und funktionelle Blasenentleerungsstörungen 193
9.6.5	Sofortmaßnahmen bei Volumenmangelschock 171			
			11.7.1	Neurogene Blasenentleerungsstörungen 193
9.6.6	Sofortmaßnahmen bei kardiogenem Schock 172			
			11.7.2	Funktionelle Blasenentleerungsstörungen 194
9.6.7	Sofortmaßnahmen bei septischem Schock 173			
			11.8	Harnsteine im Kindesalter 194
9.6.8	Was bei der Behandlung des Schocks vermieden werden sollte 174		11.9	Tumoren im Kindesalter 194
			11.9.1	Nierentumor, Nephroblastom, Wilms-Tumor 194
10	**Urologische Notfälle (A. G. Hofstetter, K. H. Rothenberger)** 175		11.9.2	Rhabdomyosarkom des Urogenitaltraktes 195
			11.9.3	Hodentumoren 195
			11.10	Harnableitung im Kindesalter 195
11	**Kinderurologie (M. Westenfelder)**			
11.1	Anomalien des männlichen Genitales 184		12	**Urologische Erkrankungen der Frau (K. H. Rothenberger)**
11.1.1	Phimose 184			
11.1.2	Hypospadie 184		12.1	Harnwegsinfektionen 196
11.1.3	Isolierte Penisschaftanomalien, Verkrümmung, Torsion 184		12.2	Supravesikale Harnabflußstörungen 198
			12.2.1	Vena ovarica-Syndrom 198
11.1.4	Epispadie 185		12.2.2	Endometriose 199
11.1.5	Blasenekstrophie 185		12.2.3	Gynäkologische Tumoren 199
11.1.6	Maldescensus testis 185		12.3	Postaktinische Reaktion des Harntraktes .. 200
11.1.7	Hydrocele testis, Hydrocele funiculi 186		12.4	Urologische Folgeerscheinungen gynäkologischer Eingriffe 200
11.1.8	Skrotumanomalien 186			
11.2	Anomalien des weiblichen Genitales 186		12.5	Schwangerschaft und urologische Komplikationen 201
11.2.1	Labiensynechie 186			
11.2.2	Hymenalatresie, Hydrometrokolpos 186		12.6	Blasenentleerungsstörungen 202
11.2.3	Hypospadie, Sinus urogenitalis 186		12.7	Inkontinenz 203
11.2.4	Epispadie, Ekstrophie 186		12.7.1	Streßinkontinenz 203
11.3	Intersexformen 187		12.7.2	Urge-Inkontinenz 204
			12.7.3	Reflexinkontinenz 204

12.7.4	Überlaufinkontinenz	204	14.1.8	Angeborene Veränderungen ... 224
12.7.5	Extraurethrale Inkontinenz	204	14.2	Neurogene Blasenentleerungsstörungen .. 224
			14.2.1	Medikamentöse Therapie der neurogenen Blasenentleerungsstörung ... 227
13	**Fertilitätsstörungen des Mannes (W.-B. Schill)**		14.2.2	Nicht-medikamentöse „konservative" Maßnahmen ... 228
13.1	Einleitung	205	14.2.3	Operative Therapie ... 229
13.2	Diagnostik	205		
13.2.1	Klinische Untersuchung	205	**15**	**Erkrankungen der Nebenniere (F. Eisenberger, J. Rassweiler) ... 233**
13.2.2	Labordiagnostik	206	15.1	Nebennierenrinde ... 234
13.3	Therapie	213	15.1.1	Hyperaldosteronismus ... 234
13.3.1	Patientenselektion	214	15.1.2	Hypercortisolismus ... 235
13.3.2	Behandlungsprinzipien	214	15.1.3	Adrenogenitales Syndrom ... 236
13.3.3	Operative Therapie	214	15.1.4	Unterfunktion der Nebennierenrinde (M. Addison) ... 238
13.3.4	Medikamentöse Therapie	215	15.2	Erkrankungen des Nebennierenmarkes ... 239
13.3.5	Inseminationstherapie	218	15.2.1	Phäochromozytom ... 239
13.3.6	Spermakonservierung	219	15.2.2	Neuroblastom ... 239
13.3.7	In-vitro-Fertilisation (IVF)	219		
13.3.8	Therapie der Impotentia coeundi	219	**16**	**Begutachtung (G. Otto) ... 241**
14	**Blasenentleerungsstörungen (M. Stöhrer)**		**17**	**Die wichtigsten Pharmaka in der Urologie (R. Klammert, A. G. Hofstetter) ... 253**
14.1	Mechanische Störungen	221		
14.1.1	Prostataadenom	221		**Literaturverzeichnis ... 260**
14.1.2	Prostatakarzinom	222		
14.1.3	Blasenhalsenge	222		**Sachregister ... 263**
14.1.4	Blasensteine	222		
14.1.5	Harnröhrenstriktur	223		
14.1.6	Harnröhrenstenose	223		
14.1.7	Blasendivertikel	223		

Mitarbeiterverzeichnis

Baumüller, A., Prof. Dr. med.
Karolinenhospital Neheim-Hüsten
Stolte Ley 5, D-59759 Arnsberg

Clemens, H. J., Prof. Dr. med.
Weiherweg 7, D-82069 Hohenschäftlarn

Eisenberger, F., Prof. Dr. med.
Direktor der Urologischen Klinik, Katharinenhospital
Kriegsbergstr. 60, D-70174 Stuttgart

Hofstetter, A. G., Prof. Dr. med.
Direktor der Urologischen Klinik und Poliklinik der
Ludwig-Maximilians-Universität
Klinikum Großhadern/Innenstadt
Marchioninistr. 15, D-81377 München

Klammert, R., Dr. med.
Urologische Universitätsklinik
Klinikum Großhadern
Marchioninistr. 15, D-81377 München

Landauer, B., Prof. Dr. med.
Chefarzt der Abt. Anästhesiologie und Operative Intensivmedizin
Städt. Krankenhaus München-Bogenhausen,
Akad. Lehrkrankenhaus
Englschalkinger Str. 77, D-81925 München

Miller, K., Prof. Dr. med.
Direktor der Urologischen Universitätsklinik,
Klinikum Steglitz
Hindenburgdamm 30, D-12200 Berlin

Otto, G., Dr. med., Ministerialrat
Bayerisches Staatsministerium für Arbeit und
Sozialordnung, Familie, Frauen und Gesundheit
Winzererstr. 9, D-80797 München

Rassweiler, J., Priv.-Doz. Dr. med.
Chefarzt der Urologischen Klinik
Städtisches Krankenhaus Heilbronn,
Akad. Lehrkrankenhaus
Jägerhausstr. 26, D-74074 Heilbronn

Rothenberger, K. H., Dr. med.
Chefarzt der Abt. für Urologie,
Städtisches Krankenhaus
Robert-Koch-Str. 1, D-84034 Landshut

Schill, W.-B., Prof. Dr. med.
Direktor der Dermatologischen Klinik
Zentrum für Dermatologie und Andrologie
der Universität
Gaffkystr. 14, D-35392 Gießen

Manning, M., Dr. med.
Urologische Klinik der Universität Heidelberg,
Klinikum Mannheim
Theodor-Kutzer-Ufer 1, D-68135 Mannheim

Seeman, O., Dr. med.
Oberarzt der Urologischen Klinik
Städt. Krankenhaus Heilbronn,
Akad. Lehrkrankenhaus
Jägerhausstr. 26, D-74074 Heilbronn

Schubert, G. E., Prof. Dr. med.
Direktor des Instituts für Pathologie, Klinikum Barmen
Heusnerstr. 40, D-42283 Wuppertal

Stöhrer, M., Priv. Doz. Dr. med.
Chefarzt der Urologischen Abteilung,
Berufsgenossenschaftliche Unfallklinik
Professor-Küntscher-Str. 8, D-82418 Murnau

Westenfelder, M., Prof. Dr. med.
Chefarzt der Urologischen Abteilung,
Krankenhaus Mariahilf
Oberdießemer Str. 94, D-47805 Krefeld

Willms, K., Dr. med.
Urologische Klinik, Katharinenhospital
Kriegsbergstr. 60, D-70174 Stuttgart

Abkürzungsverzeichnis

ACE	Angiotensin converting enzyme	HHG	Häftlingshilfegesetz
ACTH	adrenokortikotropes Hormon	HK	Hämatokrit
ADH	antidiuretisches Hormon	HLA	human lymphocyte antigen
AGS	adrenogenitales Syndrom	HMG	Humanmenopausengonadotropin
ANV	akutes Nierenversagen	HMV	Herzminutenvolumen
AP	alkalische Phosphatase	HOP	heterologe Ovumpenetration
AUR	Ausscheidungsurogramm	HPT	Hyperparathyreoidismus
BAEE	Benzoyl-L-argininäthylester	HV	Harnverlust
BD	Blasendruck	HVL	Hypophysenvorderlappen
BE	Basenüberschuß (base excess)	HVM	Harnröhrenverschlußmechanismus
BeKV	Berufskrankheitenverordnung	HWI	Harnwegsinfekt
BGB	Bürgerliches Gesetzbuch	ICR	Interkostalraum
BKS	Blutkörperchensenkungsgeschwindigkeit	ICSH	interstitial cell stimulating hormone
BSeuchG	Bundes-Seuchengesetz	IN	interstitielle Nephritis
BSG	Blutsenkungsgeschwindigkeit	ING	Isotopennephrogramm
BVG	Bundesversorgungsgesetz	INH	Isoniazid
CEA	karzinoembryonales Antigen	IUG	Infusionsurogramm
CT	Computertomographie	IVF	In-vitro-Fertilisation
CUG	Zystourethrogramm	KG	Körpergewicht
DD	Differenzdruck	LDH	Lactatdehydrogenase
DHE	Dihydroergotamin	LH	luteinisierendes Hormon
DHT	Dihydrotestosteron	LK	Lymphknoten
DKG-NT	Deutsche Krankenhausgesellschaft – Neuer Tarif	LWK	Lendenwirbelkörper
		MCU	Miktionszystourethrogramm
DSA	digitale Subtraktionsangiographie	MdE	Minderung der Erwerbsfähigkeit
EDTA	Ethylendiamintetraacetat	MI	im mikrobiologischen Labor durchführbar
EIA	Enzymimmunoassay	α-MPG	α-Mercaptopropionil-Glycin
EMB	Ethambutol	MRF	Müllerian regression factor
EMG	Elektromyogramm	MS	multiple Sklerose
ESWL	extrakorporale Stoßwellenlithotripsie	MSH	melanozytenstimulierendes Hormon
FP	Fetoprotein	MTX	Methotrexat
FSH	follikelstimulierendes Hormon	MZ	Miktionszystogramm
5-FU	5-Fluorouracil	NBKS	Nierenbeckenkelchsystem
GFR	glomiculäre Filtrationsrate	NMR	Kernspintomographie (nuclear magnetic resonance)
GN	Glomerulonephritis		
GnRH	Gonadotropin-Releasing-Hormon	NNR	Nebennierenrinde
GOÄ	Gebührenordnung für Ärzte	OAT	Oligoasthenoteratozoospermie
GOT	Glutamat-Oxalacet-Transaminase	OEG	Gesetz über die Entschädigung für Opfer von Gewalttaten
GPT	Glutamat-Pyruvat-Transaminase		
γ-GT	γ-Glutamyltranspeptidase	PAH	Paraaiminohippursäure
Hb	Hämoglobin	PCN	perkutane Nephrolithotomie
HCG	Humanchoriongonadotropin	PEEP	positiv-endexspiratorischer Druck
HDI	Harnleiterdarmimplantation (Ureterosigmoideostomie)	PN	Pyelonephritis
		PR	in der Praxis durchführbar

PTA	perkutane transluminale Angioplastie	SMZ	Sulfamethoxazol
PTT	partielle Thromboplastinzeit	SP	saure Phosphatase
PTZ	Prothrombinzeit	SPP	saure Prostataphosphatase
PV	Prostatovesikulitis	StVZO	Straßenverkehrs-Zulassungs-Ordnung
RAA	Renin-Angiotensin-Aldosteron	SVG	Soldatenversorgungsgesetz
RD	Rektumdruck	T	Testosteron
RH	releasing hormone	TUR	transurethrale Resektion
RIA	Radioimmunoassay	TUUC	Transversoureteroureterokutaneostomie
RMP	Rifampicin	UGT	Urogenitaltrakt
RTA	renale tubuläre Azidose	UICC	Union Internationale Contre le Cancer
RV	Rentenversicherung	UPS	Ureteropyeloskopie
RVO	Reichsversicherungsordnung	URS	Ureterorenoskopie
SchwbG	Schwerbehindertengesetz	UZ	Urethrozystogramm
SCMC-Test	Spermatozoen-Zervixmukus-Kontakttest	VMS	Vanillinmandelsäure
SGB	Sozialgesetzbuch	VUR	vesikoureteraler Reflux
SGOT	Serum-Glutamat-Oxalacetat-Transaminase	WS	Wirbelsäule
		ZDG	Zivildienstgesetz
SGPT	Serum-Glutamat-Pyruvat-Transaminase	ZNS	Zentralnervensystem
SM	Streptomycin	ZVD	zentraler Venendruck

1 Entwicklung, Anatomie und Fehlbildungen des Urogenitalsystems

H. J. Clemens, G. E. Schubert, A. Baumüller

1.1	Nierenentwicklung 1	1.7	Harnröhre (Urethra) (Anatomie) 18
1.2	Harnblasenentwicklung und Sinus urogenitalis 2	1.8	Prostata, Ductus deferens, Vesicula seminalis (Anatomie) 22
1.3	Entwicklung der Geschlechtsorgane 3		
1.4	Nieren (Anatomie) 9	1.9	Genitalorgane (Anatomie) 23
1.5	Ureter (Anatomie) 14	1.10	Fehlbildungen der Nieren und ableitenden Harnwege – Pathomorphologie und Klinik 27
1.6	Harnblase (Anatomie) 15		

1.1–1.9 Entwicklung und Anatomie

H. J. Clemens

Das Urogenitalsystem besteht aus zwei Anteilen, den Harnorganen (Harnproduktion und -ableitung) und den Genitalorganen (Produktion, Reifung und Transport der Keimzellen, Fortpflanzung). Beide Systeme sind in ihrer Entwicklung so eng miteinander verknüpft, daß sie nur gemeinsam abgehandelt werden können. Die Entwicklung des Urogenitalsystems beginnt etwa in der 3. Embryonalwoche und ist im 3. Monat abgeschlossen. Während dieser Phase laufen komplizierte Differenzierungsvorgänge ab, die störanfällig sind und zu Fehlbildungen führen, die eine praktische Bedeutung erlangen können.

Der Abschnitt über die *Anatomie* berücksichtigt in erster Linie die topographischen Verhältnisse oder, anders ausgedrückt, die praktische, klinische Anatomie, soweit diese für die vorgesehenen Zielgruppen von Bedeutung ist.

Die funktionelle Interpretation wird in Kapitel 2 abgehandelt.

Die Fehlbildungen des Urogenitalsystems werden hier aus der Sicht des Pathologen besprochen (Fehlbildungen, Epidemiologie, Ätiologie und Pathogenese, Morphologie).

1.1 Nierenentwicklung

Die Niere tritt im Verlauf der Ontogenese in drei Formen auf, die sich in kraniokaudaler Reihenfolge sowohl räumlich wie zeitlich differenzieren (Abb. 1.1): *Vorniere* (Pronephros), *Urniere* (Mesonephros) und *Nachniere* (Metanephros). Alle Nierengenerationen gehen aus dem gleichen Anlagematerial, dem intermediären Mesoderm hervor, das die Brücke (Ursegment- oder Somitenstiele) zwischen dem paraxialen Mesoderm (Somiten) und dem Mesoderm der Seitenplatten bildet.

Die **Vorniere** zeigt eine segmentale Gliederung mit 7–14 Ursegmenten (Zervikalsegmente). Die Glomeruli stülpen sich in die Leibeshöhle vor, in die sie den Harn absondern. Die Vorniere ist beim Menschen nur rudimentär vorhanden, sie wird schon vor Ende der 4. Embryonalwoche bis auf Reste vollständig zurückgebildet *(Paroophoron, Paradidymis)*.

Die **Urniere** weist ebenfalls eine segmentale Gliederung mit 13–26 Ursegmenten (Hals-, Brust- und Lendenregion) auf. Pro Segment werden etwa 3–4 Nephrone gebildet, die aber den Zusammenhang mit der Leibeshöhle verloren haben. Ab der 9. Schwangerschaftswoche findet man Urin in der Harnblase, was zunächst für die Funktionstüchtigkeit der Urniere spricht. Dann aber gehen große Teile der Urniere beim Menschen zugrunde. Lediglich im kaudalen

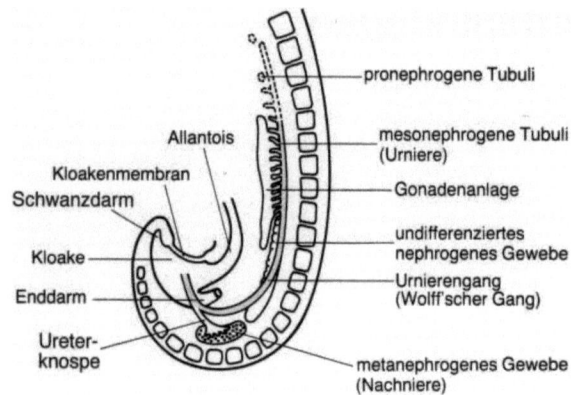

Abb. 1.1. Nierenentwicklung (Vor-, Ur- und Nachniere). (Aus Schiebler/Schmidt 1983)

Abschnitt der Urniere bleiben einige Kanälchen erhalten, die mit den Gonaden in enge Verbindung treten *(Morgagni'sche Hydatiden, Ausführungsgänge der Nebenhoden).*

Die aus dem intermediären Mesoderm entstandenen Nephrone vereinigen sich zu einem nephrogenen Strang, dem **Urnierengang** (Wolff'scher Gang), der an seinem unteren Ende in die entodermale Kloake einmündet, zu der die Nachniere keinen direkten Anschluß hat. Teile des Urnierenganges werden beim Mann zum *Ductus deferens* und zur *Bläschendrüse*, bei der Frau zum *Gartner'schen Gang, Ep-* und *Paroophoron.*

Der Urnierengang enthält kurz vor seiner Einmündung in die Kloake eine Ausstülpung, die *Ureterknospe*, welche die Verbindung zum unsegmentierten Blastem der *Nachniere* darstellt. Dieses Blastem sitzt kappenförmig auf der Ureterknospe. Somit entsteht die bleibende Nachniere aus zwei Anlagen,

- der Ureterknospe als Aussprossung des Urnierenganges *(Ureter, Pelvis renalis, Nierenkelche, Sammelrohre)* und dem
- unsegmentierten mesonephrogenen Gewebe *(Nephrone; Bowman'sche Kapsel; Gefäße der Glomeruli).*

Die Differenzierung der Nierenkanälchen erfolgt durch Induktion der Ureterknospe. Von einem bestimmten Zeitpunkt an kommt es zu einem **Aszensus** der Nachniere aus dem kleinen Becken über den Beckenring hinaus in die obere Lendenregion. Die Nachniere ist etwa von der 16. Schwangerschaftswoche an allein funktionsfähig und erhält auch in dieser Zeit ihre Innervation. Die Anlage des juxtaglomerulären Apparates erfolgt etwa in der 15. Woche.

1.2 Harnblasenentwicklung und Sinus urogenitalis (Abb. 1.2)

Das Septum urorectale wächst in Richtung auf die Kloakenmembran und unterteilt damit die ursprünglich einheitliche Kloake in einen hinteren **(Canalis analis)** und einen vorderen Abschnitt **(primitiver Sinus urogenitalis)**. Letzterer besteht aus drei Abschnitten, dem *Allantoisgang*, der *Harnblasenanlage* und dem *definitiven Sinus urogenitalis*.

Der **Allantoisgang** obliteriert, er bleibt zwischen der späteren Apex vesicae und dem Nabel als fibröse Verbindung erhalten (Urachus; Lig. umbilicale medianum).

Die **Harnblase** entwickelt sich aus dem oberen Abschnitt des primitiven Sinus urogenitalis. Das zunächst gemeinsame Endstück von Wolff'schem Gang und den Ureteren einer jeden Seite wird in die Harnblasenwand einbezogen und erfährt eine Trennung und Verlagerung derart, daß die Ureterenmündungen in die

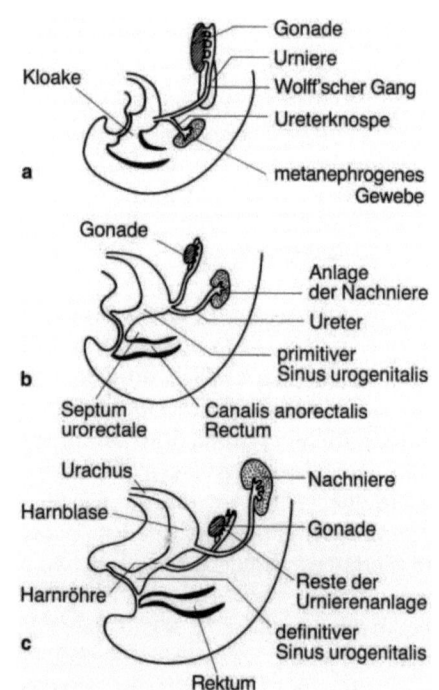

Abb. 1.2a–c. Trennung der Kloake in Sinus urogenitalis und Rektum, Aussprossen der Ureterknospe aus dem Wolff'schen Gang, Trennung von Wolff'schem Gang und Ureter, Aszensus der Niere. Differenzierung des Wolff'schen Ganges zum Ausführungsgang der Gonade, Deszensus der Gonade. Sagittalschnitte. a Ende der 5. Woche; b mit 7 Wochen; c mit 8 Wochen. (Nach Langman 1970)

Hinterwand der Harnblase (Trigonum vesicae) und die Ductus deferentes (Wolff'scher Gang) in die Urethra verlagert werden. Etwa von der 20. Woche an wird die Blase alle 2 h entleert.

Der **Beckenanteil des primitiven Sinus urogenitalis** bleibt zunächst nach außen durch die Urogenitalmembran verschlossen und wird dann zu einem Kanal, der späteren **Harnröhre**, eingeengt. Aus diesem Abschnitt des Sinus urogenitalis entstehen bei der Frau eine kurze *Urethra* und das *Vestibulum vaginae*, beim Mann die *„Harn-Samenröhre"* mit den Partes prostatica, membranacea und spongiosa. Am Ende des 3. Embryonalmonates beginnt das Epithel des kranialen Urethrabereiches zu proliferieren und drüsige Aussprossungen zu bilden, beim Mann die **Prostata** und bei der Frau die **Urethral-** und **Paraurethraldrüsen.**

1.3 Entwicklung der Geschlechtsorgane

Obwohl schon bei der Befruchtung der Eizelle das Geschlecht des Keimes genetisch determiniert ist, erfolgt die Entwicklung der Geschlechtsorgane zunächst aus indifferenten, beiden Geschlechtern gemeinsamen Anlagen, die erst nach einer gewissen Zeit (etwa ab der 7. Embryonalwoche) eine spezifische Entwicklung in die eine oder andere Richtung erfahren.

1.3.1 Entwicklung der Gonaden (Abb. 1.3–1.5)

Etwa in der 4. Embryonalwoche entstehen beiderseits zwischen dem Urnierengang und dem dorsalen Mesenterialansatz des Darmes die *Nebennieren-* und *Genitalleisten.* Sie bilden sich aus Wucherungen des Zölome-

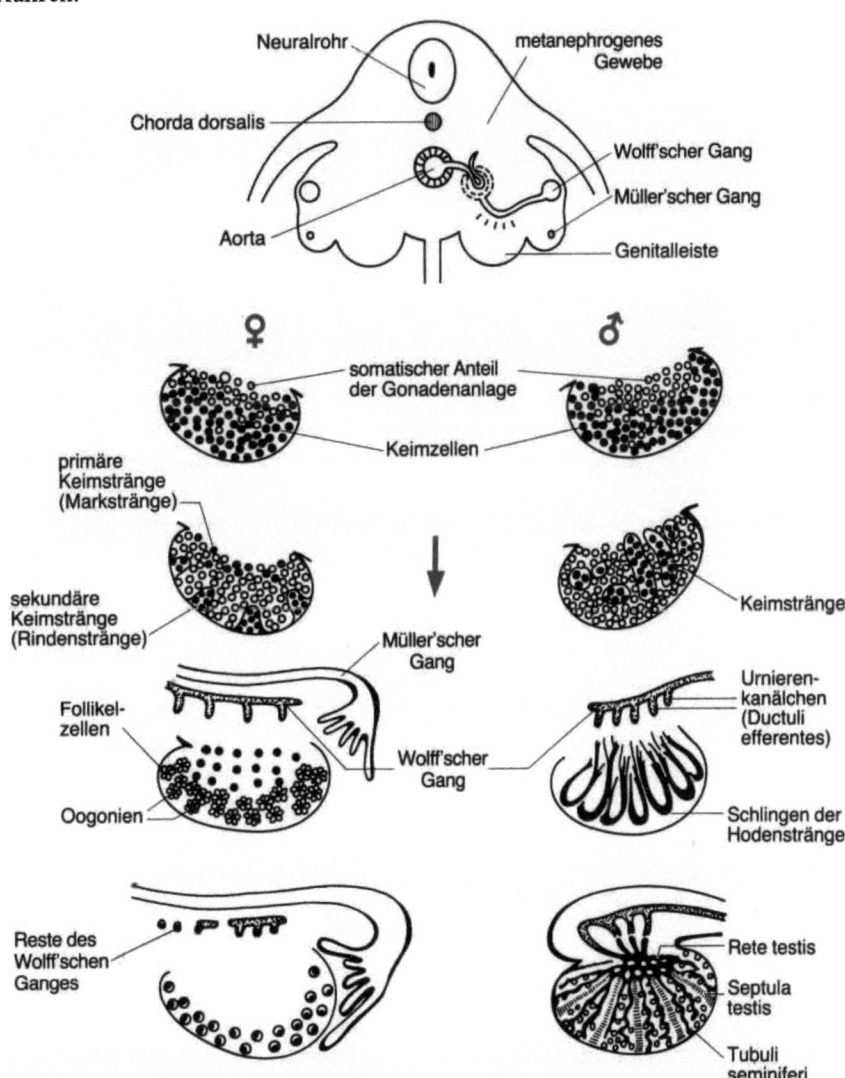

Abb. 1.3. Schematische Darstellung der Gonadenentwicklung. (Aus Schiebler/Schmidt 1983)

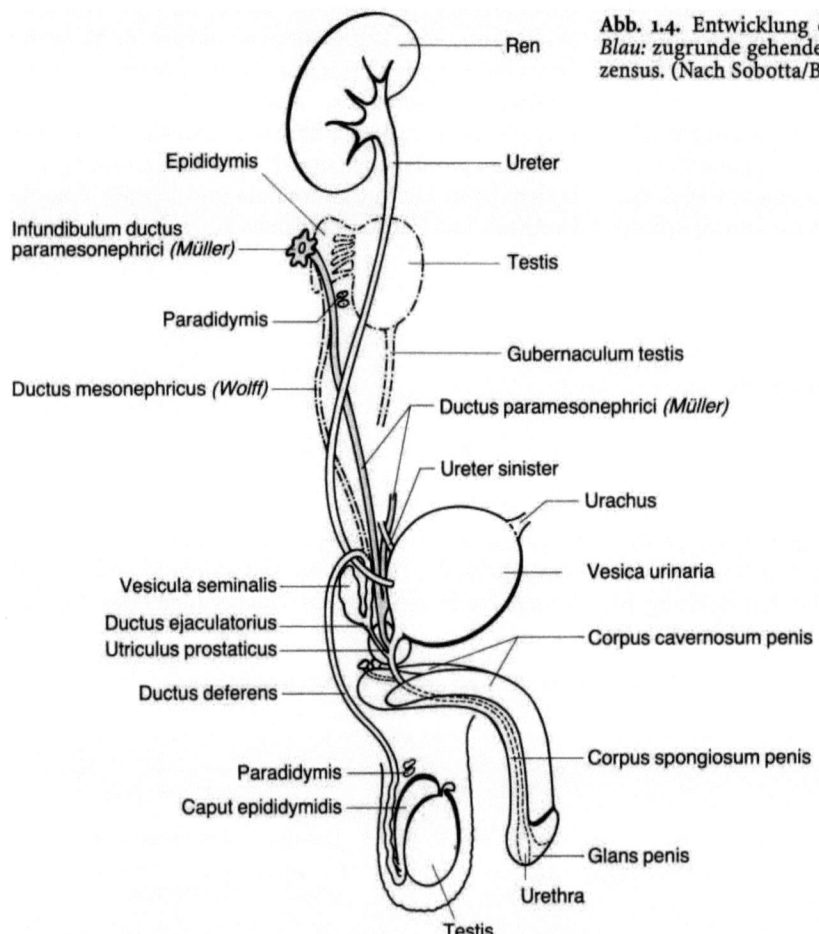

Abb. 1.4. Entwicklung des männlichen Urogenitalapparates. *Blau:* zugrunde gehende Teile. *Gestrichelt:* Lage vor dem Deszensus. (Nach Sobotta/Becher 1972)

phithels und Zellverdichtungen des daruntergelegenen Mesenchyms. Aus den Genitalleisten werden im Lumbalbereich die **Gonaden**, aus den Nebennierenleisten die **Nebennieren**.

Die **Urkeimzellen** bilden sich primär in der Wand des Dottersackes über dem Allantoisgang und wandern von dort aus über das dorsale Mesenterium in die Genitalleisten, die sie nicht vor Ende der 6. Embryonalwoche erreichen. Dort induzieren sie dann offensichtlich die Differenzierung der Gonaden in **Hoden** oder **Ovar**.

Die in der Lendenregion angelegten Keimdrüsen wandern nach kaudal (**Deszensus**), ihre endgültige Lage ist nach Geschlechtern unterschiedlich und erfordert eine entsprechend differenzierte Ausbildung der Haltebänder.

Der *Hoden* gelangt in der 2. Schwangerschaftshälfte aus der freien Bauchhöhle in den Processus vaginalis und durch den Inguinalkanal in den Hodensack. Der Descensus testis soll normalerweise kurz vor der Geburt beendet sein (vgl. hierzu Kapitel 11).

Der Deszensus des *Ovars* endet im kleinen Becken. Das Keimdrüsenband bleibt mit dem Müller'schen Gang verbunden (Tubenwinkel des Uterus) und wird in das Lig. ovarii proprium und das Lig. teres uteri unterteilt.

Ein Conus inguinalis und ein Processus vaginalis werden zwar bei der Frau angelegt, verschwinden normalerweise aber wieder vollständig.

1.3.2 Entwicklung der Genitalorgane (Abb. 1.4, 1.5)

Die Entwicklung der Genitalorgane erfolgt aus zwei paarig angelegten Gangsystemen, den *Müller'schen* und den *Wolff'schen Gängen*, die etwa in der 6. Embryonalwoche sowohl bei männlichen als auch bei weiblichen Keimen zu finden sind und in die Kloake einmünden.

Die Determinierung der **Wolff'schen Gänge** wurde bei der Nierenentwicklung (Kapitel 1.1) abgehandelt.

Der **Müller'sche Gang** liegt im kranialen Bereich mit seinem trichterförmigen Anfangsteil seitlich vom Wolff'schen Gang, im unteren Abschnitt aber medial davon. Die Müller'schen Gänge vereinigen sich vor dem Enddarm und hinter dem Sinus urogenitalis zu einer

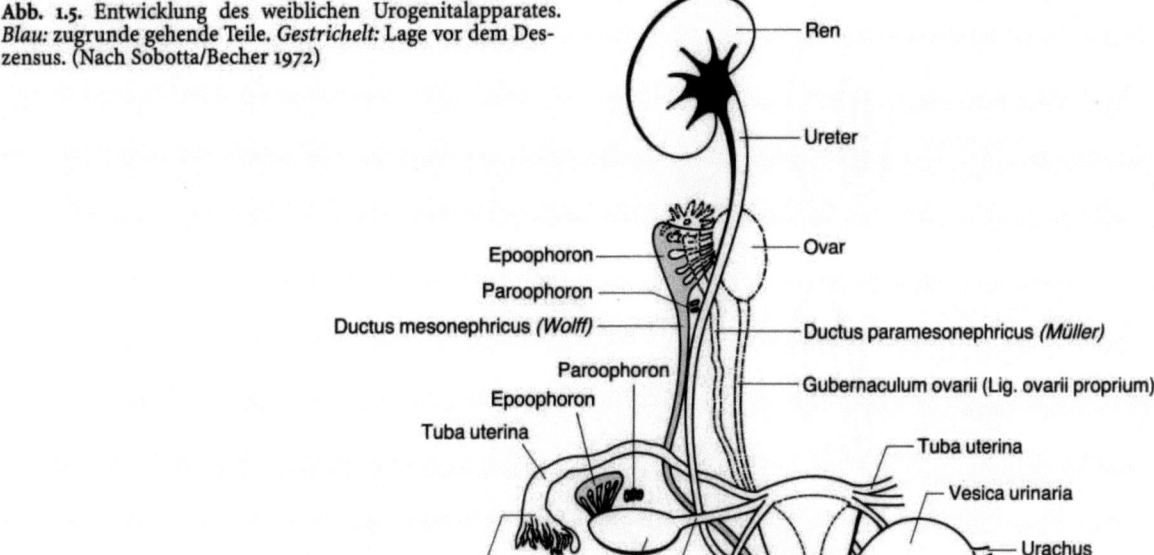

Abb. 1.5. Entwicklung des weiblichen Urogenitalapparates. *Blau:* zugrunde gehende Teile. *Gestrichelt:* Lage vor dem Deszensus. (Nach Sobotta/Becher 1972)

Platte, die zunächst durch ein Septum getrennt ist und später zum gemeinsamen *Canalis uterovaginalis* umgestaltet wird.

Die Ausdifferenzierung der Wolff'schen und Müller'schen Gänge erfolgt in Abhängigkeit von der genetisch determinierten Funktionsaufnahme der männlichen Gonade. Wird Androgen gebildet, entwickelt sich der Wolff'sche Gang (s. Kapitel 1.1) zum Ausführungsgangsystem des Hodens, und die Müller'schen Gänge werden bis auf Reste (Appendix testis) zurückgebildet. Bleibt die Androgenbildung aus, obliteriert der Wolff'sche Gang (Reste bei der Frau: Gartner'scher Gang), und die Müller'schen Gänge differenzieren sich in **Tuben**, **Uterus** und **Vagina**.

1.3.3 Entwicklung des äußeren Genitales
(Abb. 1.6–1.9)

Die Entwicklung des äußeren Genitales erfolgt wiederum über ein beiden Geschlechtern gemeinsames indifferentes Stadium. Sie geht von den **Kloakenfalten** beiderseits der Kloakenmembran aus. Beide Falten vereinigen sich vor der Kloakenmembran und bilden den **Genitalhöcker**.

In der 6. Embryonalwoche wird die Kloakenmembran, bedingt durch das Herunterwachsen des Septum urorectale, in die Urogenital- und Analmembran unterteilt. Entsprechend werden die Kloakenfalten zu **Urethral-** und **Analfalten**.

In der Zwischenzeit werden neben den Urethralfalten zwei weitere Erhebungen ausgebildet, die **Genitalwülste**, aus denen beim Mann die *Skrotalwülste* und bei der Frau die *Labia majora* werden (etwa 7. Woche).

In der anschließenden Entwicklungsphase erfolgt beim **Mann** die rasche Verlängerung des Genitalhökkers zum **Phallus**. Die seitlichen Urogenitalfalten werden nach vorn gezogen, und es entstehen dadurch die seitlichen Wände der tiefen Urogenitalspalte. Die Urogenitalspalte setzt sich auf der Unterseite des Phallus fort, erreicht aber nicht die Glans penis. Das Epithel dieser Spalte kommt von einer Verdickung des Entoderms, das die Urethralplatte bildet.

Die Urethralfalten schließen sich gegen Ende des 3. Schwangerschaftsmonates über der Urethralplatte, es entsteht so die **Urethra** des Penis.

In der Zwischenzeit haben sich die Genitalwülste zu Skrotalwülsten umgestaltet, die das **Skrotum** bilden. Jeder Skrotalwulst bildet eine Skrotalhälfte, die von der anderen durch ein Septum getrennt ist.

Bei der **Frau** entsteht aus dem Genitalhöcker die **Klitoris**, die Urethralfalten schließen sich nicht, sie bilden die **Labia minora**. Die **Labia majora** entstehen, wie oben beschrieben, aus den Genitalwülsten. Die Urogenitalspalte bleibt offen und wird zum **Vestibulum vaginae**.

3.–4. Embryonalwoche

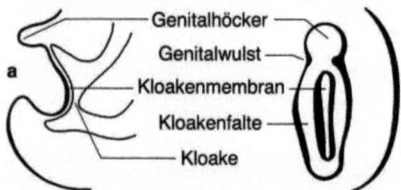

6. Embryonalwoche

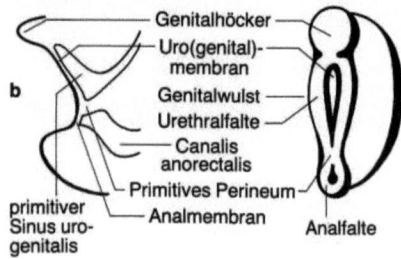

Abb. 1.6 a–b. Entwicklung des äußeren Genitales. Phase der geschlechtsunspezifischen Entwicklung. **a** 3.–4. Embryonalwoche; **b** in der 6. Embryonalwoche. (Nach Langman 1970)

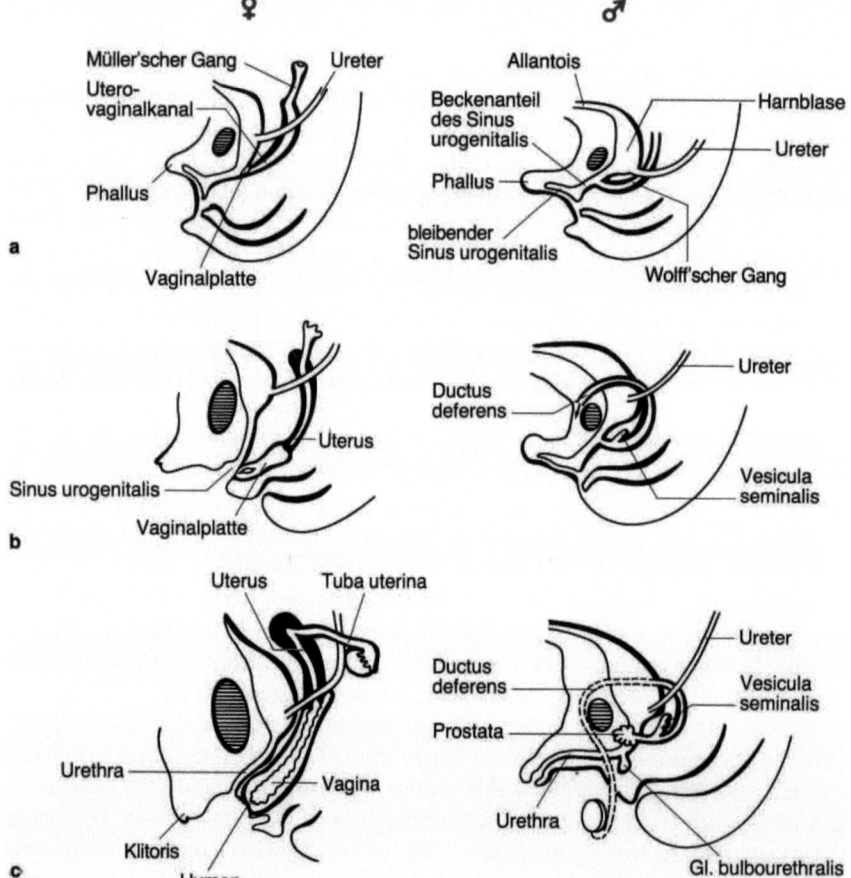

Abb. 1.7 a–c. Geschlechtsspezifische Genitalentwicklung. **a** 9. Woche; **b** 11. Woche; **c** 5. Monat. (Nach Langman 1970)

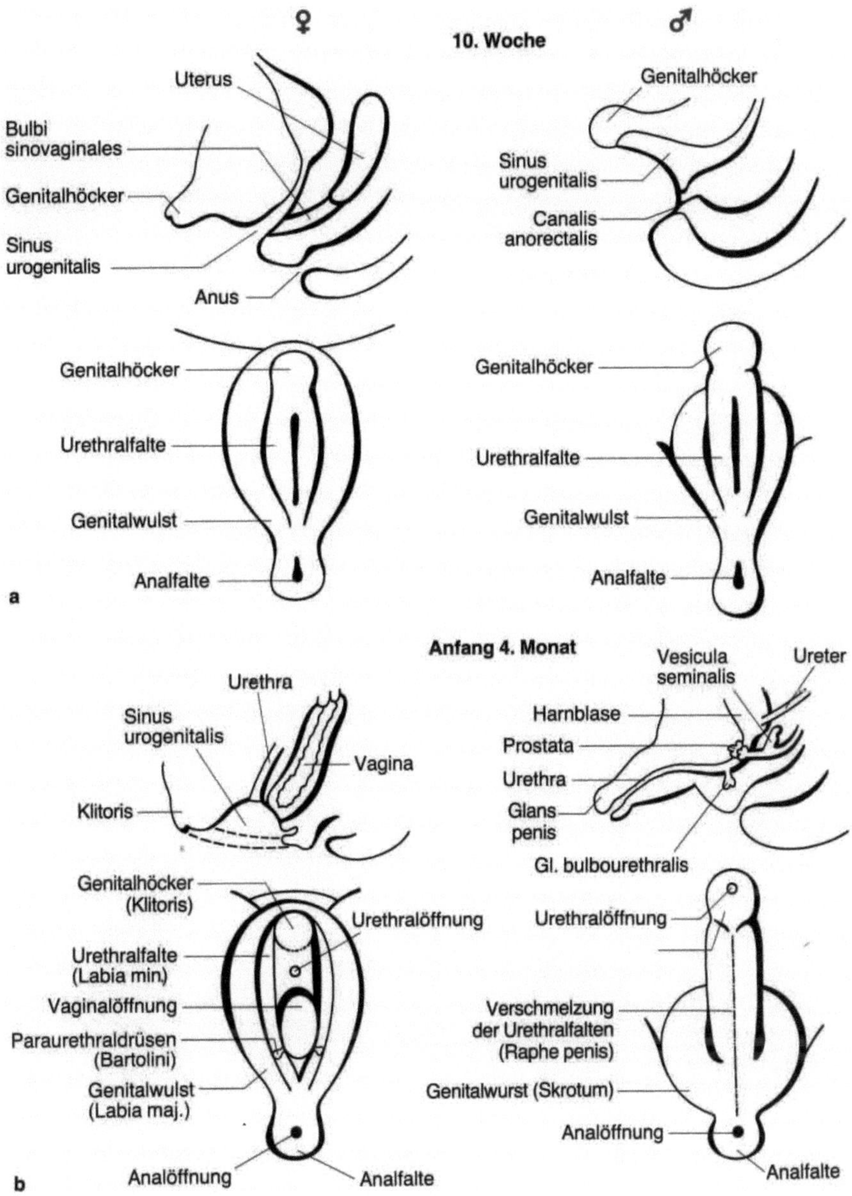

Abb. 1.8 a–b. Geschlechtsspezifische Entwicklung des äußeren Genitales. **a** 10. Woche; **b** zu Beginn des 4. Monats. (Nach Langman 1970)

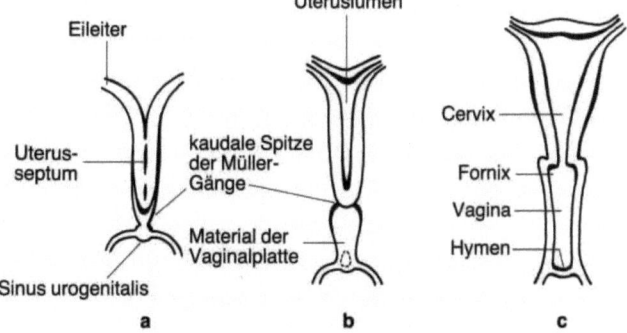

Abb. 1.9 a–c. Entwicklung des Uterus und der Vagina. **a** 9. Woche, Beginn der Septumrückbildung; **b** Ende 3. Monat, Bildung der Vaginalplatte; **c** beim Neugeborenen, Aushöhlung der Vaginalplatte. (Nach Langman 1980)

Tabelle 1.1. Homologe Organe des Genitalsystems, die sich aus dem zunächst indifferenten Stadium der Urogenitalanlage bei Mann und Frau entwickeln. In Klammern sind persistierende Organanlagen aufgeführt; der Strich bedeutet, daß kein entsprechendes Organ nachweisbar ist. (Aus Schiebler/Schmidt 1983)

Männlich	Indifferentes Stadium	Weiblich
Testis	**Gonade**	**Ovar**
– Tubuli seminiferi Rete testis		Cortex Primäres Mark [Rete ovarii]
	Genitalbänder	
Mesorchium – [Lig. testis] Gubernaculum testis (kaudaler Teil) Gubernaculum testis (als Ganzes) –		Mesovarium Lig. suspensorium ovarii Lig. ovarii proprium Lig. teres uteri – Lig. latum uteri
	Sammelgänge des Mesonephros	
Ductuli efferentes testis [Ductulus aberrans superior] Paradidymis [Ductuli aberrantes inferiores]	Obere Gruppe Untere Gruppe	Epoophoron (aberrierende Gänge) Paroophoron
	Urnierengang (Wolff'scher Gang)	
(Appendix epididymidis) Ductus epididymidis Ductus deferens und Vesicula seminalis Ductus ejaculatorius Ureter, Pelvis renalis, Calices renales und Sammelrohre		(Appendices vesiculosae) (Ductus epoophori longitudinalis) Gartner'scher Gang Gartner'scher Gang Ureter, Pelvis renalis, Calices renales und Sammelrohre
	Müller'scher Gang	
(Appendix testis) – –		Tuba uterina Uterus Vagina – oberer Teil?
	Primordium vesico-urethrale	
Vesica urinaria Kranialer Abschnitt der Pars prostatica urethrae		Vesica urinaria Gesamte Urethra
	Sinus urogenitalis	
Kaudaler Abschnitt der Pars prostatica urethrae – (Utriculus prostaticus) – Prostata Pars membranacea urethrae Corpus cavernosum urethrae – Gll. bulbo-urethrales (Cowper) – Gll. urethrales (Littré)	Pars pelvina Pars pelvina Pars phallica	Vestibulum (Introitus vaginae) – Unterer Abschnitt der Vagina – Urethraldrüsen (Ductus paraurethrales) Mittelteil des Vestibulums Vestibulum zwischen Labia minora – Gll. vestibulares majores (Bartholini) – Gll. vestibulares minores
	Genitalhöcker, Urethralfalte, Genitalwülste	
Penis – Glans penis – Urethraanteil des Penis – Corpora cavernosa penis – Corpus cavernosum urethrae Skrotum Raphe scroti	Phallus – Glans – Urethralfalte – Schaft – Schaft Genitalwülste Genitalwülste	Clitoris – Glans clitoridis – Labia minora – Corpora cavernosa clitoridis – Bulbus vestibuli Labia majora Commissura posterior

1.4 Nieren (Anatomie)

1.4.1 Form und Lage (Abb. 1.10–1.14)

Die bohnenförmigen Nieren liegen im obersten Teil des Spatium retroperitoneale. Ihre Oberfläche ist normalerweise glatt, kann aber auch gelappt sein. Je nach Größe und Geschlecht schwankt das Gewicht der Niere, im Mittel beträgt es ca. 150 g. Die durchschnittliche Länge beträgt 11 cm, die Dicke 4 cm und die Breite 7 cm.

Man unterscheidet zwischen einer **Facies anterior,** die dem Peritonealsack zugewandt und teilweise vom Peritoneum parietale überzogen ist, und einer **Facies posterior,** die der hinteren Bauchwand anliegt.

Die Vorderflächen der Nieren haben enge Lagebeziehungen zu benachbarten Organen, was auch die Vielschichtigkeit der Schmerzsymptomatik bei pathologischen Prozessen in der Niere bzw. ihrer Nachbarschaft erklärt.

Linke Niere: Lagebeziehungen zu Pankreas, Milz, Magen, Flexura coli sinistra und Colon descendens.

Rechte Niere: Lagebeziehungen zu Leber, Flexura coli dextra und Pars descendens duodeni.

Die dorsalen Berührungsfelder sind die Facies phrenica, quadrata, costalis und transversalis.

Ferner ist zu unterscheiden zwischen einem oberen und unteren Nierenpol (**Extremitas sup. et inf.**), einem lateralen und medialen Rand (**Margo lat. et med.**). Den oberen Nierenpolen sitzen kappenförmig die Nebennieren auf.

Am Margo medialis liegt der **Nierenhilus,** in dem von ventral nach dorsal die V. renalis, die A. renalis (Aa. renales), das Nierenbecken bzw. der Ureter gelegen sind. Bei einer Operation am Nierenhohlraumsystem ist deshalb der Zugang von dorsal zu wählen, während beispielsweise eine Tumoroperation die Versorgung der Gefäße von ventral her notwendig macht.

Am Hilus der rechten Niere liegt die V. cava inferior, an dem der linken Niere die Aorta abdominalis. Durch den Nierenhilus gelangt man in eine tiefe Grube, den Sinus renalis, der ausgefüllt wird durch Äste der Nierengefäße, das Nierenbecken, Lymphknoten, den Plexus renalis und Fettgewebe.

Die Längsachsen der Nieren verlaufen schräg nach oben und vorn, so daß der Abstand der oberen Nierenpole etwa 5 cm, der der unteren etwa 11 cm beträgt.

Auf die Wirbelsäule bezogen, haben die Nieren folgende Lage:

- Die linke Niere erstreckt sich vom Wirbelkörper Th_{11} bis zur Unterkante von L_2.
- Die rechte Niere steht wegen des rechten Leberlappens tiefer. Sie erstreckt sich von der Höhe des 12. Brustwirbels bis zur Mitte des 3. Lendenwirbels.

Zu beachten sind auch die Lagebeziehungen der Niere zur 12. Rippe und somit zur unteren Pleuragrenze.

- Die rechte Niere wird bei der Betrachtung von hinten nach vorn durch die 12. Rippe in ein oberes und zwei untere Drittel geteilt.
- Die linke Niere wird durch die 12. Rippe in etwa halbiert.

Die Masse der langen Rückenmuskulatur überdeckt von hinten die mediale Hälfte bzw. ⅔ der Nieren. Die Muskelschicht der dorsalen Stammwand liegt im Sulcus dorsalis beiderseits der Processus spinales der Lendenwirbel. Ihr lateraler Rand gibt die Linie an, in welcher man durch die Schichten der Bauchmuskulatur zum lateralen Rand der Nieren vordringen kann (M. obliquus internus, M. transversus abdominis, M. quadratus lum-

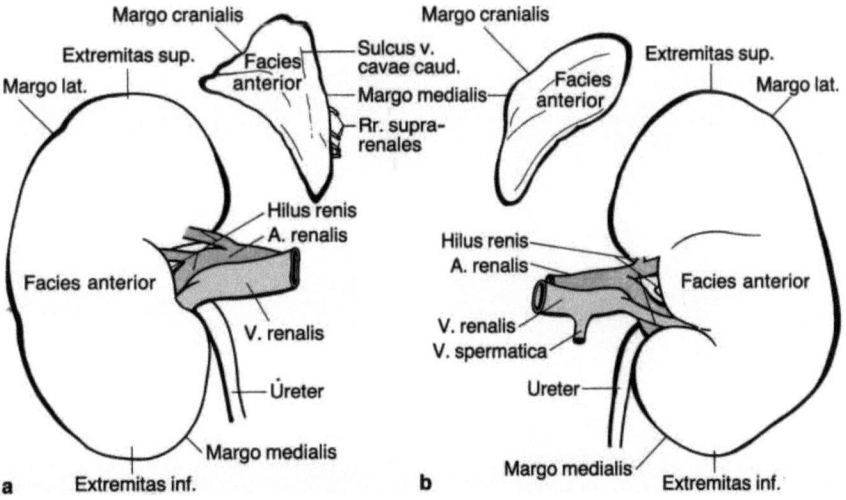

Abb. 1.10 a–b. Vorderansicht der Nieren und Nebennieren. **a** rechts; **b** links. (Nach Rauber/Kopsch 1939)

1 Entwicklung, Anatomie und Fehlbildungen des Urogenitalsystems

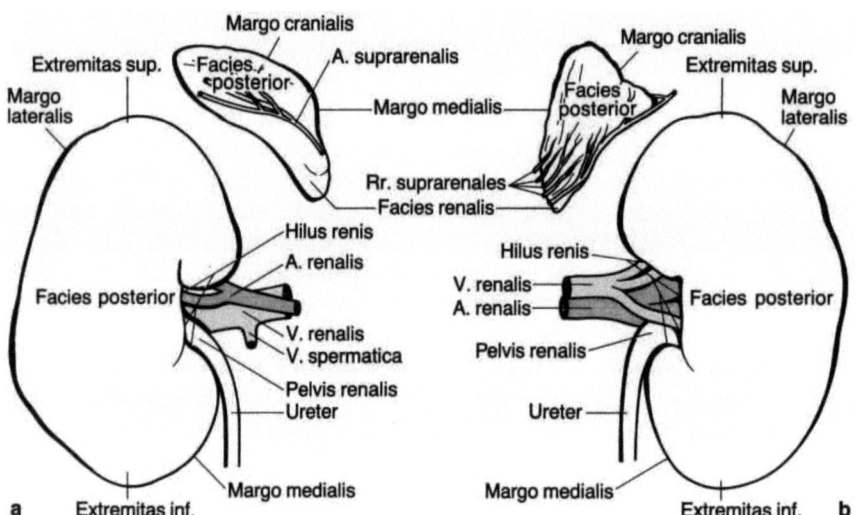

Abb. 1.11 a-b. Rückansicht der Nieren und Nebennieren. a links; b rechts. (Nach Rauber/Kopsch 1939)

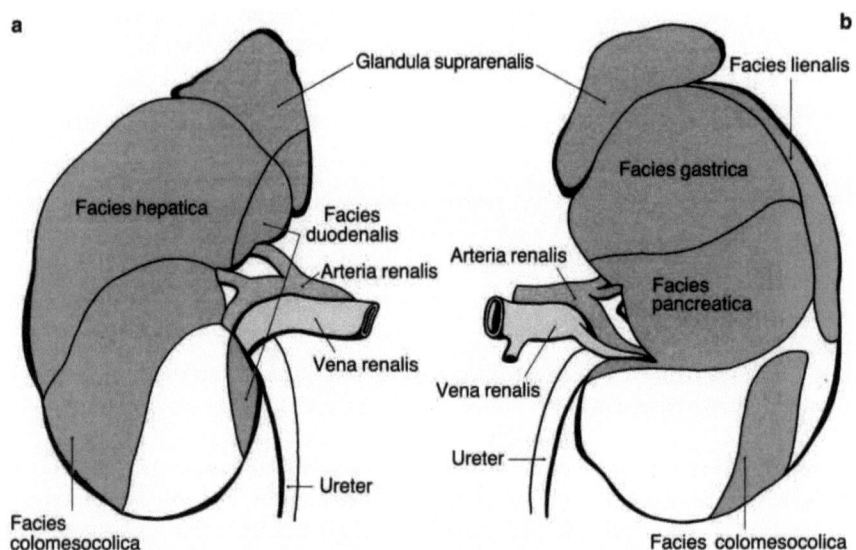

Abb. 1.12 a-b. Kontaktflächen der Nieren und Nebennieren. a Vorderfläche rechts; b Vorderfläche links

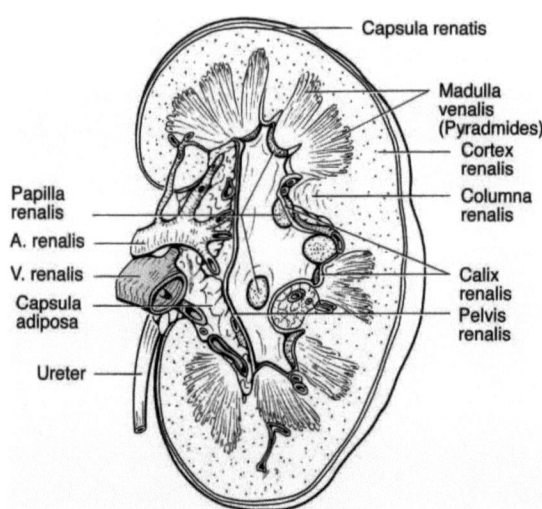

Abb. 1.13. Längsschnitt durch die Niere.

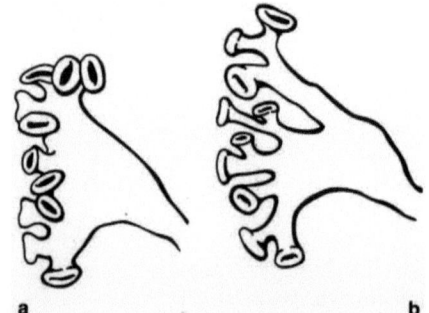

Abb. 1.14 a-b. Nierenbeckenformen. a ampullärer Typ; b dendritischer Typ

borum). Oberflächlich zu der langen Rückenmuskulatur liegt die Pars aponeurotica der Fascia lumbodorsalis, von der der M. latissimus entspringt. Die obere Partie der hinteren Nierenfläche liegt dem Zwerchfell an (Region des Trigonum lumbocostale).

> Aufgrund ihrer Lage im Oberbauch (retroperitoneal) sind die Nieren von außen nicht tastbar. Die Nieren verlagern sich im Stehen und bei tiefer Inspiration kaudalwärts.

Am Schnittbild der Niere kann man makroskopisch **Mark** und **Rinde** unterscheiden, in der die kleinsten funktionellen Einheiten (Nephrone) untergebracht sind, bestehend aus Glomerulus, Bowman'scher Kapsel, gewundenen und geraden Harnkanälchen mit Einmündung in ein Sammelrohr. Die **Sammelrohre** münden in die **Papillen**, deren Anzahl pro Niere zwischen 10 und 14 schwankt. Die Papillen ihrerseits münden in die **Nierenkelche**, wovon es charakteristischerweise je drei Gruppen gibt: obere, mittlere und untere Kelchgruppe. Form und Anzahl der Kelche unterliegen erheblichen Schwankungen. Von den Kelchen aus erfolgt der Harntransport über die Kelchhälse in das **Nierenbecken**, dessen Größe und Gestalt ebenfalls sehr variabel ist. Aus dem Nierenbecken entspringt der **Ureter** als Verbindungsstück zur Harnblase.

1.4.2 Hüllen der Nieren (Abb. 1.15, 1.16)

Die Nieren werden von Hüllen eingeschlossen, die sie mit ihrer Umgebung verankern. Es sind dies die Capsula fibrosa, die Capsula adiposa renis und die Fascia renalis (Gerota-Faszie).

Die **Capsula fibrosa** stellt die eigentliche Organkapsel dar. Sie ist eine fibröse, wenig dehnbare Hülle, in welcher sich Dehnungsrezeptoren befinden. Sie läßt sich relativ leicht vom Nierenparenchym entfernen.

Die **Capsula adiposa renis** umschließt sowohl die Niere als auch die dazugehörige Nebenniere. Sie ist besonders an der dorsalen Fläche der Niere ausgebildet, an der Konvexität dagegen ist sie sehr dünn. Hier wird das Bauchfell nur durch die Fascia renalis von der Capsula fibrosa getrennt. Nach unten liegt der Fettkörper in einer Nische zwischen dem M. psoas major und dem M. quadratus lumborum. Die Capsula adiposa renis besteht aus Speicherfett, kann daher im Gegensatz zum Bauchfett abgebaut werden, wodurch die Beweglichkeit der Nieren zunimmt. Der Fettkörper dringt in den Sinus renalis ein und endet am Beginn des Harnleiters.

Die **Fascia renalis** ist eine Verdichtung des retroperitonealen Bindegewebes, die mit ihren beiden Blättern die Nieren und Nebennieren mitsamt der Capsula adiposa umhüllt. Die beiden Faszienblätter sind nach oben mit der Zwerchfellfaszie verwachsen, ziehen nach medianwärts unter Freilassung einer Lücke für die Hilusstrukturen zum vorderen Umfang der Lendenwirbelkörper. Seitlich geht die Fascia renalis in die Fascia transversalis über, nach unten sind die beiden Blätter offen. Dies ist klinisch bedeutungsvoll, da z.B. perinephritische Prozesse nach kranial abgehalten werden, sich nach kaudal jedoch ungebremst ausbreiten können.

Im Fett hinter den Nieren und außerhalb der Fascia renalis verlaufen schräg nach lateral abwärts die *Nn. subcostalis, iliohypogastricus, ilioinguinalis*.

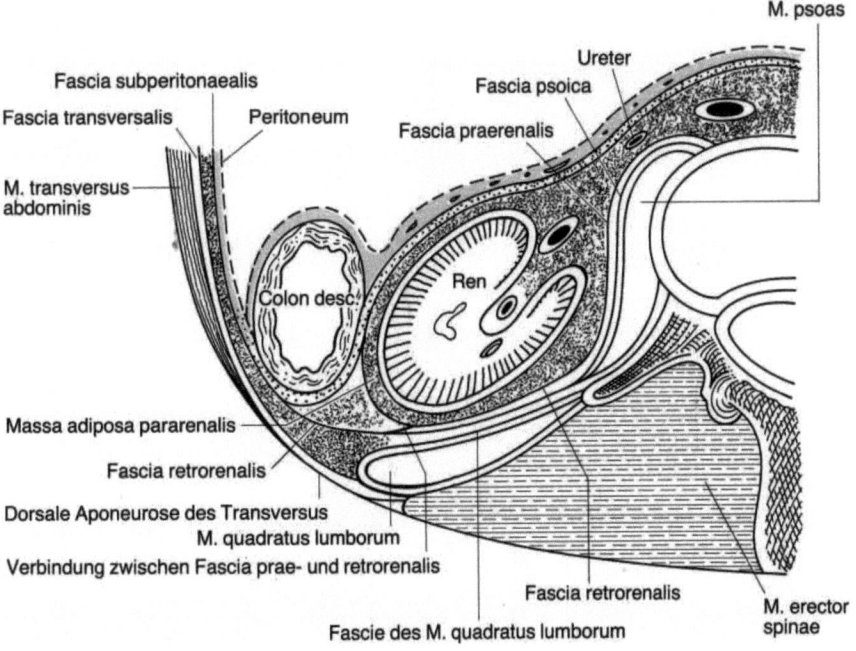

Abb. 1.15. Nierenbettquerschnitt. (Nach Gerota 1895)

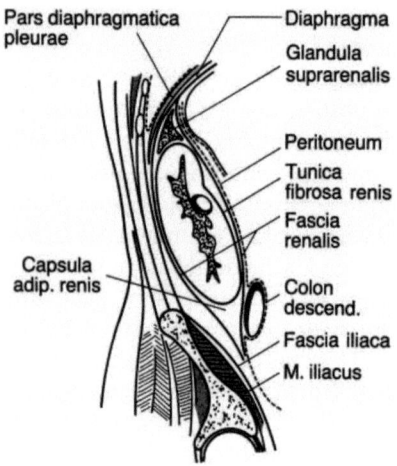

Abb. 1.16. Nierenbettlängsschnitt. (Nach Gerota 1895)

1.4.3 Gefäße und Nerven (Abb. 1.17)

Die **Aorta abdominalis,** links der Wirbelsäule gelegen, und die **V. cava inferior,** rechts der Wirbelsäule gelegen, bilden die vaskulären Leitschienen für die Gefäßversorgung der Nieren.

A. renalis: Jede Niere wird im „Regelfall" von **einer** A. renalis versorgt, die aus der Aorta abdominalis entspringt, sich normalerweise im Hilusbereich in 2 Hauptäste aufteilt, die sich weiter verzweigen, so daß meist 5–7 (2–10) getrennte Äste in die Nieren eintreten. Die Einzeläste sind funktionelle Endarterien, die jeweils ein Segment bzw. Teile davon versorgen, d.h., ihre Unterbrechung bedeutet den Untergang des entsprechenden Nierensegmentes.

Von diesem Versorgungsmodus gibt es häufig *Abweichungen* (Lippert/Pabst 1985).

> Regelfall = eine A. renalis = 59 %
> Polarterien aus der A. renalis = 15 %
> Zwei Aa. renales aus der Aorta abdominalis = 22 %
> Drei oder mehr Aa. renales aus der Aorta abdominalis = 4 %

Die rechte Nierenarterie ist wegen der Lage der Aorta abdominalis etwas länger als die linke. Durch die beiden Nierenarterien wird den Nieren etwa $^1/_3$ der Gesamtblutmenge des großen Kreislaufes zugeführt.

Die Nierensegmentarterien teilen sich in die *Aa. interlobares,* aus denen die *Aa. arcuatae, Aa. interlobulares* und die zuführenden Arteriolen der *Glomeruli* hervorgehen. Einige Äste ziehen zur Nierenkapsel und versorgen diese mit Blut. Aus dem Kapillarnetz der Glomeruli führen die *Vasa efferentia* (Arteriolen) heraus und lösen sich in ein ausgedehntes Kapillarnetz auf, welches das eigentliche Nierenparenchym versorgt (nutritiver Kreislauf).

V. renalis: Der venöse Abfluß erfolgt über die *Vv. interlobulares* zur V. renalis. Die linke V. renalis ist wegen der Lage der V. cava inferior länger als die rechte; in sie mündet auch die linke *V. spermatica (ovarica)* ein. Beide Gefäße (Vv. renales) nehmen in ihrem Verlauf *Vv. suprarenales* auf.

Lymphgefäße: Die Lymphgefäße der Nieren sind zahlreich. Sie gruppieren sich in der Rinde, dem Parenchym und dem Sinus renalis. Der Abfluß erfolgt analog zum

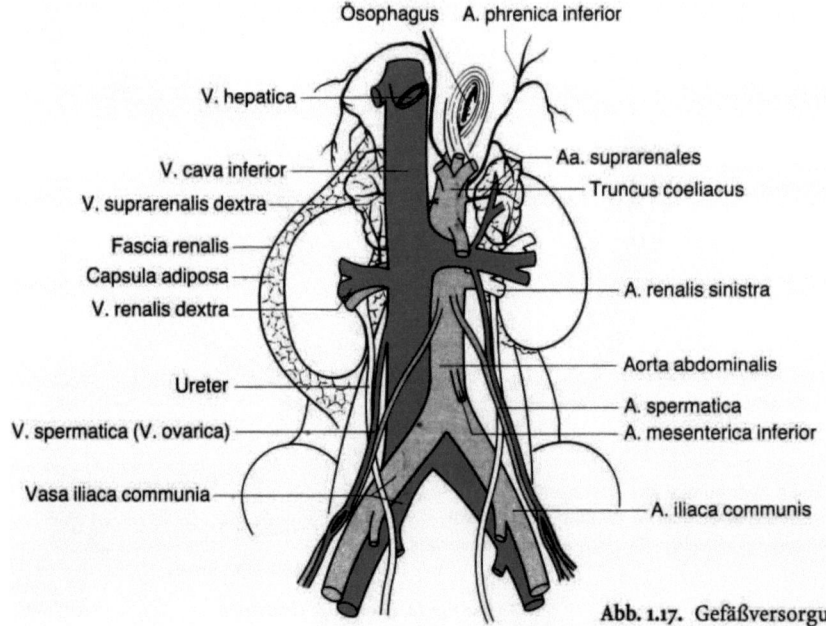

Abb. 1.17. Gefäßversorgung der Nieren und Nebennieren

Verlauf der Nierenarterien über den Nierenhilus zu den Nodi lymphatici lumbales an der Aorta abdominalis.

Nerven: Die Nerven der Niere (Parasympathikus und Sympathikus) kommen aus dem Plexus coeliacus, Ästen der Pars lumbalis des Grenzstranges und des Plexus aorticus abdominalis. Sie ziehen als gemeinsames Nervengeflecht mit der A. renalis zum Nierenhilus, bilden dort den *Plexus renalis* und verzweigen sich dann in der Nierenkapsel sowie im Organ selbst.

1.4.4 Feinbau (Abb. 1.18, 1.19)

In der Niere wird der Harn gebildet, mit dem zahlreiche Stoffwechselendprodukte ausgeschieden werden (Harnstoff, Harnsäure, giftige Substanzen, Arzneistoffe). Ferner reguliert die Niere den Wasser- und Salzhaushalt sowie das Säure-Basen-Gleichgewicht. Außerdem werden in der Niere Hormone (Renin, Prostaglandine) sowie ein erythropoetischer Faktor und Kallikrein gebildet. Weiterhin steht sie im Dienst der Regulierung der Osmolalität und des Blutdrucks (juxtaglomerulärer Apparat).

All diese Funktionen (s. Kapitel 2, Physiologie) erfordern einen entsprechenden Feinbau der Niere (Filtration, Sekretion, Reabsorption). Die funktionelle Einheit, die diese Aufgaben leistet, ist das **Nephron**. Es besteht aus dem *Glomerulus* und den dazugehörenden *Nierentubuli*. Teilabschnitte eines jeden Nephrons sind

- das **Nierenkörperchen,** in der Rinde gelegen, bestehend aus Gefäßknäuel (Glomerulus mit Vas afferens, Kapillarnetz, Vas efferens = Gefäßpol) und der es umgebenden Kapsel (Bowman'sche Kapsel), die sich

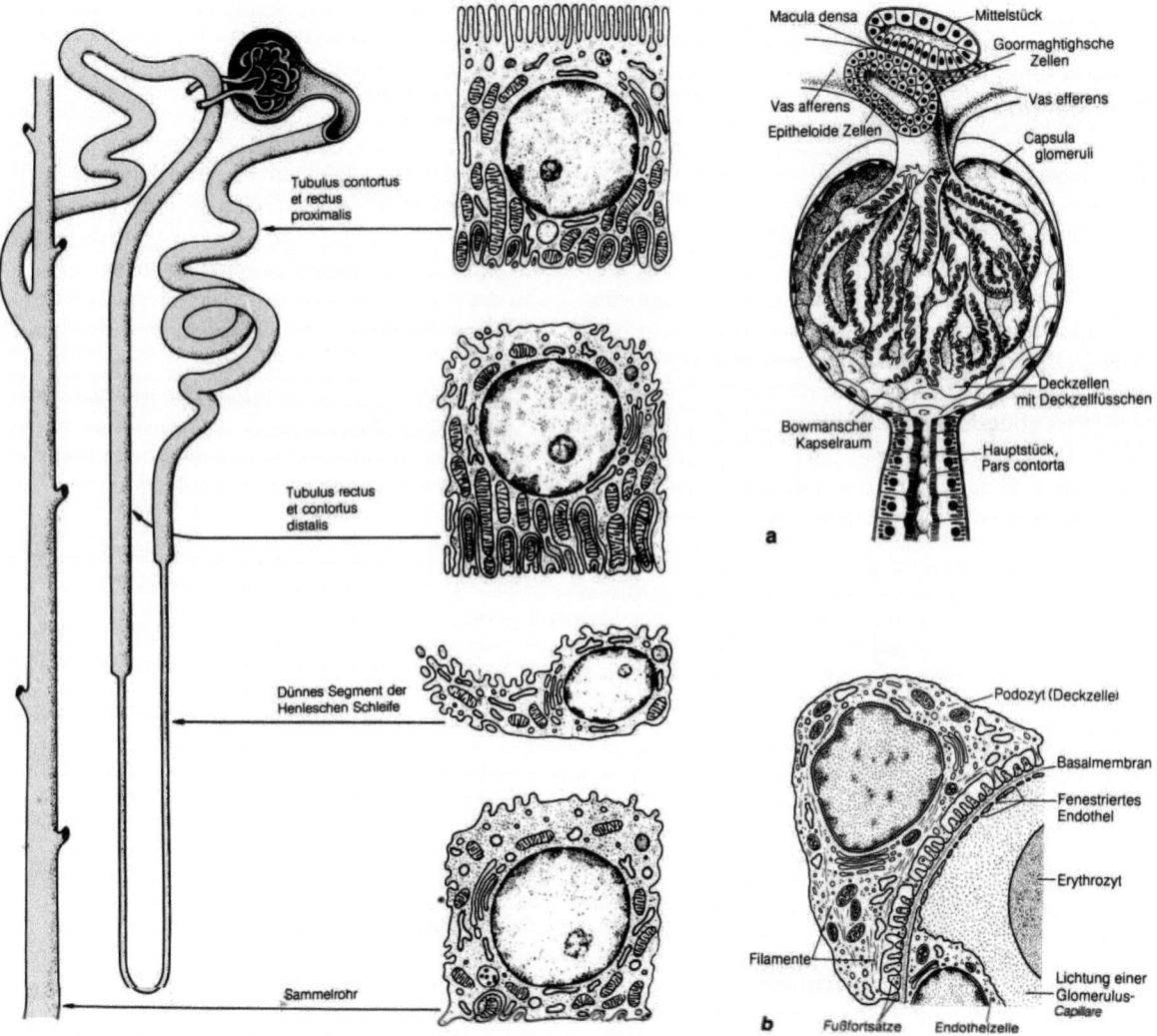

Abb. 1.18. Nephron mit Ultrastruktur der Epithelzellen. (Aus Junqueira/Carneiro 1984)

Abb. 1.19. Nierenkörperchen (Feinbau). (Aus Schiebler/Schmidt 1983)

am Harnpol in den Anfangsteil der ableitenden Harnröhrchen öffnet;
- **Tubulus contortus proximalis** (gewundener Teil des Hauptstückes), im Nierenkörperchenbereich gelegen; dieser setzt sich fort in den
- **Tubulus rectus proximalis** des Hauptstückes, der markwärts zieht. Daran schließt sich das
- **Überleitungsstück,** die Henle'sche Schleife (Tubulus rectus) an. Diesem Abschnitt folgt, ebenfalls im Mark gelegen, der
- **Tubulus rectus des Mittelstückes,** der sich dann in den in der Rinde gelegenen
- **Tubulus contortus distalis** des Mittelstückes fortsetzt. Mehrere dieser Tubuli münden über
- **Verbindungsstücke** gemeinsam in die
- **Sammelrohre** (Markstrahlbereich), die in der Spitze der Nierenpapillen gelegen sind und als weite Ausführungsgänge,
- **Ductus papillares** auf der Papillenspitze münden.

Im Bereich der Glomeruli befindet sich der **juxtaglomeruläre Apparat,** der aus der Macula densa, epitheloiden, juxtaglomerulären Zellen (Polkissenzellen) und extraglomerulären Mesangiumzellen besteht.

Als **Macula densa** bezeichnet man Zellen der Pars recta des Mittelstückes, die in unmittelbarer Nähe des Gefäßpols liegen. Die Macula densa steht im Dienst der Regulierung der Osmolalität.

Die **juxtaglomerulären, epitheloiden** Zellen liegen in der Wand der Arteriola afferens. Es handelt sich um modifizierte Myoepithelien. Die Granula dieser Zellen enthalten Renin.

Die **extraglomerulären Mesangiumzellen** liegen in dem interstitiellen Gewebe der Gefäßknäuel (Mesangium). Sie phagozytieren das Basal-Lamina-Material und gleichen den Kapillarperizyten. Eine Störung der Mesangiumzellfunktion hat schwerwiegende Folgen für die Filterfunktion des Nierenkörperchens.

1.5 Ureter (Anatomie)

1.5.1 Form und Lage (Abb. 1.20)

Der Ureter stellt die Verbindung zwischen dem Nierenbecken und der Harnblase dar. Er hat einen Durchmesser von ca. 4–7 mm, eine durchschnittliche Länge von 30 (24–34) cm und ist von harter Konsistenz.

Der Ureter verläuft, retroperitoneal gelegen, an der hinteren Bauchwand und zieht im Bereich des Abdomens (**Pars abdominalis**) parallel zu den Querfortsätzen der Lendenwirbel schräg über die Faszie des M. psoas major, über die Linea terminalis in das kleine Becken (**Pars pelvina**) zum Fundus der Harnblase. Hier treten die Ureteren in einem Abstand von ca. 4–5 cm in die Harnblasenwandung schräg median- und kaudalwärts verlaufend (ca. 2 cm; *Pars intramuralis*) ein und enden in der Harnblase mit dem Ostium ureteris.

In der Pars abdominalis wird der Harnleiter von den Gonadengefäßen (A. und V. spermatica sive ovarica) überkreuzt.

Im Bereich der Linea terminalis überkreuzt der Ureter die Iliakalgefäße.

Im kleinen Becken wird der Ureter beim Mann vom Ductus deferens, bei der Frau von der A. uterina überkreuzt.

Aus der topographischen Situation ergeben sich im Verlauf des Ureters drei *physiologische Engen:*

- am Übergang vom Nierenbecken in den Ureter,
- an der Kreuzungsstelle mit den Vasa iliaca communia und
- im Bereich der Harnblasenwandung.

Hier sind die Prädilektionsstellen für die Einklemmung von Harnleitersteinen.

1.5.2 Gefäße und Nerven

Arteriell aus Rr. ureterici der A. renalis, der A. ovarica/testicularis und der A. umbilicalis.

Der *venöse* Abfluß erfolgt über kleine Venen zur V. renalis, V. ovarica/testicularis, V. iliaca interna zur V. iliaca communis.

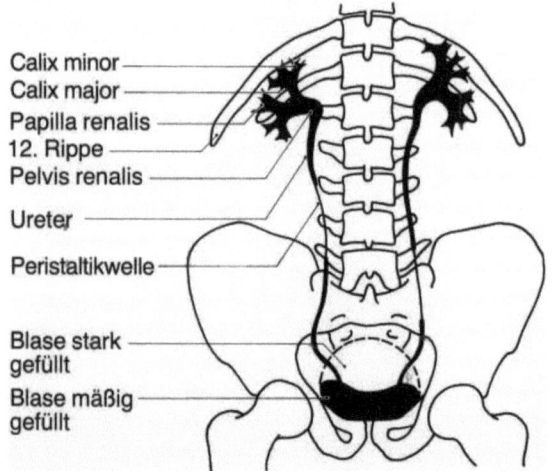

Abb. 1.20. Niere, Harnleiter und Harnblase nach Kontrastmittelgabe. (Nach Faller 1980)

Die *Lymphgefäße* ziehen zu den Nodi lymphatici lumbales entlang der Wirbelsäule sowie zu Nodi lymphatici paravesicales und iliaci interni.

Der Ureter erhält *sympathisch* Fasern von den Nn. splanchnici lumbales, *parasympathisch* Anteile von den Nn. splanchnici pelvici (Nn. erigentes).

Sensible Fasern verlaufen in den Nn. splanchnici zum Rückenmark.

1.5.3 Feinbau

Die Wandung des Ureters besteht aus der **Tunica mucosa** (Übergangsepithel, Lamina propria), der **Tunica muscularis** und der **Tunica adventitia**.

Das *Übergangsepithel* beginnt im Bereich der Nierenkelche und setzt sich über den Ureter zur Harnblase fort. Es ist verformbar und trennt den hypertonen Harn vom Gewebe. Die Lamina propria besteht aus lockerem Bindegewebe (Verschiebeschicht). Die *Tunica muscularis* enthält glatte Muskulatur, zwischen der reichlich Bindegewebe eingelagert ist. Die Muskelzüge verlaufen spiralig, längs und zirkulär angeordnet. Über den Ureter laufen pro Minute 1–4mal Kontraktionswellen, die den Harn tropfenweise in die Harnblase transportieren. Am Übergang von den Nierenkelchen in das Nierenbecken und am Beginn des Harnleiters ist die Muskulatur sphinkterartig verstärkt (Ureterenge). Die *Tunica adventitia* besteht aus Bindegewebe, das den Ureter mit der Umgebung verbindet.

1.6 Harnblase (Anatomie)

1.6.1 Form und Lage (Abb. 1.21, 1.22, 1.23, 1.27, 1.28)

Die Harnblase ist ein muskulöses Hohlorgan von variabler Kapazität, das den Harn aus den Ureteren aufnimmt, sammelt und in gewissen Zeitabschnitten durch die Harnröhre entleert.

Man unterscheidet zwischen einem Blasengrund (**Fundus**), dem Blasenkörper (**Corpus vesicae**) und dem Blasenscheitel (**Vertex**), der sich in das Lig. umbilicale medianum fortsetzt, und dem Blasenhals (**Cervix**).

Die Harnblase liegt subperitoneal hinter der Symphyse und den Schambeinen im kleinen Becken auf dem Beckenboden. Beim Mann liegt hinter der Harnblase die Pars ampullaris recti, bei der Frau der Uterus und die Vagina.

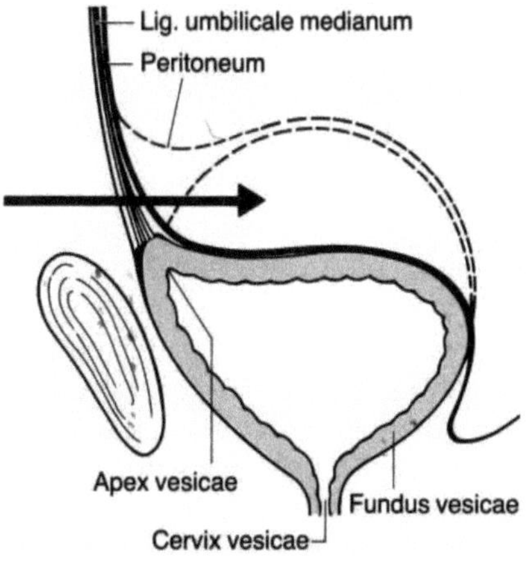

Die Harnblase ist im Bereich des Vertex und eines Teiles der Hinterwand vom **Peritoneum** überzogen, das sich in einer Peritonealfalte fortsetzt, beim Mann die *Excavatio rectovesicalis*, bei der Frau die *Excavatio vesico-uterina*. Zwischen Uterus und Rektum liegt die *Excavatio recto-uterina* (Douglas'scher Raum). Das auf

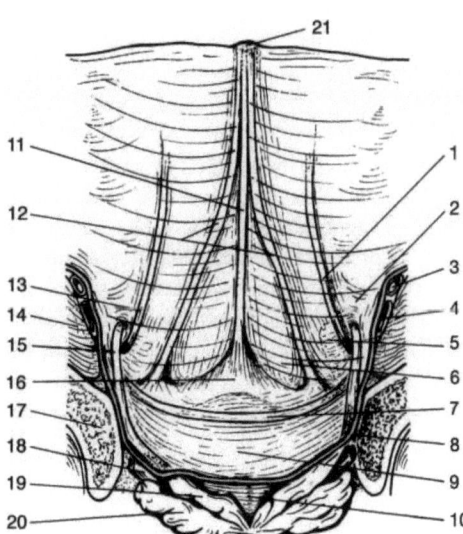

Abb. 1.21 b Innenansicht der unteren Bauchwand. Lage der Harnblase hinter der Symphyse mit Peritonealfalten.
1 Plica umbilicalis lateralis, *2* Fossa inguinalis laterlis, *3* A. iliaca externa, *4* V. iliaca externa, *5* Fossa inguinalis medialis, *6* Fossa supravesicalis, *7* Plica vesicalis transversa, *8* Peritoneum (Schnittstelle), *9* Harnblase, *10* Fundus vesicae, *11* Plica umbilicalis mediana, *12* Plica umbilicalis medialis, *13* A. epigatrica inferior, *14* M. psoas major, *15* Ductus deferens, *16* Apex vesicae, *17* Crista iliacis, *18* Ureter, *19* Ampulla ductus deferentis, *20* Vesicula seminalis, *21* Nabel

Abb. 1.21a. Harnblase, verschiedene Füllungszustände. → = suprapubische Blasenpunktion bei gefüllter Harnblase. (Nach Faller 1980)

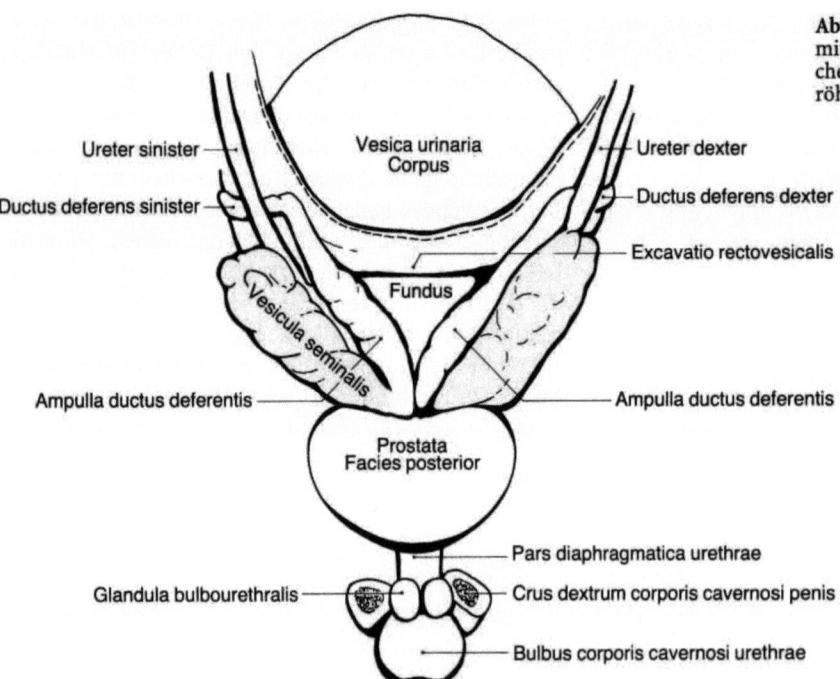

Abb. 1.22. Harnblase des Mannes mit Harnleitern, Samenleitern, Bläschendrüsen, Prostata und Harnröhre. (Nach Rauber/Kopsch 1939)

dem Blasenkörper gelegene Peritoneum bildet bei entleerter Harnblase Querfalten, die bei zunehmender Füllung verstreichen.

Die ventrale Fläche der Harnblase besitzt keinen Peritonealüberzug. Sie ist mit der vorderen Beckenwand durch lockeres Bindegewebe verbunden, das eine Verschieblichkeit der Harnblase je nach Füllungszustand über die Symphyse nach oben gestattet (**Spatium praevesicale** oder Spatium retropubicum, Retzius'scher Raum). Dieser Bereich dient als suprapubischer Operationsweg zur Harnblase und Prostata.

Von der Spitze der Harnblase zum Nabel verlaufen die **Plica umbilicalis mediana** (Rest des Urachus) und seitlich die beiden **Plicae umbilicales mediales** (Reste der obliterierten Nabelarterien).

Das Fassungsvermögen der Harnblase ist unterschiedlich. Harndrang entsteht bei einem Blaseninhalt von ca. 250–400 ml. Willkürlich kann eine größere Menge zurückgehalten werden (ca. 2000 ml).

1.6.2 Befestigung

Die Harnblase kann sich durch den sich ansammelnden Harn beträchtlich erweitern und in ihrer Lage verändern. Dies erfordert einerseits Fixation, vor allem des Blasengrundes, andererseits eine gewisse Freiheit in der Beweglichkeit (Retzius'scher Raum, Beckenbindegewebe). Strukturen, die die Blase fixieren, sind

- die *Chorda urachi* (Plica umbilicalis mediana) und die *Plicae umbilicales: mediales;* sie fixieren die Blase am Nabel und weisen damit der sich ausdehnenden Harnblase den Weg nach oben,
- das *Diaphragma urogenitale*, das vor dem Durchtritt durch das Lig. praeurethrale verstärkt wird,
- die *Fascia diaphragmatica pelvis*;
- die Fixation des Blasenfundus erfolgt durch die Verbindungen der Harnblase mit der Umgebung (beim Mann: Ureteren, Urethra, Prostata, Bläschendrüse, Ductus deferens, Ligg. puboprostatica, Pars ampullaris recti. Gefäße; bei der Frau: Ureteren, Urethra, Ligg. pubovesicalia, Cervix uteri, Vagina, Gefäße);
- das *Peritoneum*.

1.6.3 Innenansicht der Harnblase

Die **Schleimhaut** der Harnblase ist je nach Füllungszustand mehr oder weniger stark gefaltet. Sie ist gegen die daruntergelegene Muskelschicht durch die bindegewebige Tunica submucosa gut verschieblich. Eine Ausnahme hiervon macht das Gebiet des Trigonum vesicae.

Als **Trigonum vesicae** wird ein dreieckiges Feld an der inneren Hinterwand der Harnblase bezeichnet, das zwischen den Einmündungen der beiden Harnleiter und dem Abgang der Harnröhre gelegen ist. Hier ist die Schleimhaut fest mit der Unterlage verwachsen, unverschieblich, und weist keine Falten auf. An der unteren

Spitze des Trigonums liegt hinter dem Harnröhrenaustritt und über dem Mittellappen der Prostata (Isthmus) ein sagittaler Wulst, die **Uvula vesicae**. Sie ist bei der Frau nur angedeutet.

Am Blasengrund geht die Harnblase unter rascher trichterförmiger Verengung in das Ostium urethrae internum über. Diese Mündung wird vom *Anulus urethralis* umgeben, der bis in die Pars intramuralis der Harnblase hineinreicht.

1.6.4 Gefäße und Nerven

Die **Aa. vesicales superiores** sind die durchgängig gebliebenen Anteile der *Aa. umbilicales*, die aus den *Aa. iliacae internae* entspringen und den obersten Anteil der Harnblase versorgen. Die **Aa. vesicales inferiores** stammen ebenfalls aus der A. iliaca interna und versorgen den Hauptteil des Organs. Bei der Frau erhält die Harnblase zusätzliche arterielle Versorgung aus Nebenästen der *A. uterina*.

Die **Venen** der Harnblase (Vv. vesicales) bilden am Blasengrund den *Plexus venosus vesicalis*, der das venöse Blut in die *V. iliaca interna* drainiert.

Die **Lymphgefäße** der Harnblase sind am stärksten im Blasengrund und am Trigonum vesicae entwickelt. Sie ziehen zu den *Nodi lymphatici iliaci interni et externi* und mit den Aa. umbilicales zu Lymphknoten, die längs der Arterien liegen.

Nerven: Die Innervation der Harnblase erfolgt parasympathisch (Öffnung des Blasensphinkters und Kontraktion der Blasenmuskulatur) mit Hilfe der *Nn. splanchnici pelvini* (S_2–S_4) und sympathisch über die *Nn. splanchnici lumbales* (L_1–L_3). Sensibel über den N. pelvicus und N. hypogastricus.

1.6.5 Feinbau (Abb. 1.23)

Die Harnblase ist aus der Mukosa, Tunica submucosa, Tunica muscularis und einer Adventitia aufgebaut.

Die **Tunica mucosa** enthält das Übergangsepithel, das den Harn am Eindringen in das Gewebe hindert. Die **Submukosa** besteht aus reichlich lockerem Bindegewebe, das als Verschiebeschicht die Anpassung an die verschiedenen Füllungszustände der Harnblase ermöglicht.

Die **Tunica muscularis** der gesamten Harnblase besteht aus glatter Muskulatur, die vier Anteile erkennen läßt:

- M. detrusor vesicae: Dies ist die eigentliche Harnblasenwandmuskulatur mit einer inneren und äußeren Längsfaserschicht und mittlerer Ringmuskulatur.
- M. pubovesicalis: Muskelzüge, die von der Symphyse zum Blasenhals ziehen.
- M. rectovesicalis: von der Längsmuskulatur des Rektums seitlich zum Blasengrund verlaufende Muskulatur.
- M. recto-urethralis: von der Längsmuskulatur des Rektums zur männlichen Harnröhre verlaufende Muskelzüge.

Die **Adventitia** besteht aus lockerem Bindegewebe, das die Harnblase mit ihrer Umgebung verbindet.

1.6.6 Funktion der Harnblasenmuskulatur

Der Verschluß der Harnblase erfolgt auf zwei Ebenen:

- Verschluß des Harnblasenausganges durch Kontraktion der gegenläufigen Muskelschlinge von M. pubovesicalis und M. rectovesicalis (oberer Sphinkter).
- Der Verschluß der Harnröhre erfolgt im Diaphragma urogenitalis durch den M. sphincter urethrae (unterer Sphinkter), ringförmige Anteile des M. transversus perinei profundus (N. pudendus).
- Der Miktionsreflex erfolgt parasympathisch durch Kontraktion des M. detrusor vesicae und Erschlaffung der Sphinkteren am Collum vesicae und des M. sphincter urethrae.
- Die Harnretention erfolgt durch Erschlaffung des M. detrusor vesicae und Kontraktion des Sphinkters am Collum vesicae. Willkürliche Verstärkung der Harnretention erfolgt durch Innervation des M. sphincter urethrae.

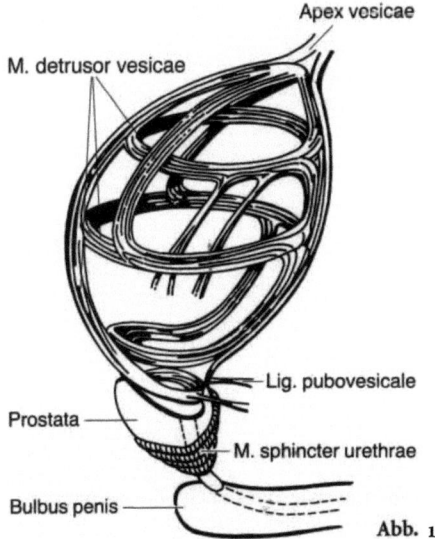

Abb. 1.23. Harnblasenmuskulatur. (Nach Heiss 1928)

1.7 Harnröhre (Urethra) (Anatomie)

1.7.1 Männliche Harnröhre (Abb. 1.22–1.30)

Die männliche Harnröhre wird durch die Einmündung der Ductus ejaculatorii und der Ausführungsgänge der Geschlechtsdrüsen zur Harn-Samenröhre.

Die Harnröhre hat eine durchschnittliche Länge von ca. 20–25 cm. Ihr Durchmesser ist in den einzelnen Abschnitten unterschiedlich. Die Verlaufsrichtung der Harnröhre ist abhängig vom Zustand des Penis. Bei hängendem Penis zeigt die Urethra eine S-förmige Krümmung, die durch Hochklappen des Penis auf die Bauchwand in eine einfache Krümmung umgewandelt wird (Fixpunkt Symphyse; Katheterung!).

Vom Beginn der Harnröhre an bis zum Ende unterscheidet man in ihrem Verlauf folgende Teilabschnitte:

- eine Pars intramuralis, in der Harnblasenwand gelegen, an die sich die
- Pars prostatica anschließt, die Bestandteil der Prostata ist. Es folgt die
- Pars membranacea, im Diaphragma urogenitale gelegen. Die Fortsetzung ist dann die
- Pars spongiosa urethrae, die Bestandteil des Penis ist.

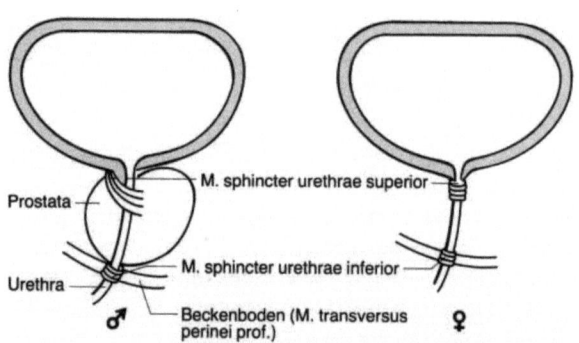

Abb. 1.24. Harnröhrenschließmuskeln bei Mann und Frau. (Nach Faller 1980)

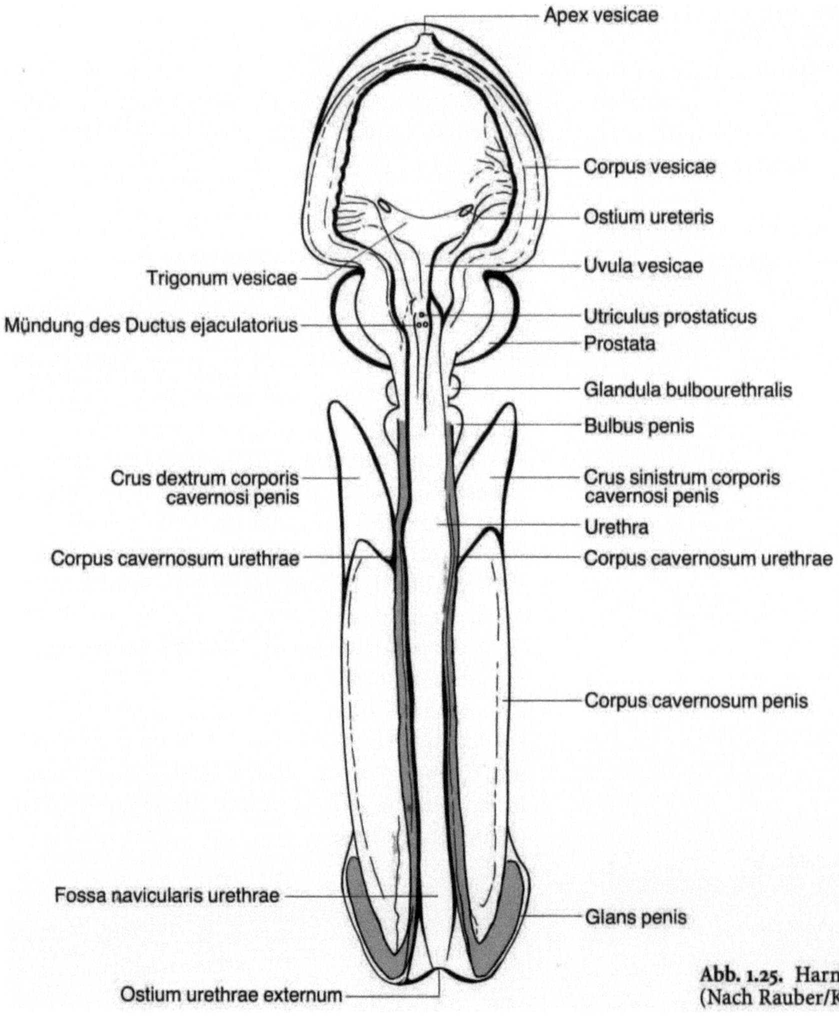

Abb. 1.25. Harnblase und Harnröhre des Mannes. (Nach Rauber/Kopsch 1939)

1.7 Harnröhre (Urethra) (Anatomie)

Die **Urethra** beginnt am Fundus der Harnblase (**Pars intramuralis**) mit dem Ostium urethrae internum, an der Spitze des Trigonum vesicae gelegen *(erste Harnröhrenenge)*. Das Ostium internum ist von Ringmuskulatur (glatte Muskulatur) umgeben, dem M. sphincter vesicae (M. sphincter urethrae internus).

In der sich anschließenden **Pars prostatica,** die eine Länge von ca. 3–4 cm hat, ist die Urethra etwas erweitert. In diesem Bereich wölbt sich eine Schleimhautfalte in das Lumen vor (Crista urethralis), die in Verlängerung der Uvula liegt. Im mittleren Teil der Crista urethralis liegt ein Hügel, der Colliculus seminalis mit der Mündung der beiden Ductus ejaculatorii, die vorher noch die Ausführungsgänge der Vesiculae seminales aufnehmen. Die Prostata entleert ihr Sekret über Gänge (2 große und 12–15 kleine), die im Sinus prostaticus liegen.

Es folgt die **Pars membranacea urethrae,** eine relativ kurze Strecke (ca. 1–2 cm), die im Diaphragma urogenitale etwa 2 cm von der Unterkante der Symphyse gelegen und hier fest fixiert ist. Es ist dies die *zweite engste Stelle* der Harnröhre. In diesem Abschnitt bilden quergestreifte Muskelbündel aus dem M. transversus perineis profundus den willkürlich innervierten M. sphincter urethrae (M. diaphragmaticus urethrae oder M. sphincter urethrae externus). In die Pars membranacea urethrae münden zahlreiche kleinere Schleimdrüsen, Glandulae urethrales.

Die **Pars spongiosa urethrae** ist Bestandteil des Corpus cavernosum penis. Sie endet an der Penisspitze mit einer zweiten Erweiterung (Fossa navicularis) und nimmt in ihrem gesamten Verlauf die Ausführungsgänge kleiner Schleimdrüsen (Glandulae urethales) sowie im Anfangsteil die ca. 3–5 cm langen Ausführungsgänge der *Glandulae bulbourethrales* auf.

Die Urethra ist mit Schleimhaut ausgekleidet, deren Schichten nicht immer klar zu erkennen sind. Das Epithel besteht in der Pars intramuralis und zu Beginn der Pars prostatica aus Übergangsepithel. Hauptanteile der Pars prostatica und die Pars cavernosa urethrae enthalten mehrschichtiges Zylinderepithel, und im Bereich der Glans penis findet man Plattenepithel.

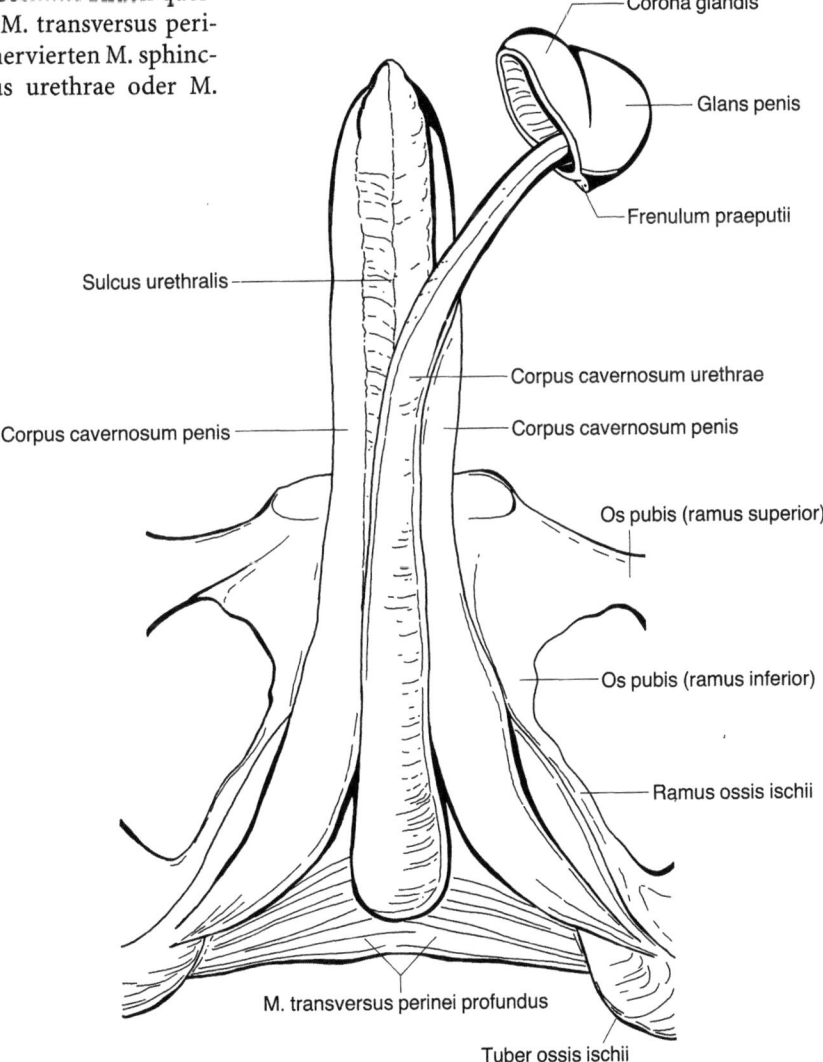

Abb. 1.26. Schwellkörper des Penis. (Nach Rauber/Kopsch 1939)

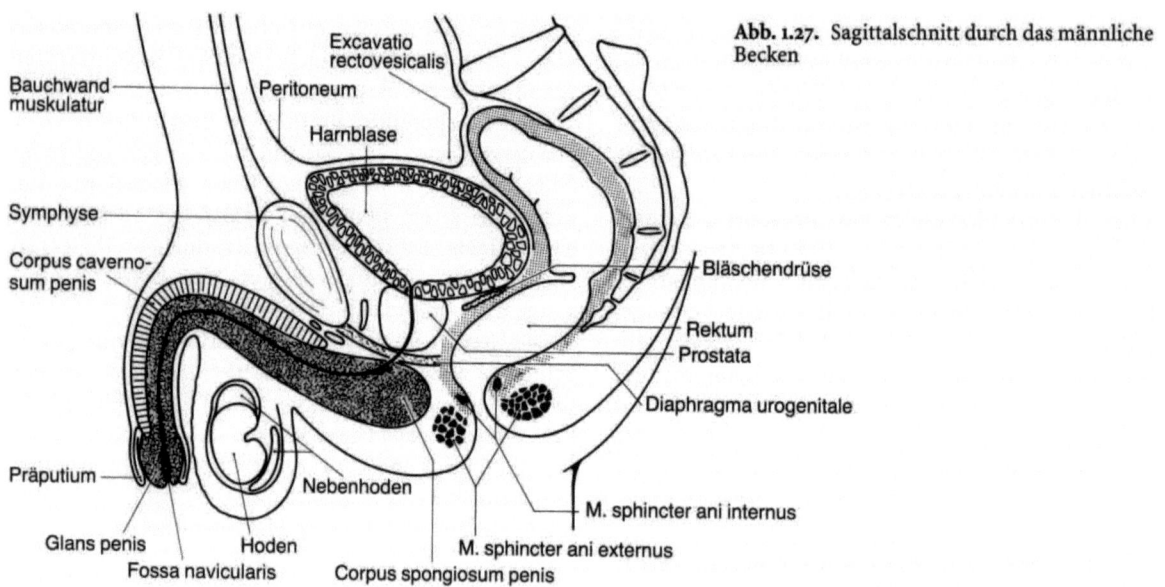

Abb. 1.27. Sagittalschnitt durch das männliche Becken

1.7.2 Weibliche Harnröhre (Abb. 1.28)

Die weibliche Harnröhre hat eine Länge von ca. 2,5–4 cm. Sie verläuft von der Harnblase (Ostium urethrae internum) nach kaudal- und ventralwärts und ist unter dem Schambogen sowie zwischen den Crura clitoridis leicht gekrümmt. Sie ist mit der ventralen Fläche der Vagina fest verbunden. Die äußere Öffnung (Ostium urethrae externum) befindet sich ca. 2–3 cm unterhalb der Klitoris im Scheidenvorhof. Man kann bei der weiblichen Harnröhre – im Vergleich zu der männlichen Urethra – nur zwei Bereiche unterscheiden:

- Pars intramuralis, in der Harnblasenwandung gelegen, und die
- Pars membranacea im Bereich des Diaphragma urogenitale.

Die Schleimhaut ist stark gefaltet und besitzt in Harnblasennähe Übergangsepithel, am Ende Plattenepithel der Vagina und dazwischen mehrschichtiges, hochprismatisches Epithel. Die engste Stelle der weiblichen Harnröhre ist die äußere Mündung. Die Urethra ist stark dehnbar (bis zu 7 mm im Querschnitt).

Von der Uvula der Harnblase geht die Crista urethralis aus, ohne jedoch die Besonderheiten wie beim Mann zu zeigen.

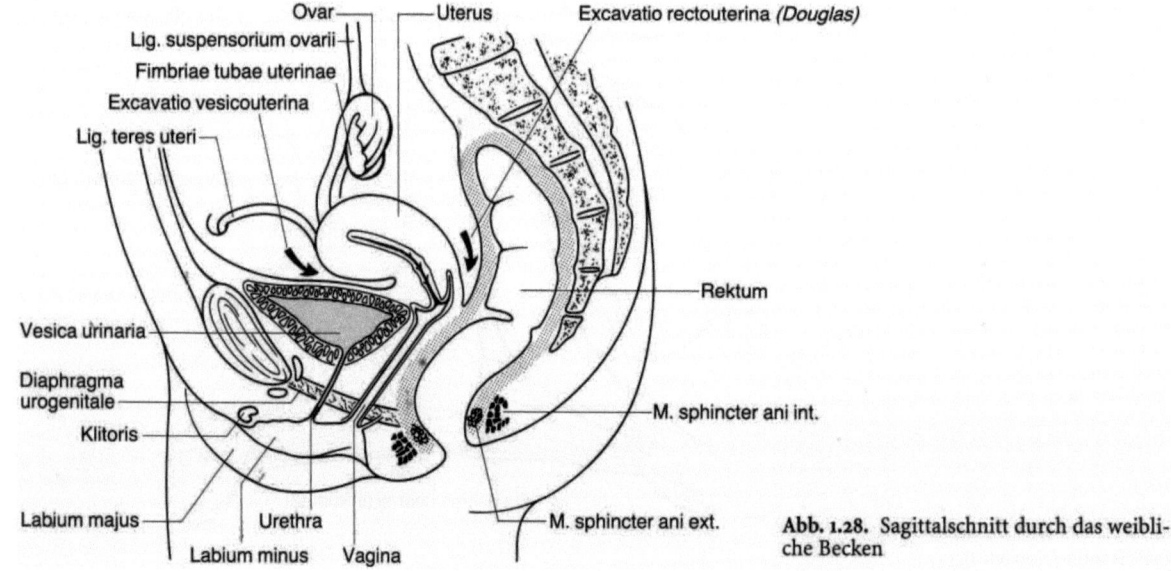

Abb. 1.28. Sagittalschnitt durch das weibliche Becken

1.7.3 Leitungsbahnen

Die Gefäß- und Nervenversorgung der Urethra richtet sich in den jeweiligen Abschnitten nach den Leitungsbahnen der Nachbarschaft also: Harnblase, Prostata, Diaphragma urogenitalis (s. dort) und Penis. In der Pars spongiosa sind dies *arteriell* die A. pudenda interna, A. dorsalis penis, A. profunda penis, A. urethralis, A. bulbi penis. *Venöser Abfluß:* Vv. profundae penis, V. pulbi penis, V. pudenda interna, Plexus venosus prostaticus (über V. iliaca interna), Vv. dorsales superficiales penis über die V. femoralis. *Regionäre Lymphknoten* des Penis sind die Nodi lymphatici superficiales. Die autonome Innervation erfolgt *sympathisch* über Nn. splanchnici lumbales (Ejakulationszentrum), *parasympathisch* über die Nn. pelvici (Erektionszentrum). *Sensible* Innervation: N. dorsalis penis aus dem N. pudendus. *Motorische* Innervation: N. pudendus zum M. bulbocavernosus und ischiocavernosus.

1.7.4 Diaphragma urogenitale (Abb. 1.29, 1.30)

Das Diaphragma urogenitale schließt das offene *Levator-Tor* im Beckenboden. Es wird von Muskeln und Fascien gebildet.

- Der *M. transversus perinei profundus* hat seinen Ursprung am Arcus pubis und setzt am hinteren Ende des Centrum tendineum an. Er schließt somit das Levator-Tor nach unten ab.
- Der *M. sphincter urethrae* umfaßt ringförmig die Pars membranacea urethrae. Er schließt die Harnröhre willkürlich. Seine Muskelfasern spalten sich vom M. transversus perinei profundus ab.
- Der *M. urethrovaginalis* ist der analoge Muskel bei der Frau. Er umschließt in Achterschlingen Harnröhre und Scheide, die durch Kontraktion verengt werden.
- Der *M. perinei superficialis* kommt vom R. ossis ischii und zieht zum Centrum tendineum. Er unterstützt die Funktion des M. transversus perinei profundus.
- Der *M. ischiocavernosus* hat seinen Ursprung am R. ossis ischii, dem Tuber ischiadicum und dem Lig. sacrotuberale. Er setzt an der Tunica albuginea corporis cavernosi an und verstärkt bei Kontraktionen die Erektion durch Komprimierung des hinteren Teiles des Corpus cavernosum penis/clitoris.

Der *M. bulbospongiosus* kommt vom Centrum tendineum (beim Mann auch Raphe penis). Sein Ansatz ist beim Mann die Fascia penis profunda, bei der Frau die Clitoris.

Das Diaphragma urogenitale wird überzogen von der *Fascia diaphragmatis urogenitalis* inferior, an der Un-

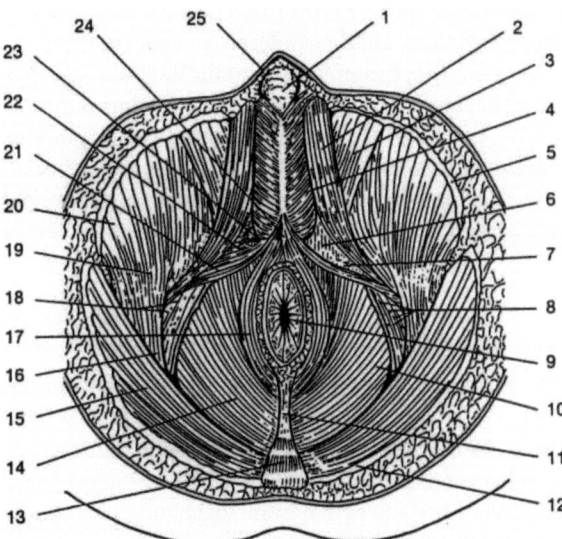

Abb. 1.29 Diaphragma urogenitale und Diaphragma pelvis, Mann. *1* Corpus spongiosum penis, *2* M. ischiocavernosus, *3* M. gracilis, *4* M. bulbospongius, *5* Fascia lata, *6* Diaphragma urogenitale, *7* Gefäße und Nerven, *8* Fascia obturatoria, *9* Anus, *10* Fossa ischiorectalis, *11* Lig. anococcygeum, *12* M. gluteus maximus (Fascie), *13* Os coccygis, *14* M. levator ani, *15* M. gluteus maximus, *16* Lig. sacrotuberale, *17* M. spincter ani externus, *18* Fascia obturatoria, *19* Tuber ischiadicum, *20* M. adductor magnus, *21* M. transversus perinei superficialis, *22* M. transversus perinei profundus, *23* Glandula bulbourethalis, *24* Centrum tendineum perinei, *25* Tunica dartos scroti

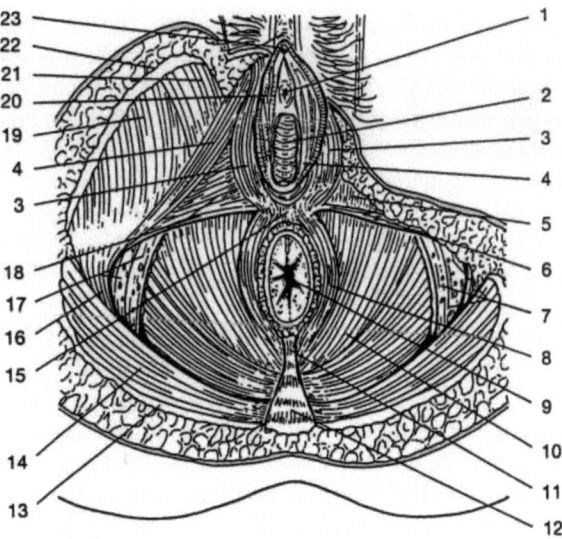

Abb. 1.30 Diaphragma urogenitale und Diaphragma pelvis, Frau. *1* Ostium urethrum externum, *2* Vagina, *3* M. bulbospongiosus, *4* M. ischiocavernosus, *5* Diaphragma urogenitale, *6* M. perinei superficialis, *7* Fascia obturatoria, *8* M. sphincter ani externus, *9* Anus, *10* M. levator ani, *11* Lig. anococcygeum, *12* Os coccygis, *13* M. gluteus maximus, *14* Fascia glutea, *15* Centrum tendineum perinei, *16* Lig. sacrotuberale, *17* Fascia obturatoria, *18* M. transversus perinei profundus, *19* M. semitendinosus, *20* Labium minus pudendi, *21* M. gracilis, *22* Fascia lata, *23* Clitoris mit preputinum

terseite des M. perineus profundus, von der *Fascia perinei superficialis,* auf den anderen Muskeln gelegen.

Vor dem Diaphragma uregenitalis liegt die Schamgegend *(Regio urogenitalis).* Beim Mann: Mons pubis, Penis; bei der Frau: Mons pubis, Labium majus pudendi, Labium minus pudendi, Vestibulum vaginae, clitoris.

Die **Leitungsbahnen** kommen sowohl aus dem kleinen Becken als auch aus der Fossa ischiorectalis. Die *arterielle* Versorgung erfolgt aus Ästen der A. pudenda interna und Aa. pudendae externae. Der *venöse* Abfluß geschieht über die gleichnamigen Venen. *Regionäre Lymphknoten* sind: Nodi lymphatici inguinales superficiales, iliaci internae et communes, obturatorii. Der *N. pudendus* versorgt mit seinen Rr. musculares die gesamte Muskulatur des Diaphragma urogenitale. Sensibel versorgt er die Haut der Regio perinealis.

1.8 Prostata, Ductus deferens, Vesicula seminalis (Anatomie)

Diese Strukturen schließen sich dem Fundus der Harnblase an, geben ihre Sekrete in die Harnröhre ab und sollen deshalb gemeinsam abgehandelt werden.

1.8.1 Prostata (Abb. 1.22–1.25, 1.27, 1.29, 1.30)

Die kastaniengroße Vorsteherdrüse liegt zwischen dem Harnblasengrund und dem Diaphragma urogenitale im Cavum pelvis, etwa 10–15 cm von den Schambeinverbindungen entfernt. Sie wird von einer derben bindegewebigen Kapsel umgeben, besteht aus ca. 30 tubulo-alveolären Einzeldrüsen, starken Anteilen glatter Muskulatur und ist vom Rektum her (unterhalb der Kohlrausch'schen Falte) als hartes Organ tastbar. Durch das Organ hindurch ziehen vertikal die Urethra (Pars prostatica) und von hinten oben die beiden Ductus ejaculatorii. Sie münden auf dem Colliculus seminalis der Pars prostatica der Urethra. Funktionell liefert die Prostata etwa 2/3 des Spermasekretes. Die Sekretion ist Testosteron abhängig. Prostatasteine sind Konkremente, die aus eingedicktem und verkalktem Sekret bestehen.

Die Basis der Prostata ist mit der Harnblase verbunden (Facies vesicalis), die Spitze zeigt gegen das Diaphragma urogenitale. Die anteriore Fläche (Facies pujica) ist auf die Symphyse ausgerichtet, die posteriore Fläche (Facies rectalis) auf die Vorderfläche des Rektums, mit der sie durch Bindegewebszüge und glatte Muskulatur verbunden ist. Die Facies inferolateralis ist die nach unten seitlich weisende Fläche. Die Prostata ist ca. 3–4 cm lang, 3,5–5 cm breit, 1,7–2,3 cm dick und wiegt ca. 20 g. Die Zugangswege zur Prostata sind: transurethral, transperineal, suprapubisch und transvesical. Man unterscheidet bei der Prostata folgende Anteile:

- Apex prostatae, die Harnröhre umfassend,
- Lobus dexter et sinister,
- Isthmus prostatae, die beiden Seitenlappen verbindender Mittelteil, vor der Harnröhre gelegen und frei von Drüsen,
- Lobus medius, zwischen Urethra und den beiden Ductus ejaculatorii gelegen.

Teile der Fascia pelvis ziehen als Ligg. puboprostatica von der Vorderfläche der Drüse zur dorsalen Fläche der Schambeine.

Die **Gefäßversorgung** erfolgt *arteriell* über Äste der A. vesicalis inferior, Aa. rectales superiores und Äste der A. pudenda interna. Das *venöse* Blut fließt über den Plexus prostaticus, zwischen Organkapsel und Fascia prostatae gelegen sowie über den Plexus venosus vesicalis am Blasengrund. Beide Plexus stehen mit den Wirbelvenenplexus in Verbindung (hämatogener Metastasierungsweg). Die venöse Drainage läuft über die V. iliaca interna. Die *Lymphgefäße* verlaufen über die regionalen Lymphknoten Nodi lymphatici paravesicales, den Nodi lymphatici iliaci interni und die Nodi lymphatici lumbales entlang der Aorta.

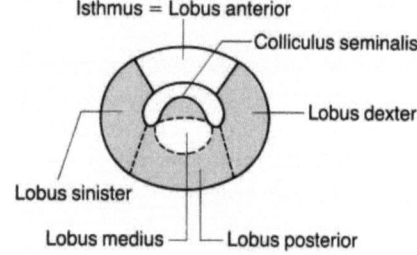

Abb. 1.31. Querschnitt durch die Prostatalappen

1. Cervix vesicae
2. Pars prostatica urethrae
3. Colliculus seminalis
4. Isthmus
5. Periurethraldrüsen
6. Lobus medius
7. Ductus ejaculatorius
8. Mündung der Glandula vesiculosa
9. Ductus deferens
10. Lobus posterior
11. Pars membranacea urethrae

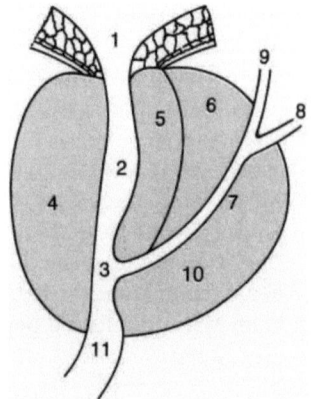

Abb. 1.32. Parasagittalschnitt durch die Prostata. (Nach Faller 1980)

Die **autonome Innervation** des Organs erfolgt parasympathisch über die Nn. splanchnici pelvini (S_2-S_3; Nn. erigentes) und sympathisch über die Nn. splanchnici lumbales (L_1-L_3; Ejakulation).

1.8.2 Ductus deferens (Abb. 1.22)

Der Ductus deferens ist der dickwandige Ausführungsgang des Hodens. Er beginnt als Fortsetzung des Ductus epididymidis, gelangt mit dem Funiculus spermaticus durch den Leistenkanal in das kleine Becken (Pars pelvina) seitlich der Harnblase und biegt dann nach ventralwärts zum Blasengrund. Hier erweitert sich der Gang zur Ampulla ductus deferentis, verjüngt sich wieder und vereinigt sich mit dem Ausführungsgang der Bläschendrüse zum Ductus ejaculatorius, der im Bereich der Facies vesicalis der Prostata von hinten in das Organ eintritt, um auf dem Colliculus seminalis in die Urethra zu münden. Entsprechend dem Verlauf des Ductus deferens unterscheidet man vier Abschnitte:

- Pars extraabdominalis am Ende des Ductus epididymidis beginnend bis zu Canalis inguinalis.
- Pars intramuralis im Leistenkanal gelegen.
- Pars abdominalis vom inneren Leistenring zum kleinen Becken ziehend (extraperitoneal). Hier kreuzt der Ductus deferens die A. epigastrica inferior und den Ureter.
- Pars pelvica im Prostatabereich mit der Pars ampullaris Ductus deferentis (die Drüsenfunktion hat).

Die Länge des Ductus deferens beträgt ca. 60 cm, seine Dicke ca. 3 mm. der Feinbau gliedert sich in eine Tunica mucosa (zweischichtiges Zylinderepithel mit Stereozilien), Tunica muscularis (längs-, ring- und spiralförmig verlaufend) aus glatter Muskulatur. Die Funktion des Ductus deferens besteht in der Ausstoßung seines Inhaltes durch Kontraktion.

Die **Leitungsbahnen** sind für die einzelnen Abschnitte des Ductus deferens unterschiedlich: im Transportteil *arteriell* durch die A. ductus deferentis, die aus der A. umbilicalis stammt, im ampullären Teil aus der A. rectalis media und der A. vesicalis inferior. Der *venöse* Abfluß erfolgt über den Plexus pampiniformis und die Vv. testiculares (Transportteil) und die Plexus venosi vesicalis und prostaticus (ampullärer Teil). *Regionäre Lymphknoten* sind die Nodi lymphatici lumbales (Samenstrang, Leistenkanal) sowie die Nodi lymphatici iliaci interni (kleines Becken). Die *autonomen Nerven* stammen aus dem Plexus deferentialis (plexus hypogastricus).

1.8.3 Vesicula seminalis (Bläschendrüse) (Abb. 1.22)

Die beiden Bläschendrüsen liegen als längliche Hohlorgane (Länge ca. 4–6 cm) zwischen der Vorderfläche der Pars ampullaris recti und der Hinterwand der Harnblase. Ihr Fundus reicht bis zum Peritoneum am tiefsten Punkt der Excavatio rectovesicalis. Die Drüsen verlaufen konvergierend im Bereich des Blasenfundus von oben lateral nach unten medial. Das untere Ende der Bläschendrüse bildet der Ausführungsgang (Ductus excretorius), der sich am Ende der Ampulla ductus deferentis mit dem Samenleiter zum Ductus ejaculatorius vereinigt. Die Vesicula seminalis liefert einen wesentlichen Bestandteil des Spermasekretes. Es dient der Ernährung der Spermien (kein Speicher!).

Die *arterielle* Versorgung erfolgt aus den Ästen der Aa. vesicalis inferiores, A. pudendalis inferior und Aa. rectales inferiores. *Venös* erfolgt der Abfluß über die Plexus venosi vesicalis et prostaticus. Die *Lymphgefäße* schließen sich ebenso wie die *autonomen Nerven* denen des Blasenfundus und der Prostata an.

1.9 Genitalorgane (Anatomie)

Die anatomische Beschreibung der Genitalorgane, soweit diese nicht in den Bau der harnableitenden Wege integriert sind, kann hier nur in sehr komprimierter Form Berücksichtigung finden.

Die Besprechung der Entwicklung der Genitalorgane erfolgte bereits im Kapitel 1.3. Die Fehlbildungen der Genitalorgane (Pathomorphologie, Klinik) werden im Kapitel 1.10 abgehandelt.

Genitalorgane, Mann (Übersicht) (s. Abb. 1.21–1.27, 1.29, 1.31, 1.33):

Innere Genitalorgane	*Äußere Genitalorgane*
Testis	Penis
Epididymidis	Scrotum
Paradidymidis	Urethra
Ductus deferens	
Funiculus spermaticus	
Ductus ejaculatorius	
Prostata	
Vesicula seminalis	
Glandula bulbourethralis	

1.9.1 Hoden (Testis)

Die Funktion der Hoden besteht mit Beginn der Pubertät in der Spermienproduktion *(Spermiogenese)* (im Epithel der *Tubuli seminiferi contorti*), der Samenaufbewahrung und Weiterleitung, ferner in der Produktion des männlichen Geschlechtshormones (Testosteron) in den *Leydig'schen Zwischenzellen*.

Man unterscheidet am Hoden zwei Seitenflächen (Facies medialis et lateralis), zwei Ränder (Margo anterior et posterior) sowie eine Extremitas superior und inferior. Die im Scrotum gelegenen Hoden haben eine längsovale Form (Länge 4–5 cm; Breite 2–4 cm; Gewicht ca. 20–30g). Der Hoden wird von einer derben Bindegewebsschicht, der *Tunica albuginea*, umgeben. Von dieser dringen zarte Septen *(Septula testes)* in das Innere vor, so daß hierdurch ca. 200–300 *Lobuli testes* mit jeweils 2–4 Tubuli seminiferi contorti pro Lobulus entstehen. Im Interstitium befinden sich die Leydig'schen Zwischenzellen.

Während des *Descensus testis* zieht der Hoden seine begleitenden Strukturen (Samenleiter, Leitungsbahnen, Muskulatur, Bindegewebe) hinter sich her zum Hodensack. Leitband ist das *Gubernaculum testis* am unteren Pol des Hodens. Der Descensus erfolgt entlang einer Peritonealfalte, Processus vaginalis peritonei. Durch Abkömmlinge der Bauchwandschichten entsteht der *Funiculus spermaticus*, der durch den Leistenkanal zieht, und das *Scrotum*.

Die Hoden hängen beweglich am Funiculus spermaticus im Scrotum. Sie sind dort so befestigt, daß der schmalere Rand nach vorn, der breitere nach hinten zeigt. Der linke Hoden steht meist tiefer als der rechte. Beide Hoden werden durch das Septum scroti getrennt.

Der Hoden wird zum größten Teil von einer serösen *Tunica vaginalis testus*, (Abkömmling des Peritoneums) umgeben. Die Lamina visceralis bildet beim Übergang in die Lamina parietalis am Kopf des Nebenhodens das *Lig. epididymis superius* und im Bereich der Cauda epididymis das *Lig. epididymis* inferius aus. Zwischen Hoden und Nebenhoden liegt der Sinus epididymis.

Die Tubuli seminiferi contorti und recti leiten ihr Sekret im Bereich des Rete testis über die *Ductuli efferentes* (ca. 10–20) zum Nebenhoden. Dort vereinigen sich diese zum *Ductus epididymis*.

Die *Leitungsbahnen* des Hodens treten von hinten durch das Mediastinum testis in den hinteren Umfang des Hodens ein.

Gefäßversorgung: A. testicularis (Hauptgefäß) aus der Aorta abdominalis, A. ductus deferentis aus der A. umbilicalis. Die A. ductus deferentis versorgt auch das Endstück des Ductus deferens, die Cauda des Nebenhodens, das Rete testis und den Hoden. Der venöse Abfluß aus diesen Regionen erfolgt über den Plexus pampiniformis, weiter in die V. testicularis (re. in die V. cava inferior, li. in die V. renalis). Regionäre Lymphknotenstationen sind die Nodi lymphatici lumbales (entlang der A. testicularis), die Nodi lymphatici iliaci interni superficiales superomediales (für Beckenboden, äußere Genitalien, Damm, medialer Oberschenkel).

Innervation: Die autonome Innervation erfolgt über Äste aus dem Plexus aorticus abdominalis und dem Plexus testicularis (entlang der A. testicularis). Efferente Fasern ziehen zum Thorakalsegment Th_{10} (Schmerz, Hoden).

1.9.2 Nebenhoden (Epididymis)

Der Nebenhoden dient als Samenspeicher, zur Ernährung und Ausreifung der Samenzellen. Seine Entleerung erfolgt durch Kontraktion der glatten Muskulatur des Ductus epididymis. Der Nebenhoden wird unterteilt in *Caput*, *Corpus* und *Cauda*. Im Bereich von Corpus und Cauda münden die *Ductuli efferentis* in den *Ductus epididymis*. Das Epithel der Ductuli efferentes produziert Reizstoffe, die für die Beweglichkeit der Spermien von Bedeutung sind. Leitungsbahnen siehe Hoden.

1.9.3 Appendix testis, Appendix Epididymis, Paradidymis

Der Appendix testis (Rest des Müller'schen Ganges) und der Appendix epididymis (Rest von Urnierenkanäl-

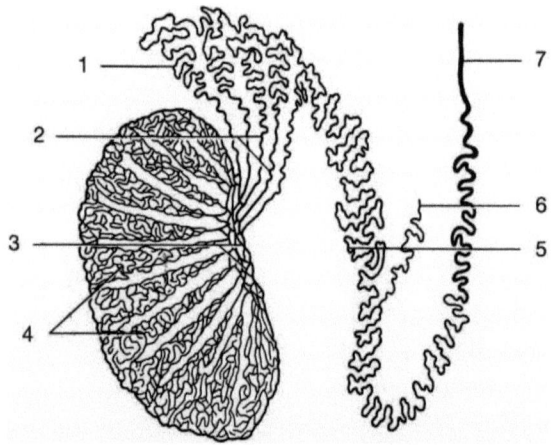

Abb 1.33 Hoden- und Nebenhodengänge, Ductus deferens
1 Nebenhodenläppchen mit abführenden Gängen, 2 Ductuli efferentis testis, 3 Rete testis, 4 Tubuli seminiferi, 5 Ductus epididymis, 6 Ductulus aberrans, 7 Ductus deferens

chen) sowie der Paradidymis (Rest der Urnierenkanälchen) liegen als rudimentäre Organe in der Nähe des Nebenhodenkopfes und sind funktionell ohne Bedeutung.

1.9.4 Scrotum (Hodensack)

Der Hodensack dient der Aufnahme von Hoden, Nebenhoden, Funiculus spermaticus und deren Hüllen. Es ist eine Hauttasche, die durch das Zusammenwachsen der beiden Tubera genitalia (s. Kapitel 1.3) gebildet wird äußerlich sichtbar durch die *Raphe scroti*. Im inneren Bereich trennt das *Septum scroti* die beiden Hoden voneinander. Die Skrotalhaut ist reich an glatter Muskulatur *(Tunica dartos)* und daher gut kontraktionsfähig. Lockeres Bindegewebe garantiert die Verschieblichkeit der Hoden. Die Temperatur im Hodensack liegt einige Grade unter der Körpertemperatur (wichtig für die Spermiogenese).

Gefäßversorgung: Sie erfolgt *arteriell* durch Rr. scrotales anteriores der Aa. pudendae externae (A. femoralis) und nach dorsal durch Rr. scrotales posteriores, der A. pudenda interna. Der *venöse Abfluß* erfolgt über die Vv. scrotales anteriores zu den Vv. pudendae externae (V. saphena magna, V. femoralis), die Vv. scrotales posteriores zur V. pudenda interna (V. iliaca interna). *Regionale Lymphknoten* sind die Nodi lymphatici inguinales superficiales superomediales.

Innervation: Sie erfolgt sensibel durch die Nn. scrotales anteriores des N. ilioinguinalis (Plexus lumbalis) und die Nn. scrotales posteriores des N. pudendus (Plexus sacralis). Die Tunica dartos wird motorisch durch den N. genitalis des N. genitofemoralis innerviert.

1.9.5 Ductus deferens, Ductus ejaculatorius, Prostata, Vesicula seminalis (s. Kapitel 1.8).

1.9.6 Funiculus spermaticus (Samenstrang)

Dieser zieht aus dem Hodensack zum Leistenkanal, ist ca. 10 cm lang, seine Dicke beträgt etwa 1,5–2 cm. Im Samenstrang verlaufen der *Ductus deferens* (Pars extraabdominalis), die entsprechenden *Leitungsbahnen* für Hoden und Nebenhoden und die *Samenstranghüllen*, die beim Descensus testis durch Mitnahme der Bauchwandschichten entstehen:

- *Fascia spermatica externa* = entspricht der oberflächlichen Körperfaszie
- *Fascia cremasterica* = entspricht der Aponeurose des M. obliquus externus abdominis
- M. cremaster = ist eine Abspaltung von M. transversus abdominis und M. obliquus internus abdominis
- *Fascia spermatica interna* = entspricht der Fortsetzung der Fascia transversalis
- *Vestiguum processus vaginalis* = Reste des fetalen Peritonealfortsatzes

Die Leitungsbahnen im Funiculus spermaticus entsprechen den darin enthaltenen Strukturen.

Arteriell: A. testicularis (Aorta abdominalis), A. deferentialis (A. umbilicalis), A. cremasterica (A. epigastrica inferior).

Venös: Plexus pampiniformis über die V. testicularis zur V. cava inferior rechts bzw. zur V. Renalis links, Plexus vesicalis und kleinere Bauchwandvenen.

Lymphknoten: Die Lymphgefäße verlaufen entlang der A. testicularis zu den Nodi lymphatici lumbales und entlang des Ductus deferens zu den Nodi lymphatici iliaci interni. Mit den Aa. pudendales externae ziehen Lymphgefäße zu den Nodi lymphatici inguinales superficiales superomediales.

Innervation: N. ilioinguinalis, R. genitalis des N. genitofemoralis motorisch zum M. cremaster, Tunica dartos und sensibel zum Scrotum. Die autonome Innervation geschieht über den Plexus testicularis und Plexus deferentialis.

1.9.7 Penis (männliches Glied)

Äußere Gliederung:
- *Radix penis*, an der Symphyse befestigt.
- *Corpus penis*, Mittelstück zwischen Radix und Glans.
- *Glans penis*, mit Corona glandis, Collum glandis und unvollständigem, ventral gelegenem Septum glandis. An der Spitze der Glans liegt die äußere Harnröhrenmündung, Orificium urethrae.
- *Dorsum penis*.
- *Facies urethralis*.
- *Preputium penis*, bedeckt als Doppelblatt die Glans penis. Ist Bestandteil der äußeren Haut und kann zurückgezogen werden. Das Preputium penis enthält auf der Innenseite die Glandulae preputiales.
- *Frenulum penis* (preputii), befestigt die Vorhaut an der Harnröhrenseite der Glans.
- *Raphe penis*, Rest der embryonalen Verwachsung median der Harnröhrenseite (pigmentiert).

Innere Gliederung:
Im Inneren des Penis befinden sich die Schwellkörper, die Harnröhre, bindegewebige Septen und die Leitungsbahnen.

Corpora cavernosa penis. Dorsal gelegene, arterielle Schwellkörper, die durch das Septum penis unvollständig getrennt werden. Sie beginnen mit den Crura penis, vor dem unteren Schambeinast gelegen, und ziehen zur Glans penis. Der Feinbau besteht aus großräumigen Lakunen, die durch fibromuskuläre Trabekel unterbrochen werden. Die Lakunen füllen sich bei Erektion mit arteriellem Blut aus den Aa. helicinae (Äste der A. profunda penis). Es existieren zahlreiche arterio-venöse Anastomosen. Die Tunica albuginea umgibt die beiden Schwellkörper mit einer straffen Bindegewebshülle. Sie wird von Vv. emissariae durchsetzt. Das Septum penis stellt die mediane, unvollständige Verschmelzung der beiden Tunicae albugineae dar.

Corpus spongiosum penis (Harnröhrenschwellkörper). Er ist unpaar, liegt ventral im Sulcus urethralis und umgibt die Harnröhre. Die distale Endigung liegt in der Glans, das proximale Ende bildet den Bulbus penis. Der Schwellkörper besteht aus feinmaschigen Trabekeln, hat wenig glatte Muskulatur und eine nur schwach ausgebildete Tunica albuginea. Das Corpus spongiosum bleibt während der Erektion komprimierbar, die Harnsamenröhre wird nicht verschlossen. Der Schwellkörper enthält stark geknäuelte Venen, Venae cavernosae.

Faszien und Bänder:
- *Fascia penis profunda,* tiefe Gliedbinde. Sie umhüllt die Schwellkörper, Arterie, Nervus und Vena dorsalis penis.
- *Fascia penis superficialis,* mit glatten Muskelzellen. Stellt die Fortsetzung der Tunica dartos des Hodens dar.
- *Lig. suspensorium penis,* zieht von der Symphyse zur Fascia penis profunda.
- *Lig. fundiforme penis,* kommt vom vorderen Blatt der Rektusscheide und umgreift die Peniswurzel.

Harnröhre (s. Kapitel 1.7.1)

Leitungsbahnen: Die Gefäß- und Nervenversorgung des Penis überschneidet sich teilweise mit der anderer Strukturen wie: Einzelabschnitte der Urethra, Prostata, Diaphragma urogenitale, Scrotum, Funiculus spermaticus (siehe dort).

Arteriell wird der Penis aus den Ästen der A. pudenda interna versorgt:
A. dorsalis penis, zwischen Fascia penis profunda und Tunica albuginea corporum cavernosum gelegen.
A. profunda penis, Verlauf im Corpus cavernosum penis. Gibt die Aa. helicinae ab.
A. urethralis, Verlauf im Corpus spongiosum penis.
A. bulbi penis, zum Bulbus penis.

Venös erfolgt der Abfluß über:
V. profunda penis und V. bulbi penis zur V. pudenda interna (V. iliaca interna).
V. dorsalis profunda penis, zum Plexus venosus prostaticus.
Vv. dorsales superficiales penis zu den Vv. pudendae externae (V. femoralis).

Regionale Lymphknotenstationen sind:
Nodi lymphatici inguinales superficiales superomediales.

Innervation:
N. dorsalis penis (sensibel) aus den N. pudendus.
N. pudendus mit Rr. musculares für den M. bulbocavernosus und M. ischiocavernosus.
Nn. splanchnici lumbales, sympathisch (Ejakulationszentrum) aus L_2/L_3.
Nn. splanchnici pelvici, parasymphthisch (Erektionszentrum) aus S_3.

1.9.8 Genitalorgane, Frau (Übersicht) (s. Abb. 1.28, 1.30)

Innere Genitalorgane	*Äußere Genitalorgane*
Ovar	Clitoris
Epoopheron, Paroopheron	Vestibulum vaginae
Tube	Glandulae vestibulares
Uterus	Glandula vestibularis major
Vagina	Labium minus pudendi
	Labium majus pudendi
	Urethra

Bei diesem Kapitel handelt es sich um ein Grenzgebiet zwischen Urologie und Frauenheilkunde. Die urologischen Erkrankungen der Frau sind, wegen der Nähe zur Harnröhrenmündung und zur Analregion, in erster Linie Harnwegsinfektionen. Hinzu kommen Miktionsstörungen, urologische Folgeerscheinungen nach gynäkologischen Eingriffen (s. Kapitel 12.4), urologische Komplikationen während der Schwangerschaft (s. Kapitel 12.5) sowie Blasenentleerungsstörungen (s. Kapitel 12.6). So betrachtet, liegen die Probleme für den Urologen hauptsächlich im Bereich der Harnblase und Urethra, deren ausführliche Beschreibung in den Kapiteln 1.6 und 1.7.2 erfolgte. Die Besprechung der weiteren Genitalorgane der Frau kann, entsprechend der Zielsetzung dieses Buches, hier nicht erfolgen.

1.10 Fehlbildungen der Nieren und ableitenden Harnwege – Pathomorphologie[1] und Klinik[2]

[1]G. E. Schubert, [2]A. Baumüller

Das Urogenitalsystem ist häufiger als jedes andere Organsystem von Fehlbildungen betroffen. Diese können allein oder in einer Vielzahl von Kombinationen auftreten. Zum Teil sind sie durch exogene Faktoren bedingt, zum Teil sind sie auch mit anderen systemischen Erkrankungen vergesellschaftet.

Das Verständnis der Fehlbildungen des Urogenitaltraktes setzt die genaue Kenntnis der Anatomie und der Embryologie dieser Organsysteme voraus.

Vgl. hierzu auch Kapitel 1.1 und 1.2!

1.10.1 – 1.10.9 Pathomorphologie

1.10.1 Fehlbildungen der Nieren

Fehlbildung	Epidemiologie	Ätiologie u. Pathogenese	Morphologie	Komplikationen
Formanomalien				
Verschmelzungsnieren *Hufeisennieren*	1:300–500 aller Autopsien ♂:♀ = 2:1 Häufig bei Turner-Syndrom	Abnorm nahe beieinanderliegende Entwicklung der Ureterknospen oder ungenügende Trennung des Nierenblastems während der größten Annäherung	a) Meist unterer Pol beider Nieren vor Aorta und V. cava inferior verschmolzen. Isthmus zwischen beiden Nieren besteht meist aus normalem Nierenparenchym, seltener aus fibrosiertem Bindegewebe. Nierenbecken ventral gelegen, häufiger verdoppelt, ebenso die Ureteren. Arterien meist vermehrt. Verlagerung des Organs nach kaudal in den Bereich der unteren LWK b) *Asymmetrische Hufeisenniere*: Ein Teil unvollkommen entwickelt c) **Ringform**: Unterer und oberer Pol verschmolzen	*Rovsing-Syndrom*: Oberbauchschmerzen bei aufrechter Körperhaltung
Unilaterale Verschmelzungsniere	1:7600 aller Autopsien	Seitenabweichung einer Ureterknospe, Nierenblastem entwickelt sich an zwei Stellen einer Seite	Links Niere meist nach rechts verlagert und mit rechter Niere verschmolzen, Nierenbecken wie bei fehlerhafter Rotation verlagert, in der Regel nach ventral	Häufiger Pyelonephritiden

(Fortsetzung)

Fehlbildung	Epidemiologie	Ätiologie u. Pathogenese	Morphologie	Komplikationen
L-förmige Niere (Tandem-Niere)		Niere einer Seite legt sich quer an den unteren Pol der kontralateralen Niere	Die querliegende Niere ist in der Mittellinie vor L_4 lokalisiert, durch Rotation in der Längsachse kann das Nierenbecken eine invertierte oder nach dorsal gerichtete Lage haben, Ureteren münden an typischer Stelle	
Beckenklumpenniere			Beide Nieren sind im Becken zu einem formlosen Klumpen verschmolzen, Abgang der Nierenarterie aus li. und re. A. iliaca; oft kombiniert mit anorektalen Mißbildungen	Bei Frauen ggf. Geburtshindernis, häufiger Pyelonephritiden
Fehlrotation (fehlerhafte Lage des Nierenbeckens)	1:900 Autopsien ♂:♀ = 2:1 Häufiger bei Turner-Syndrom	Keine echte Rotation, sondern fehlerhafte Differenzierungsrichtung des metanephrogenen Blastems	Ventrale (fehlende Rotation), ventromediale (ungenügende Rotation), laterale und dorsale Lage des Nierenbeckens. Extrarenale Nierenbeckenanteile meist erweitert, Kelche verkürzt	Harnstauung mit komplizierenden Infekten und Steinbildung
Kongenitale Zwergnieren Hypoplasie	1:1000 Autopsien (partielle Aplasien nicht sicher abgegrenzt), unilateral 1:500 Autopsien	Mangelhafte Teilung der Ureterknospe mit unzureichender Induktion des metanephrogenen Blastems	Niere < 60 g, numerische Fehlentwicklung mit zahlenmäßig reduzierten, sonst aber normal entwickelten Renculi	Pyelonephritis, Nephrokalzinose, schwere bilaterale Form kann Nierenversagen oder Hochdruck verursachen
Oligonephronische Hypoplasie (Oligomeganephronie)	♂:♀ = 3:1	Ungeklärt, 1/3 der Fälle bei fortgeschrittenem Alter der Mütter	Kleine Nieren mit verminderter Zahl von Nephronen (ca. 1/5 der Norm), die stark hypertrophiert sind. Stets bilateral oder in solitärer Niere. Progressive Glomerulosklerose und Tubulusatrophie	Chron. Nephritis mit Hyposthenurie, Polyurie, renale Rachitis
Hypogenetische Dysplasie (sog. totale Aplasie)	0,6–2,7:1000 Autopsien ♂:♀ = 4:1 Meist sporadisch, selten familiär	Vermutlich Vereinigung der Ureterknospe mit metanephrogenem Blastem gestört, bei einigen Fällen Folge von Obstruktionen der ableitenden Harnwege während der Nierenentwicklung. Bei Jenne-Syndrom, Zellweger-S., Meckel-S., Beckwith-Wiedemann-S., Hippel-Lindau-S. (hier oft Nierenkarzinom)	Kleines mißgestaltetes Gebilde ohne Ähnlichkeit mit einer Niere, meist einseitig, tritt in zwei Formen auf: • Aplastische Dysplasie (s. unten) • Multizystische Dysplasie (s. unten)	Abhängigkeit vom Zustand der kontralateralen Niere und der Ausdehnung
Aplastische Dysplasie (kompakte Aplasie)			Fetale Tubuli, Stroma aus lockerem Bindegewebe und glatter Muskulatur, gelegentlich Knorpelinseln; Nierenbecken, reife Tubuli oder Glomeruli fehlen, keine Zysten	

(Fortsetzung)

Fehlbildung	Epidemiologie	Ätiologie u. Pathogenese	Morphologie	Komplikationen
Multizystische Dysplasie (zystische Dysplasie, Aplasie mit Zysten)	Häufigste Form der bilateralen zystischen Nierenerkrankung bei Neugeborenen und im Kindesalter, unilaterale Form li. > re.		Zysten, von flachem bis kubischem Epithel ausgekleidet, gehen über in embryonale Tubuli, dazwischen gefäßreiches Bindegewebe. Beide Formen der Dysplasie gehen in 90 % der Fälle mit (obstruktiven) Mißbildungen ableitender Harnwege einher. Anm.: Der Begriff Dysplasie wird nicht einheitlich angewandt, einige Autoren verstehen darunter nur herdförmige Veränderungen der beschriebenen Typen in makroskopisch nicht wesentlich fehlgestalteten Nieren	
Partielle Aplasie			Wie die „totale Aplasie", dazwischen jedoch Inseln normal entwickelten Nierengewebes	Pyelonephritiden häufig
ASK-Upmark-Niere (segmentale Hypoplasie)	2:1000 Autopsien, überwiegend ♀	Partielle Nierenhypoplasie infolge unzureichender Parenchymentwicklung in einzelnen Pyramiden. In einigen Fällen vesikorenaler Reflux diskutiert	Verkleinerte Nieren mit einer oder mehreren Zonen fortgeschrittener Hypoplasie der Rinden- und Markregion, Zahl der Pyramiden dadurch vermindert, Nierenoberfläche wird eingezogen, Nierenbecken und -kelche erweitert. Mikroskopisch in diesen segmentalen Bereichen eine fibröse Platte mit strumaartigen Resten juxtamedullärer Nephren, die keine oder nur ganz vereinzelte Glomeruli enthalten	Hochdruck, Nephrolithiasis
Zystennieren				
Bilaterale polyzystische Nieren, Erwachsenen-Typ (Typ III nach Osathanondh und Potter)	1–3:1000 Autopsien, klinisch meist erst über dem 30. Lebensjahr erkannt, 10 von 32 Kinderautopsien mit Trisomie 13–15, vereinzelt Trisomie 18	Autosomal dominant vererbt; umschriebene Proliferation der Tubulusepithelien aus ungeklärter Ursache → zystische Kanälchenektasie. Möglicherweise genetisch verschiedene Formen: Typ a) relativ harmlos Typ b) mit tuberöser Sklerose u. a. Hamartomen, dominant vererbt Typ c) regressive Form mit multiplen anderen Mißbildungen	Beide Nieren stark vergrößert, können zusammen über 10 kg schwer sein, bis pflaumengroße Zysten treten ohne besondere Gesetzmäßigkeit in allen Nephronabschnitten einschließlich der Glomeruli und Sammelrohre auf. Die Harnkanälchen sind trotz der Zysten zunächst durchgängig, sekundäre Obliterationen sind möglich. 30 % kombiniert mit Leberzysten und vereinzelt mit Pankreaszysten. Hirnbasisarterienaneurysmen in bis zu 20 % der Fälle	Niereninsuffizienz, tödliche Urämie bei 50–60 %, Hypertonie 50–70 %, Pyelonephritiden dagegen selten
Bilaterale polyzystische Nieren, infantiler Typ (Schwammnieren, Typ I nach Osathanondh und Potter)	1,9:1000 Kinderautopsien	Homozygotes Auftreten eines rezessiven autosomalen Gens, das erst am Ende der Nierenentwicklung wirksam wird und zur Sammelrohrhyperplasie führt	Symmetrische Vergrößerung beider Nieren, bei der Geburt mitunter schon jede Niere schwerer als 100 g, dicht durchsetzt von 1–2 mm großen Zysten, die durch einen Gigantismus der Sammelrohre entstehen, 30 % der Nephren zusätzlich mit Zysten am Umschlagpunkt der Henle'schen Schleifen, proximale Nephronabschnitte normal, alle Nephronabschnitte frei durchgängig; stets auch Leberzysten, mitunter Zysten im Pankreas und vereinzelt in den Lungen	Kinder werden tot geboren oder sterben wenige Minuten bis Stunden nach der Geburt aus unklarer Ursache; Geburt infolge der Nierengröße erschwert

(Fortsetzung)

Fehlbildung	Epidemiologie	Ätiologie u. Pathogenese	Morphologie	Komplikationen
Hypoplastische oder dysgenetische Zystenniere (multizystische oder polyzystische Nieren, Typ II nach Osathanondh und Potter)		Verzweigung der Ureterknospe gehemmt mit fehlerhafter Induktion des metanephrogenen Blastems infolge lokaler Einwirkungen auf die Ureterknospe	Beide Nieren, eine oder Teile einer Niere betroffen, Organ vergrößert (= polyzystische Niere) oder verkleinert (hypoplastische oder dysgenetische zystische Niere), stets auch Ureteren und Blase deformiert. Normale Nephronanteile fehlen weitgehend. Mikroskopisch dickwandige Zysten mit kubischem Epithel in Bindegewebe eingebettet, dazwischen unregelmäßig angeordnete Blutgefäße und Nerven. Morphogenetisch: Zysten unzureichend verzweigter Sammelrohre	Bei vollständigem Befall beider Nieren Tod meist kurz nach der Geburt, bei einseitigem oder partiellem Befall hohes Lebensalter möglich
Polyzystische Nieren infolge von Uretherobstruktionen (Typ IV nach Osathanondh und Potter)		Urethraverschluß durch Schleimhautfalten auf dem Colliculus seminalis in der Endphase der Nierenentwicklung	Zysten vorwiegend unter der Nierenkapsel in terminalen Sammelrohren, einigen Henle'schen Schleifen und Bowman'schen Kapselräumen	Bei massiver Ausbildung Tod im frühen Kindesalter
Markschwammniere	1:5000 – 1:20 000 aller Einwohner ♂:♀ = 2:1	Sammelrohrmißbildung, nur vereinzelt familiär	Ein oder mehrere Markkegel von 0,8 – 1,0 cm großen Sammelrohrzysten durchsetzt, die von Zylinder-, Übergangs- oder Plattenepithel ausgekleidet werden. Zysten enthalten (im Gegensatz zur Nephronophthise) in 43% der Fälle röntgenologisch darstellbare Kalkablagerungen. Entzündliche Veränderungen sind stets vorhanden, vereinzelt Knorpelzellinseln, glatte Muskelfasern oder unreife Tubuli im Mark	Häufige Pyelonephritis und Nephrolithiasis, sekundärer Hyperparathyreoidismus, 2/3 mit Konzentrationsschwäche
Familiäre juvenile Nephronophthise (Fanconi-Nephronophthise, „salt-losing-nephritis", abzugrenzen von der o.g. medullären Schwammniere)	85% familiär, 15% sporadisch Symptomatik beginnt bei 50% im Jugendalter, bei 18% im Erwachsenenalter	Rezessiv vererbt (wahrscheinlich multiple Gene)	Stets bilateral, im Endstadium geschrumpfte Nieren (je 100 g), granulierte Oberfläche. Im Mark und in Rinden-Markgrenze zahlreiche (5 – 50) 0,1 –> 1,0 cm große Zysten der Sammelrohre und Mittelstücke. Herdförmige Tubulusatrophie oder Ektasien, periglomeruläre Fibrose. 17% mit Retinadysplasie	Progressives Nierenversagen, Anämie, renaler Na^+-Verlust, Hyposthenurie
Einfache Nierenzysten	50% aller Autopsien	Gehen meist aus Harnkanälchen, seltener aus Kelchdivertikeln oder Glomeruli hervor	0,1 –> 5,0 cm große Zysten unter der Nierenkapsel oder im Nierenparenchym solitär oder multipel, auskleidendes Epithel abgeflacht, nicht weiter differenzierbar	Selten eitrige Entzündungen, Blutungen, Tumoren (zufällige Koinzidenz wahrscheinlich)
Multiple sekundäre Nierenzysten	50% aller Autopsien	Tubuläre Retentionszysten proximal von narbigen Verschlüssen	Besonders in pyelonephritischen oder in vaskulären Narben, häufig nach längerer Dialysebehandlung	
Parapelvine lymphangiektatische Hiluszysten	1:100 Autopsien Erwachsener	Lymphgefäßerweiterungen	Im Hilusfettgewebe der Nieren gelegene < 2 cm große, glattwandige, von Endothel ausgekleidete Zysten	
Lageanomalien				
Heterotopien (Dystopien, „ectopic kidneys")	1:820 – 1000 Autopsien, gekreuzte Heterotopie: 1:7500 Personen	Störende Einflüsse verschiedenster Art (Fehlentwicklung der Ureterknospe, Defekt des metanephrogenen Blastems, genetische Störungen, Erkrankungen der Mutter, Teratogene), während der Aszension der Nieren	Meist einseitig, links häufiger, Niere fast immer nach kaudal und nach medial verlagert, nur bei kongenitaler Zwerchfellhernie nach kranial. *Dystopia abdominalis* = Verlagerung in Bauchhöhle zwischen LWK 2 und 3, *Dystopia abdominalis pelvica* = Promontorium oder Linea terminalis, *Dystopia pelvica* = im kleinen Becken, kurzer Ureter mündet nicht selten in Vagina, Vestibulum, Urethra, Samenblasen oder Rektum. *Gekreuzte Dystopie* = Verlagerung nach der kontralateralen Seite, fast immer nach kaudal der ortsständigen Niere. Ureter kreuzt vor Aorta, hinter	Häufig Harnstauungen, Hydronephrosen, Hydroureteren, Pyelonephritiden mit Übergang in Schrumpfniere, 25% Nephrolithiasis, bei ♀ ggf. Geburtshindernis. Thoraxniere (< 5% aller Heterotopien)

(Fortsetzung)

Fehlbildung	Epidemiologie	Ätiologie u. Pathogenese	Morphologie	Komplikationen
		zwischen Beginn der Ureterknospe in der 4. Embryonalwoche und Erreichen der endgültigen Lage	Rektum, meist regelrechte Mündung in die Blase, nur selten außerhalb. Der Nierenhilus ist bei den meisten heterotopen Nieren nach ventral gedreht, in der Regel mit Formanomalien (Kuchenniere, Verschmelzungsformen, Beckenklumpenniere). Bei sekundärer Verlagerung entspringen die Nierenarterien an normaler Stelle aus der Aorta, sonst aus der kaudalen Aorta oder den Iliakalarterien, oft sind sie von mehreren Arterien versorgt	
Wanderniere (Ren mobilis, Nephroptosis)	Meist Frauen	Abnorm langer Gefäßstiel	Erworbene Heterotopie mit abnormem Tiefstand in aufrechter Stellung des Patienten. Im Autopsiegut nur zu vermuten	Klinische Symptome bei $1/3$ der Fälle, Ureterknickung mit Harnstauung, Gefäßknickung mit renaler Hypertonie
Numerische Anomalien				
Agenesie beider Nieren (Arenie)	5:10 000 Autopsien 1:3000–4000 Geburten ♂:♀ = 3:1	Unzureichende Differenzierung der nephrogenen Leiste oder vollständiges Fehlen des kaudalen Endes des Wolff'schen Ganges. Ureterknospe wird nicht angelegt	Nieren, Nierengefäße und Ureteren fehlen, $1/3$ der Fälle mit Genitalmißbildungen, $1/10$ ohne Nebennieren, oft als *renofaziale Dysplasie* (= Potter-Syndrom) auftretend: typische Gesichtsform der Neugeborenen mit Abflachung und Verbreiterung der Nase, weit auseinanderstehenden Augen mit Falten am inneren Augenwinkel, tiefsitzenden Ohren mit mangelhaft angelegtem Knorpelgerüst, kurzem Kinn, meist Lungenhypoplasie, 60 % mit Fehlbildungen im Gastrointestinaltrakt; Sirenen haben oft Arenie. In der Regel Hydramnion	
Agenesie einer Niere	1:500–1000 Autopsien ♂:♀ = 1,8:1	Unzureichende Differenzierung der nephrogenen Leiste oder Fehlen des kaudalen Endes des Wolff'schen Ganges einer Seite aus unbekannter Ursache, u. a. bei Turner-Syndrom und Vater-Syndrom. Ureterknospe wird nicht angelegt	Ureter und entsprechende Hälfte des Blasentrigonums fehlen meist oder Ureter ist nur als unvollkommener Sproß angelegt. Vorhandene kontralaterale Niere oft verlagert (Hetero- oder Dystopie). Gleichseitige Tube und Cornu uteri bzw. Ductus deferens können fehlen. Sichere Abgrenzung von Aplasie und extremer Hypoplasie nicht immer möglich	Kompensatorische Hypertrophie der vorhandenen Niere, $1/3$ der Fälle mit Nephrolithiasis oder Pyelonephritis. Nicht selten Fehlbildungen in anderen Bereichen der ableitenden Harnwege. $1/4$ der Patienten stirbt an der Nierenerkrankung
Überzählige Niere	Extrem selten, ca. 61 Fälle veröffentlicht	Verdoppelung der Ureterknospe oder des Wolff'schen Ganges	Von beiden ortständigen Nieren vollständig getrennte Niere, meist am unteren Nierenpol gelegen, Ureter dieser Seite gegabelt, gelegentlich jedoch insgesamt 3 Ureterostien	
Doppelniere	4 % der Bevölkerung	Verdoppelung der Ureterknospe oder des Wolff'schen Ganges ohne Teilung des metanephrogenen Blastems	Ureter fissus oder Ureter duplex mit zwei Nierenbecken und einem gemeinsamen Nierenparenchym von etwa normaler Außenform. Papillenzahl insgesamt meist erhöht, kranialer Nierenanteil meist kleiner (→ Ureter duplex)	Hydronephrose, Pyelonephritis, Ureterozelen

(Fortsetzung)

Fehlbildung	Epidemiologie	Ätiologie u. Pathogenese	Morphologie	Komplikationen
Sonstige Anomalien				
Gefäßanomalien	25–50 % aller Autopsien	Unterschiedliche Persistenz des ursprünglich parallel angeordneten Systems multipler Nierenarterien, von denen die Niere bei Erreichen der endgültigen Lage noch 4 hat	Verschiedene Varianten, obere oder untere Polgefäße entspringen aus der Aorta, A. renalis oder aus anderen Arterien. Apikales Segment hat in 15 %, kaudales in 7 % eine eigene Arterie, die aus Aorta, A. iliaca oder aus dem Anfangsteil der gemeinsamen A. renalis entspringt	Hydronephrose, Segmentinfarkte, renale Hypertonie
Choristien und Hamartien	Relativ häufig		Inseln aus glatter Muskulatur und/oder Knorpelgewebe, besonders in dysgenetischen Zystennieren, Fettgewebsinseln, subkapsuläre Nebenniereninseln. Nester aus Fettgewebe, glatter Muskulatur und Bindegewebe fast regelmäßig bei tuberöser Sklerose. Selten knotenförmige Elastose	
Noduläre renale Blasteme	1:115 Kinder unter 3 Monaten, 6 von 14 Kindern mit Trisomie 13, auch bei Trisomie 18	Unbekannt	Scharf begrenzte, ca. 0,5 mm große Herde aus unreifem Nierenblastem unter der Nierenkapsel. Mikroskopisch Herde undifferenzierter Zellen mit dunklen ovalen Kernen, einige tubulusartige Strukturen	Vereinzelt Übergang in Nephroblastom diskutiert, Mehrzahl bildet sich spontan zurück

1.10.2 Fehlbildungen der Nierenbecken und Ureteren

Fehlbildung	Epidemiologie	Ätiologie u. Pathogenese	Morphologie	Komplikationen
Formanomalien				
Kelchdivertikel	4,5:1.000 Ausscheidungsurogramme, keine Alters- oder Geschlechtsdisposition	1 Fehlerhafte Regression der Kelchsprossen 3.–5. Ordnung aus Wolff-Gang beim 5 mm langen Embryo, anschließende Ektasie 2 Obstruktion am Kelchhals 3 Bei Kindern Folge eines vesikoureteralen Refluxes	Zystische Gebilde im Hilusgebiet der Kelche, stehen durch dünnen Gang mit Kelch in Verbindung. Prädilektion: Nierenpole	Rezidivierende Infekte, Steinbildung in 39 %
Hydrokalykose	Selten	Angeborene oder erworbene Obstruktion, z. B. durch Vernarbung des Infundibulum	Zystische Erweiterung eines Hauptkelches mit Verbindung zum Nierenbecken, von urothel ausgekleidet	Infektionen bei starkem Harnstau
Megakalykose	Selten ♂:♀ = 6:1	Störungen der Ureterknospen-Verzweigung und/oder der Nierenpapillen? Fehlbildungen oder Funktonsstörungen der Kelch- und Nierenbeckenmuskulatur?	Nicht obstruktive Vergrößerung der Kelche infolge von Mißbildungen der Nierenpapillen bei normalem Nierenbecken. Zahl der Kelche oft bis auf 20–25 vermehrt	Leichte Konzentrationsschwäche des Urins, sonst meist asymptomatisch; bei allgemeinem Harnstau: Infektionen, Nephrolithiasis, Hämaturie

1.10.2 Fehlbildungen der Nierenbecken und Ureteren

(Fortsetzung)

Fehlbildung	Epidemiologie	Ätiologie u. Pathogenese	Morphologie	Komplikationen
Kongenitale Hydronephrose	Selten	Einengung des uretero-pelvinen Überganges, in einigen Fällen durch abnormen Arterienverlauf bedingt	Meist nur leichte bis mäßige Erweiterung des Nierenbeckens und der Kelche, nur selten mit Dysplasie der Nieren kombiniert, selten Riesenhydronephrose. In 20–30 % der Fälle bilateral	Pyelonephiritis
Primärer Megaureter (Primary obstructive megaureter) • mit Reflux	♂ : ♀ = 3–5 : 1 li. : re. = 2–3 : 1, 14–25 % der Betroffenen bilateral	Peristaltik-Störungen im kaudalen Ende, deren Ursache unklar ist	Hochgradige Erweiterung des Ureterlumens, kann Lumen des Dünndarmes übertreffen, vielfach gewunden. Glatte Muskulatur hypertrophiert. Übergang in 0,5–4,0 cm langes undilatiertes kaudales Ende, in dem die Peristaltik fehlt. Keine echte Stenose oder Obliteration. Muskulatur hier mitunter unregelmäßig entwickelt, Myofilamente stark vermindert, Aktinfilamente verschmälert, Kollagen vermehrt. Freier vesikoureteraler Reflux. Nierenbecken oder Kelche meist normal oder nur leicht erweitert.	Chronische rezidivierende Ureteritis
• ohne Reflux (idiopathischer Megaureter)	Selten, li. häufiger als re.	Unbekannt	Ureterformen wie mit Reflux	wie mit Reflux
Hypogenesie des Ureters (Hypoplasie, Atresie)	Meist mit Nierenfehlbildungen, vor allem Hypoplasie kombiniert		Ureter vollständig oder partiell nur noch als schmaler Strang vorhanden	
Bauchdecken-Aplasie-Syndrom (Obrinsky-Syndrom, prune-belly-syndrome)	1:50.000 Lebendgeborene, 97 % ♂, 3 % ♀ Klinisch 3 Schweregrade: Kategorie I mit schweren Lungenveränderungen, überleben nicht den ersten Tag Kategorie II entspricht dem hier beschriebenen Typ Kategorie III, leichteste Form, Nierenparenchym meist gut ausgebildet, längeres Überleben möglich	Genetisch determiniert oder Neumutation. Kann mit Trisomie auftreten. Entwicklungsdefekte der Bauchmuskeln (2.–3. Embryonalwoche) und Störungen des Urogenitaltraktes sind wahrscheinlich koordiniert. Urethralstenose führt zur Prune belly Sequenz Typ I, Urethralatresie zur Sequenz Typ II	Aplasie oder hochgradige Hypoplasie der vorderen Bauchwandmuskulatur mit schlaff vorgewölbter Bauchwand, Kryptorchismus, Harnwegsanomalien mit Nierendysplasien, membranöse Urethralatresie, hochgradige Ektasie der Blase, beidseitiger Megaureter mit atrophischer oder gut entwickelter Muskulatur, Hydroureter mit vesikoureteralem Reflux. Unterschiedliche Grade der Nierenveränderungen, von normalen Nieren über Hydronephrosen bis zu obstruktiv bedingten Zystennieren und bei Entwicklungsdefekten bis zu schweren zystischen Dysplasien und Nierengenesien. Prostata atrophiert, oft Penisanomalien und Kryptorchismus	20 % tot geboren oder sterben im 1. Lebensmonat, Pneumonien, Pyelonephritiden Einzelne erreichen Erwachsenenalter
Hypoplasie des Ureters		Meist mit Nierenfehlbildungen, vor allem Hypoplasie kombiniert, oft ist die Niere zu einem kleinen Knoten dysplastischen Gewebes reduziert	Ureter vollständig oder partiell nur noch als schmaler bindegewebiger Strang vorhanden, der von einem Muskelmantel umgeben, kranial davon dilatiert und kaudal im Kaliber reduziert sein kann	Trigonum normal oder hypoplastisch

1 Entwicklung, Anatomie und Fehlbildungen des Urogenitalsystems

(Fortsetzung)

Fehlbildung	Epidemiologie	Ätiologie u. Pathogenese	Morphologie	Komplikationen
Ureterabgangsfalten	Bei 16 % der Neugeborenen leicht ausgebildet, verschwinden meist mit Längenwachstum	Mißverhältnis der Wachstumsgeschwindigkeit innerer Ureterwandschichten mit dem Gesamtlängenwachstum mit Überschußbildung im Schleimhautbereich; Knickung durch untere Nierenpolgefäße oder Bindegewebsstränge, die Ureter von außen komprimieren	Faltenbildung mit leichter Abknickung der Ureterwand	Pyeletis, Hydronephrose, Nephrolithiasis
Ureteropelvine Obstruktionen	Meist vor Abschluß des 1. Lebensjahres festgestellt, überwiegend Knaben, aber auch bei Erwachsenen vorkommend, dann überwiegend ♀	Ungeklärt, wahrscheinlich verschieden, diskutiert werden: • Anomalien der glatten Muskulatur mit Vermehrung interstitiellen Bindegewebes • gestörte Peristaltik zwischen Nierenbecken und Ureter • Knick oder persistierende Falte am Ureterabgang • Aberrierender Ast der A. renalis	Muskulatur am Übergang zwischen Nierenbecken und Ureter vorwiegend links vermindert, unregelmäßige Überschußbildung kollagener und retikulärer Fasern	Hydronephrose, Pyelonephritis in 17–33 % der Fälle Nephrolithiasis
Lageanomalien				
Fehlerhafte Lage des Nierenbeckens			→ Niere, Fehlrotation	
Heterotope Uretermündung (ektoper Ureter)	1:9.000 Nierenautopsien, 80 % mit Doppelureter oder Doppelniere, ♂:♀ = 1:3–4	Trennung der Ureterknospe von Wolff-Gang gestört	Mündung des kaudalen Ureterendes in verschiedenste Bereiche des Urogenitaltrakts: • *Dystope Mündung:* Im Trigonum, bei ♀ meist Blasenhals oder Urethra, bei ♂ bis Pars prostatica urethrae • *Ektope Mündung:* In Abkömmlingen des Wolff-Ganges, Mann: → Ductus ejaculatorius (5 %), Samenblasen (33 %), Vas deferens (5 %); Frau: → Gartner-Gang (<1 %), Verschmelzung von Gartner- und Müller-Gang →Vagina (25 %), Uterus (5 %), bei ♂ Colliculus seminalis. Außerdem Männer. Posteriore Urethra (47 %), Utriculus prostaticus (10 %). Frauen: Urethra (35 %), Vestibulum vaginae (25 %), Urethral-Divertikel (<1 %). Sehr selten im Rektum	Inkontinenz bei Frauen, Dysurie und Pyurie bei Männern, Harnwegsinfektionen, Epidiymitis, Nierenmißbildungen, Genitalmißbildungen
Retrokavaler Ureter (Präureterale V. cava, zirkumkavaler Ureter)	1:1.500 Autopsien, ♂:♀ = 3:1	Fehlerhafte Anlage oder Rückbildung des unteren Hohlvenensystems	Rechter Ureter verläuft hinter der V. cava inf., Nierenbecken und kranialer Ureter in J-Form verändert	Hydroureter, Hydronephrose
Ovarial-Venen-Syndrom	2,5:1.000 Routineurogramme, nur bei ♀, vorwiegend während der Schwangerschaft	Ungeklärt	Verschiedene Variationen des Verlaufes der re. V. ovarica. Am häufigsten gemeinsamer Verlauf der re. V. ovarica und des re. mittleren Ureter in einer gemeinsamen Bindegewebsscheide, extrem selten auch li.	Hyperämie der Venen oder Thrombosen und Thrombophlebitiden während der Schwangerschaft oder postpartal führen zu Ureterstenosen oder Obstruktionen. Hydroureter, Ureteritis
Numerische Anomalien				
Doppeltes Nierenbecken	10 % aller Personen ca. 80 % unilateral	Störungen der Ureterknospenteilung, genetisch bedingt, autosomal dominant mit inkompletter Penetranz	Nierenbecken teilt sich bei Eintritt in die Niere und bildet zwei Hauptkelche	Keine, sollte als Normvariante angesehen werden

(Fortsetzung)

Fehlbildung	Epidemiologie	Ätiologie u. Pathogenese	Morphologie	Komplikationen
Ureter duplex und fissus	0,8% aller Personen ♂:♀ = 1:1,6	Wahrscheinlich autosomal dominant mit unvollständiger Penetranz vererbt. • U. duplex = Primäre Doppelbildung der Ureterknospe • U. fissus (u. bifidus) = vorzeitige Gabelung bei Nierenbeckenentwicklung, 90% aller inkompletten Ureterduplikaturen	U. duplex: Von Nierenbecken bis Blase gedoppelter Ueter mit zwei Ureterostien in der Blase. U. fissus sive bifidus = (partielle Verdoppelung). Nach kranial offene Gabelung; 4–8mal häufiger einseitig mit Doppelniere bzw. doppeltem Nierenbecken kombiniert. Der zum kranialen Nierenanteil gehörige Ureter mündet in der Regel kaudal von dem anderen. Oberer Ureter und oberes Nierenbecken drainieren etwa $1/3$ unterer Ureter $2/3$ des Nierenparenchyms. Ektopische Uretermündung in 3%	Häufig vesikoureteraler Reflux des kranial in die Blase mündenden, den unteren Nierenanteil drainierenden Ureters infolge des kürzeren Verlaufes in der Blasenwand Hydronephrose des kaudalen Nierenbeckens, Pyelonephritis
Blind endende Duplikation des Ureters	70 Fälle publiziert, wahrscheinlich häufiger ♂:♀ = 1:3	Fehlender Kontakt der betr. Ureterknospe mit metanephrogenem Blastem	Ureter fissus mit fehlendem Nierengewebe am blinden Ende des einen Zweiges, Gabelung überwiegend im mittleren und kaudalen Bereich, re.:li. = 2:1	Selten ureteroureteraler Reflux mit Dilatation des blinden Endes; gelegentlich Infektion und Steinbildung
Invertierte Y-Duplikatur	Selten	Nach Bildung zweier getrennter Ureterknospen zunächst geteilte Entwicklung nach oben mit anschließender Verschmelzung	Beide getrennte kaudale Ureterenden können in Harnblase oder ektop münden	Vor allem bei ektoper Mündung Infektionsgefährdung
Bilaterale Agenesie der Ureteren	s. Agenesie der Nieren		Zusammen mit bilateraler Nierenagenesie oft kombiniert mit monströsen Mißbildungen	
Unilateriale Agenesie eines Ureters	s. Agenesie einer Niere		Niere und Ureter einer Seite fehlen, Blasentrigonum dieser Seite nicht angelegt	
Lichtungsanomalien				
Ureterozele einfach ektop	3:10.000 Autopsien • einfache Ureterozele: 10–20% aller Ureterozelen, ♀:♂ = 1:1 • ektope Ureterozele: 80–90% aller Ureterozelen, ♀:♂ = 1:3	Ungeklärt, gestörte Trennung der Membran zwischen Ureterknospe und Sinus urogenitalis in der 7.–9. Schwangerschaftswoche oder Schwäche der fibromuskulären Hülle der Ureterenden	Sackartige Vorstülpung des erweiterten Ureterendes in das Blasenlumen von 1–2 cm Durchmesser bis zu die gesamte Blase ausfüllenden zystenartigen Gebilden. Einfache (adulte) U. sind meist kleiner und insgesamt in der Blase gelegen. Ektope U. erstrecken sich bis in den Blasenhals oder die Urethra mit dort gelegener Uretermündung, meist bei Ureter duplex; diese Form kommt meist bei Kindern vor. Die Muskelschicht der U. ist meist unvollständig ausgebildet. Regelmäßig Entzündungen, gelegentlich Plattenepithelmetaplasien	Kann Blasenostium verlegen und sich bei Frauen bis zur äußeren Urethralöffnung vorwölben („geboren werden"). Hydronephrose, Dysplasien oder Hypoplasien der gleichseitigen Nieren, Pyelonephritiden
Ureterdivertikel	15 Fälle bis 1977 publiziert	Nebensprosse des Wolff-Ganges, abzugrenzen von blind endenden Ureterduplikaturen	Sackförmiges Gebilde mit allen Wandelementen eines Ureters (abzugrenzen von häufigen Pseudodivertikeln ohne muskulären Wandanteil oder rudimentären Doppelureteren)	Hydroureter, Hydronephrose, Pyelonephritiden

1 Entwicklung, Anatomie und Fehlbildungen des Urogenitalsystems

(Fortsetzung)

Fehlbildung	Epidemiologie	Ätiologie u. Pathogenese	Morphologie	Komplikationen
Formanomalien *Hyperplasie (Vesica gigantea, Megacystis)*	Extrem selten, fast nur ♂	Überproportionale Ausdehnung des Anteils der Harnblase, der sich aus der Allantoise entwickelt	Nur Fälle, bei denen weder mechanisches noch funktionelles Abflußhindernis besteht, keine Wandhypertrophie. Abzugrenzen von dem vorwiegend bei Mädchen auftretenden Megacystis-Mikrokolon-Intestinales-Hypoperistaltik-Syndrom, bei dem eine Dysgangliose als Ursache diskutiert wird	Blasenentleerungsstörung, durch Reduktionszystoplastik gut zu behandeln
Kloakenblase (Kloakenpersistenz)	Bis 1986 ca. 60 Fälle	Ungenügendes Vordringen des Septum urorectale während der 3. Embryonalwoche, Unterteilung des Sinus urogenitalis in Blase und in Rektum unterbleibt oder ist unvollständig	Verbindung zwischen Rektum und Blase mit allen Übergängen von nur sondendurchgängiger Fistel zwischen Urethra und Rektum bis nach außen offener Kloake mit gemeinsamer Einmündung von Darm, Harn- und Genitalsystem. In bis zu 75 % der Fälle zusätzlich andere Urogenitalmißbildungen vorwiegend uterovaginal, daneben Mißbildungen des Herzens, des oberen Verdauungstraktes und des Respirationstraktes	Weitgehende Ausfüllung und Vorwölbung des Abdomens
Urachusfistel offener Urachus / Urachusdivertikel	Selten	Unvollkommene Rückbildung des intraabdominellen Anteils des Allantoisganges des Urachus	1 **offener Urachus**, die Blase kommuniziert frei mit dem Nabel, aus dem Urin ausgeschieden wird 2 **Urachussinus**, persistierender kranialer Teil des Urachus öffnet sich in den Nabel 3 **Urachusdivertikel**, das kaudale Ende des Urachus kommuniziert mit dem Blasendach, häufig bei Bauchdecken-Aplasie-Syndrom	Infektionen des Ganges, Urachuskarzinome (= Adenokarzinome) im Blasendach

1.10.3 Fehlbildungen der Harnblase

Fehlbildung	Epidemiologie	Ätiologie u. Pathogenese	Morphologie	Komplikationen
Ureterklappen	nicht selten	Nicht rückgebildete transversale Schleimhautfalten, die bei 5 % der Neugeborenen vorhanden sind, sich mit normalem Längenwachstum zurückbilden	**Transversale**, exzentrische Schleimhautfalten mit glatter Muskulatur, tassenförmig konkav nach kranial, **anuläre** diaphragmatische Klappen sind seltener. Keine bevorzugte Höhen- oder Seitenlokalisation	17 % haben Nephrolithiasis, 40 % andere Urogenitalmißbildungen
Vesikoureteraler Reflux	20–70 % der Kinder mit rezidivierenden Harnwegsinfekten, vowiegend Neugeborene und Kleinkinder, später z.T. spontane Rückbildung	Durchtrittswinkel des Ureters durch die Blasenwand ist zu groß, der intramural verlaufende Ureteranteil dadurch zu kurz, Lateralverlagerung der Ureterostien → fehlender Verschluß des Ureterostiums bei der Miktion	Lokalisation und Formen der Ureterostien bei Reflux: N = Normal, R = Reflux, 1 = Normal, 2 = „Stadien"-Form, 3 = Hufeisen-Form, 4 = Golflochform Klaffende Uretermündung bei schweren Formen (= golf hole ostium). 5 Grade: 1 und 2 = Funktionsstörung ohne gröbere Strukturanomalien, 3–5 = mit Hydroureter und Hydronephrose. Reflux in Papillen mit runden Sammelrohrmündungen (meist Doppelpapillen), die sich im Gegensatz zu Sammelrohren mit spaltförmigen Mündungen bei Erhöhung des Nierenbeckendruckes nicht verschließen	Aufsteigende Harnwegsinfektionen, Refluxnephropathie mit Pyelonephritis (30 %), Schrumpfnieren

(Fortsetzung)

Fehlbildung	Epidemiologie	Ätiologie u. Pathogenese	Morphologie	Komplikationen
			4 **Urachuszyste**, beidseits obliterierter zystisch umgewandelter Urachusrest im mittleren Bereich Auskleidendes Transitional- (ca. 70 %) oder Zylinderepithel (ca. 30 %)	
Urachusrudimente			Einfache oder verzweigte Gangstrukturen mit 3 histologischen Typen	s. Urachusfistel
Sanduhrblase (Vesica isthmica)			Blase durch transversale Faltenbildung eingeengt.	
Kongenitale Blasendivertikel	1:100 Autopsien, vorwiegend ♂	Entwicklungsstörung, wahrscheinlich genetisch bedingt mit Wandschwäche und sekundärer Divertikelbildung vorwiegend im Ureterhiatus	Meist 2–5 cm große, vereinzelt maximal 5,5 l fassende Ausbuchtungen, in denen alle Blasenwandschichten enthalten sind, Muscularis allerdings oft schwach ausgebildet oder fehlend. meist in Nähe der Ostien, in ⅓ der Fälle multipel	Häufig vesikoureteraler Reflux, ⅔ der Patienten entwickeln Hydronephrose oder pyelonephritische Narben, gelegentlich Megaureter, in den Divertikeln oft Divertikulitis, Konkremente, Tumoren, meist Urothelkarzinome
Lageanomalien				
Blasenextrophie (Exstrophia vesicae, Spaltblase)	1–5:50.000 Neugeborene ♂:♀ = 2:1	In einigen Fällen genetisch bedingte, in anderen spontan gestörte Entwicklung der vorderen Kloakenmembran	Blasenschleimhaut nach außen verlagert, Ureteren münden frei, oft mit Fehlbildungen der Genitalorgane kombiniert, Schambeinfuge offen Immer schwere Schleimhautentzündung, die einem unspezifischen Granulationsgewebe entsprechen kann, häufig Lymphofollikelbildungen Stets Plattenepithelmetaplasien, oft Zystitis glandularis mit Metaplasien vom Kolontyp	Mit verbesserten Überlebenschancen steigt die Frequenz der Adenokarzinome in diesen operativ korrigierten Blasen, die heute mit 4,0–7,5 % angegeben wird. Das Adenokarzinom-Risiko ist hier um das 400fache erhöht, oft erst jenseits des 40. Lebensjahres auftretend
Kloakenexstrophie (Vesikointestinale Fissur)	1:200.l000 Lebendgeburten ♂:♀ = 1:1		Zwei exstrophe Blasenhälften, zwischen denen ein Darmabschnitt (meist Zökum) exstrophiert liegt. Äußeres Genitale in der Regel erheblich mißgebildet mit Penis bifidus, Clitoris bifida, Vagina duplex, Uterus bicornis, Omphalozele bei 90 %. V. cava inferior meist doppelt angelegt	Öfter auch andere Fehlbildungen des Magen-Darm-Kanals, der unteren Extremitäten, des Rückenmarkes und der Nieren
Numerische Anomalien				
Agenesie	Über 40 Fälle in der Weltliteratur, davon 40 lebend, fast nur Mädchen	Urektales Septum bildet sich bei Blasenentwicklung nicht aus, Kloake persistiert	Vollständiges Fehlen der Blase, Ureteren münden im Rektum, Vagina oder Uterus	Häufig Fehlbildungen des Genitale, der Nieren und unterer Darmabschnitte
Vesica bipartita (Vesica duplex, Vesica multilocularis)	18 Fälle bis 1968 publiziert	Wahrscheinlich Agenesie, Aplasie oder Hypoplasie der Harnblase, dilatierte kaudale Ureterenden entsprechen jeweils einem Teil der Vesica bipartita	Trennwand in der Sagittalebene der Blase, extrem selten in der Frontalebene, abzugrenzen von großen Ureterozelen, Urethralektasien oder paraurethralen Divertikeln	Meist auch Duplikatur des Penis, der Vagina, Uterus bicornis. 50 % der Fälle mit Verdoppelungen des unteren Gastrointestinaltraktes. In 10 % der Fälle zusätzlich Meningozele oder Myelomeningozele

1.10.4 Fehlbildungen der Urethra

Fehlbildung	Epidemiologie	Ätiologie u. Pathogenese	Morphologie	Komplikationen
Form- und Lageanomalien				
Hypospadie	1:300 lebendgeborene Knaben, familiäre Häufung bekannt 14% der Brüder betroffen	Vorzeitiger, umschriebener Verschluß der fetal zunächst nach unten offenen Urethralrinne. Mit gestörter Androgenproduktion der fetalen Hoden assoziiert. Bei 20% genetische Komponente	Bei ♂ dystope Mündung der Urethra an der Unterseite des Penis. Je nach Lokalisation unterschieden: Glanduläre H. im Glansbereich, penile H., skrotale H., perianale H. (80% distal der Penis-Skrotum Grenze) Bei ♀ Mündung in die Vagina	Da oft zusätzlich Meatusstenose → Harnstauung
Epispadie	1:100.000 Hospitalaufnahmen ♂:♀ = 5:1	Störung der ventralen Kloakenmembran, analog der Blasenexstrophie	Dystope Urethralmündung auf dem Dorsum penis oder clitoridis. Penis meist verkürzt oder gekrümmt. 3 Formen: Glanduläre E. im Glansbereich, penopubische E. (ist häufigste Form, s. Skizze li.); bei ♀ subsymphysäre E.	Penopubische E. stets mit Inkontinenz
Kongenitale Urethralstenosen	Selten, meist ♂, abzugrenzen von der häufigen meist erworbenen Urethralstriktur	Zu starker Schluß der Urethralrinne, bei Bauchdecken-Aplasie-Syndrom fast regelmäßg. (Mehrzahl der Stenosen im distalen Bereich bei ♂ sind traumatisch bedingt)	Stenose in der proximalen Pars membranacea urethrae, wahrscheinlich identisch mit der Urethralmembran Typ III nach Duckett	Balkenblase, Hydroureteronephrose, kindliche Harnwegsinfekte, oft mit Nierendysplasie
Urethralatresie	Selten, meist ♂	Lumenbildung aus Urethralrinne bleibt aus. Kombiniert mit Turner-Syndrom, Meckel-Syndrom, Trisomie 13, Gastrointestinalatresie, u.a. Sekundär Folge einer Nierenentwicklungsstörung mit entsprechenden Ausscheidungsstörungen	Meist einige *mm* starke Membran im Bereich des Meatus externus bei ♂, seltener proximaler Verschluß mit längerem strangförmigem Gebilde	
Megalourethra	Selten, besonders bei Bauchdecken-Aplasie-Syndrom	Defekt des Corpus spongiosum (skaphoide M.) oder der Corpora cavernose (fusiforme M.) infolge fehlerhafter Mesodermentwicklung in der Urethralfalte	Vergrößerter, schlaffer, faltiger Penis bei der Geburt. Bootförmige (skaphoide M.) oder spindelförmige (fusiforme M.) Erweiterung der Urethra bei Miktion	Hydronephrose, dysplastische Nieren, vesikoureteraler Reflux, Kryptorchismus
Posteriore Urethralklappen	Häufigste Ursache der Blasenausflußstörungen bei Knaben, auch bei Erwachsenen nachweisbar	Abnorme Lokalisation und inkomplette Rückbildung distaler Anteile der Wolff-Gänge. Andere können durch inkomplette Rückbildung der Urogenitalmembran entstehen. Gelegentlich bei Zwillingen. Wahrscheinlich multifaktorielle Genese	Schleimhautfalten unterhalb oder in Höhe des Colliculus seminalis. Abzugrenzen von seltenen Formen kongenitaler Obstruktionen wie Fibroelastose des Blasenhalses (= Morbus Bodian), myogener Blasenhalshypertrophie (= M. Marion)	Ballonartige Dilatation der proximalen Urethra während der Miktion, Balkenblase, Hydroureteronephrose und Harnwegsinfektionen vor allem im frühen Kindesalter. Bis zu 60% weisen Reflux auf
Kongenitale Urethralmembran	selten, nur ♂	Persistenz der Kloakenmembran in diesem Bereich	Transversale obstruierende Membran distal des Colliculus seminalis	Wie Urethralklappen

(Fortsetzung)

Fehlbildung	Epidemiologie	Ätiologie u. Pathogenese	Morphologie	Komplikationen
Urethra-Divertikel, Divertikel der anterioren Urethra („anteriore Urethralklappen")	Relativ selten, gelegentlich mit Bauchdecken-Aplasie-Syndrom kombiniert. Bei ♀ bis zu 3%	Unzureichender Verschluß der Urethralfalten und folgende Fehlentwicklung der Corpora cavernosa	Meist ventral, sackförmig, oval im proximalen Teil der Urethra; nur in der Glans penis gelegene Form („Lacuna magna") dorsal. Von Epithel ausgekleidet mit dünner fibrosierter Wand. Bei ♀ bevorzugt dorsolaterale Wand der mittleren Urethra	Harnabflußstörung infolge Ventilfunktion mit Kompression des Urethrallumens durch das gefüllte Divertikel bei Miktion. Steinbildungen, Infektionen, Spesis, bis 1989, 77 Karzinome: 61% Adenokarzinome, 23% Trationalzellkarzinome, 16% Plattenepithelkarzinome
Andere Divertikel	Selten	Sehr unterschiedlich und unklar	Divertikel mit engem Halsbereich („narrow necked diverticula") im Bulbus urethrae, entzündlich bedingte D. bei Dauerkatheterträgern und erworbene D. durch unvollkommene Exstirpation rektourethraler Fisteln	
Kongenitale Zysten	Selten	Hervorgehend aus Urethralwandausstülpungen, Cowper- oder Littrè-Drüsen, aus /Utriculus seminalis oder Ductus ejaculatorius	Zysten von Urothel oder Plattenepithel ausgekleidet, meist im Bereich des Colliculus seminalis	Harnstauung mit Hydroureteronephrose im Klndesalter. Steinbildung
Hypertrophie des Colliculus seminalis	7% der Kinder mit Hydronephrosen	Ungeklärt	Colliculus seminalis wölbt sich stärker in Urethrallumen vor. Drüsengänge und/oder Bindegewebe des Colliculus seminalis vermehrt	Balkenblase, Hydroureteronephrose

1.10.5 Fehlbildungen des Hodens

Fehlbildung	Epidemiologie	Ätiologie u. Pathogenese	Morphologie
Agonadismus	Sehr selten	Unbekannt; frühzeitiger Verlust der Gonaden während der Differenzierung der Wolff'schen Gänge	Phänotypisch weibliche, genotypisch männliche Individuen (XY); äußeres Genitale weiblich; Rudimente Müller'scher und Wolff'scher Gänge sind vorhanden
Konnatale Anorchie (ein- oder doppelseitig)	Sehr selten	Unklar	Fibröses Bindegewebe anstelle des embryonal angelegten Hodens
Monorchie	Sehr selten	Unklar. Stets vergesellschaftet mit der Aplasie anderer Teile der ableitenden Samenwege	
Polyorchie (Triorchidie)	Sehr selten	Unklar. Vorwiegend auf der linken Seite	Ein Hoden meist stark verkleinert

1 Entwicklung, Anatomie und Fehlbildungen des Urogenitalsystems

1.10.6 Fehlbildungen der Nebenhoden, der Samenstränge, der Bläschendrüsen und der Prostata

Fehlbildung	Epidemiologie	Ätiologie u. Pathogenese	Morphologie
Partielle oder komplette Aplasie	Sehr selten	Unklar Häufig kombiniert mit Fehlbildungen der Niere der gleichen Seite oder der Harnblase (Prostata)	

1.10.7 Fehlbildungen der Vulva

Fehlbildung	Epidemiologie	Ätiologie u. Pathogenese	Morphologie
Hypoplasie	Selten	Mangelhafte Steroidbildung	
Hypertrophie		Unklar	
Hypertrophie der Klitoris		Entwicklungsstörungen im Rahmen eines Hermaphroditismus	Meist mit einer Fusion der Labien kombiniert

1.10.8 Fehlbildungen des Uterus (Vagina)

Fehlbildung	Epidemiologie	Ätiologie u. Pathogenese	Morphologie
Uterus bicornis	Sehr selten	Die Fusion der distalen Teile der Müller'schen Gänge bleibt aus	
Uterus didelphys	Sehr selten	Das durch die Wandverschmelzung der Müller'schen Gänge entstandene Septum bleibt erhalten; die Vagina ist doppelt angelegt	
Uterus septus, subseptus, arcuatus	Selten	Das durch die Wandverschmelzung der Müller'schen Gänge entstandene Septum bleibt erhalten, betrifft jedoch den Uterus in unterschiedlicher Länge	
Uterus bicornis unicollis	Sehr selten	Entsteht bei Atresie eines Müller'schen Ganges	
Rokitansky-Küster-Houser-Syndrom	Sehr selten	Atresie beider Müller'schen Gänge; häufig kombiniert mit Fehlbildungen anderer Organe	Rudimente des Uterus als Muskelstränge vorhanden

1.10.9 Fehlbildungen des Ovars

Fehlbildung	Epidemiologie	Ätiologie u. Pathogenese	Morphologie
Gonadenagenesie	Extrem selten	Unklar Es fehlen beide Ovarien; frühzeitiger Verlust während der Differenzierung der Wolff'schen Gänge	Phänotypisch männliche, genotypisch weibliche Individuen (XX); Rudimente der Wolff'schen Gänge sind vorhanden
Ovarhypoplasie	Selten	Unklar	Zu wenig Primärfollikel vorhanden
Akzessorisches Ovar	Sehr selten	Unklar	
Drittes Ovar	Sehr selten	Unklar	
Gonadendysgenesie	Selten	Beide Ovarien sind nur streifenförmig angelegt (Streak-Gonades)	Stroma ohne Keimzellen

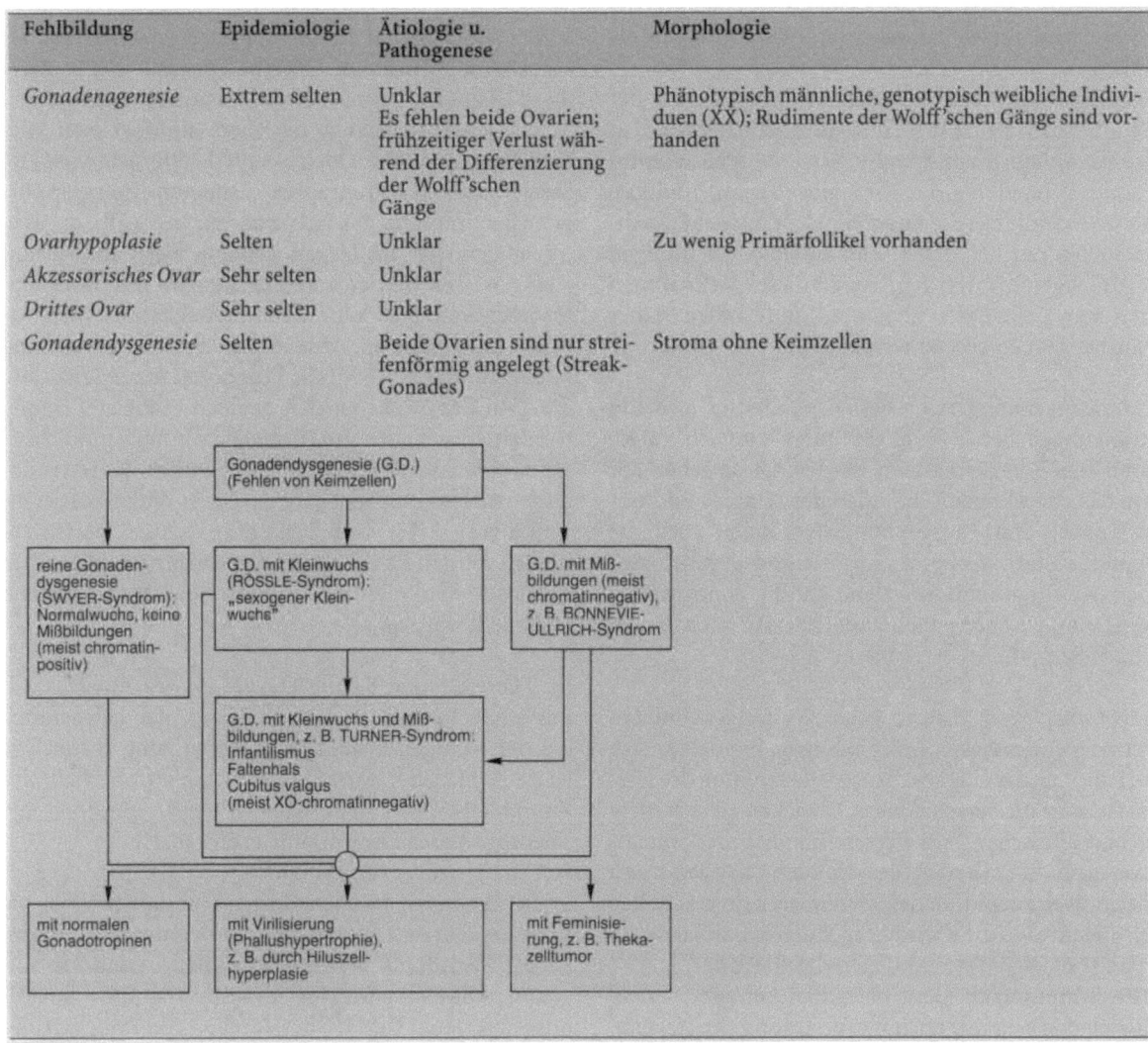

1.10.10 Klinik

Nieren

1. Zystische Veränderungen

Diese stellen im klinischen Alltag die größte Gruppe dar und sollen daher zuerst abgehandelt werden.

a) *Solitärzyste:* Sie stellt oft einen Zufallsbefund bei älteren Patienten dar. Meist einseitig vorkommend, kann die Zyste bis zu kindskopfgroß werden. Differentialdiagnostisch muß an andere zystische Fehlbildungen der Niere (s. dort), Tumoren oder Entzündungen gedacht werden. Ist die Diagnose Solitärzyste mittels Urographie und Sonogramm zweifelsfrei gesichert und der Patient subjektiv beschwerdefrei, erübrigt sich eine Therapie. Bestehen jedoch an der Dignität des Prozesses Zweifel, so ist eine weitere Abklärung mittels CT, Angiographie und ggf. Probefreilegung indiziert. Ebenso bedürfen große, subjektive Beschwerden verursachende Zysten einer operativen Intervention.

b) *Zystennieren:* Sie treten im Gegensatz zu den Solitärzysten praktisch immer beidseitig auf. Es handelt sich hier um eine erbliche, stetig progrediente Erkrankung, bei welcher das Nierenparenchym zunehmend durch kleine und große Zysten ersetzt wird und es somit allmählich zur Ausbildung einer Niereninsuffizienz kommt. Das Endstadium besteht aus dem Vollbild der Niereninsuffizienz mit Urämie, Blutdruckanstieg etc. Kompliziert wird der Verlauf noch durch entzündliche Prozesse, so daß viele Patienten an einer Urosepsis erkranken.

Im Gegensatz zur früher geübten Ignipunktion der Zysten hat sich heute die Einstellung durchgesetzt, so lange wie möglich konservativ zu verfahren. Symptomatische Behandlung der Niereninsuffizienz und ggf. Dialysebehandlung sind angezeigt. Operative Maßnahmen sollten nur bei akuten Entzündungen, Blutungen o.ä. durchgeführt werden. Auch diese Maßnahmen haben nur palliativen Charakter und sollten daher möglichst spät eingesetzt werden.

c) *Markschwammnieren:* Hierbei handelt es sich um Erkrankungen der Nieren, die durch zystisch aufgedehnte Tubuli hervorgerufen werden. Diese geben der Niere das charakteristische Aussehen. Da das Bild unterschiedlich stark ausgeprägt ist, können auch die Symptome stark variieren. Die Diagnose stützt sich neben der Urographie vor allem auf die Sonographie. Eine Therapie ist nur palliativ und hat sich nach den jeweiligen Symptomen zu richten.

d) *Hydronephrose:* Diese gehört strenggenommen nicht zu den zystischen Erkrankungen, handelt es sich dabei doch um das Ergebnis einer Obstruktion des Ureters. Da aber die verschiedenen Ursachen stets zu dem gleichen klinischen Bild führen, nämlich der wassersackartigen Erweiterung des Nierenhohlsystems mit konsekutiver Reduktion des Nierenparenchyms, stellen Hydronephrosen die wichtigsten Differentialdiagnosen zu den zystischen Erkrankungen der Niere dar.

Die Symptomatik kann bei schleichendem Verlauf völlig blande sein, bei abrupter Verlegung des Harnabflusses jedoch zu deutlichen Stauungsschmerzen, klopfschmerzhaften Nierenlagern u.ä. führen. Bei normaler kontralateraler Niere ist die Labordiagnostik unergiebig, Sonographie sowie Urogramm und ggf. retrograde Darstellung führen zu der Diagnose.

Bei nicht vollständig abklärbarem Befund muß mittels CT, Angiographie und ggf. operativer Freilegung ein tumoröser Prozeß ausgeschlossen werden. Bei Hinzukommen eines entzündlichen Prozesses kann die dann entstehende Pyonephrose zur Intervention (Punktion, offene Operation) zwingen. Bei irreparabler Schädigung des Parenchyms und Entwicklung einer Infektion, eines Hypertonus o.ä. kann die Nephrektomie unumgänglich werden. Es soll jedoch möglichst die Erhaltung der Niere angestrebt werden.

2. Lageveränderungen

a) *Senkniere:* Die Diagnose einer Senkniere wurde in früherer Zeit sicher zu häufig gestellt, und, daraus resultierend, oftmals zu Unrecht operiert. Heute kann diese Diagnose nur noch erstellt werden, wenn zusätzlich zu einer Absenkung der Niere um über zwei Wirbelkörper eine echte Obstruktion des Harnabflusses im Stehen mittels Urographie, Isotopennephrographie oder Bestimmung des Ischämie-Enzyms LDH im Urin (normaler Wert im Liegen, erhöhte Werte im Stehen) nachgewiesen werden kann. Bei den fast durchweg leptosomen Patienten kann dann tatsächlich die Nephropexie indiziert sein. Jedoch hat sich seit Erstellung strengerer Kriterien für die Diagnostik einer Senkniere die Zahl der Nephropexien deutlich reduziert. Häufig handelt es sich auch um Patienten mit uncharakteristischen Beschwerden, denen versehentlich die physiologische Absenkung der Niere um einen Wirbelkörper als Senkniere erklärt wird. Diese oft psychisch labilen Patienten werden dann erst auf den Harntrakt fixiert. Der Ausdruck Senkniere sollte daher sehr zurückhaltend gebraucht werden.

b) *Thorakalniere:* Bei der Thorakalniere handelt es sich um einen harmlosen Zufallsbefund, der gelegentlich bei der Röntgenuntersuchung Verwirrung stiftet. Die Niere steht dabei partiell oder komplett oberhalb des Zwerchfells. Das Organ selbst ist nicht verändert, eine Therapie dieser Lagevariante erübrigt sich.

c) *Beckennieren* können durch Kompression der sie umgebenden Gefäße sowie eine Verlegung des Geburtskanals Symptome verursachen. Ebenso sind sie aufgrund teilweise gestörter Abflußverhältnisse infektionsgefährdeter. Durch Überlagerung von Knochen und Weichteilen kann die Röntgen- und Ultraschalldiagnostik zum Teil erheblich erschwert sein. Da die Gefäßversorgung einer Beckenniere sehr variabel ist, sollte vor jedem operativen Eingriff eine Angiographie erfolgen.

3. Formveränderungen

a) Die *Hufeisenniere* stellt die bekannteste und klinisch bedeutsamste Formveränderung dar. Bei ihr sind die beiden Nieren an den unteren Polen durch eine Parenchymbrücke verbunden, die sowohl aus vollwertigem Nierengewebe als auch aus einfachem Bindegewebe bestehen kann. Gleichzeitig sind die Nieren mit dem Hilus nach vorne gedreht, so daß die Ureteren ventral über die Parenchymbrücke ziehen. Dies bedeutet in Verbindung mit der Rotation oft einen erschwerten Harnabfluß aus dem betreffenden Hohlsystem, so daß Hufeisennieren erhöht infektions- und steingefährdet sind. Auch kann durch die Parenchymbrücke eine Kompression der großen Bauchgefäße stattfinden. Therapeutisch bietet sich die operative Durchtrennung der Parenchymbrücke transperitoneal an. Dies kann jedoch durch die sehr variantenreiche Gefäßversorgung aus den umliegenden Gefäßen stark erschwert werden. So werden Teile eines Abflußsystems gelegentlich von Gefäßen der Gegenseite versorgt. Daher ist vor der Operation einer Hufeisenniere die Angiographie dringend angeraten.

b) Die *gekreuzte Dystopie* stellt eine sehr seltene Variante der Form- und Lageveränderung dar. Die atypisch gelegene und geformte Niere liegt dabei kaudal der anderen, hat ihren Harnanschluß jedoch auf der ursprünglichen Seite. Dies unterscheidet sie von den Doppelnieren. In den meisten Fällen handelt es sich um asymptomatische Patienten, gelegentlich auftretende Abflußstörungen können jedoch zu einer operativen Korrektur zwingen.

c) Die *Malrotation* der Niere stellt per se noch kein Krankheitsbild dar. Sie kann jedoch durch einen hohen Ureterabgang zu Abflußstörungen und damit verbundenen Komplikationen führen. Das Röntgenbild ist von einer typischen Achsenverschiebung gekennzeichnet und kann gelegentlich als zystische oder tumoröse Veränderung fehlgedeutet werden.

d) *Nierenagenesie* und *Zwergniere* stellen unvollständig oder gar nicht ausgebildete Anlagen einer Niere dar. Übersehene Becken- oder Hufeisennieren können gelegentlich als Nierenagenesie fehlgedeutet werden. Bei einer einseitigen Agenesie übernimmt die kontralaterale Niere die Funktion voll, die Lebenserwartung der Patienten ist normal.

e) *Doppelnieren* stellen sich als zwei Organanlagen in einer Niere dar. Meist sind sie asymptomatisch, können jedoch gelegentlich zu Schmerzen oder rezidivierenden Harnwegsinfektionen führen. Besonders in Kombination mit einem Ureter duplex kommt es gehäuft zum Auftreten von vesikoureterorenalen Refluxen, welche manchmal einer operativen Korrektur bedürfen. Bei Vorhandensein eines Ureter fissus kann ein JoJo-Reflux zwischen den beiden Nieren zu Schmerzen während einer forcierten Diurese führen.

Ureter
a) *Ureter fissus* und *Ureter duplex* stellen teilweise oder vollständige Duplikaturen des Harnleiters bei Doppelnieren dar.

Sind diese Varianten auch meist asymptomatisch, so kann durch die ektope Lage der weiter lateral mündende Ureter zur kaudalen Niere gelegentlich refluxiv sein und damit eine Refluxnephropathie auslösen. Liegt ein Ureter duplex vor, so überkreuzen sich beide Anteile immer, so daß der weiter medial liegende dem oberen Nierenanteil zugehört, während der weiter lateral mündende Anteil zum unteren Organ gehört (s. auch Kapitel 1.10.1, Doppelniere).

b) *Ureterozelen* stellen ballonartige Aufwölbungen des Harnleiterostiums in der Blase dar. Sie sind von Mukosa überzogen und haben nur ein punktförmiges Ostium. Der dazugehörige Ureter kann refluxiv sein. Gelegentlich führen die Ureterozelen zu Stauungen im dazugehörenden Nierensegment. Teilweise sammeln sich in ihnen Steine. In einzelnen Fällen kann bei Lage im Trigonum der Blasenhals während der Miktion durch die Ureterozele verlegt werden und somit zu einer Blasenentleerungsstörung führen. Die Diagnose kann am einfachsten endoskopisch gesichert werden. Füllt der Betrachter die Harnblase auf, so verschwindet die Ureterozele durch den zunehmenden Binnendruck allmählich. Bei Symptomen von seiten der Ureterozele genügt meist eine endoskopische Schlitzung des Ostiums, gelegentlich kann aber auch eine offene Resektion mit Ureterreimplantation notwendig werden.

c) Der *retrokavale Ureter* stellt eine Rarität dar und ist meist ein Zufallsbefund im Urogramm. Er kann gelegentlich mit einem *Megaureter* verwechselt werden. Dieser kann primär, also angeboren, oder sekundär, also erworben, sein. Meist fallen die Patienten durch Harnwegsinfektionen auf. Je nach Schwere des Krankheitsbildes sollte dann eine operative Modelage erfolgen. Im Gegensatz zu den stauungsbedingten Erweiterungen des oberen Harntraktes zeichnet sich der Megaureter durch ein unauffälliges Nierenbeckenkelchsystem aus.

Unterer Harntrakt
a) *Urethralklappen* sind relativ seltene, bei voller Ausbildung jedoch recht bedrohliche Fehlbildungen. Durch Obstruktion kommt es zur Überdehnung und Stauung des Harntraktes bis zum Vollbild der Niereninsuffizienz. Die sicherste diagnostische Maßnahme besteht in der Endoskopie, vorausgesetzt, der Untersucher läßt den Spülmittelstrom auf sich zulaufen. Bei permanentem Fluß in die Blase legen sich die Klappen der Harnröhrenwand an und werden dann leicht übersehen. Bei Bestätigung der Diagnose ist die transurethrale Schlitzung die Therapiemethode der Wahl.

b) *Kongenitale Blasendivertikel* kommen gelegentlich in Kombination mit einem vesikoureteralen Reflux vor. Sind sie neben dem Ureter gelegen, so werden sie als Hutch-Divertikel bezeichnet. Sie können die Quelle rezidivierender Harnwegsinfektionen sein und zur Steinbildung Anlaß geben. Die offene Abtragung ist in solchen Fällen indiziert.

c) Die *Hypospadie* kann je nach Ausmaß ein harmloser Nebenbefund (Hypospadia glandis) oder ein die Lebensqualität deutlich beeinträchtigendes Krankheitsbild sein (Hypospadia scrotalis). Bei starker Ausprägung ist die Hypospadie oft mit einer Chorda an der Ventralseite des Penisschaftes vergesellschaftet, so daß bei der Erektion eine Verkrümmung des Penis nach unten stattfindet. Je nach Schweregrad der Verziehung kann es sich dabei sogar um ein Kohabitationshindernis handeln. Da bei der Hypospadia penoscrotalis und scrotalis gleichzeitig eine Unfähigkeit besteht, das Ejakulat an der Portio zu deponieren, ist auch aus funktionellen Gründen eine operative Korrektur indiziert. Diese sollte im 2.–3. Lebensjahr durchgeführt werden, um dem Kind spätere Schwierigkeiten in der Schule zu ersparen.

Da die Hypospadie durch einen unvollständigen Verschluß der Urethralrinne entsteht, stellt sie quasi die Übergangsform zum weiblichen äußeren Genitale dar und muß somit als erste Stufe des Intersexes angesehen werden.

d) Bei der *Epispadie* mündet die Urethra auf der Rückseite des Penis, wobei der Übergang zur Blasenekstrophie nur graduell ist. Je nach Größe des Defektes ist der Kontinenzmechanismus teilweise oder vollständig ausgebildet. Ebenso ist bei stärkeren Ausmaßen die Symphyse offen, was wiederum eine Instabilität des Beckens bedingt. Die Kinder fallen daher auch durch den typischen „Enten-" oder „Watschelgang" auf. Da die offenliegende Blasenschleimhaut durch die chronische Irritation und Infektion zur malignen Entartung neigt, ist außer aus kosmetischen Gesichtspunkten auch aus tumorpräventiven Gründen eine frühzeitige Operation zu wünschen.

Im Gegensatz zur Hypospadie spielt bei der Ausbildung der Epispadie eine exogene Noxe während des ersten Trimenons der Schwangerschaft eine auslösende Rolle.

Tabelle 1.2. Fehlbildungen

Bezeichnung	Definition	Symptome	Diagnostik	Differentialdiagnose	Therapie
Nieren					
1. Zystische Veränderungen					
a) *Solitärzyste*	Einseitige, gutartige, flüssigkeitsgefüllte Veränderung der Niere	Meist asymptomatischer Zufallsbefund; gelegentlich Druckgefühl in der Flanke	Sonographie, Urogramm; falls unklar: CT, Angiographie, ggf. Punktion/Probefreilegung	Tumor, polyzystische Veränderungen, paranephritische Prozesse, Hydronephrose	Nur bei Symptomen: Abtragung unter Belassung der Niere
b) *Zystennieren*	Erbliche, meist beidseitige, chronisch-progrediente Nierenerkrankung	Langsam schleichender Verlauf; meist erst ab dem 30. Lebensjahr bemerkbare chronische Niereninsuffizienz	Labordiagnostik, Sonographie, Urographie (falls noch mögl.), CT, ggf. Angiographie	Tumor, Solitärzysten, Entzündungen, Hydronephrose	Soweit wie möglich konservativ! Operative Intervention hat nur palliativen Charakter
c) *Markschwammniere*	Zystische, erweiterte Tubuli	Je nach Ausbildung asymptomatisch bis komplett niereninsuffizient	Urographie, Sonographie, Labordiagnostik	Andere zystische Erkrankungen, Tumoren, Entzündungen	Je nach Ausbildung – symptomatisch
d) *Hydronephrose*	Wassersackartige Erweiterung des Nierenhohlraumsystems aufgrund einer Obstruktion des Ureters	Je nach Ausbildung asymptomatisch bis komplett niereninsuffizient	Urographie, Sonographie, Labordiagnostik, ggf. retrograde Darstellung, CT, Angiographie, OP	Andere zystische Erkrankungen, Tumoren der Nieren, Entzündungen	Beseitigung der Ursache, ggf. Nephrektomie
2. Lageveränderungen					
a) *Senkniere*	Absinken einer Niere um mindestens zwei Wirbelkörper im Stehen mit konsekutiver Harnstauung	Durch Zug am Gefäßstiel der Niere sowie Stauung im Nierenbecken uncharakteristische Rücken-/Oberbauchschmerzen; im Liegen asymptomatisch!	Urogramm und Stehaufnahme, Isotopennephrogramm, Sonographie, LDH im Urin im Stehen (tags und nachts) und Liegen	Doppelnieren, Wirbelsäulenveränderungen	Nephropexie, falls Diagnose zweifelsfrei gesichert

Tabelle 1.2 (Fortsetzung)

Bezeichnung	Definition	Symptome	Diagnostik	Differential-diagnose	Therapie
b) *Thorakalniere*	Partielle oder komplette Lage einer Niere oberhalb des Zwerchfells	Meist asymptomatisch	Röntgenthorax in zwei Ebenen, Urogramm	Intrathorakaler Prozeß	Keine Therapie
c) *Beckenniere*	Lage der Niere im Becken mit Versorgung aus den umliegenden Gefäßen	Meist asymptomatisch; gelegentliches Geburtshindernis; erhöht infektgefährdet	Urographie, Sonographie, evtl. CT, retrograde Darstellung nur unter hochaseptischen Kautelen	Nierenagenesie, Tumor im Becken, Gravidität	Kausale Therapie nicht möglich; gelegentlich symptomatische Behandlung
3. Formveränderungen					
a) *Hufeisenniere*	Verschmelzung beider Nieren am unteren Pol mit Malrotation	Meist asymptomatisch; selten Druckgefühl im Rücken und Oberbauch	Urogramm, Sonogramm, CT, Angiographie	Tumoren, gekreuzte Dystopie	Bei Symptomen operative Durchtrennung der Parenchymbrücke nach Angiographie
b) *Gekreuzte Dystopie*	Lage der Niere auf der Gegenseite unterhalb der normotopen anderen Niere	Meist asymptomatisch	Urogramm, Sonographie, CT, Angiographie	Tumoren, Nierenagenesie, Doppelnieren	Keine spezielle Therapie
c) *Malrotation*	Drehung der Niere nach dorsal	Gelegentliche Abflußstörungen	Urogramm, ING, Sonogramm, CT	Zystische Prozesse, Tumoren, Ureterabgangsengen	Ggf. operative Korrektur des Ureterabgangs
d) *Zwergniere/Nierenagenesie*	Völliges oder teilweises Fehlen einer Niere	Meist asymptomatisch; gelegentlich Hypertonie	Urogramm, ING, Sonogramm, CT, Angiogramm, retrograde Darstellung	Beckenniere, Hufeisenniere	Ggf. operative Entfernung der Nierenreste
c) *Doppelniere*	Zwei Organanlagen in einer Niere	Gelegentlich rezidivierende Harnwegsinfektion, Druckschmerz	Urogramm, Sonogramm, retrograde Darstellung, ING	Hydronephrosen, zystische Veränderungen	Falls symptomatisch, ggf. Entfernung des nicht funktionierenden Anteils
Ureter					
Ureter fissus	Partielle Duplikatur des Ureters bei Doppelniere	Oft asymptomatisch, gelegentl. Druck, rezidivierende Harnwegsinfektion (JoJo-Reflux)	Urographie, retrograde Darstellung, ING	Ureter duplex	In der Regel nicht therapiebedürftig
Ureter duplex	Komplett gedoppelter Ureter bei Doppelniere	Wie Ureter fissus	Wie Ureter fissus	–	Bei Refluxen Ureterreimplantation
Ureterozele	Ballonartige Mündung des Ureters in die Blase	Stauungsschmerzen, rezidivierende Harnwegsinfektion, Blasenentleerungsstörungen	Urographie, Zystoskopie	Megaureteren, Blasendivertikel	Ggf. endoskopische Schlitzung oder Resektion mit Ureterreimplantation
Retrokavaler Ureter	Hinter der V. cava verlaufender Ureter	Meist asymptomatisch	Urogramm, retrograde Darstellung	Megaureter	Keine spezielle Therapie erforderlich

Tabelle 1.2 (Fortsetzung)

Bezeichnung	Definition	Symptome	Diagnostik	Differentialdiagnose	Therapie
Megaureter a) primär b) sekundär	a) angeborene, b) obstruktiv bedingte Erweiterung des Ureters	Gelegentlich Stauungssymptomatik, rezidivierende Harnwegsinfektion	Urographie, Sonogramm; retrograde Darstellung	Durch Obstruktion bedingte Stauung des Hohlraumsystems	Bei Symptomen: Modelage
Unterer Harntrakt					
Urethralklappen	Klappenförmige Schleimhaut am Colliculus seminalis	Obstruktion der Blase und des oberen Harntraktes	Urographie, Miktionsurethrozystographie, Urethroskopie	Urethralstrikturen	Endoskopische Schlitzung
Kongenitale Harnblasendivertikel	Angeborene Ausstülpungen der Blasenwand	Rezidivierende Harnwegsinfektion, gelegentlich Steine	Röntgen, Sonographie, Zystoskopie	Erworbene Divertikel	Operative Entfernung
Hypospadie	Mündung der Urethra unterhalb der Spitze der Glans penis	Je nach Ausbildungsgrad	Inspektion	Intersexformen	Je nach Ausmaß: operative Korrektur
Epispadie	Mündung der Urethra auf der Dorsalseite des Penis	Je nach Ausmaß	Inspektion	Blasenekstrophie	Je nach Ausmaß
Blasenekstrophie	Offenliegende Blase mit klaffendem Sphinkter und Harnröhre, offene Symphyse	Nässende, offenliegende Blase, „Watschelgang"	Inspektion		Möglichst frühzeitige operative Korrektur

2 Physiologie und Pathophysiologie des Harntraktes

J. Rassweiler, M. Manning, K. Miller

2.1 Physiologie 47
2.1.1 Urinproduktion 47
2.1.2 Harnstoff und seine Exkretionsmechanismen 50
2.1.3 Renale Clearance 50
2.1.4 Harnabtransport und -ausscheidung 50
2.1.5 Endokrine Funktionen der Niere 52
2.1.6 Sexualfunktion 52

2.1.7 Erektion und Ejakulation 53
2.2 Akutes Nierenversagen 54
2.3 Chronische Niereninsuffizienz 57
2.4 Harnabflußstörungen (obstruktive Uropathie) 60
2.5 Renale Hypertonie 62

2.1 Physiologie

Der Harn- und Geschlechtsapparat hat im Rahmen von Stoffwechsel und Homöostase des Körpers folgende Aufgaben zu erfüllen:

Exokrin:

- Ausscheidung von Stoffwechselprodukten (z.B. Harnstoff, Kreatinin, Harnsäure),
- Regulation des Elektrolyt- und Mineralhaushaltes (Isoionie),
- Aufrechterhaltung des Wassergehaltes (Isohydrie) und osmotischen Druckes (Isotonie),
- Aufrechterhaltung des Säure-Basen-Gleichgewichtes (gemeinsam mit Lunge und Pufferproteinen im Blut; vgl. Kapitel 4 und 9.6),
- Ausscheidung von Fremdsubstanzen und ihren Abbauprodukten (z.B. organische Säuren, Kontrastmittel).

Endokrin:

Harnorgane
- Regulation des Blutdrucks über den Renin-Angiotensin-Mechanismus (Macula densa, juxta-glomerulärer Apparat),
- Förderung der Bildung von Erythrozyten und Hämoglobin durch das Hormon Erythropoetin,
- Regulation des Kalziumhaushaltes durch Aktivierung von Vitamin D.

Geschlechtsorgane (Gonaden):
- Steuerung der pubertären Entwicklung, der embryonalen Differenzierung und des Sexualverhaltens (Libido) durch Produktion der gonadalen Hormone Testosteron bzw. Östrogen und Progesteron (im Regelkreis mit Hypothalamus – Hypophyse),
- Gewährleistung der Fortpflanzung durch Produktion und Transport der Keimzellen (Sperma, Eizelle).

2.1.1 Urinproduktion

Die Urinproduktion erfolgt in der kleinsten Funktionseinheit der Niere, dem *Nephron* (Abb. 2.1). Es setzt sich aus Glomerulus mit Kapillarschlingen und Bowman'scher Kapsel, proximalem Tubulus (Hauptstück), Henle'scher Schleife, distalem Tubulus (Mittelstück) und Sammelrohr zusammen. Eine gesunde Niere besitzt etwa 2 Mio. Nephrone. Eine entscheidende Rolle für die Bildung des Primärharns spielt die Autoregulation der Nierendurchblutung.

Autoregulation der Nierendurchblutung

Die Nierendurchblutung beträgt 20% des Herzminutenvolumens, d.h., in 24 h fließen ca. 1500 l Blut durch die Nieren. Dabei wird die renale Perfusion durch **Autoregulation** auch bei großen Blutdruckschwankungen konstant gehalten (Abb. 2.2): Der renale Plasmafluß steigt bis zu 90 mmHg systolisch und bleibt dann bis 190 mmHg konstant.

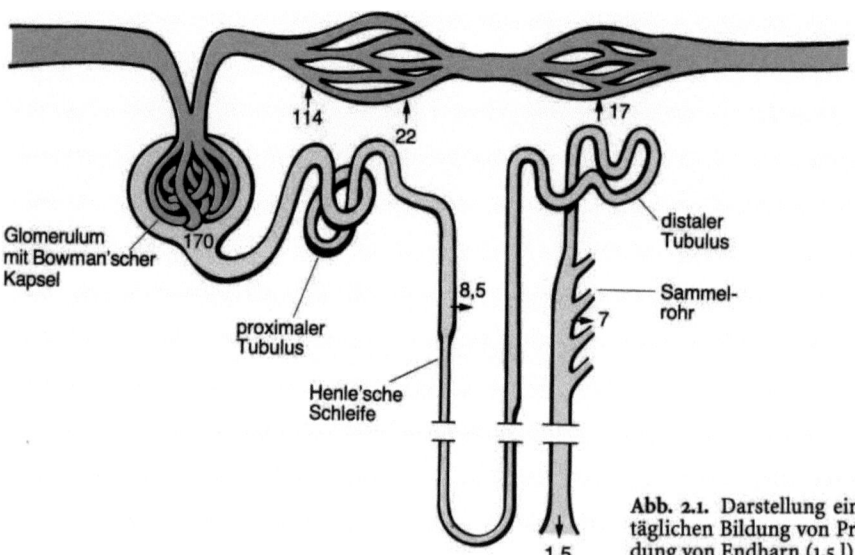

Abb. 2.1. Darstellung eines Nephrons mit Angaben der täglichen Bildung von Primärharn (170 l) und Ausscheidung von Endharn (1,5 l). (Nach Bartels 1983)

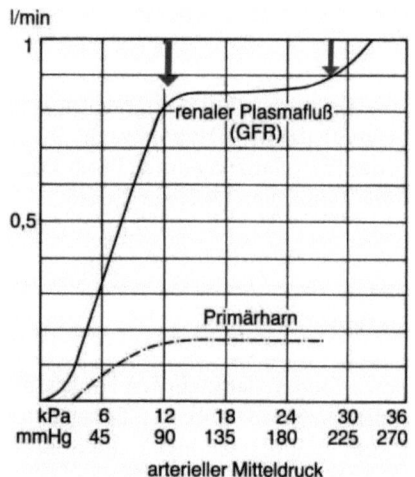

Abb. 2.2 Autoregulation des renalen Plasmaflusses (GFR) der Niere: Unabhängig vom Blutdruck bleiben GFR und Primärharnbildung zwischen 90 und 190 mmHg konstant

Man unterscheidet drei Prozesse der Harnbildung (Abb. 2.3):

- **Filtration:** Alle Moleküle bis zu einem Molekulargewicht von 60 000 (kleiner als Hämoglobin, Albumin) werden in den Gloméruluskapillaren filtriert.
- **Resorption:** Im Hauptstück der Nierenkanälchen werden vor allem Wasser, Elektrolyte, Glucose und Harnstoff resorbiert.
- **Sekretion:** Im distalen Tubulus werden Kalium, Kreatinin, PAH, Kontrastmittel, Penicillin aktiv sezerniert.

Am Anfang der Urinproduktion steht die **Ultrafiltration.** Hierunter versteht man die Bildung von täglich etwa 170 l Primärharn in den Glomeruli. Dies entspricht einer Primärharnbildung oder glomerulären Filtrationsrate (GFR) von 125 ml/min. Der **effektive Filtrationsdruck** liegt bei 10 mmHg, er errechnet sich aus dem Blutdruck im Vas afferens (60 mmHg) abzüglich des kolloidosmotischen Druckes (15 mmHg) und des hydrostatischen Druckes in der Bowman'schen Kapsel (35 mmHg).

Von den 170 l Primärharn werden letztendlich nur 1,5 l als Urin ausgeschieden. Die Konzentrierung des Primärharns erfolgt im Röhrensystem von Tubuli, Henle'scher Schleife und Sammelrohr.

Die Rückresorption kann aktiv oder passiv erfolgen. Eine **passive Rückresorption** trifft vor allem für Wasser im proximalen Tubulus zu. Das aus den Gloméruluskapillaren abfließende Blut besitzt nach der Filtration eine hohe Eiweißkonzentration mit entsprechend hohem kolloidosmotischen Druck. Dadurch wird dem proximalen Tubulus Wasser (Primärfiltrat) per diffusionem in die peritubulären Gefäße entzogen: Es kommt zu einer Reduktion des Primärharns auf 20 % (Abb. 2.1).

Die **aktive Resorption,** d.h., der aktive Transport von Natrium-, Kalium- und Chloridionen, spielt erst im distalen Tubulus – im Sinn einer Feinregulation – eine entscheidende Rolle. Bei der Henle'schen Schleife kommt der aktiven Natrium- und Chloridresorption aus dem aufsteigenden Schenkel als Motor des Gegenstromprinzips eine wichtige Bedeutung zu, die dadurch zu einer weiteren Harnkonzentrierung führt. Aufgrund der engen Verbindung zwischen Natrium-Ionen und Wassertransport kann durch Betätigung der ATP-abhängigen Natriumpumpe der extrazelluläre Wasserhaushalt reguliert werden. Daher ist dies auch ein wichtiger Angriffspunkt für zahlreiche Diuretika (Tab. 2.1).

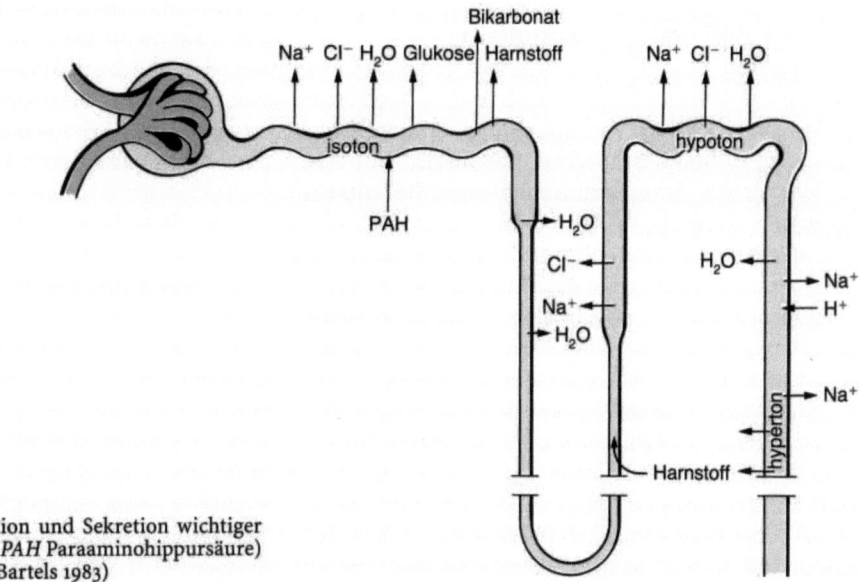

Abb. 2.3 Hauptorte der Absorption und Sekretion wichtiger Substanzen (Elektrolyte, Wasser, *PAH* Paraaminohippursäure) im Verlauf des Nephrons. (Nach Bartels 1983)

Eine **hormonelle Regulation** der Wasserrückgewinnung erfolgt schließlich in den letzten Abschnitten des distalen Tubulus und im Sammelrohr. Hier bewirkt das antidiuretische Hormon (ADH) der Hypophyse eine verstärkte Wasserrückresorption (Antidiurese) durch Erhöhung der Wasserpermeabilität der Tubuluszellen. Aldosteron wiederum führt zu einer vermehrten Natriumresorption bei gleichzeitiger Kalium- und Protonensekretion. Es wird über den Renin-Angiotensin-Mechanismus bei Natriummangel und verminderter Nierendurchblutung ausgeschüttet.

Formen der Diurese

Eine gute **Diurese** ist bei den meisten urologischen und zahlreichen internistischen Erkrankungen (z. B. zum Ausschwemmen von Ödemen oder zur Unterstützung der Therapie eines Harnwegsinfektes) erwünscht. Physiologischerseits unterscheidet man zwei Formen der Diurese.

Eine **Wasserdiurese** entsteht nach erhöhter Wasserzufuhr (z. B. Wasserstoßtherapie zur Steinaustreibung) über eine regulatorische Hemmung des ADH mit konsekutiver Verminderung der Wasserrückresorption im **distalen** Tubulus.

Demgegenüber ist bei der **osmotischen Diurese** die Wasserrückresorption aus dem proximalen Tubulus vermindert, weil der Primärharn in diesem Fall (z. B. erhöhte Natriumzufuhr, Mannitol, Diabetes mellitus) eine zu hohe Konzentration an nicht-resorbierten wasserbindenden Molekülen besitzt.

Eine Übersicht über Angriffspunkte und Wirkungsmechanismen der wichtigsten therapeutischen Diuretika ist in Tabelle 2.1 zusammengestellt.

Tabelle 2.1. Wichtigste Diuretika mit renalen Angriffspunkten und Wirkungsmechanismen

Präparat	Generic	Angriffspunkt	Wirkungsmechanismus
Mannitol®	Mannit	Proximaler Tubulus	Osmotische Diurese
Esidrix®	Thiazid	Distaler Tubulus (pars proximalis)	Natriurese, Kaliurese (cave: Hypokaliämie)
Dytide H®	Thiazid/ Triamteren	Distaler Tubulus Distaler Tubulus (pars distalis)	Natriurese, Kaliurese Kaliumretention, Natriurese
Moduretik®	Thiazid/ Amilorid	Distaler Tubulus Distaler Tubulus (pars distalis)	Natriurese, Kaliurese Kaliumretention, Natriurese
Lasix®	Furosemid	Henle'sche Schleife	Hemmung der Natriumresorption, Steigerung der Nierendurchblutung
Osyrol® Aldactone®	Spironolacton	Distaler Tubulus/ Sammelrohr	Aldosteronantagonist, Kaliumretention (cave: Hyperkaliämie)

2.1.2 Harnstoff und seine Exkretionsmechanismen

Für die Ausscheidung von Harnstoff, dem wichtigsten Abbauprodukt des Eiweißstoffwechsels, sind verschiedene renale Transportmechanismen bedeutsam (Abb. 2.3).

Als niedermolekulare Substanz wird Harnstoff zunächst uneingeschränkt filtriert und infolge der Wasserrückresorption im proximalen Tubulus konzentriert. Dieses Konzentrationsgefälle zwischen Tubulus und Interstitium bewirkt eine **Harnstoffdiffusion** in das Blut, also eine passive Rückresorption. Im distalen Tubulus liegen umgekehrte Konzentrationsverhältnisse vor, so daß Harnstoff wieder in die Sammelrohre eintritt. Die Harnstoffclearance ist dabei diureseabhängig, da die Diffusionsvorgänge Zeit benötigen: Je höher der Harnfluß mit entsprechendem Filtrationseffekt, um so weniger Harnstoff wird rückresorbiert und entsprechend mehr ausgeschieden. Bei ungenügender Elimination erfolgt außerdem eine Sekretion von Harnstoff in das Tubuluslumen.

2.1.3 Renale Clearance

Die Klärfunktion der Nieren für einen Stoff im Blutplasma wird durch die *renale Clearance* (C) quantifiziert. Der Wert gibt den Teil des renalen Plasmaflusses an, der pro Minute von einem bestimmten Stoff (S) befreit wird. Zur Bestimmung der Clearance benötigt man die Plasmakonzentration des Stoffes P(S), seine Konzentration im Sammelurin U(S) und das Harnzeitvolumen $\dot{V}$ (V/min).

$$C(S) = \frac{U(S) \cdot \dot{V}}{P(S)} \text{ (ml/min)}$$

Diese Bestimmungsmethode eignet sich zur Prüfung der Nierenfunktion, indem man Testsubstanzen verwendet, die nahezu vollständig von der Niere eliminiert werden, wie Insulin oder Paraaminohippursäure (PAH). Die PAH-Clearance stimmt bis auf 8% mit dem Nierenplasmafluß überein. Eine große Rolle in der klinischen Diagnostik spielt heute die **seitengetrennte Clearance** im Rahmen des Isotopennephrogramms, z.B. vor geplanter einseitiger Nephrektomie. Hierbei werden in der Nierensequenzszintigraphie die Anflutung, Sekretion und Exkretion von überwiegend tubulär sezerniertem radioaktivem 131 J- bzw. 123 J-Hippurat oder von Mercaptoacetyltriglycerin (Tc-MAG3) über beiden Nieren seitengetrennt gemessen. Normalerweise ist die Clearance zu 40–60% auf die rechte und linke Niere verteilt. Eine Indikation zur Nephrektomie bei benigner Nierenerkrankung wird bei einer Restfunktion unter 20% gestellt.

Mit einer **Diurese-Clearance** (Lasix-Wash Out-Clearance) kann eine Obstruktion von einer bloßen Ektasie des Nierenbeckenkelchsystems und Ureters unterschieden werden. Bei der Ektasie fällt im Gegensatz zur Obstruktion die Aktivitätskurve über der Niere nach Gabe eines Diuretikums (z.B. Lasix®) schnell ab.

2.1.4 Harnabtransport und -ausscheidung

Nierenbecken und **Harnleiter** bilden ein glattmuskuläres Hohlorgan. Die Kontraktionen des Pyeloureters laufen unter **myogener** Spontanaktivität (reflektorische Steigerung der Kontraktilität) und **neurogener** (70%) β1-sympathische Innervation ab. Hier liegt ein wichtiger Ansatzpunkt pharmakologischer Therapien. Während der Schwangerschaft findet sich eine erhöhte Ansprechbarkeit des beta-adrenergen Systems, was zu einer Dilatation des Ureters führt. Daher kann bei schwangerschaftsbedingter Harnstauung durch Gabe von Betablockern (z.B. Metoprololfartrat = Beloc®) und damit Hemmung der β1-Rezeptoren eine Tonisierung des Harnleiters ohne eine unerwünschte Wirkung auf den Uterus (überwiegend β2-Rezeptoren) erreicht werden. Bei normaler Diurese treten 3–6 peristaltische Ureterkontraktionen pro Minute mit einem Druck von 10–60 cm Wassersäule auf. Die Förderkapazität einer ureterorenalen Einheit (Nierenbeckenkelchsystem und Harnleiter) beträgt dabei etwa 40 ml/h, sie kann jedoch bei forcierter Diurese auf bis zu 100 ml/h ansteigen.

Essentiell für einen ungestörten gerichteten Harnabtransport ist ein **antirefluxiver Verschlußmechanismus zwischen Harnleiter und Blase**. Hierbei wirkt ein feines Zusammenspiel mehrerer anatomischer und funktioneller Komponenten:

Der Harnleiter durchsetzt beide Schichten der Blasenmuskulatur im Hiatus uretericus und verläuft dann bis zum Ostium submukös. Innerhalb dieser intramuralen Strecke ist der Harnleiter von einer Faszie umgeben (Waldeyer'sche Scheide). Dabei endet die Harnleitermuskulatur nicht am Ostium, sondern verläuft weiter als M. trigono-urethralis (Bellscher Muskel). Dieser zieht beim Mann bis zum Colliculus seminalis. Gleichzeitig strahlen auch Fasern der Waldeyer'schen Scheide in die Trigonummuskulatur aus.

Einerseits komprimiert ein erhöhter **Blaseninnendruck** die submuköse Harnleiterstrecke im Sinn eines **passiven Ventilmechanismus**. Darüber hinaus kann die **Blasenmuskulatur** im Bereich des Hiatus uretericus als Sphinkter wirken, ohne jedoch allein einen Reflux zu verhindern. Als **aktiver Verschlußmechanismus** wirkt der Bell'sche Muskel, der während der Miktion das Ostium gegen den Blasenauslaß zieht und damit zu einer Verlängerung der submukösen Harnleiterstrecke und gleichzeitig zu einer Kontraktion des Maschennetzes der Waldeyer'schen Scheide führt.

Die **Harnblase** ist ein muskulomembranöses Sammelorgan (Niederdruckreservoir) für den Urin. Die Kapazität der gesunden Blase liegt zwischen 300 und 500 ml, kann aber in Extremfällen (Überlaufblase) weit über 1 l betragen. Sie ist wie die gesamten ableitenden Harnwege mit Übergangsepithel ausgekleidet. Die daran anschließende glatte Muskulatur wird vom vegetativen Nervensystem versorgt: Unter dem Einfluß des Sympathikus (α-Rezeptoren) erschlafft die Blasenwandmuskulatur (M. detrusor), und der glatte innere Sphinkter am Blasenhals kontrahiert. Bei erhöhtem Parasympathikotonus erschlafft der Sphincter internus, und der Detrusor kontrahiert zusammen mit dem M. trigonourethralis.

Miktion: Bei einem Füllungsvolumen von etwa 300–400 ml tritt ein starker Harndrang auf. Dehnungsrezeptoren erregen über das Reflexzentrum der Blase im Sakralmark den Detrusor und die Blase kontrahiert (Blaseninnendruck ca. 60–90 cm Wassersäule). Gleichzeitig entspannt sich die Beckenbodenmuskulatur (äußerer Sphinkter). Durch Willkürinnervation des quergestreiften Sphincter externus kann das spontane Wasserlassen verhindert werden. Bereits das Kleinkind lernt, diesen Muskel zu steuern. Fehlentwicklungen dieser Miktionskontrolle können zu funktionellen Blasenentleerungsstörungen mit nächtlichem Einnässen (Enuresis nocturna) führen. Der Harnstrahl läßt sich mit Hilfe der Uroflowmetrie bestimmen (s. Kapitel 4.6). Physiologisch ist ein kurzer Anstieg und Abfall (Grenzwert 20 ml/s), bei subvesikaler Obstruktion (Prostataadenom, Harnröhrenstriktur, funktionell) findet sich eine flachere, plateauartige Flowkurve.

Hinsichtlich der pathologischen Miktionsformen spricht man bei gehäufter Miktion von **Pollakisurie**, schmerzhaftes Wasserlassen wird als **Algurie** oder **Strangurie** bezeichnet, eine allgemein erschwerte Miktion (Prostataadenom, Harnröhrenstriktur) wird **Dysurie** genannt. Die bei unvollständiger Blasenentleerung zurückbleibende Urinmenge wird als **Restharn** bezeichnet. Unter **Harnsperre** oder **-verhaltung** versteht man das völlige Unvermögen der Harnentleerung. Wird in diesem Fall die Blasenwand bis zur Grenze ihres Fassungsvermögens (Kapazität) überdehnt, kommt es zu einem partiellen Versagen des Schließmuskels, es entsteht die **Überlaufblase.**

Eine weitgehende Objektivierung der Detrusorfunktion ist mit der **Zystomanometrie** als urodynamische Funktionsprüfung gegeben (vgl. Kapitel 14.2).

In Tabelle 2.2 sind die wichtigsten Medikamente zusammengestellt, mit denen eine gestörte Blasenentleerung (neurogen, funktionell, obstruktiv) behandelt werden kann.

Eigenschaften des Urins
(vgl. hierzu Kapitel 4)

Der Urin-pH liegt im leicht sauren Bereich (pH 5–6), bei bestehendem Harnwegsinfekt wird er meist alkalisch. Die Farbe ist je nach Konzentration (spezifisches Gewicht > 1015) hell- bis dunkelgelb.

An **organischen Substanzen** werden täglich etwa 30 g Harnstoff, 1 g Harnsäure und 2–3 g Kreatinin ausgeschieden. Als **anorganische Ionen** finden sich Natrium, Kalium, Kalzium, Magnesium und Ammoniak, die häufigsten Salze sind Chloride, Sulfate, Phosphate, Karbonate, Oxalate und Urate. Die Ausscheidungsmengen dieser Substanzen sind stark nahrungsabhängig. Glucose findet sich nicht im Urin gesunder Patienten. In kleinen Mengen wird dagegen Urobilinogen ausgeschieden.

Tabelle 2.2 Zusammenstellung der wichtigsten Präparate zur medikamentösen Therapie der Blasenentleerungsstörung (neurogen, funktionell, obstruktiv)

Indikation	Präparat	Generic	Mechanismus
Detrusordämpfung (Pollakisurie, Urge-Inkontinenz)	Spasuret® Lioresal® Dridase®	Flavoxat Baclofen Oxybutinin	Parasympathikolytikum Ganglienblocker Anticholinergikum
Detrusortonisierung* (Blasenatonie)	Ubretid® Doryl®	Distigminobromid Carbachol	Parasympathikomimetikum Cholinergikum
Sphinkterdämpfung (autonome Blase, Detrusor-Sphinkter-Dyssynergie)	Dibenzyran®	Phenoxybenzamin	α-Sympathikolytikum
Spinktertonisierung (Streßinkontinenz)	Gutron®	Midodrin	α-Sympathikomimetikum
Dämpfung des externen Sphinkters (funktionelle Entleerungsstörung)	Valium®	Diazepam	Muskelrelaxans

* (nur nach Ausschluß einer infravesikalen Obstruktion)

2.1.5 Endokrine Funktionen der Niere

Erythropoetin, ein Glycoproteid, ist ein Gewebshormon. Aus dem juxtaglomerulären Apparat wird bei Anämie und Hypoxie Erythrogenin freigesetzt, das wiederum Erythropoetin aktiviert. Dieses steigert die Erythropoese und Hämoglobinsynthese. Synthetische Analoga wie z. B. Erypo 2000® (α-Erythropoetin) oder Recormon® (β-Erythropoetin) können therapeutisch eingesetzt werden. Die Synthese eines bei renaler Anämie therapeutisch nutzbaren Analogons ist bisher leider nicht gelungen.

Vitamin D wird als Provitamin (7-Dehydrocholesterin) mit der Nahrung aufgenommen und dann in der Haut unter UV-Licht zum Cholecalciferol (Vitamin D_3) umgewandelt. In der Leber erfolgt anschließend eine erste Hydroxylierung zum 25-OH-Cholecalciferol, das Endprodukt 1,25-OH-Cholecalciferol entsteht durch eine zweite Hydroxylierung in der **Niere.** Das in der Leber gebildete 25-OH-Cholecalciferol wirkt vor allem am Skelett (Mineralisation, Kalziummobilisation), während der Hauptangriffspunkt des renalen 1,25-OH-Cholecalciferols am Darm (Kalziumresorption) liegt. Folgen des Vitamin-D-Mangels bei Niereninsuffizienz sind eine Hypokalzämie (verminderte Kalziumresorption) mit renaler Osteodystrophie und sekundärem Hyperparathyreoidismus.

Parathormon verhindert die Rückresorption von Phosphat.

Zum **Renin-Angiotensin-Aldosteron-Mechanismus** s. Kapitel 2.5.

2.1.6 Sexualfunktion

Sexualentwicklung und Pubertät des Mannes

Das wirksamste männliche Sexualhormon ist **Testosteron,** das in den interstitiellen Leydigzellen der Hoden gebildet wird. Die Freisetzung von Testosteron wird über Gonadotropine des Hypothalamus (FSH-RH, LH-RH) gesteuert, die auf die Produktion der Hormone FSH und LH (bzw. ICSH) im Hypophysenvorderlappen einwirken.

FSH fördert die Samenbildung, LH(ICSH) stimuliert die Testosteronproduktion.

Testosteron kann als Transportform des Androgens angesehen werden, in der Blutbahn ist es an das sexualhormonbindende Hormon gebunden. An der Membran der Targetzelle wird Testosteron aus seiner Eiweißbindung freigesetzt und von der Zelle aufgenommen. Im Zytoplasma wird es sehr rasch in seine biologisch aktive Form 5α-Dihydrotestosteron (DHT) reduziert, an einen zytoplasmatischen Rezeptor gebunden und in den Zellkern eingeschleust.

Testosteron entfaltet seine Wirkung erstmals in der frühen Embryonalphase (ab 7. Woche) im Rahmen der **Geschlechtsdifferenzierung.** Androgene fördern die Ausbildung männlicher und unterdrücken die Ausbildung weiblicher Geschlechtsmerkmale. Eine Störung dieser Phase führt zu männlichen Pseudohermaphroditen.

Kurz vor Eintritt der Pubertät (ca. 13. Lebensjahr) setzt die nächste Produktionsphase von Testosteron mit folgenden Funktionen ein: Förderung des Körperwachstums (Wachstumsschub) mit Schluß der Epiphysenfugen, Reifung der Geschlechtsorgane (Penis, Samenblase, Hoden), Wachstum von Kehlkopf und Stimmbändern (Stimmbruch), Ausbildung der sekundären Geschlechtsmerkmale (Körper-, Achsel-, Gesichtsbehaarung). Außerdem fördert Testosteron zusammen mit LH(ICSH) die Spermiogenese.

Testosteronmangel **vor** der Pubertät führt zu unproportioniertem Riesenwuchs, **nach** der Geschlechtsreife zu Störungen der Spermiogenese und Infertilität (Hypogonadismus). Die *Normwerte* im Serum betragen für Testosteron 3–11 µ/l, für FSH 1,4–4,3 E/l und für LH(ICSH) 4,4–11 E/l.

Sexualhormone der Frau – weiblicher Zyklus

Die Produktion der weiblichen Sexualhormone erfolgt in den Ovarien (Follikel, Gelbkörper). Die wichtigsten sind **Östrogen** und **Progesteron,** die ebenfalls über den Regelkreis Hypothalamus (Gonadotropine) – Hypophyse (LH, FSH) kontrolliert werden.

Im Gegensatz zu den Androgenen spielen die weiblichen Sexualhormone bei der Geschlechtsdifferenzierung keine Rolle. Die **Geschlechtsreifung** ist jedoch hormonabhängig. Mit etwa 8 Jahren setzt die Östrogenproduktion ein. Sie führt zu einer Vergrößerung von Uterus und Ovarien, Wachstum der Brüste und Schambehaarung (sekundäre Geschlechtsmerkmale). Die erste Regelblutung (Menarche) tritt etwa im Alter von 13 Jahren auf.

In beiden Ovarien sind bei der Geburt etwa 1 Mio. Oozyten angelegt, wovon nach der Pubertät noch ca. 200 000 vorhanden sind. Während des fortpflanzungsfähigen Alters der Frau reifen etwa 400 Oozyten unter dem Einfluß des follikelstimulierenden Hormons FSH zu Eizellen. Nach dem Eisprung wird aus der Eianlage (Graaf'scher Follikel) der gestagenproduzierende Gelbkörper (Corpus luteum). Der **weibliche Zyklus** weist einen Rhythmus von durchschnittlich 28 ± 3 Tagen auf und wird in zwei Hauptphasen unterteilt, die **Proliferations-** (Follikelreifung, Eisprung) und die **Sekretionsphase** (Nidation bzw. Gelbkörperauf- und -abbau). Bei Nichtbefruchtung werden Uterusschleimhaut und Ei abgestoßen, und die 4–5 Tage dauernde Regelblutung (Menstruation) setzt ein. Die Körpertemperatur (Basaltemperatur) steigt 12 Tage nach dem Eisprung um 0,5 °C an und sinkt bei Nichtbefruchtung wieder ab.

Tabelle 2.3 Möglichkeiten und Wirkungsmechanismen der kontrasexuellen Therapie des Prostatakarzinoms

Substanz	Mechanismus	Testosteron im Serum	LH/FSH (ICSH) im Serum
LH-RH-Analoga (Carcinil®)	Leeren der Gonadotropinspeicher, Blockade der Gonadotropinsekretion	Initialer Anstieg, dann Abfall auf Kastrationswerte	Initial erhöht, dann niedrig
Reine Antiandrogene (Fugerel®)	Verdrängung des DHT am Rezeptorkomplex	Erhöht (gestörter Feedbackmechanismus)	Erhöht
Antiandrogene mit Gestagenwirkung (Androcur®)	Verdrängung des DHT am Rezeptorkomplex, antigonadotrop	Initial erhöht (gestörter Feedbackmechanismus), dann Abfall auf Subkastrationswerte (Gestagenwirkung)	Initial erhöht, dann niedrig
Plastische Orchiektomie	Elimination des androgenproduzierenden Gewebes	Erniedrigt	Erniedrigt

Klimakterium

Das Klimakterium der Frau setzt zwischen dem 45. und 50. Lebensjahr ein. Die Östrogenproduktion läßt nach, der FSH-Spiegel steigt entsprechend dem Regelkreis an. Regelblutungen werden unregelmäßiger, **Menopause** nennt man den Zeitpunkt der letzten Menstruation. Klimakterische Beschwerden äußern sich in Hitzewallungen, Schweißausbrüchen, Herzklopfen sowie psychischen Beschwerden (Depression, Reizbarkeit).

Beim älteren Mann nimmt die Testosteronproduktion meist nur langsam ab, so daß klimakterische Erscheinungen seltener sind. Sie treten nur auf, wenn die Androgenproduktion plötzlich absinkt. Das **Climacterium virile** beginnt ebenfalls etwa um das 50. Lebensjahr und ist durch Schlafstörungen, Hitzewallungen, Abnahme von Potenz und Libido gekennzeichnet. Histologisch finden sich eine Abnahme der Leydigzellen und eine peritubuläre Fibrose. Bei längerer Dauer eines Androgenmangels kann sich eine Osteoporose entwickeln. Die Therapie besteht in einer ausreichenden Substitutionsbehandlung.

Pathophysiologie der Androgene

Störungen des Androgenhaushaltes und damit der Fertilität können im Hodengewebe (Leydigzellen), in den Tubuli, im Hypothalamus-Hypophysen-System, im Androgentransport und am peripheren Androgenrezeptor liegen. Entsprechend dem Hormonstatus differenziert man einen hypergonadotropen Hypogonadismus (primäre Testesinsuffizienz) und einen hypogonadotropen Hypogonadismus (sekundäre Testesinsuffizienz).

Beispiele für den **hypergonadotropen Hypogonadismus** sind Kastration, Hodenatrophie, Sertolizellsyndrom, entzündliche Parenchymschädigungen (Mumpsorchitis), physikalische Noxen (Trauma, Röntgenstrahlung, Kryptorchismus), Chromosomenaberrationen (Klinefelter-Syndrom) und das Climacterium virile.

Ein **hypogonadotroper Hypogonadismus** kann durch einen funktionellen Gonadotropinausfall (Anorexie, Kachexie, Myxödem), Panhypopituitarismus und das adrenogenitale Syndrom bedingt sein (vgl. Kapitel 13).

Antiandrogene Therapie beim Prostatakarzinom

Das Prinzip der **kontrasexuellen Therapie** des Prostatakarzinoms besteht in der Verarmung des Tumorzellkernes an aktiviertem Dihydrotestosteron-Rezeptorkomplex. Dies ist durch verschiedene medikamentöse Eingriffe am Regelkreis Hypothalamus – Hypophyse – Hoden (Östrogene, Antiandrogene, LH-RH-Analoga) oder aber durch operative Ausschälung des Hodengewebes (plastische Orchiektomie) möglich, wobei die **plastische Orchiektomie** sicherlich das nebenwirkungsärmste, sicherste und kostengünstigste Verfahren darstellt (Tab. 2.3; vgl. Kapitel 7).

2.1.7 Erektion und Ejakulation

Der Vorgang der **Erektion** wird durch verschiedene sensorische Reize (audiovisuell, olfaktorisch, gustatorisch) sowie von Phantasie und Erinnerung stimuliert. Diese Reize werden über limbisches System und Hypothalamus dem **psychogenen Erektionszentrum** ($Th_{11} - L_2$) zugeführt. Taktile sensible Afferenzen aus der Genitalregion gelangen wiederum via N. dorsalis penis und N. pudendus zum **reflexogenen Erektionszentrum** ($S_2 - S_4$). Beide Erektionszentren wirken synergistisch und gehören zum Parasympathikus.

Durch Übertragung der nervösen sensorisch-sensiblen Impulse auf das vaskuläre System kommt es zur Erschlaffung der Intimapolster der Aa. helicinae (Rankenarterien), einer Vasodilatation und einer Drosselung arteriovenöser Kurzschlüsse. Dies führt zu einer Blutfülle der Corpora cavernosa, die durch Kontraktion der Trabekel eine zusätzliche Sogwirkung ausüben, und damit zur Erektion.

Bei der durch den **Sympathikus** gesteuerten **Ejakulation** lassen sich zwei Phasen unterscheiden,

- die Emission, d.h. die Bereitstellung der Samenflüssigkeit in der hinteren Harnröhre durch Kontraktion von Nebenhoden, Ductus deferens, Samenblase und Prostata bei partiellem Verschluß des Blasenhalses;
- die eigentliche **Ejakulation**, d.h. der Ausstoß des Spermas durch die Harnröhre mittels Kontraktion der Beckenbodenmuskulatur (M. bulbospongiosus) und kompletten Verschlusses des Blasenhalses.

Folgende *Normwerte* gelten für das **Ejakulat** bzw. **Spermiogramm** (5 Tage Karenz!): Menge 2,5–6 ml, Farbe weißlich-gelb, pH 7–8, Fructose 1200 µg/ml, 40–120 Mio. Spermien/ml, davon 60% gut beweglich, 60–70% Normalformen (vgl. Kapitel 13.2.2.1).

Bei fehlenden Spermien spricht man von **Aspermie**, bei weniger als 40 Mio./ml von **Oligozoospermie**. Finden sich mehr als 40% pathologische Formen, wird dies als **Teratozoospermie** bezeichnet. Bei weniger als 60% gut beweglichen Spermien handelt es sich um eine **Asthenozoospermie**. Der häufig bei Subfertilität auftretende komplexe Befund wird dementsprechend als **OAT-Syndrom** bezeichnet (vgl. Kapitel 13).

Retrograde Ejakulation
Traumatische oder operative Verletzungen sympathischer Fasern (z.B. im Rahmen der radikalen retroperitonealen Lymphadenektomie bei Hodentumoren), über auch endoskopische Eingriffe am Blasenauslaß (TUR der Prostata) führen zu einem gestörten Verschluß des Blasenausganges während der Ejakulation (Emissionsverlust) und damit zur **retrograden Ejakulation** in die Blase. Folge ist eine Impotentia generandi, im Gegensatz zur vollständigen Erektionsunfähigkeit nach traumatischer (Beckenbruch, Harnröhrenabriß) oder operativer (radikale Prostatektomie) Verletzung der parasympathischen periprostatisch verlaufenden Nn. erigentes.

2.2 Akutes Nierenversagen

Pathophysiologie

Unter einem akuten Nierenversagen (ANV) versteht man den plötzlichen, reversiblen Ausfall der Nierenfunktion. Ursächlich wird zwischen einem **prärenalen**, durch Zirkulationsstörung (Schock, Hypovolämie) bedingten ANV (70%), einem **renalen** (Glomerulonephritis, toxisch-allergisch) ANV (20%) und einem **postrenalen** (bilateraler Ureterverschluß, Blasenentleerungsstörung) ANV (10%) unterschieden (Abb. 2.4).

Morphologisches Substrat des ANV ist die Tubuluszellnekrose, insbesondere des proximalen Tubulus. Elektronenmikroskopische Befunde sprechen für folgenden Zusammenhang (Abb. 2.5): Ischämischer, toxischer, hypovolämischer oder uroobstruktiver Schaden der Nierenrinde führt zu einer fokalen oder diffusen Tubuluszellnekrose (vor allem des sauerstoffsensiblen proximalen Tubulus). Daraus resultiert ein Stillstand der aktiven Natriumrückresorption, es kommt zu einem unselektiven Flüssigkeitstransport mit Verlust des osmotischen Gradienten und einer Volumenüberladung des Tubulussystems. Dies hat wiederum eine beträchtliche Erhöhung des Filtrationsdruckes und damit eine Senkung der glomerulären Filtrationsrate (GFR) zur Folge. Die hohe intratubuläre Natriumkonzentration bewirkt über den Renin-Angiotensin-Mechanismus durch Drosselung des Vas afferens eine weitere Senkung der GFR. Damit schließt sich ein Circulus vitiosus (Abb. 2.5).

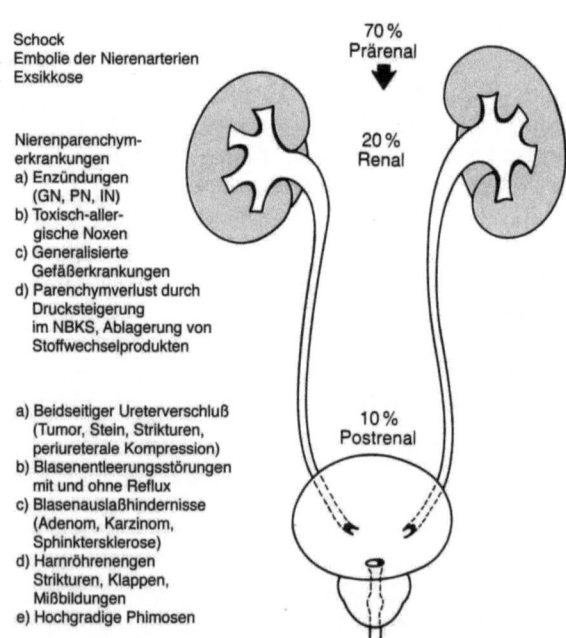

Abb. 2.4. Auslösende Faktoren eines akuten Nierenversagens (ANV). *NBKS* Nierenbeckenkelchsystem, *IN* interstitielle Nephritis, *GN* Glomerulonephritis, *PN* Pyelonephritis

2.2 Akutes Nierenversagen

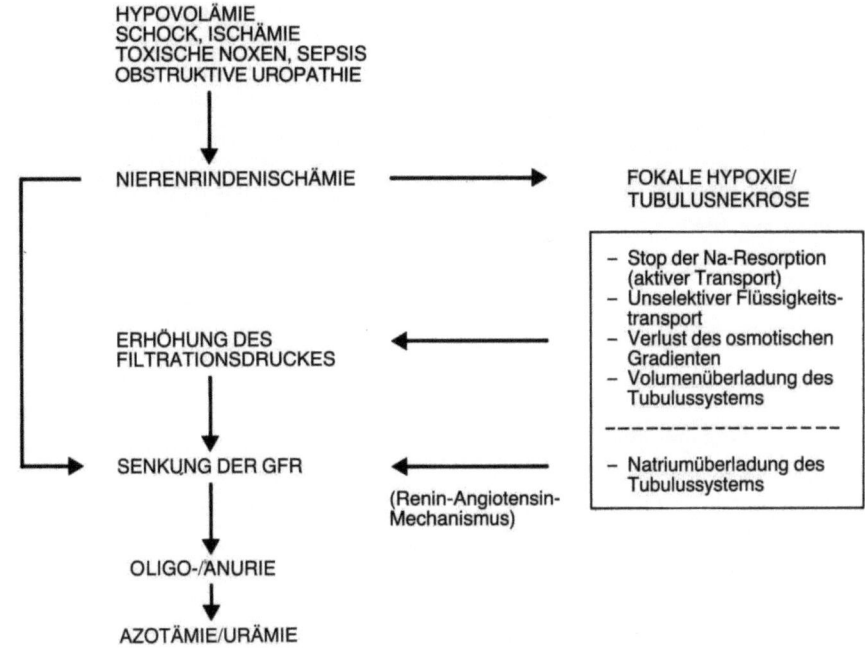

Abb. 2.5. Pathophysiologie des akuten Nierenversagens (ANV)

Symptomatik

Pathognomonisch ist die Oligurie (weniger als 500 ml/die) oder Anurie (weniger als 100 ml/die). Häufig führt bei Nichtbeachtung der Urinausscheidung erst die urämische (Spät-)Symptomatik zur Diagnose: periphere Ödeme, Lungenödem, Hirnödem (Bewußtseinstrübung, gesteigerte neuromuskuläre Erregbarkeit), Gastroenteritis mit Durchfällen. Vor allem bei postrenalem ANV können stauungsbedingte Flanken- oder Rückenschmerzen auftreten.

Diagnostik

Laborchemisch findet sich ein rascher Anstieg der Retentionswerte (Serumkreatinin, Harnstoff); gleichzeitig beobachtet man eine Hyperkaliämie (EKG-Veränderungen), ein Absinken der Harnosmolalität und eine metabolische Azidose.

Differentialdiagnostisch erlauben Ultraschall (Abb. 2.6) und Blasenkatheterismus die Abgrenzung einer postrenalen Ursache (leere Blase, gestautes Hohlsystem). Besteht der Verdacht auf ein **postrenales** ANV, ist die retrograde endoskopische Abklärung (Zystoskopie, retrogrades Pyelogramm) indiziert. Ein Infusionsurogramm ist bei Verdacht auf ein ANV wegen der hierdurch induzierten zusätzlichen Nierenparenchymschädigung bei fehlender diagnostischer Aussagefähigkeit (keine Kontrastmittelausscheidung) **absolut kontraindiziert**.

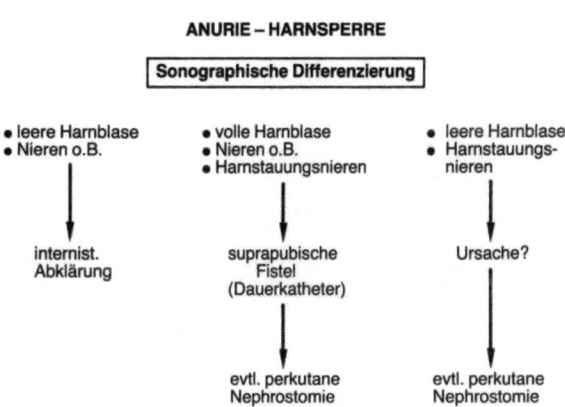

Abb. 2.6. Stellenwert der Sonographie bei der Differentialdiagnose Anurie – Harnsperre

Therapie

Zunächst Beseitigung der bekannten auslösenden Ursachen (Stabilisierung des Kreislaufs, Schocktherapie, Antidot, s. auch Kapitel 9); für das „urologische" postrenale ANV kann dies bedeuten:

- bei **Urosepsis** (Pyelonephritis, Steinpyonephrose) → operative Revision (Pyelotomie), Nephrostomie, Drainage, evtl. Nephrektomie

- bei **infrarenaler Obstruktion** (bilaterale Harnleistersteine, Uratverstopfung, retroperitonealer Tumor)

→ perkutane Nephrostomie, Ureterenkatheter (innerer Splint), Ureterorenoskopie (URS)

- bei **infravesikaler Obstruktion** (Prostataadenom, -karzinom, Harnröhrenstriktur)

→ suprapubische Blasenfistel, TUR, Urethrotomie

Weiterhin steht die Normalisierung des Flüssigkeitshaushaltes im Vordergrund (Bilanzierung, Säure-Basen-Gleichgewicht, Elektrolytausgleich, Humanalbumingabe). Kommt keine Diurese in Gang, ist der Einsatz von hochdosiertem Furosemid (500–1000 mg als Kurzinfusion) sowie Dopamin/Dobutrex (200–600 µg/min über den Perfusor) indiziert. Eine Hyperkaliämie kann durch orale Gabe von Berotec-Spray® (Beta-Rezeptoren, Angriffspunkt von Berotec®, regeln unter anderem den Kaliumeinstrom in die Zelle, wodurch die extrazelluläre Kaliumkonzentration sinkt) oder Resonium-Einläufe, die eine Kaliumresorption im Darm vermindern, behandelt werden. Ist diese Initialtherapie erfolglos (Serumkreatinin > 3 ml/dl, Urinosmolalität < 400 mosmol/l), Hyperkaliämie ≥ 6,0), muß kurzfristig die Hämo- bzw. Peritonealdialyse erfolgen.

Im Verlauf des ANV kommt es nach dem **oligoanurischen Stadium** im Rahmen der Schädigungsphase innerhalb einiger Tage bis Wochen zum **polyurischen Stadium**. Diese Zwangspolyurie ergibt sich aus einer Verschiebung des glomerulotubulären Gleichgewichtes in wieder funktionstüchtigen Nephronen. Es erfolgt jedoch keine Harnkonzentrierung (bzw. signifikante Natriumrückresorption), sondern eine **osmotische Diurese**, die Azotämie bleibt bestehen. Ein vergleichbarer Mechanismus gilt für die **Entlastungspolyurie** nach Behebung der Obstruktion, wobei in diesem Fall die Schädigung der Sammelrohre im Vordergrund steht. Erst nach ausreichender Restitution der Niere geht das polyurische in ein **normurisches Stadium** mit Abfall der Retentionswerte über (Abb. 2.7).

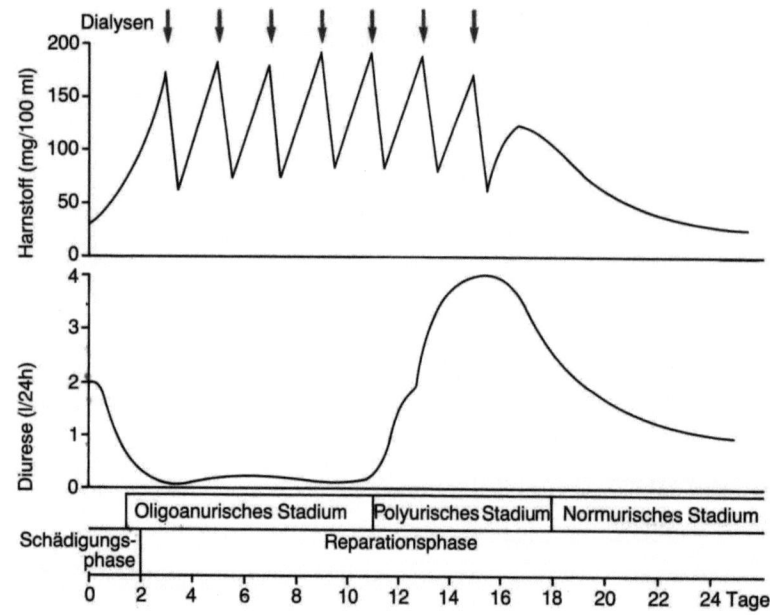

Abb. 2.7. Beispielhafter Verlauf eines akuten Nierenversagens: Reparationsphase mit oligoanurischem, polyurischem und normurischem Stadium. (Nach Sieberth 1982)

2.3 Chronische Niereninsuffizienz

Pathophysiologie

Die meisten Nierenerkrankungen können in einer Niereninsuffizienz enden. Dies gilt gleichermaßen für primäre Erkrankungen des Nierenparenchyms (Glomerulonephritis, Pyelonephritis, Zystennieren), indirekte Schädigungen durch Stoffwechselstörungen (diabetische Nephropathie, Gichtnephropathie), vaskuläre Erkrankungen (Nephrosklerose, Eklampsie, Sklerodermie), medikamentöse Schädigung (Phenacetinniere) und Harnabflußstörungen (Reflux, Obstruktion). Tabelle 2.4 zeigt eine Aufstellung der häufigsten zur terminalen Niereninsuffizienz führenden renalen Erkrankungen.

Tabelle 2.4. Häufigkeitsverteilung der zur terminalen Niereninsuffizienz führenden renalen Erkrankungen. (Nach Sieberth 1982)

Chronische Glomerulonephritis	52%
Chronische Pyelonephritis	18%
Zystennieren	8%
Renovaskuläre Schrumpfnieren	5%
Medikamentös bedingte Nephropathien	4%
Sonstige (genetisch, immunologisch, Tumoren)	13%

Aufgrund der physiologischen Funktionen der Niere sind bei der chronischen Niereninsuffizienz vier Faktoren zu unterscheiden:

1. Ausfall der exkretorischen Nierenfunktion (**kompensierte Retention** durch Adaptation intakter Nephrone – erhöhte glomeruläre Filtration, osmotische Diurese, Polyurie).
2. Störung der Homöostase im Wasser-Elektrolyt- und Säure-Basen-Haushalt [bis zu einer GFR von 5 ml/min (5%) durch Zwangspolyurie noch Wasser-Elektrolyt-Gleichgewicht; bei **terminaler Niereninsuffizienz** Lungenödem, Hypervolämie, hyperkaliämische Azidose].
3. Änderung der endokrinen Nierenfunktion (renale Anämie – Erythropoetinmangel, gesteigerte Hämolyse; renale Osteopathie – Vitamin D-Metabolismusstörung, sekundärer Hyperparathyreoidismus).
4. Einfluß der Azotämie auf übrige Organe [Urämiesyndrom (bei **dekompensierter Retention** Auftreten urämischer Erscheinungen, Polyneuropathie, Gastroenteritis, urämische Serositis, Impotenz, Herzrhythmusstörungen)].

Soll bei eingeschränkter Nierenfunktion eine antibiotische Therapie beispielsweise zur Behandlung eines gleichzeitig bestehenden Harnwegsinfekts durchgeführt werden, können *nur wenige* Substanzgruppen in *normaler* Dosierung gegeben werden. Hierzu zählen Chloramphenicol (Leukomycin®, Paraxin®), Clindamycin (Sobelin®), Doxycyclin (Supracyclin®, Vibramycin®) und Metronidazol (Clont®). *Kontraindiziert* sind hingegen Nitrofurantoine (Furadantin®), Nalidixinsäure (Nogram®) sowie einige Sulfonamide (z. B. Eusaprim®, Bactrim®). Nephrotoxische Chemotherapeutika in der Tumortherapie (Cisplatin, Methotrexat, Thiotepa, Dacarbazin, Plicamycin) müssen in ihrer Dosierung streng der Nierenfunktion angepaßt werden. Tabelle 2.5 gibt einen kurzen Überblick über Antibiotikagabe bei eingeschränkter Nierenfunktion.

Tabelle 2.5. Höchste empfohlene Einzeldosis bei Antibiotikatherapie eines 70 kg schweren Menschen in Abhängigkeit von der Nierenfunktion

Plasmakreatinin (mg/dl)	0,8	2,0	3,5	6,0
Penicilline:				
Ampicillin (Binotal®)	5 g	5 g	4 g	4 g
Azlocillin (Securopen®), Mezlocillin (Baypen®), Piperacillin (Pipril®)	5 g	5 g	4 g	3 g
Aminoglykoside:				
Tobramycin (Gernebcin®), Gentamycin (Refobacin®)	0,08 g	0,08 g	0,04 g	0,04 g
Gyrasehemmer:				
Ciprofloxacin (Ciprobay®)	0,25 g	0,25 g	0,25 g	0,12 g
Ofloxacin (Tarivid®)	0,2 g	0,2 g	0,1 g	0,1 g
Cephalosporine:				
Cefoxitin (Mefoxitin®), Cefamandol (Mandokef®)	2 g	2 g	2 g	1 g
Cefuroxim (Zinacef®)	1,5 g	1,5 g	1,5 g	0,75 g
Imipenem (Zienam®)	1 g	1 g	1 g	0,5 g

Symptomatik und Diagnostik

Aufgrund klinischer Symptomatik und laborchemischer Parameter unterteilt man die Niereninsuffizienz in vier Stadien (Tab. 2.6).

Therapie (vgl. Tab. 2.6)

Prinzipiell bestehen für niereninsuffiziente Patienten zwei Therapiemöglichkeiten: die Hämodialyse und die Nierentransplantation. Bei der Entscheidung, welche der beiden Therapieformen vorrangig anzustreben ist, spielen folgende Überlegungen eine Rolle:

- reduzierter Allgemeinzustand (Mobilität, Pflegefall) und Lebenserwartung (über 60 Jahre),
- limitierende Grunderkrankung (Malignom, Diabetes, maligner Hypertonus),
- Grad der Rehabilitation,
- Möglichkeit einer Heimdialyse (Intelligenz, häusliche Versorgung, ärztliche Überwachung).

Unter den möglichen Dialyseverfahren sind die extrakorporale Hämodialyse und die intrakorporale Peritonealdialyse die gängigsten Verfahren. Für die maschi-

Tabelle 2.6. Stadieneinteilung und Therapie der chronischen Niereninsuffizienz

Stadium	Retentionswerte	Symptome	Therapie
Eingeschränkte Leistungsbreite	Serumkreatinin bis 1,2 mg/dl Serumharnstoff bis 40 mg/dl	Evtl. Müdigkeit, Abgeschlagenheit	Antihypertensiv, erhöhte Flüssigkeitszufuhr
Kompensierte Retention	Serumkreatinin 1,3–8 mg/dl Serumharnstoff > 40 mg/dl	Verminderte Leistungsfähigkeit, Hypertonus, Pruritus, Nausea, Diarrhö	Antihypertensiv, erhöhte Flüssigkeitszufuhr, Eiweißrestriktion
Dekompensierte Retention	Serumkreatinin 8–12 mg/dl Serumharnstoff je nach Eiweißzufuhr	Urämisches Syndrom (Polyneuritis, Serositis, Nausea, Anämie, Hypertonus, Ödeme, Gastroenteritis, Osteomalazie, Herzinsuffizienz, Rhythmusstörungen, Pneumonie)	Antihypertensiv, Diuretika, Flüssigkeitsbilanz, Eiweißrestriktion, Antazida, Vitamin-D-Analoga, Kalziumsubstitution, Anabolika
Terminale Insuffizienz	Serumkreatinin über 12 mg/dl Serumharnstoff je nach Eiweißzufuhr	Urämisches Syndrom	Hämodialyse, Transplantation

nelle Hämodialyse muß ein großlumiger Gefäßzugang entweder temporär (z.B. Shaldon-Katheter aus Teflon in die Vena jugularis interna, femoralis oder selten subclavia) oder permanent in Form einer subkutanen arteriovenösen Fistel (Cimino-Shunt) geschaffen werden. Die Anlage eines Cimino-Shunt erfolgt in einer kurzen gefäßchirurgischen Operation, in der eine Anastomose zwischen A. radialis und V. cephalica antebrachii geschaffen wird. Für die intrakorporale Dialyse wird ein permanenter Peritonealkatheter gelegt, über den eine Dialyselösung wiederholt eingeführt und abgelassen wird. Die Peritonealdialyse kann ambulant erfolgen, erfordert jedoch eine hohe Compliance des Patienten und birgt das Risiko einer Peritonitis.

Vorteile der **Nierentransplantation** gegenüber der Dialysebehandlung sind die fehlende „Abhängigkeit von der Maschine" (Zeitverlust durch Dialyse, mangelnde Mobilität durch örtliche Gebundenheit an Dialysezentrum, schmerzhafte Fistelpunktionen, Fistelkomplikationen), fehlendes Dialyserisiko (z.B. Peritonitis bei Peritonealdialyse, Kreislaufkomplikationen), höhere Lebenserwartung, keine diätetischen und Flüssigkeitseinschränkungen, keine urämischen Komplikationen (Osteomalazie, Anämie, Impotenz). Die Nachteile liegen im Operationsrisiko, in der Gefahr der Transplantatabstoßung, den möglichen Komplikationen durch die immunsuppressive Therapie (Cyclosporin A, Cortison, Azathioprin, Cyclophosphamid, OKT3).

Nach vorherigem immunologischem Matching (HLA-Kompatibilität) wird die Spenderniere (Verteilung der Organe entsprechend Warteliste, Entnahmeort der Spenderniere und Gewebskompatibilität über *Eurotransplant* in Leyden) im kleinen Becken implantiert (Anastomosierung mit den Iliakalgefäßen, antirefluxive Harnleiterimplantation; Abb. 2.8–2.10). Bei Konservierung der Niere in einer speziellen Aufbewahrungslösung bei ca. 4 Grad Celsius (kalte Ischämie) können bis zu 24 h zwischen Explantation und Implantation des Organs liegen, ohne den Erfolg zu gefährden.

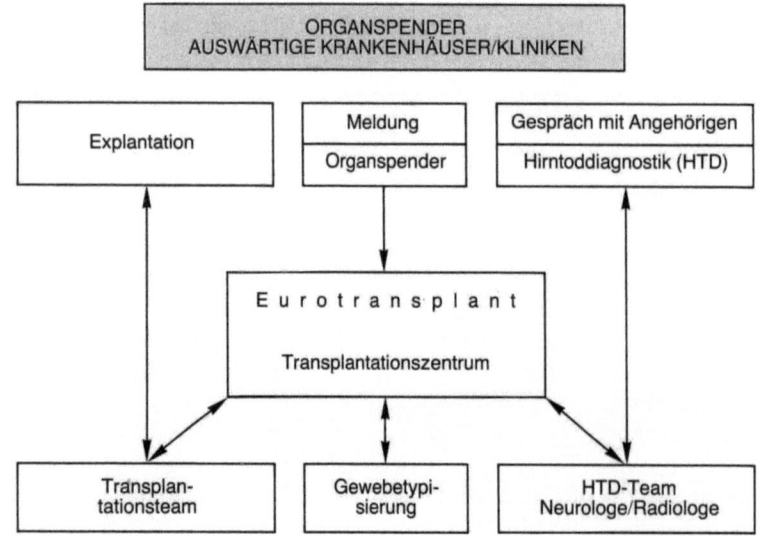

Abb. 2.8. Organisationsschema für Europa mit der Zentrale Eurotransplant in Leyden

2.3 Chronische Niereninsuffizienz

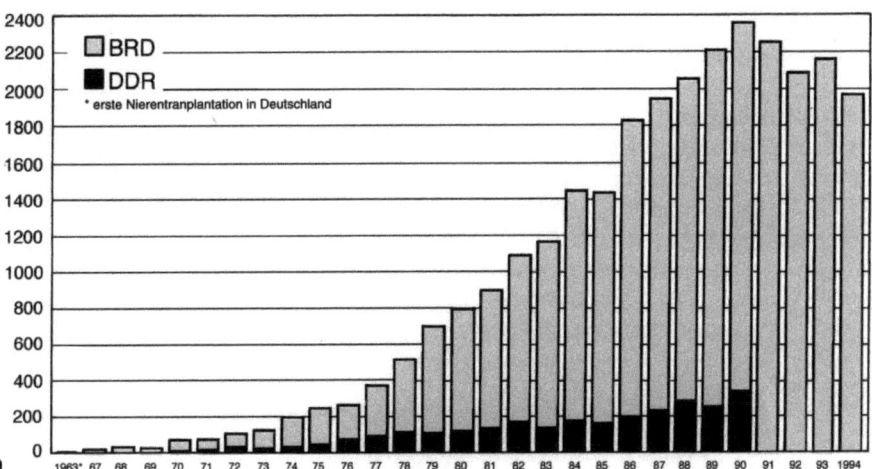

Abb. 2.9. a Entwicklung der Nierentransplantation in BRD und DDR. **b** Warteliste (WL) und Nierentransplantionen (NTX) 1979–1994 **c** Nierentransplantation (NTX) und Warteliste (WL) 1979–1994 pro Mio. Einwohner für die alten Bundesländer (ABL) und die neuen Bundesländer (NBL)

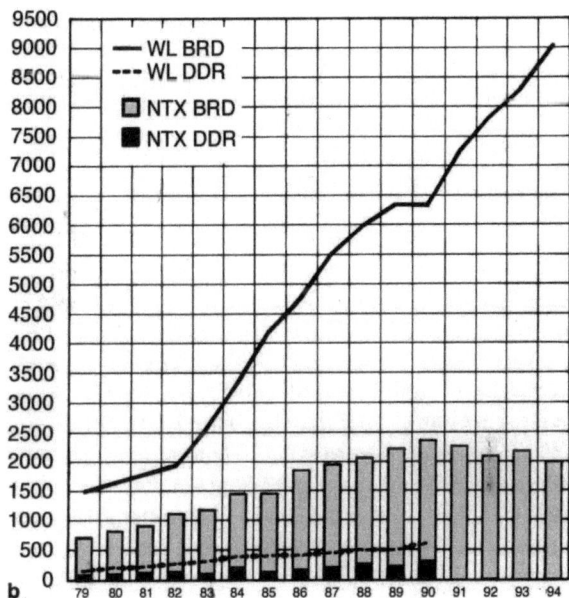
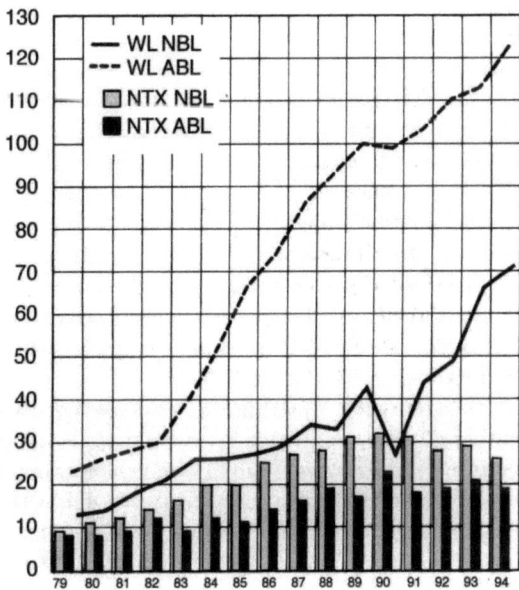

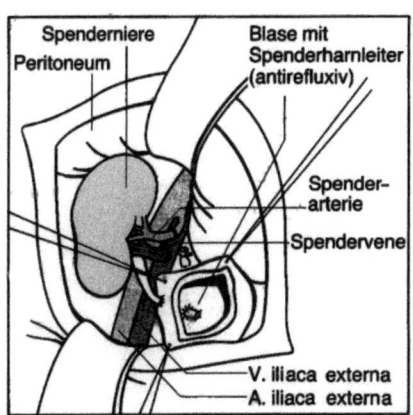

Abb. 2.10. Operationstechnik der Nierentransplantation. (Nach Dreikorn 1983)

Einer postoperativen Abstoßungsreaktion wird durch immunsuppressive Therapie mit Cyclosporin A, Azathioprin, Kortikosteroiden und Antikörpern gegen T3-Antigene der menschlichen T-Lymphozyten (OKT3) entgegengewirkt. Die wichtigsten Symptome einer akuten Transplantatabstoßung sind Hypertonus, Abnahme der Urinmenge, Fieber, Gewichtszunahme, schmerzhafte Vergrößerung des Transplantats. Diese läßt sich heute meist sicher mit Hilfe der Sonographie diagnostizieren, in Zweifelsfällen ist eine Stanzbiopsie oder Angiographie erforderlich. Die durchschnittlichen Transplantatüberlebensraten liegen zur Zeit bei 70–80% nach einem Jahr.

2.4 Harnabflußstörungen (obstruktive Uropathie)

Pathophysiologie

Harnabflußstörungen können auf jeder Ebene der ableitenden Harnwege auftreten (Abb. 2.11). Sie führen zu einem Druckanstieg (Obstruktion) im darüberliegenden Hohlsystem mit funktionellen Auswirkungen auf das tubuläre System und Alterationen des intrarenalen Gefäßsystems. Bei länger bestehender Obstruktion resultiert daraus eine Dilatation (Erweiterung) des Hohlsystems mit gleichzeitigem Untergang funktionstüchtigen Nierenparenchyms.

Mechanische Ursachen (akute und chronische Obstruktion)

Klassifikation

Mechanische Ursachen einer akuten oder chronischen **supravesikalen Obstruktion** sind in erster Linie Infundibulum- bzw. Harnleitersteine, es kommen jedoch auch tumorbedingte (Urothelkarzinom des Nierenbeckens und Harnleiters, Lymphknotenmetastasen), entzündliche (tuberkulös, retroperitoneale Fibrose) oder angeborene (Ureterabgangsenge, retrokavaler Ureter, V. ovarica dextra-Syndrom) Harnleiterstenosen in Frage.

Im Falle einer **akuten Obstruktion** des Harnleiters kommt es zunächst zur Steigerung von Tonus und Kontraktionsfrequenz, bei zunehmender Dilatation ist jedoch eine verschließende Peristaltik mit entsprechender Abnahme der Förderleistung (reversible Hydronephrose) nicht mehr möglich.

Bei **chronischer Obstruktion (obstruktive Uropathie)** resultieren daraus eine Verminderung der glomerulären Filtrationsrate (Parenchymkompression, erhöhter tubulärer Druck) und gleichzeitig eine Druckatrophie und interstitielle Fibrose des Nierenparenchyms (irreversible Hydronephrose) mit Gefäßrarefizierung (Abb. 2.12).

Vesikale mechanische Ursachen einer Harnentleerungsstörung sind ostiuminfiltrierende Blasentumoren oder eine ausgeprägte Fibrosierung der Blasenwand bei einer Strahlenschrumpfblase mit entsprechender Stenosierung des intramuralen Harnleiters.

Infravesikale Abflußstörungen (Prostataadenom, -karzinom, Sphinktersklerose, Harnröhrenstriktur, -klappe, -tumor, hochgradige Phimose) führen zunächst zur kompensatorischen Hypertrophie der Blasenwand (Balkenblase) mit Bildung von Pseudodivertikeln *(Stadium der Kompensation)*, im Spätstadium hingegen zur Bildung von Restharn und Auftreten einer Harnverhaltung *(Stadium der Dekompensation)*. Der erhöhte intravesikale Druck kann zur Insuffizienz der Ostien mit Ausbildung einer supravesikalen Einflußstörung und eines vesikoureteralen Refluxes führen (Tab. 2.7).

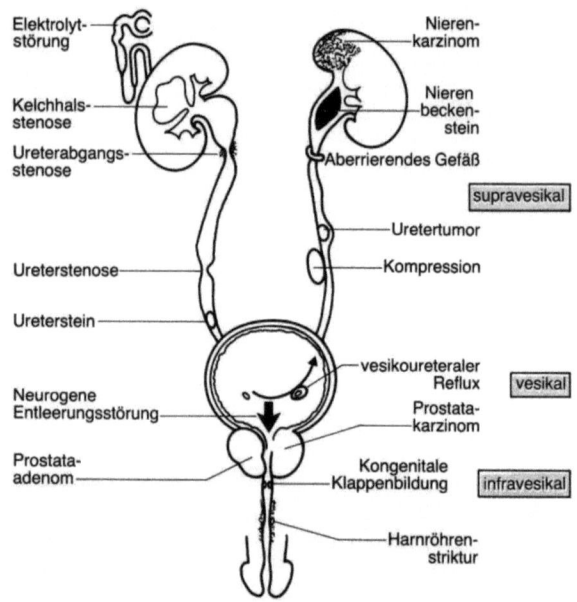

Abb. 2.11. Ursachen einer obstruktiven Uropathie

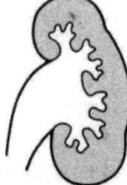

Stadium I
- unveränderte Nierengröße
- normale Perenchymbreite Abplattung der Papillen Ausweitung der Kelchnischen
- zunehmende Vergrößerung des Hohlsystems der Niere

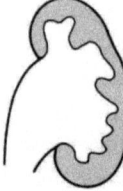

Stadium II
- Niere vergrößert Verschmälerung des Parenchyms vollständige Abplattung der Papillen

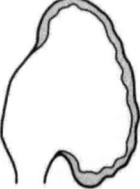

Stadium III

Parenchym nur noch als schmaler Saum abgebildet

Abb. 2.12. Gradeinteilung der Harnstauungsniere

Tabelle 2.7. Klassifikation des vesikoureteralen Refluxes

Primärer Reflux
- Trigonuminsuffizienz
- Anomalien der Harnleitermündung
  (Doppelureter, Ureterozele, Mündungsdivertikel)

Sekundärer Reflux
- Neurogene Blasenentleerungsstörung
  (spastische Blase, atonische Blase, Detrusor-Sphinkter-Dyssynergie)
- Infravesikale Obstruktion
  (Meatusstenose, Harnröhrenklappe, Blasenhalsstenose, Prostataadenom)
- Harnwegsinfekt
  (periureterales Ödem)
- Verletzung des Ostiums
  (Ostiumdachinzision, TUR, Harnleiterreimplantation, Ureterorenoskopie)

Symptomatik
Renale Abflußstörung: Flankenschmerz, Kolik, Fieber, Hämaturie. **Vesikale Abflußstörung:** schwacher Strahl, Überlaufinkontinenz, Pollakisurie, Dysurie, Rückenschmerzen (bilateral), Hämaturie.

Diagnostik
Sonographie (Restharn, Harnstauungsniere), Ausscheidungsurogramm (verzögerte Ausscheidung, Ektasie des Hohlsystems, funktionslose Niere, Abflußstopp durch Stein oder Tumor), retrogrades Pyelogramm, Zystoskopie, Nierenszintigraphie (seitengetrennte Funktion), Retentionswerte, Urinstatus. Beim differentialdiagnostischen Problem *Stein – Tumor* sollte eine Ureterorenoskopie durchgeführt werden.

Therapie
Bei **supravesikalen Abflußstörungen** abhängig von der Ursache der Harnstauung (s. Abb. 2.13). Bezüglich der übrigen Abflußstörungen vgl. Kapitel 8.

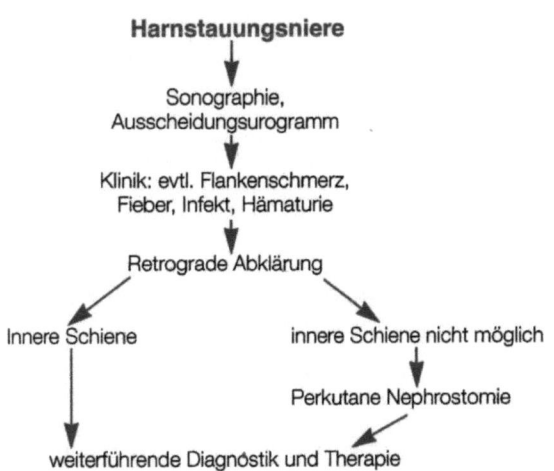

Abb. 2.13. Diagnostik und Akuttherapie der Harnstauungsniere

Dynamische Ursachen (vesikoureteraler Reflux)
Als **dynamische Ursache** einer Harnentleerungsstörung kommt neben der neurogenen Blasenentleerungsstörung (Detrusor-Sphinkter-Dyssynergie, autonome und spastische Blase) in erster Linie der **vesikoureterale Reflux** in Frage.

Klassifikation
Man unterscheidet zwischen primärem und sekundärem Reflux (Tab. 2.7). Am häufigsten ist der *primäre Reflux*, wobei eine **Trigonuminsuffizienz** im Vordergrund steht: Der submuköse Harnleiterabschnitt nimmt etwa bis zum 12. Lebensjahr an Länge zu. Bleibt dieses Längenwachstum, die sog. Maturation, aufgrund einer Hypoplasie des M. trigonourethralis aus, so rückt das Ureterostium nach lateral. Es resultiert eine Verkürzung des intravesikalen Harnleiterabschnittes und damit eine Insuffizienz des Ostiums.

Morphologisch drückt sich diese Ostienlateralisation auch in einer veränderten Konfiguration der Harnleitermündung aus. Entsprechend dem Vorschlag von Lyon unterscheidet man *vier Ostienkonfigurationen:*

1. das normale Ostium,
2. das stadion- oder arenaförmige Ostium,
3. das hufeisenförmige Ostium,
4. das Golflochostium.

Insbesondere bei den beiden letzten Formen muß in hohem Maße mit einem primären vesikoureteralen Reflux gerechnet werden.

Auch **Anomalien der Harnleitermündung** (Ureterozele, Mündungsdivertikel, Ureter duplex) können Ursachen eines Refluxes sein. Im Fall des Ureter duplex läßt sich dies aus einer gestörten Embryonalentwicklung mit einer lateralisierten Insertion des Ostiums des unteren Nierenabschnittes erklären. Daher ist im allgemeinen bei einer Doppelniere nur das kaudale Nierensegment refluxgefährdet.

Beim *sekundären Reflux* sind **obstruktive** (Meatusstenosen, Harnröhrenklappen, Blasenhalsstenosen, Prostataadenom mit Pseudodivertikelbildung), **neurogene** (spastische oder atonische Blase, Detrusor-Sphinkter-Dyssynergie), **entzündliche** (Harnwegsinfekt mit periureteralem Blasenwandödem) und **traumatische** (Ostiumdachinzision, TUR, Harnleiterreimplantationen ohne Antirefluxtechnik, Ureterorenoskopie) Ursachen zu unterscheiden (Tab. 2.7).

Pathophysiologie
Bei Insuffizienz des Ostiums wird der Blasenurin in den Ureter regurgitiert, sobald der intravesikale den intraureteralen Druck übersteigt. Harnleiter und Nierenbecken sind in gewissen Grenzen in der Lage, einem Reflux durch Steigerung von Tonus und Kontraktionsfrequenz entgegenzuwirken. Übersteigt das Refluxvo-

lumen jedoch die Transportkapazität des Harnleiters (Ostiumentleerung), kommt es zur Harnleiterdilatation und gleichzeitig zur unphysiologischen Druckerhöhung in der Niere. Im Endstadium bewirkt der erhöhte Druck eine Megaureterenbildung und Hydronephrose. Diese ständige mechanische Traumatisierung kann zur Parenchymatrophie im Sinne einer Refluxnephropathie führen.

Dramatisiert wird diese mechanische Traumatisierung jedoch durch die Kombination von Reflux und Harnwegsinfekt. Dabei wirkt der vesikoureterale Reflux fördernd auf die Entstehung und Persistenz eines Harnwegsinfektes, insbesondere wegen der durch den vesikorenalen Reflux bedingten Restharnbildung mit entsprechendem Erregerreservoir. Bei den infolge eines Refluxes auftretenden Pyelonephritiden kommt es zu herdförmigen Parenchymdestruktionen, bei etwa 30 % entwickelt sich eine renale Hypertonie, in 15 % kann es zur Nephrolithiasis kommen. Das Ausmaß der renalen Schädigung hängt dabei insbesondere von Grad sowie Dauer des Refluxes ab.

Diagnostik

Basisdiagnostik stellen Anamnese (Kolik, Fieber, Flankenschmerz, Hämaturie), Labor (Retentionswerte), Sonographie (Harnstauungsniere, Megaureter, Restharn), Urinstatus und Ausscheidungsurogramm (Exkretionsfunktion, Anomalien) dar.

Besteht der Verdacht auf einen vesikoureteralen Reflux, sollte bei vorliegendem Harnwegsinfekt zunächst eine konsequente antibiotische Therapie durchgeführt werden und im **infektfreien Intervall** der nächste diagnostische Schritt angeschlossen werden. Hierdurch läßt sich eine mögliche entzündliche Genese eines vesikoureteralen Refluxes ausschließen.

Im Mittelpunkt steht das **Miktionszystourethrogramm.** Man unterscheidet zwischen einem *Niederdruckreflux,* d.h. einem Reflux während Füllung der Blase, und einem *Hochdruckreflux* während der Miktion. Die Harnröhrenkalibrierung schließt bei Mädchen und Frauen ein subvesikales Hindernis durch Harnröhrenstenose aus. Als Maßzahl gilt das Lebensalter + 10 Charr bei Kindern und bei Frauen 26–30 Charr. Die Zystoskopie gibt Aufschluß über die Ostiummorphologie (Lateralisation, refluxives Ostium, Ureterozele, Mündungsdivertikel).

Ein subvesikales Hindernis beim Mann kann mit Hilfe des Zystourethrogramms ausgeschlossen werden. Die EMG-Flowmessung dient bei Kindern als orientierendes Verfahren zum Ausschluß einer Miktionsreifestörung. Besteht laborchemisch und im Ausscheidungsurogramm der Verdacht auf eine Nierenparenchymschädigung, sollte eine Kamerafunktionsszintigraphie zur seitengetrennten Quantifizierung der Ausscheidungsstörung, insbesondere zur Klärung der Operationsindikation, durchgeführt werden.

Therapie

Bei niedriggradigem Reflux (I–II) und normaler Ostiummorphologie (schlitz- oder hufeisenförmig, keine Lateralisation) sollte eine sekundäre Ursache ausgeschlossen bzw. therapiert werden (z.B. durch Urethrotomia interna nach Otis, konsequente Infektbehandlung). Liegt ein refluxives Ostium bzw. ein höhergradiger Reflux (III–IV) vor, sollte bei ausreichender Nierenfunktion (Kreatinin 2,2 mg/dl, über 30% der Gesamtclearance) eine Harnleiterreimplantation (Ureterozystoneostomie) durchgeführt werden (vgl. Kapitel 8). Im Fall einer ungenügenden renalen Funktion ist eine solche antirefluxive Operation nicht indiziert.

2.5 Renale Hypertonie

Pathophysiologie

Folgende Richtlinien gelten nach der WHO zur Beurteilung der *arteriellen Hypertonie:*

- hyperton: > 160/95 mmHg,
- grenzwertig: bis 160/95 mmHg,
- normoton: < 140/90 mmHg.

Grundlage der Entwicklung eines renalen Hochdruckes ist die Entgleisung des **Renin-Angiotensin-Aldosteron-Mechanismus,** der bei der Kreislaufregulation (Normotonie, Normovolämie) eine wichtige Rolle spielt (Abb. 2.14). **Renin** wird in den Epitheloidzellen des juxtaglomerulären Apparates gebildet und aktiviert als Proteinase das in der Leber gebildete **Angiotensinogen** zu **Angiotensin I.** Durch Abspaltung zweier Aminosäuren mittels des **converting enzyme (ACE)** entsteht das blutdruckwirksame Oktapeptid **Angiotensin II.**

> Angiotensin II besitzt eine stark vasokonstriktorische Wirkung; es stimuliert die adrenale Aldosteronsekretion. Aldosteron führt über eine vermehrte renale Natriumretention zur Blutdruckerhöhung.

Die Reninfreisetzung wird einerseits durch einen Blutdruckabfall im Bereich des Vas afferens (Barorezeptoren), andererseits durch eine Erhöhung der Natriumkonzentration im distalen Tubulus (Elektrolytfühler in der Macula densa) stimuliert (Verhinderung von Salzverlust).

2.5 Renale Hypertonie

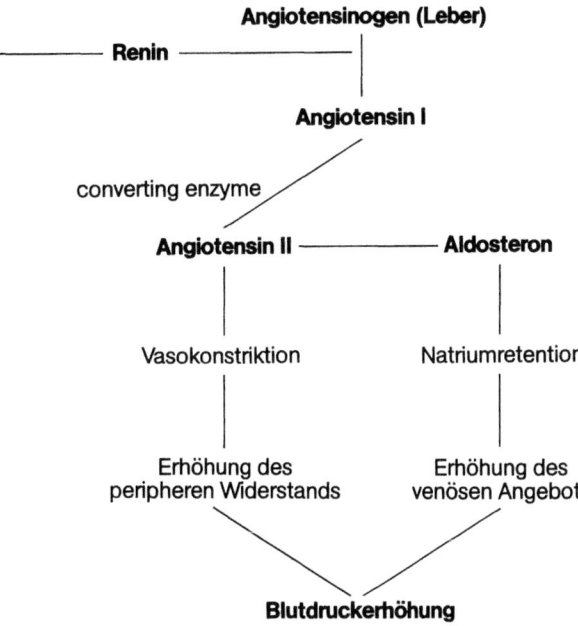

Abb. 2.14. Renin-Angiotensin-Aldosteron-(RAA-)Mechanismus. *ACE* Angiotensin converting enzyme

Ursachen einer pathologischen Reninsekretion können zahlreiche **renovaskuläre** und **renoparenchymatöse** Erkrankungen sowie Harnabflußstörungen unterschiedlicher Genese sein (Tab. 2.8). Im Vordergrund stehen dabei die chronische Hypoxie (Ischämie) der Nierenrinde, aber auch reninproduzierende Tumoren. Etwa 10 % aller arteriellen Hypertonien sind renaler Genese. Experimentell läßt sich ein renaler Hochdruck durch Stenosierung der A. renalis (Goldblatt-Mechanismus) oder Kompression der Nierenrinde (Page-Mechanismus) erzeugen.

Symptomatik und Diagnostik

Da die Diagnose *primäre Hypertonie* nur per exclusionem gestellt werden kann, muß bei jeder Hypertonie eine renale Ursache ausgeschlossen werden. Folgendes **Basisprogramm** erscheint dabei sinnvoll:

Anamnese
a) *Beschwerden:* Kopfschmerzen, Sehstörungen, Übelkeit, Miktionsbeschwerden, Rückenschmerzen, Makrohämaturie, Müdigkeit, Ödeme, Gewichtsabnahme.
b) *Medikamente:* Ovulationshemmer, Phenacetin, Steroide, Nikotin.
c) *Vorgeschichte:* Nierentrauma, frühere Nierenerkrankung, Harnsteine, Schwangerschaftsgestose, Apoplex.

Klinische Untersuchung
Blutdruckmessung an beiden Armen, Herzauskultation, Femoralispulse, Augenhintergrund, Zeichen einer endokrinen Störung (Hyperthyreose, Cushing-, Conn-Syndrom), Bauchauskultation (Stenosegeräusch).

Tabelle 2.8. Ursachen der renalen Hypertonie

Fakultativ einseitige Nierenerkrankungen	Doppelseitige Nierenerkrankungen
Renovaskulär	
Nierenarterienstenose	diabetische Glomerulosklerose
arteriosklerotische Schrumpfniere	
maligne Nephrosklerose	
A-V-Malformation	
Nierenarterienaneurysma	
Nierenarterienembolie	
Nierenvenenthrombose	
multiple Nierenarterien	
Nierenstielverletzung	
Renoparenchymatös	
chronische Pyelonephritis	chronische Glomerulonephritis
Nierenhypo-, -dysplasie	Analgetikanephropathie
segmentale Hypoplasie (ASK-Upmark)	Markschwammniere
Strahlennephritis	polyzystische Nierendegeneration
Nierenzyste	Nierenamyloidose
Nierentuberkulose	Nierenbeteiligung bei Systemerkrankungen (Eklampsie, Panarteriitis nodosa, Sklerodermie)
Nierentrauma, perirenales Hämatom	
Transplantatabstoßung	
Tumoren des juxtaglomerulären Apparates (Hämangioperizytom)	
Nierenadenom	
Nierenzellkarzinom	
Nephroblastom	
Postrenal	
Harnabflußstörungen (obstruktive Uropathie)	
Refluxnephropathie	

Laboruntersuchungen
Urinstatus, 24 h-Kreatininclearance, Retentionswerte (Serumkreatinin, -harnstoff), Elektrolyse, Harnsäure, Blutzucker, Cholesterin.

Bildgebende Verfahren
EKG, Röntgenthorax, Sonographie, Ausscheidungsurogramm.

Spezialuntersuchungen
Digitale Subtraktionsangiographie (DSA) bei Verdacht auf eine Nierenarterienstenose (Abb. 2.16) oder sonstige Gefäßanomalie (A-V-Fistel, Nierenarterienaneurysma). Angiographie bei Verdacht auf Nierentumor, -trauma, zur seitengetrennten Reninabnahme aus dem Nierenvenenblut (Phlebographie). Computertomographie bei Verdacht auf Nierentumor, -trauma, evtl. bei obstruktiver Uropathie. Miktionszystourethrogramm bei Verdacht auf Refluxnephropathie. Retrogrades Pyelogramm bei obstruktiver Uropathie.

THERAPIE DER RENALEN HYPERTONIE

konservativ – medikamentös	25%
operativ (→ invasiv)	perkutan (→ wenig invasiv)
Gefäßchirurgie 45 – 50%	Nierenarteriendilatation 5 – 10%
Nephrektomie 20%	Nierenembolisation (?)

Abb. 2.15. Therapeutische Möglichkeiten bei renaler Hypertonie

Therapie
Bei einseitigen hochdruckwirksamen Nierenerkrankungen besteht die Möglichkeit einer operativen Heilung, während bei bilateralen Nephropathien – von der Nierentransplantation abgesehen – nur eine konservativ-medikamentöse Therapie (Natriumrestriktion, β-Blocker, Saluretika, converting enzyme-Inhibitoren) Erfolg verspricht.

Die operative Behandlung hängt von der Art der hypertensiogenen Nephropathie ab (Abb. 2.15).

Renovaskuläre Hypertonie
Bei der kurzstreckigen arteriosklerotischen und insbesondere der fibromuskulären Nierenarterienstenose (Abb. 2.16) versucht man in zunehmendem Maß, die Stenose transfemoral mit einem Ballonkatheter zu dilatieren (**PTA = perkutane transluminale Angioplastie**). Ist dies nicht möglich, verbleiben **gefäßchirurgische Verfahren** (Thrombektomie, aortorenaler Bypass, splenorenaler Bypass, Autotransplantation). Handelt es sich um eine weitgehend funktionseingeschränkte Niere mit einer Restfunktion von < 10–20 % (z. B. arteriosklerotische Schrumpfniere), ist eine **Nephrektomie** bei gesunder kontralateraler Niere indiziert. Diese kann bei geeigneter Anatomie auch laparoskopisch durchgeführt werden (Abb. 2.17). Die **superselektive Embolisationsbehandlung** hat sich vor allem bei isolierten Gefäßläsionen (Aneurysma, A-V-Malformation) als invasives Verfahren zunehmend durchgesetzt.

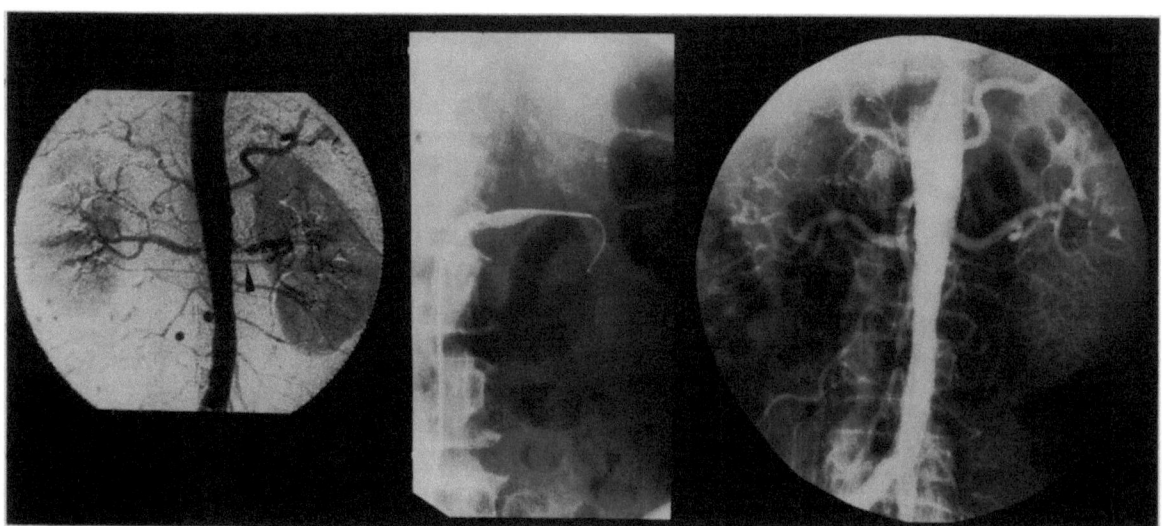

Abb. 2.16. Perkutane transluminale Angioplastie (PTA) bei Nierenarterienstenose links. a Digitale Subtraktionsangiographie zeigt Stenose der linken A. renalis. b Über die Stenose geführter Grüntzig-Ballonkatheter mit Seldinger-Draht. c Angiographische Kontrolle nach Dilatationsbehandlung

2.5 Renale Hypertonie

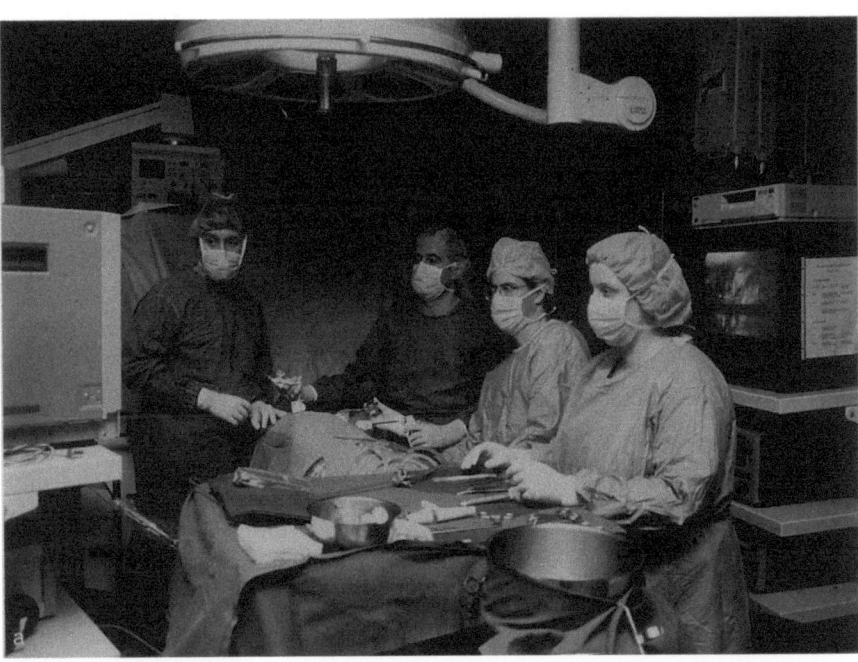

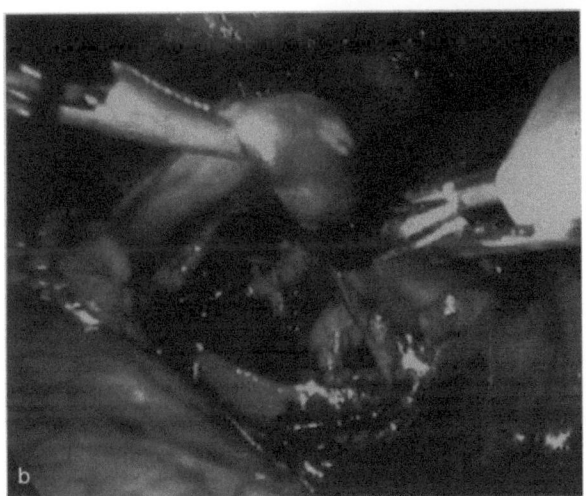

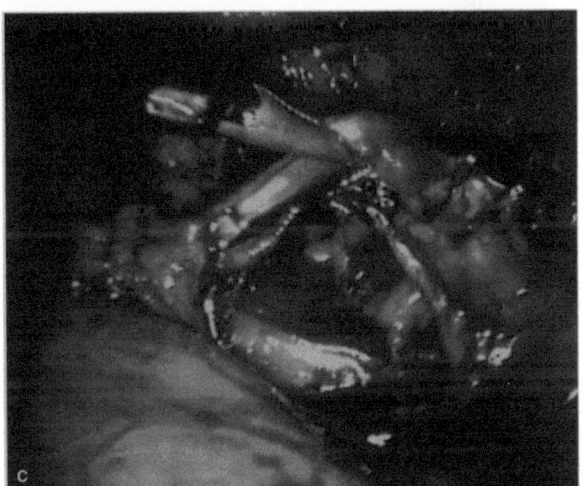

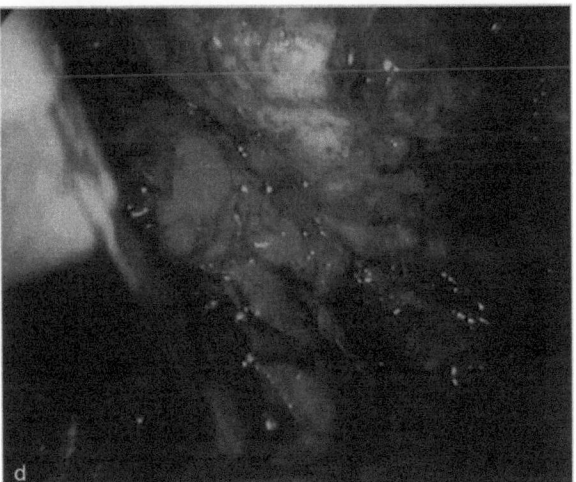

Abb. 2.17 a–d. Retroperitoneale laporoskopische Nephrektomie mit Absetzen des Harnleiters und der Nierenhilusgefäße

Renoparenchymatöse Hypertonie

Handelt es sich um eine **Page-Niere** (Kompression des Kortex durch perirenales Hämatom, radiogene oder chronisch-entzündliche Perinephritis), so ist eine **dekomprimierende Operation** (Dekortikation, Hämatomausräumung) indiziert. Bei pyelonephritischer Schrumpfniere, Nierentuberkulose (Kitt-Niere) oder renalem hormonaktivem Tumor wird die **Nephrektomie** (ggf. transperitoneal) durchgeführt. Im Falle einer Nierenhypo- oder -dysplasie ist ebenfalls die Nephrektomie – alternativ die kapilläre Embolisation – indiziert.

Postrenale Hypertonie

In jedem Fall muß eine Aufhebung des Abflußhindernisses erfolgen (Steinextraktion, ESWL, Nierenbeckenplastik, Harnleiterreimplantation etc.; vgl. Kapitel 8).

3 Urologische Leitsymptome

A. G. Hofstetter

3.1 Harnausscheidung (Miktion) 67
3.1.1 Quantität 67
3.1.2 Qualität 67
3.2 Hämaturie 68
3.2.1 Allgemeine diagnostische Maßnahmen bei Hämaturie 68
3.2.2 Schmerzlose Hämaturie 68
3.2.3 Schmerzhafte Hämaturie 69
3.3 Schmerz 70
3.3.1 Organschmerz 71
3.3.2 Kolik 72
3.3.3 Palpationsschmerz 73
3.3.4 Sonderformen 73

Die wichtigsten urologischen Leitsymptome sind die **Harnausscheidung,** die **Hämaturie** und der **Schmerz.**

3.1 Harnausscheidung (Miktion)

3.1.1 Quantität

Begriff	24 h-Menge (ml)	Spezifisches Gewicht	Farbe	Besonderheiten	
Normurie	1000–1500	1015–1025 (1001–1040)	wasserklar bis bernsteinfarben	–	
Polyurie	> 2000	< 1018	wasserklar bis hellgelb	–	
Oligurie	< 500	Renale U./Extrar. U. < 1015 / > 1015	uncharakteristisch	Renale Ursache a) $[Na_U^+] > 70$ mval/l b) $\frac{[Harnst._U]}{[Harnst._S]} < 10$	Extrar. Ursache $[Na_U^+] < 60$ mval/l $\frac{[Harnst._U]}{[Harnst._S]} > 10$
Anurie	< 100	(wie Oligurie)	uncharakteristisch	(wie Oligurie)	
Hyposthenurie	1000–1500	1010–1012	wasserklar bis hellgelb	nach Durstversuch spezifisches Gewicht bis 1025	
Isosthenurie	1000–1500	1010–1012	wasserklar bis gelblich	nach Durstversuch spezifisches Gewicht bis max. 1015	

3.1.2 Qualität

Begriff	Typisches Merkmal	Ursache
Pollakisurie	Miktionsfrequenz ↑	Vermehrte Harnproduktion, HWI, Restharnbildung, psycho-vegetative Störung
Nykturie	Nächtliches Wasserlassen	(Wie Pollakisurie) und **Herzinsuffizienz**
Dysurie	Erschwertes Wasserlassen	Abflußbehinderungen im Bereich der unteren Harnwege
Harnstrahländerung	a) Dünner, gedrehter, geteilter Harnstrahl	Harnröhrenengen
	b) Abgeschwächter bis unterbrochener Harnstrahl	1. Mechanische, infravesikale Obstruktion durch: Blasenhalstumoren, Steine, Fremdkörper 2. Funktionelle, infravesikale Obstruktionen 3. Detrusorschwäche z.B. durch Parasympathikolytika bzw. Psychopharmaka

(Fortsetzung)

Begriff	Typisches Merkmal	Ursache
Algurie	Schmerzen bei der Miktion	Entzündungen, Verletzungen im Bereich der Urethra und Blase
Pneumaturie	Luftabgang aus Urethra	Blasen-Darm-Fisteln, Infektionen durch gasbildende Mikroorganismen
Inkontinenz	Harnverlust (HV)	Gestörte Reservoirfunktion der Harnblase
Urge-Inkontinenz	Aktiver HV	Trotz intaktem Harnröhrenverschlußmechanismus (HVM)
• primäre	Aktiver HV	Funktionelle, ungehemmte Detrusorkontraktionen
• sekundäre	Aktiver HV	Ungehemmte Detrusorkontraktionen bei Entzündungen, Fremdkörpern, Tumoren, infravesikalen Obstruktionen
Reflexinkontinenz	Aktiver HV	Bei selbständigen, unwillkürlichen Blasenkontraktionen ohne Harndrang
Streßinkontinenz	Passiver HV unter Belastung	Insuffizienter Harnröhrenverschlußmechanismus
Grad I	Passiver HV unter Belastung	Bei Husten, Pressen, Heben
Grad II	Passiver HV unter Belastung	Beim Gehen, Bücken, Aufstehen
Grad III	Passiver HV unter Belastung	Im Liegen
Überlaufinkontinenz	Passiver HV bei großen Restharnmengen	Infolge mangelhafter oder fehlender Blasenmotorik bzw. infravesikaler Druckerhöhung

3.2 Hämaturie

Jede Mikro- oder Makrohämaturie ist so lange als tumorverdächtiges Symptom zu betrachten, bis ein Tumor ausgeschlossen ist.

3.2.1 Allgemeine diagnostische Maßnahmen bei Hämaturie

a) **Anamnese!**
b) **Chemische Untersuchung** = o-Tolidin-Test zum Hämoglobin- bzw. Erythrozytennachweis (Teststreifen)
c) **Mikroskopische Untersuchung** des Sediments bzw. Addis-Count
 Differenzierung der Blutungsquelle:
 2- bzw. 3-Gläser-Probe
d) **Mikrobiologische Untersuchungen**
e) **Sonographie**
f) **Röntgenuntersuchungen** (Übersichtsaufnahme, Urogramm)
g) **Urethrozystoskopie**

3.2.2 Schmerzlose Hämaturie

A) Roter Urin mit Erythrozyten (Urin trübe, undurchsichtig)
→ allgemeine diagnostische Maßnahmen (3.2.1)

Verdachtsdiagnose	Spezielle Diagnostik
Tumoren Nierenparenchym,	Sonographie, Computertomographie (CT), Angiographie,
Nierenbecken, Harnleiter	Sonographie Angiotherapie, retrograde Pyelographie, UPS
Blase, Prostata, Urethra	Uterozystoskopie, Biopsie
Traumen Nieren	„Prellmarken" Sonographie, Angiotherapie
Ureter	Sonographie bzw. CT, Uretropyelographie
Blase, Urethra, Prostata	Beckenübersichtsaufnahme, Urethrozystographie (UZ)
Entzündliche Nierenparenchymerkrankungen Glomerulonephritiden Interstitielle Nephritis Kollagenosen (Panarteriitis, Lupus erythematodes)	Eiweißausscheidung im Urin, Blutdruck, Immunoelektrophorese, Antistreptolysintiter, Biopsie, Angiographie, Sonographie, CT
Akutes Nierenversagen	Harnpflichtige Substanzen in Serum und Urin, Urinausscheidung, Wasser-Elektrolyt- und Säure-Basen-Haushalt
Chronische Pyelonephritiden (inkl. Tuberkulose), Herdnephritis, maligne Nephrosklerose	Angiographie, Kamerafunktionsszintigraphie, Biopsie, Blutdruck
Störungen der Hämostase (inkl. medikamentöse Einflüsse durch Marcumar, Butazolidin u.a.)	Gerinnungsstatus Rumpel-Leede Godal-Test

(Fortsetzung)

Verdachtsdiagnose	Spezielle Diagnostik
Tumoren der Prostata (Adenom, Karzinom, Sarkom)	Rektaler Tastbefund, Urethrozystographie, Urethrozystoskopie, Biopsie, Enzyme (Phosphatasen), Knochenszintigraphie, Lungenübersichtsaufnahme, Sonographie bzw. CT
Marschhämaturie	Ausschlußdiagnose: alle Untersuchungen bis auf Urinsediment negativ, Erythrozyturie nach körperlicher Belastung
Essentielle Hämaturie (z. B. Sichelzellanämie)	Blutausstrich

B) Roter Urin ohne Erythrozyten (Urin klar, durchsichtig)
→ chemische Untersuchung

Verdachtsdiagnose	Spezielle Diagnostik
Hämoglobinurie	o-Tolidin-Test positiv
Myoglobinurie	o-Tolidin-Test positiv
Porphyrie	o-Tolidin-Test negativ Umgekehrte Aldehydreaktion
Ziegelmehl (Urate)	Natronlauge oder Erhitzen
Ernährung (z. B. Rote Bete)	Anamnese
Medikamente (z. B. Phenazopyridin)	o-Tolidin-Test negativ Chemischer Nachweis des Medikamentes im Urin

3.2.3 Schmerzhafte Hämaturie

(Allgemeine diagnostische Maßnahmen + Schmerzqualität)

Verdachtsdiagnose	Spezielle Diagnostik
Urolithiasis Ureteritis cystica	Sonographie, evtl. retrograde Pyelographie, Ureteropyelographie
Papillennekrose	s. akute Pyelonephritis 3.2.3-B
Abgang von Blutkoagula bei Massenblutungen (nach Traumen und bei Tumoren)	Angiographie, Sonographie, CT, s. 3.2.2-A, 3.2.3-B
Niereninfarkt	Angiographie
Nierenvenenverschluß	Angiographie, Phlebographie

B) Dumpfer, ziehender, „tiefer" Lendenschmerz

Verdachtsdiagnose	Spezielle Diagnostik
Nierentrauma	s. 3.2.2-A
Nierenbeckenausgußstein	Angiographie, Sonographie
Nierentumor, -zysten	Sonographie, Angiographie, CT
Niereninfarkt	Angiographie
Nierenvenenverschluß	s. 3.2.3-A
Vesikoureteraler Reflux	Miktionszystogramm (MZ)
Hydronephrose, Megaureter	Sonographie, retrograde Pyelographie, MZ, UZ
Akute Pyelonephritis	Blutbild, BKS, Palpation des Nierenlagers, Fieber
Pyonephrose	Sonographie, retrograde Darstellung, Blutbild, BKS Palpation des Nierenlagers
Senkniere	Ausscheidungsurographie mit Aufnahme im Stehen nach 15minütigem Gehen, Isotopennephrogramm im Liegen und Sitzen

C) Blasentenesmen

Verdachtsdiagnose	Spezielle Diagnostik
Zystitis (unspezifisch, spezifisch)	Zystoskopie, mikroskopische, kulturelle Urinuntersuchung, evtl. Biopsie
Strahlenblase	Zystoskopie, Biopsie
Bilharziose der Harnblase	Schistosoma-Eier im Urin, Anamnese, Zystoskopie, Biopsie
Fremdkörper in der Blase (z. B. Blasenstein)	Beckenübersichtsaufnahme, Zystoskopie
Blasentamponade (Blase mit Blutkoagula angefüllt)	Inspektion, Palpation des Unterbauchs, Zystoskopie s. 3.2.3-A

D) Brennen in der Harnröhre

Verdachtsdiagnose	Spezielle Diagnostik
Harnröhrenstriktur bei Mann und Frau	Urethrozystogramm (UZ) Miktionszystourethrogramm, Urethroskopie, Kalibrierung mit Bougie-à-boule bei weiblichen Harnröhrenengen
Harnröhrendivertikel bei der Frau	Doppelballonurethrographie, Miktionszystourethrogramm, Urethroskopie
beim Mann	Urethrographie, Urethroskopie
Urethritis bei der Frau	Mikroskopische und kulturelle Untersuchung von Harnröhren- und Vaginalabstrichen, Analabstriche
Urethroadnexitis beim Mann	Mikroskopische und kulturelle Untersuchung von Harnröhrenabstrichmaterial, Prostataexprimat, Ejakulat
Trauma (auch artefiziell)	Urethrozystographie, Urethroskopie

3.3 Schmerz

Bei urologischen Erkrankungen kann man folgende **Schmerzarten** unterscheiden:

1. den anhaltenden, lokalisierten **Organschmerz**,
2. den fortgeleitete, wellenförmig verlaufenden spastischen Schmerz (**Kolik**),
3. den mechanisch auszulösenden **Palpationsschmerz**,
4. **Sonderformen**.

Die **Schmerzprojektion** auf bestimmte Dermatome, aber auch in andere Organsysteme erklärt sich aus der sensiblen, nervalen Versorgung (Abb. 3.1):

Niere, Ureter $\quad Th_{VI}-L_V$

Skrotum, Penis, Detrusor vesicae
$\quad Th_{VI}-L_V$ und S_I-S_{IV}

Trigonum vesicae, Hoden $\quad S_I-S_{IV}$

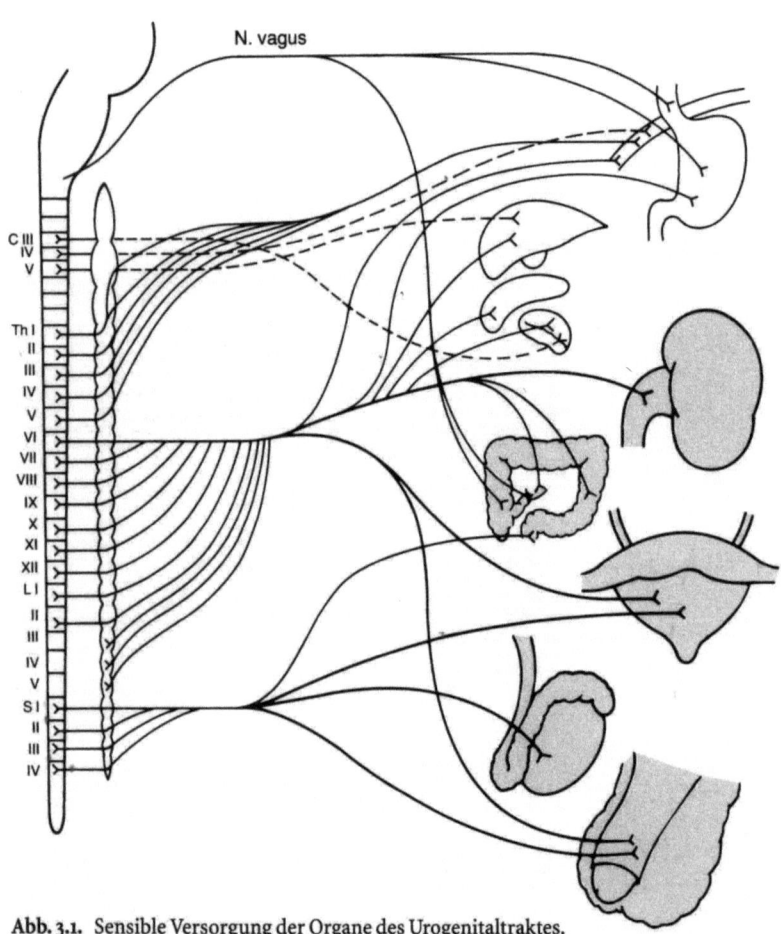

Abb. 3.1. Sensible Versorgung der Organe des Urogenitaltraktes. (Nach Smith 1975)

3.3.1 Organschmerz
(= Ischämieschmerz bei Kapseldehnung infolge intraparenchymatöser Druckerhöhung)

Erkrankung	Schmerzqualität	Typische zusätzliche Symptome
Akute entzündliche Nierenerkrankungen (Pyelonephritis, Pyonephrose, Nierenkarbunkel, paranephritischer Abszeß)	Dumpfer Dauerschmerz im Bereich des kostovertebralen Winkels, gelegentliche Ausstrahlung in Rücken, Nabelgegend, Unterbauch oder andere Organsysteme (Abb. 3.1)	Allgemeine Entzündungszeichen, septische Temperaturen, Schonbeugung der Hüfte, Zwerchfellhochstand, peritoneale Abwehrspannung
1. Chronische, entzündliche Nierenerkrankungen	Wie oben; meist ist jedoch die Schmerzintensität nicht so ausgeprägt und die Ausstrahlung weniger deutlich	1. Evtl. Hochdruck, meist keine Entzündungszeichen
2. Harnstauungsnieren bei chronischer Obstruktion (Tumoren, Anomalie, Strikturen, Steine, Fremdkörper, Senkniere, V. ovarica-Syndrom)	dito	2. Je nach Grundkrankheit oft nur Organschmerz; bei beidseitigen Harnstauungsnieren Zeichen der Niereninsuffizienz
3. Nierentumoren	Nur bei großen Tumoren evtl. Druckschmerz	3. Evtl. Mikro- oder Makrohämaturie; bei Adenokarzinomen BKS oft erniedrigt wegen Polyglobulie!
4. Nierenverletzungen	Wie oben; dann sich aber rasch verstärkend	4. Anamnese, Prellmarken, Hb-Abfall, evtl. Hämaturie, lokale Abwehrspannung
Uretererkrankungen		
1. Akut entzündlich	1. + 2. s. oben	1. s. akute Pyelonephritis
2. Obstruktiv (M. Ormond)		2. s. Harnstauungsnieren
3. Akut, obstruktiv (Stein-, Koagel-, Fremdkörpereinklemmung)	3. s. Kolik	3. s. Kolik
Zystitis bei primären und sekundären Infektionen (Tumoren, Steine, Fremdkörper, Anomalien, subvesikale Abflußbehinderungen, Blaseninnervationsstörungen, Zustände nach transurethralen Eingriffen, Bestrahlungen, lokaler Chemotherapie)	Qualvoller, brennender Schmerz während und am Ende der Miktion, verbunden mit ständigem Harndrang und Ausstrahlung in die suprasymphysäre Region	Trüber, teils stinkender, teils blutiger Urin Pollakisurie, evtl. Dysurie mit abgeschwächtem Harnstrahl
Akute, entzündliche Erkrankungen der Prostata (Adnexitis, Prostataabszeß)	Ausgeprägter Druckschmerz am Damm mit Verstärkung bei Defäkation, zeitweise mit Ausstrahlung in die Glans penis, suprasymphysär und Regio pubis	Bei akuter Adnexitis: Prostata geschwollen, weich, äußerst druck- und berührungsempfindlich (cave: Expression!) Bei Abszeß: typische Fluktuation, septische Temperaturen, meist geringer Urethralfluor, Dysurie, Pollakisurie, spastischer schlaffer Analsphinkter
Chronische Adnexitis, Prostatopathie	Weniger ausgeprägter Dauerschmerz über Damm und Symphyse, „Kreuzschmerz"; häufig nur Druckgefühl, kein Schmerz	Uncharakteristische Beschwerden im Bereich des kleinen Beckens, der Harnblase, Urethra, Penis und des Skrotalinhaltes; uncharakteristischer Prostatapalpationsbefund, kein Fieber oder nur subfebrile Temperaturen
Prostataadenom	Gewöhnlich keine Schmerzen; erst Schmerzen infolge Überdehnung des M. detrusor vesicae bei Harnverhaltung oder Blasentamponade	„Unterbauchtumor" (s. Kapitel 6, akute Harnverhaltung)
Akute Nebenhoden-/ Hodenentzündung	Zunehmender Schmerz, von Nebenhoden und Hoden ausgehend und entlang des Samenstrangs ausstrahlend	Schwellung des Skrotalinhaltes, **Anheben des Skrotums verringert Schmerz** (Prehn), entzündliche Veränderungen (Rötung, faltenfreie, glänzende Skrotalhaut), Fieber
Chronische Nebenhodenentzündung	Meist nur ziehender Schmerz entlang des Samenstranges der betroffenen Seite	Bei Palpation Nebenhoden verdeckt, druckempfindlich, häufig schlecht vom Hoden abgrenzbar
Samenstrangtorsion (Hydatidentorsion)	Plötzlich einsetzender „Vernichtungsschmerz", vom Skrotalinhalt ausgehend und in Leiste ausstrahlend, Sobileus	Hodenhochstand, **bei Anheben des Skrotums Schmerz zunehmend** (Prehn), **kein Fieber**, keine Entzündungszeichen an der Skrotalhaut

Erkrankung	Schmerzqualität	Typische zusätzliche Symptome
Hodentraumen	Wie bei Samenstrangtorsion	Anamnese, Hämatome, Verletzungen der Skrotalhaut
Hodentumoren	Keine ausgeprägten Schmerzen, meist nur Schweregefühl	Palpation: derbe indolente „Infiltration" am Hoden; evtl. Gewichtsverlust, Vergrößerung des Brustdrüsenkörpers, Symptome durch Metastasen
Nebenhodentumoren	Meist keine Schmerzen	Pulpation: meist prallelastischer Tumor
Varikozele	Teils schmerzfrei, teils ziehendes „unangenehmes Gefühl" im Bereich des Samenstrangs, der Leiste und des Unterbauchs	Schmerz klingt in horizontaler Lage wieder ab, Blutfüllung der Venen im Stehen; Entleerung des Plexus pampiniformis im Liegen!
Induratio penis plastica	Dauerschmerz im Membrum nur bei Erektion	Penisschaftdeviation bei Erektion; Palpation: derbe Plaques
Priapismus	Schmerzhafte Dauererektion	Nach Grundkrankheit fahnden wie Leukämie, Rückenmarkserkrankungen, Stoffwechselstörungen, Z. n. SKAT-Therapie!
Urethritis	Kribbeln bis brennender Dauerschmerz	Fluor
Balanitis/Posthitis	Jucken bis brennender Dauerschmerz	Entzündliche Hautveränderungen, Phimose!

3.3.2 Kolik
(= Durch plötzlichen Verschluß der oberen Harnwege ausgelöste Spasmen der Ureter- und Niernbeckenmuskulatur)

Erkrankung	Schmerzqualität	Typische zusätzliche Symptome
Nierenbecken-, Uretersteine (auch Blutkoagel, Tumorpartikel, abgestoßene Nierenpapillen, unfreiwillige Ureterligaturen, Ureterkomprimierende Tumoren usw.)	Scharfer, stechender, wellenförmig verlaufender Vernichtungsschmerz ohne Prodromalsymptome **Schmerzlokalisation** (Abb. 3.2) bei: a) hohem Ureterverschluß: Schmerzen im Nierenlager (s. Abb. 3.2) b) Verschluß im mittleren Ureterabschnitt: Unterbauch (s. Abb. 3.2) c) Konkrement im intramuralen Ureterabschnitt: Schmerzen in Glans penis bzw. Klitoris, Skrotum bzw. Labia maiora **Merke:** Koliken, die von den oberen Harnwegen ausgehen, können in sämtliche vom Peritoneum bedeckten Organe ausstrahlen (Abb. 3.3) Andererseits können Schmerzen, die von Organen des Ober- und Unterbauches sowie des kleinen Beckens kommen, Nierenbecken- und Ureterkoliken nachahmen	Brechreiz und Erbrechen auf dem **Höhepunkt des Schmerzes** **Differentialdiagnose:** bei intraabdominellem **Perforationsschmerz** erfolgt Erbrechen **später!** **Anamnese:** frühere Steinabgänge, längere Immobiliation nach Unfällen, konsumierende Erkrankung: Imperativer Harndrang mit Pollakisurie

Abb. 3.2. Schmerzausstrahlung bei Nierenbecken- und Ureterkoliken. (Nach Smith 1975)
▮ Nierenbeckenkolik,
▨ Ureterkolik

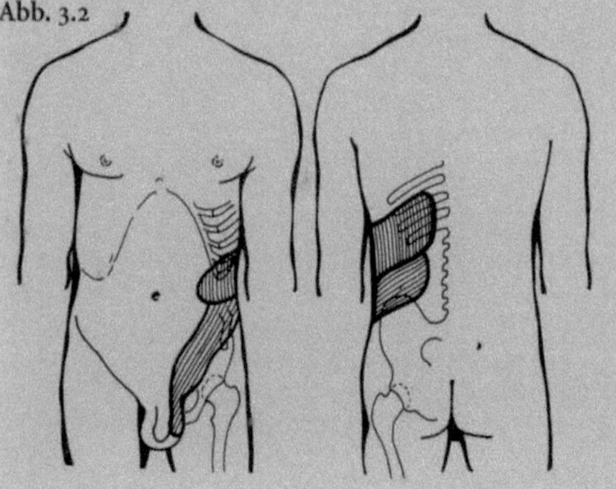

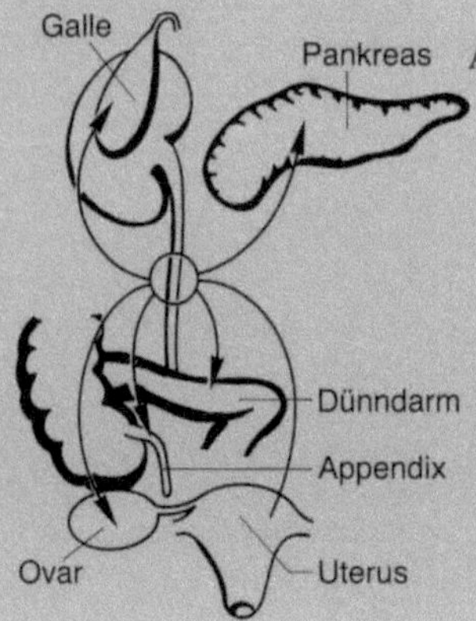

Abb. 3.3. Schmerzausstrahlung eines rechtsseitigen Uretersteines in peritoneale Organe. (Nach Altwein 1979)

3.3.3 Palpationsschmerz

(= Mechanisch ausgelöster Schmerz bei Palpation entzündlich veränderter Urogenitalorgane)

Erkrankung	Schmerzqualität	Typische zusätzliche Symptome
Akute, infektiöse Nierenerkrankungen; paranephritische Infektionen	Dumpfer, heftiger Organschmerz, nach Palpation wieder abklingend **Lokalisation:** Nierenlager	Septische Temperaturen, wenn nicht bereits Antibiotikatherapie eingeleitet wurde; Leukozytose
		Merke: Pyonephrose kann auch ohne septische Temperaturen und Leukozytose auftreten, immer ist jedoch Palpationsschmerz auslösbar!
Ureteritis, retroperitoneale Fibrosen (M. Ormond)	Dumpfer, schwächer ausgeprägter Organschmerz **Lokalisation:** Unterbauch, pararektal, Ureterverlauf! Auch Nierenlager!	BKS erhöht, uncharakteristische abdominelle Schmerzen, **Kreuzschmerzen**
Zystitis	Über der Symphyse auslösbarer Druckschmerz	s. Organschmerz
Nebenhoden- und Hodenentzündung, Samenstrangtorsion	Äußerst berührungs- und druckempfindlicher Skrotalinhalt	s. Organschmerz
Akute Adnexitis	Äußerst berührungs- und druckempfindliche Prostata bei rektaler Palpation	s. Organschmerz
Kavernitis	Gesamter Penisschaft äußerst berührungsempfindlich	Septische Temperaturen, allgemeine Entzündungszeichen

3.3.4 Sonderformen

(= Lumbosakraler Kreuzschmerz als Begleitschmerz bei Organschmerz bzw. Kolik)

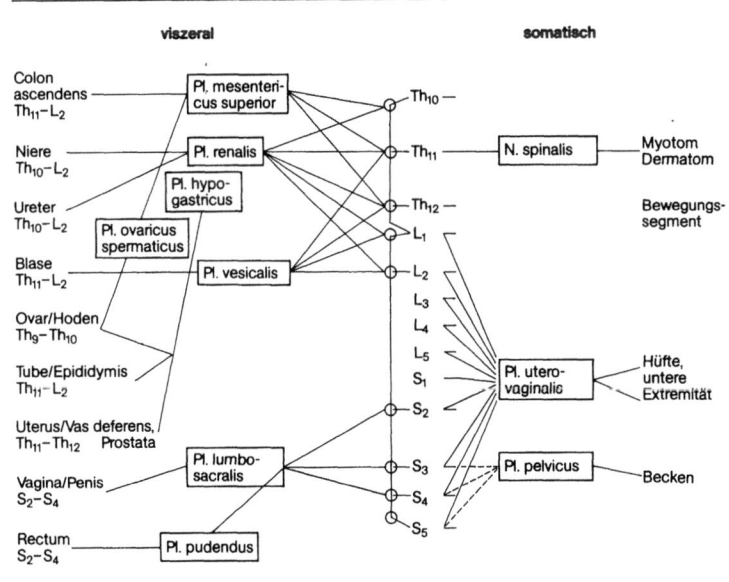

Es handelt sich hierbei um einen **Rezeptorschmerz,** d. h. ausgelöst durch den Einstrom noziceptiver Impulse aus tiefgelegenen Geweben (z. B. Metastasen im Bereich der Wirbelsäule),

oder einen Nervenschmerz, verursacht durch direkte Reizung von Nerven mit Projektion auf entsprechende Myotome und Dermatome (z. B. bei retroperitonealen Prozessen).

Am häufigsten ist jedoch der lumbosakrale Kreuzschmerz, ein **übertragener Schmerz,** d. h., durch Konvergenz an der ersten sensiblen Schaltstelle des Rückenmarks kann der Schmerz in ein anderes Innervationsgebiet übertragen werden (z. B. bei Nieren- und Urethererkrankungen, aber auch bei Blasen- und Adnexerkrankungen). Die Verständnisgrundlage hierfür soll Abb. 3.4 geben. Hier sind die somatischen und viszeralen Afferenzen für lumbosakrale Schmerzsyndrome nach *Struppler* dargestellt.

Abb. 3.4. Somatische und viszerale Afferenzen für lumbosakrale Schmerzsyndrome

4 Urologische Diagnostik

K. H. Rothenberger, A.G. Hofstetter, M. Stöhrer

4.1 Allgemeine körperliche Untersuchung 75
4.2 Labordiagnostik (Basisuntersuchungen) 77
4.3 Steinanalyse 82
4.4 Spermiozytogramm 83
4.5 Bildgebende Untersuchungsverfahren 83
4.6 Urodynamik 91

Wie in allen ärztlichen Disziplinen steht auch in der Urologie die sorgfältige **Anamnese** am Anfang jeglicher Diagnostik (Tab. 4.1). Sie bestimmt die Fragestellung, die durch die möglichen technischen Hilfsmittel abgeklärt werden kann, um so auf möglichst kurzem und zugleich möglichst sicherem Wege zu einer verbindlichen Diagnose und damit zur Grundlage eines entsprechenden Therapieplanes zu kommen. Wichtige Hinweise für die gezielte urologische Anamnese gibt das *Kapitel 3*. Grundsätzlich sollte nach Schmerzart und -lokalisation, Blutung, Miktionsfrequenz und -volumen, Veränderung der Miktion (z.B. unterbrochener oder abgeschwächter Harnstrahl), Fieber, Fluor, gynäkologischen Erkrankungen, Voroperationen, Medikamenteneinnahme, Steinabgängen, Gewichtsveränderungen, Inkontinenzerscheinungen und schließlich auch nach der Vita sexualis gefragt werden.

Tabelle 4.1. Anamnese

Miktionsverhalten	Frequenz:	Tag/Nacht
	Menge:	Einzelportion, Tagesausscheidung (s. Kap. 3)
	Schmerz:	Blase, Harnröhre, Nieren (s. Kap. 3)
	Harnstrahl:	abgeschwächt, unterbrochen, geteilt, verzögerter Beginn, Nachträufeln
	Urin:	verfärbt, blutig, trübe, übelriechend, Stein-, Griesabgang (s. Kap. 3)
	Inkontinenz:	Streß-, Drang-, Überlauf-, Reflex-, extraurethrale Inkontinenz
Schmerz (Kolik – Dauerschmerz)	Rücken Nierenlager Leistengegend (s. Kap. 3) Blasengegend Skrotum	
Vita sexualis	Erektion Immissio penis Ejakulation Familienplanung Periode Fluor genitalis Schwangerschaft/Geburt Methode der Antikonzeption Sexualpraktiken	
Vorerkrankungen	Urologische Voroperationen bzw. Vorerkrankungen Operative Eingriffe im Bereich des weiblichen Genitales oder des Beckens Neurologische Erkrankungen Herz-Kreislauf-Erkrankungen Stoffwechselstörungen (Diabetes, Harnsäurediathese) Allergien Kontrastmittelunverträglichkeit Steinanamnese Tumorerkrankungen Medikamenteneinnahme (mögliche Nebenwirkungen z.B. auf Blasenentleerung oder Potenz)	

4.1 Allgemeine körperliche Untersuchung (Tab. 4.2, Abb. 4.1)

Im Rahmen der allgemeinen Untersuchung wird der entkleidete Patient im Liegen und Stehen inspiziert.

Dann erfolgt die Palpation und Inspektion des Nierenlagers, des Ureterverlaufes, der Regio pubis und der Analregion. Neben der inspektorischen und palpatorischen Beurteilung des Analringes (morphologische Veränderungen, Blutung, Sphinktertonus) wird beim **Mann** die Prostata sorgfältig mit dem Finger abgetastet. Es bleibt der Erfahrung und Gewohnheit des jeweiligen Untersuchers überlassen, in welcher Position er den Patienten untersucht: in Knie-Ellenbogen-Lage, in stehender Position nach vorne übergebeugt, in Steinschnittlage oder auch in Seitenlage mit angezogenen Beinen. Der rektale Tastbefund ist vom Füllungszustand der Blase abhängig; deshalb muß die Untersuchung ggf. mit entleerter Blase wiederholt werden. Wird dies nicht berücksichtigt, sind Fehldeutungen bei der Beurteilung der Prostatagröße vorprogrammiert.

Die **Prostata** des erwachsenen Mannes ist knapp kastaniengroß und fühlt sich in der Konsistenz etwa wie der angespannte Daumenballen an. Beurteilt werden die Größe, die Abgrenzbarkeit, das Vorhandensein des Sulcus, die Konsistenz (prall-elastisch, derb, hart, höckrig, weich, fluktuierend) und die Verschieblichkeit der darüberliegenden Rektumschleimhaut. Selbstverständlich ist, daß auch die ganze – für den Finger erreichbare – Ampulla recti untersucht wird, um nicht ein Rektumkarzinom zu übersehen.

Die Bläschendrüsen sind in der Regel nur zu tasten, wenn sie entzündlich oder tumorös infiltriert sind.

> **Merke:** Der negative rektale Palpationsbefund ist für einen Karzinomausschluß nicht ausreichend (Abb. 4.1)!

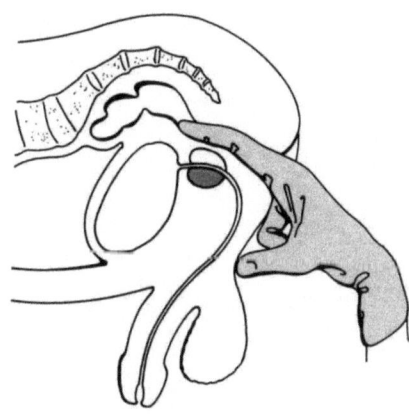

Abb. 4.1. Rektale Untersuchung. Karzinome in der markierten Region der Prostata können im Anfangsstadium nicht getastet werden

Tabelle 4.2. Körperliche Untersuchung

Lokalisation – Organ	Befund	Diagnose
Nierenlager	„Nieren"palpabel	Nierenzyste, Zystenniere, Tumor, Hydronephrose
	Druck-/Klopfschmerz	Stau, Stein, Abszeß, Pyelonephritis
	Rötung/Prellmarke	Perinephritischer Abszeß, direktes Trauma
Abdomen	Abwehrspannung	Präileus, z. B. im Status colicus, bei Niereninsuffizienz, retroperitoneales Hämatom, akutes Abdomen
	Unterbauchtumor	Überlaufblase, Darmtumoren, gynäkologische Tumoren, Blasentumoren (sind im allgemeinen nicht tastbar, außer: evtl. bei bimanueller Palpation)
Weibliches Genitale	Fehlbildung	Atope Uretermündung etc.
	Fluor genitalis (Spekulum-Einstellung nötig)	Vaginitis, Urethritis, Harnröhrenkarunkel, Karzinome der Urethra, der Vagina, der Portio und des Uterus, Fremdkörper
Weibliche Harnröhre	Tumor am Meatus urethrae externus	Karunkel, Karzinom
		Angeborene, entzündliche Urethralstenosen, Craurosis vulvae
	Distale Harnröhrenenge (normal über 27 Charr für Bougie-à-boule durchgängig, bei Kindern 10 + Lebensalter in Charr)	

Tabelle 4.2. (Fortsetzung)

Lokalisation – Organ	Befund	Diagnose
Männliches Genitale		
Skrotalinhalt vergrößert	Diaphanie positiv (Lampe scheint durch wäßrigen Skrotalinhalt durch)	Hydrozele, Spermatozele
	Diaphanie negativ Ultraschall 7,5 MHz	Skrotalhernie
	Merke: Eine Hydrozele kann Begleitsymptom eines malignen Hodentumors sein!	
Hoden	Verhärtet, knotig, evtl. vergrößert Ultraschall 7,5 MHz	Maligner Tumor
	Merke: Ein maligner Hodentumor kann auch in einem verkleinerten Hoden zu finden sein!	
	Vergrößert, dolent Ultraschall 7,5 MHz	Orchitis (selten, z. B. bei Mumps oder als Folge einer Epididymitis), maligner Tumor
	Extremer, akut eingetretener Schmerz, Palpationsschmerz (Doppler-Sonographie)	Hodentorsion/Hydatidentorsion
Nebenhoden	Schmerz, Schwellung, Vergrößerung, Rötung der Skrotalhaut (Sonographie)	Nebenhodenentzündung (auch spezifisch!) Nebenhodentumor (selten!)
Samenstrang	Schmerz, Verdickung, Knoten	Entzündung, Tumor (selten), Zustand nach Vasektomie
Penis	Isolierte Verhärtung im Schaftbereich	Induratio penis plastica, selten Metastasen
	Spaltenbildung	Hypo-, Epispudie
	Gesamtverhärtung	Penisprothese, Zustand nach Priapismus
Glans penis	Gerötete, evtl. nässende Bezirke, Ulcus	Balanitis, M. Bowen, Karzinom, Lues
	Tumoren	Karzinom, Condylomata acuminata, Condylomata lata (Lues!)
	Präputium nicht zurückstreifbar	Phimose, Lichen sclerosus et atrophicus
	Merke: Hinter einer Phimose kann sich ein Peniskarzinom verbergen.	
Leistenkanal	Offen, Bruchsack tastbar, reponierbar	Leistenhernie
	Lymphknoten	Leukämie, venerische Erkrankungen, Metastasen bei Penis- oder fortgeschrittenem Hodenkarzinom
Varikozele	Zur Erkennung einer Varikozele sollte der Patient auch im Stehen untersucht werden (pralle Venenkonvolute, da sich der Plexus pampiniformis im Liegen meist entleert!)	
	Merke: Eine symptomatische Varikozele bei Nierenkarzinomen entleert sich im Liegen meist nicht oder nur unvollständig.	
Prostata	s. Tabelle 4.3	

Tabelle 4.3. Palpation der Prostata (nach Hofstetter 1981)

Differentialdiagnose	Befund							
	glatt begrenzt	prallelastisch	weich	hart	fluktuierend	schmerzhaft	knotig	nicht abgrenzbar
Prostatitis	+	+	+	+	–	+	+	+/–
Prostatasteine	+	–	–	+	–	–	+	–
Prostataabszeß	+	+	+	–	+	+	–	–
Prostataadenom	+	+	–	–	–	–	–	–
Prostatakarzinom	–	–	–	+	–	–	+	+

Bei der Untersuchung des männlichen Genitales findet sich normalerweise ein prall-elastischer, glatt begrenzter **Hoden**, gut beweglich in beiden Skrotalfächern, wobei geringe Größenunterschiede durchaus normal sind. Individuell bestehen Unterschiede in der Hodengröße, ohne daß hieraus irgendwelche Rückschlüsse auf Fertilität oder Potenz gezogen werden können. Dem Hoden anliegend findet sich ein gut abgrenzbarer Nebenhoden, von dem aus der derbe, strangförmig zu tastende Samenleiter nach oben in den Leistenkanal führt. Der äußere **Leistenring** ist für eine Fingerkuppe üblicherweise eingängig, beim Pressen verändert sich bei Fehlen einer Leistenhernie dieser Befund nicht. Durch Bestreichen der Haut der Oberschenkelinnenseite wird der Hoden angehoben (positiver Kremasterreflex).

Eine Kontrolle des **Skrotalinhaltes** im Stehen schließt die Untersuchung ab; hier kann bei Vorliegen einer Varikozele der blutgefüllte Plexus pampiniformis getastet werden.

Bei der Untersuchung des äußeren Genitales der **Frau** werden Lage und Weite des Meatus urethrae externus beurteilt; die Harnröhre sollte palpiert werden, um periurethrale Entzündungen bzw. Harnröhrendivertikel zu erkennen.

> Die *bimanuelle Untersuchung* gehört zur urologischen Routinediagnostik bei Verdacht auf Harnblasenkarzinom.

4.2 Labordiagnostik (Basisuntersuchungen)

4.2.1 Urinuntersuchungen (Tab. 4.4a und b)

Üblicherweise wird der **Mittelstrahlurin** bei *Männern*, *Kindern* und *Säuglingen* (steriler Beutel) untersucht. Die Patienten werden darauf hingewiesen, daß die äußere Harnröhrenöffnung nach Zurückstreifen der Vorhaut mit Wasser zu reinigen ist. Der Harn soll dann nach einem kurzen Vorlauf aus dem freien Strahl aufgefangen werden (Mittelstrahlurin). Bei *Frauen* wird **Katheterurin** zur Untersuchung herangezogen, da hier erfahrungsgemäß die ordnungsgemäße Gewinnung eines Mittelstrahlurins ohne Hilfsperson sehr schwierig ist und der Urin mit Leukozyten, Erythrozyten und Bakterien der Scheide kontaminiert wird.

Ist eine Klärung zwischen einer Kontamination oder einer primären Urinveränderung nicht möglich, sollte als Ultima ratio **Blasenpunktionsurin** herangezogen werden. Hierzu wird bei voller Blase (Perkussion, Ultraschall!) mit einer Nadel der Stärke 1 zwei Querfinger über der Symphyse eingegangen und Urin zur Untersuchung aspiriert.

Die Lokalisation eines Krankheitsherdes bzw. einer Blutungsquelle wird mit Hilfe der **2- bzw. 3-Gläser-Probe** erleichtert.

2-Gläser-Probe

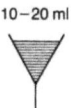 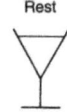 Pathologische Beimengungen in der 1. Urinportion = Hinweis auf die Harnröhre als Ursprung

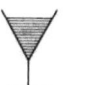   Pathologische Beimengungen auch in der 2. Urinportion = Hinweis auf die Blase oder den oberen Harntrakt als Ursprung

3-Gläser-Probe (bei Männern)
Nach der 2. Urinportion wird durch Massage Prostataexprimat zur Untersuchung gewonnen, anschließend wird der Exprimaturin als Glas 3 untersucht.

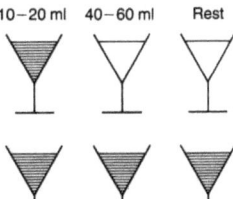

Hinweis auf Erkrankungen der Harnröhre

Hinweis auf Erkrankungen der Blase oder des oberen Harntraktes

Hinweis auf Erkrankungen der männlichen Adnexe

Tabelle 4.4 a. Urinuntersuchung (vgl. auch Kapitel 3)

Kriterium	Befund	Diagnose
Menge	1500 ml/24 h	Normal
Aussehen	Gelb, klar	Normal, je höher die Konzentration, desto farbintensiver
	Braun	Bilirubinurie
	Rot	Hämaturie, Hämoglobinurie, Rote Beete, Pharmaka
	Ziegelmehlartig, trübe	Hyperurikosurie
	Trübe	Pyurie (häufig übler Geruch); anorganisches Phosphat (als isolierter Befund kein Krankheitswert, bei gleichzeitiger Leukozyturie möglicher Hinweis für eine Infektion mit Ureasebildnern – Gefahr der Infektsteinbildung!)
Streifentest	(entsprechend Angaben des Herstellers)	
Urinsediment		Normalbefund
	Leukozyten	1–4 (x 400)
	Erythrozyten	0–2 (x 400)
	Epithelien	Klinische Bedeutung unsicher
	Bakterien/Hefezellen	Harnwegsinfektion oder Kontamination (s. Keimzahl, Art des untersuchten Urins!)
	Tumorzellen	Malignome der Nieren und ableitenden Harnwege
	Zylinder	Von den verschiedenen Zylinderformen sind lediglich wenige hyaline Zylinder möglicherweise ohne pathologische Bedeutung, ansonsten geschädigtes Nephron
	Parasiten (Schistosoma haematobium, Trichomonas vaginalis)	Bilharziose, Trichomoniasis
	Kristalle	Meist ohne pathologische Bedeutung, bei Steinleiden, Stoffwechselerkrankungen (Aminosäuren) vermehrte Ausscheidung
	Stuhlbestandteile	Blasen-Darmfistel
	Luft	Blasen-Darmfistel (Karzinome, Entzündungen, z. B. M. Crohn, Bestrahlungsfolgen), Cystitis emphysematosa
	Lymphe	Filariasis

Urinproben sollten sofort verarbeitet werden, da es sonst zu Zytolyse oder unspezifischen Keimvermehrungen und Verunreinigungen kommt.

Der Urin ist nach **Aussehen, Geruch** und **Menge** zu beurteilen.

Die chemische Urinuntersuchung erfolgt meist durch handelsübliche **Streifentests.** Es werden u.a. der *pH-Wert*, der Gehalt an *Zucker, Eiweiß* und *Urobilinogen* bestimmt. Die Streifentests auf Blut und Erythrozyten sind äußerst empfindlich, was im Vergleich mit dem Urinsediment häufig zu unterschiedlichen Befunden führt.

Die **Urinkonzentration** wird üblicherweise durch das spezifische Gewicht angegeben (1001–1035). Hier sind Fehlinterpretationen, etwa durch Beimengungen von Zucker oder Eiweiß, möglich. Der Bestimmung der Urinosmolalität (normal 50–1400 mosmol/l) ist deshalb der Vorzug zu geben.

Die Untersuchung des **Urinsediments** sollte unter standardisierten Bedingungen erfolgen. Zu beachten ist, daß auch bei Gesunden in 24 h über den Urin bis zu 4 Mio. Leukozyten und bis zu 300 000 Erythrozyten ausgeschieden werden. Zur Darstellung von Zellen, Zylindern oder Bakterien werden spezielle Färbeverfahren angewendet.

Anfertigung des Urinsediments:
1. 12 ml möglichst frischen Urin bei 1500 U/min ca. 5 min zentrifugieren,
2. 11,5 ml dekantieren,
3. Schleudersatz durch Schütteln suspendieren,
4. 1 Tropfen davon auf Objektträger geben und mit Deckglas abdecken,
5. Übersichtsbetrachtung bei schwacher Vergrößerung (200fach), Zählen und Identifizieren der geformten Elemente bei 400facher Vergrößerung, vorteilhaft im Phasenkontrast.

Tabelle 4.4 b. Färbung des Urinsediments mit Indikationen (s. auch Kapitel 6)

Färbeart	Durchführung	Fragestellung
Methylenblau	Stammlösung 1:4 verdünnen, im Überschuß auf den Objektträger geben, leichte Erwärmung über Flamme, nach 1 min den Farbüberschuß mit Wasser abspülen, trocknen	Leukozyten, Hefen, Bakterien
Gram	Das Trockenpräparat wird 1–2 min mit einer konzentrierten alkoholischen Gentiana-Violett-Lösung, der 9 Teile einer 2,5%igen Phenollösung zugesetzt sind, gefärbt. Anschließend mit Lugol'scher Lösung (Jod 1,0, Jodkali 2,0, Aqua dest. 300,0) übergießen, mit absolutem Alkohol spülen, bis die blaue Farbe verschwunden ist. Gegenfärbung mit wäßriger Fuchsinlösung 1 min, abspülen, trocknen	Differenzierung grampositiver und gramnegativer Keime
Ziehl-Neelsen	Das Trockenpräparat wird 3mal kurz abgeflammt, Bedeckung des Präparats mit Karbol-Fuchsinlösung und 3malige Erwärmung des Präparats bis zur Dampfbildung, dazwischen abkühlen lassen (insgesamt nicht länger als 5 min). Abgießen des Farbstoffs, abspülen, Entfärbung mit Salzsäure-Alkohol (100 ml 70%iger Alkohol und 1 ml konzentrierte Salzsäure) für einige Sekunden. Weitere Entfärbung mit reinem Alkohol ½ min lang, anschließend gründlich mit Wasser abspülen, Gegenfärbung mit verdünnter Methylenblaulösung	Erkennung säurefester Stäbchen (Mykobakterien)
May-Grünwald-Giemsa	Lufttrocknete Präparate werden 3 min mit May-Grünwald-Lösung gefärbt, anschließend scharfes Abspülen mit Aqua dest. Nachfärbung mit einer frisch zubereiteten Giemsa-Lösung (10–15 ml Giemsa-Stammlösung auf 100 ml Aqua dest.) über 20–30 min, kräftiges Abspülen mit Aqua dest., Säuberung der Unterseite des Objektträgers. Abtrocknen und lufttrocknen, evtl. in Kanada-Balsam unter Deckglas einbetten	Zytologische Untersuchung
Peroxidasefärbung nach Lampen	Das dekantierte Sediment wird im Zentrifugenröhrchen mit einem Tropfen einer Lösung von Kupferacetat 0,2%ig, Salpetersäure 0,054%, und Dextrose 5% versetzt und 4 min stehen gelassen. Inzwischen werden 5 ml Benzidin mit 1–2 Tropfen einer Lösung aus 1,446%igem Wasserstoffperoxid, 2,54%igem Harnstoff und 0,1% 8-Hydroxichinolin in Glycerinanhydrid gemischt. 1 Tropfen dieser Mischlösung wird zur Sedimentaufschwemmung hinzugegeben und gut durchgemischt	Darstellung von Leukozyten, insbesondere Leukozytenzylindern. Sie werden in grün-blau dargestellt

24-h-Sammelurine werden auf Kalzium, Phosphor, Harnsäure und Kreatinin sowie auf Vanillinmandelsäure, Katecholamine und Ketosteroide untersucht. Die Untersuchungsergebnisse dienen der Metaphylaxe bei Urolithiasis sowie der speziellen endokrinologischen Diagnostik bei Verdacht auf Phäochromozytom, M. Cushing. Kürzere Urinsammelperioden genügen zur Berechnung der endogenen Kreatininclearance (s. S. 45, 75).

24-h-Sammelurin		
Ca^{++}	bis 300 mg	[bis 6,3 mmol]
Phosphor	0,9–1,3 mg	[29–42 mmol]
Harnsäure	bis 800 mg	[bis 4,5 mmol]
Kreatinin	15–25 mg/kg Körpergewicht	[0,13–0,22 mmol/kg Körpergewicht]
17-Ketosteroide	♂ 6–18 mg	[21–62 µmol]
	♀ 4–13 mg	[14–45 µmol]
Vanillinmandelsäure	1,7–7,5 mg	[8,6–38 µmol]
Katecholamine, freie	– 115 µg	[670 nmol]
Adrenalin	– 20 µg	[– 110 nmol]

Tabelle 4.5. Blutuntersuchungen

	Normalwert	Pathologischer Befund*
BKS	♂ 3–8 mm nach 1 h, 5–18 mm nach 2 h ♀ 6–11 mm nach 1 h, 6–20 mm nach 2 h	+ Entzündungen, Malignome, Dysproteinämien
Hb	♂ 14–18 g%, ♀ 12–16 g%	+ Hypernephrom (in ca. 10%), Emphysem – Malignome, Blutung
HK	♂ 39–52 V%, ♀ 36–46 V%	+ Exsikkose, Polyglobulie – Anämie, Hydrops
Leuko	$4-10 \times 10^3/mm^3$	+ Infektionen, Abszesse, Leukosen – Blutkrankheiten
Kreatinin	0,6–1,1 mg/100 ml	+ Niereninsuffizienz + Erhöhter Muskelstoffwechsel
Harnstoff Harnstoff-N	10–50 mg/100 ml ⎫ 5–25 mg/100 ml ⎭	+ Niereninsuffizienz
Harnsäure	♂ 3,4–7,0 mg/100 ml ♀ 2,4–5,7 mg/100 ml	+ Niereninsuffizienz + Harnsaure Diathese (Gicht, Gichtnephropathie, Steinleiden)
Kalzium	4,5–5,5 mval/l	+ Primärer Hyperparathyreoidismus – Nebenschilddrüseninsuffizienz – Tetanie
Phosphor, anorganisch	2,5–4,8 mg/100 ml	– Hyperparathyreoidismus ± Verschiebungen bei Nierenfunktionsstörungen, Laxanzien, Diuretika etc.
Natrium Kalium Chlorid	135–145 mVal/l 3,8–5,0 mVal/l 96–111 mVal/l	
AP	60–170 U/l	+ Knochenmetastasen
SP	♂ bis 4,7 U/l ♀ bis 3,7 U/l	+ Hepatopathie, Prostatakarzinom
SPP	♂ bis 0,3 U/l	+ Prostatakarzinom
PSA	♂ bis 2,5 ng/ml (bzw. 4 ng/ml, je nach Test)	+ Prostatakarzinom + Prostatitis + (großes) Prostataadenom
SGOT	♂ bis 18 U/l ♀ bis 15 U/l	**Merke:** Diese Leberwerte wie auch das Blutbild inkl. Thrombozyten müssen bei tuberkulo- und zytostatischer Therapie kontrolliert werden!
SGPT	♂ bis 22 U/l ♀ bis 17 U/l	
γ-GT	♂ 6–28 U/l ♀ 4–18 U/l	
Gerinnung:		
Blutungszeit	bis 180 s	Erkrankungen der Hämostase, Hyperfibrinolyse (z.B. im Rahmen der Urosepsis, Verbrauchskoagulopathie)
Partielle Thromboplastinzeit (PTT)	35–45 s	
Prothrombinzeit (PTZ)	17–24 s	
Quick (Thromboplastinzeit)	80–100%	
Fibrinogen	150–450 mg/100 ml	
Thrombozyten	$150-300 \times 10^3$	
Antithrombin III	80–120%	
Blutgase (Säure-Basen-Status)		
Basenüberschuß (BE)	± 3 mmol/l	Veränderungen bei Nieren- (metabolisch) und Lungenfunktionsstörungen (respiratorisch)
$pH_{art.}$ $pH_{ven.}$ $pCO_{2\,art.}$ $pCO_{2\,ven.}$ $pO_{2\,art.}$ $pO_{2\,ven.}$	7,37–7,47 7,34–7,42 32–58 mmHg 38–53 mmHg 85–95 mmHg ca. 40 mmHg	
Standardbikarbonat arteriell und kapillär venös	21–25 mmol/l 20–28 mmol/l	
Hormone (s. S. 82)		* (erhöht +, erniedrigt –)

AP Alkalische Phosphatase, **SP** saure Phosphatase, **SPP** prostataspezifische, saure Phosphatase, **PSA** prostataspezifisches Antigen.

4.2.2 Blutuntersuchungen (Tab. 4.5)

Kreatinin und **Harnstoff** bzw. **Harnstoff-Stickstoff** geben Aufschluß über die Nierenfunktion. Die genannten Parameter sind aber erst bei einer Funktionsminderung von über 50% im Serum erhöht. Eine genauere Aussage über die Nierenfunktion erhält man durch **Clearanceuntersuchungen**. Die Kreatininclearance hat einen festen Stellenwert in der Basisbeurteilung der Nierenfunktion. Genauer ist die nuklearmedizinisch gemessene Clearance (s. unten), da sie eine geringe Fehlerbreite aufweist und eine seitengetrennte Bestimmung ohne Ureterenkatheter ermöglicht.

Endogene Kreatininclearance

$$Cl\left(\frac{ml}{min}\right) = \frac{\text{Urinvolumen (ml)} \cdot \text{Kreatinin}_{Urin}\,(mg\%)}{\text{Kreatinin}_{Serum}\,(mg\%) \cdot t\,(min)}$$

t = Dauer der Sammelperiode, z. B. 180 min

$$\left(\text{normal } 95-160 \,\frac{ml}{min}\right)$$

Zur Erkennung und Therapie von Störungen des Wasser- und Elektrolythaushaltes bei Nierenversagen, Polyurie, renaler Azidose und nach größeren operativen Eingriffen ist die Bestimmung der **Blutgase** und der **Elektrolyte** erforderlich (Normalbereiche s. Tab. 4.5).

Der **Serumkalziumspiegel** ist beim primären Hyperparathyreoidismus erhöht. Besteht eine rezidivierende Bildung kalziumhaltiger Steine (Oxalat, Phosphat), so liegt bereits bei einer einmaligen Erhöhung des Serumkalziumspiegels auf Werte $\geq 5,6$ mg% der dringende Verdacht auf einen *Hyperparathyreoidismus* vor. Zur Verifizierung ist dann der Parathormonspiegel (Radioimmunoassay) zu bestimmen.

Merke: Wegen der Schwankungen des Kalziumspiegels sollte bei rezidivierenden Kalziumsteinträgern das Serumkalzium öfter kontrolliert werden.

Die spezifische saure Prostataphosphatase (SPP) ist ein Isoenzym der gesamten sauren Phosphatasen und wird vorzugsweise durch einen Radioimmuno- oder einen Enzymassay bestimmt. Erhöhte Enzymwerte finden sich bei einem Teil der Patienten mit Prostatakarzinom, insbesondere dann, wenn Metastasen vorliegen. Als Screeninguntersuchung zur Früherkennung eines Prostatakarzinoms ist die Bestimmung der SPP jedoch ebenso ungeeignet wie die des *Hydroxyprolins* im 24-h-Sammelurin (normal 4,8–24,9 ng/24 h $\times$ m² Körperoberfläche), das in manchen Fällen von Knochenmetastasen erhöht ist (erhöht auch bei Störungen des Kollagenstoffwechsels, Hyperthyreose). Nach gängiger Lehrmeinung ist darauf zu achten, daß die Untersuchung auf saure Prostataphosphatasen nicht unmittelbar nach einer rektalen Prostatapalpation vorgenommen wird, da sonst falsch hohe Werte gemessen werden.

Tumormarker sind zur Früherkennung einer Malignomerkrankung ungeeignet. Ihre Bedeutung liegt vielmehr in der Möglichkeit der Verlaufsbeobachtung. Steigende Werte während der Behandlung deuten auf einen Tumorprogreß bzw. ein -rezidiv hin, abfallende Werte sind im allgemeinen Zeichen für ein Ansprechen auf die Therapie.

Tumormarker

CEA	Karzinoembryonales Antigen, Normalwert bis 15 µg/l	Unspezifischer Marker, allenfalls für Verlaufskontrolle geeignet
α-FP	α-Fetoprotein, Normalwert bis 15 µg/l	Teratome der Hoden, Leberzellkarzinome
β-HCG	Choriongonadotropin, Normalwert bis 12 µg/l	Choriokarzinome und Teratome des Hodens, z. T. Seminome (25%)

Die **Bestimmung von Hormonspiegeln** spielt speziell bei andrologischen Fragen und besonderen Problemen bei der Behandlung von Hoden- und Prostatakarzinomen eine Rolle.

Die Bestimmung von Testosteron erfolgt zur Kontrolle der inkretorischen Hodenfunktion etwa bei androgenen Ausfallserscheinungen, Hodenatrophie, Hinweis auf einen Prozeß im Hypophysen-Hypothalamus-Bereich (z. B. durch Röntgen der Sella turcica, Kern-

---

Differenzierung des Hyperparathyreoidismus (HPT)

	Serum	Urin	Therapie
Primärer HPT	Ca ↑ P ↓	Ca ↑ P ↑	Operation der Nebenschilddrüsen
Sekundärer HPT	Ca ↓ P ↑	Ca ↑ P ↑	Vitamin D 0,25–0,5 mg/die, ggf. bis zu 12 mg steigern, bis zur Normalisierung der erhöhten alkalischen Phosphatase. Nach Stabilisierung Dauertherapie mit 0,25 mg/die Vitamin D. Bei Versagen Revision der Nebenschilddrüse, Hemmung der Phosphatresorption (Aludrox®), evtl. Kalzium
Tertiärer HPT	Ca ↑ P ↓	Ca ↑ P ↑	Entwickelt sich aus dem sekundären HPT, Operation der Nebenschilddrüsen

spintomographie), Verlust von Libido oder Potentia coeundi, Impotentia generandi, Pubertas tarda und praecox, Wachstumsstörungen, Kryptorchismus/Anorchie, kongenitalem Syndrom mit testikulärer Minderfunktion (z. B. Klinefelter-Syndrom). Die Blutentnahme sollte in den Morgenstunden erfolgen, da eine ausgeprägte Zirkadianperiodik vorliegt. Neben diesem Rhythmus bestehen rasche Konzentrationsfluktuationen. Deshalb ist es zweckmäßig, in kurzen Abständen von 15–20 min 2–3 Plasmaproben zu entnehmen. Als Funktionstest kann eine **HCG-Stimulation** durchgeführt werden. Nach Feststellung der Basalwerte werden an 3 Tagen jeweils 5000 IE HCG intramuskulär injiziert. Am Tag darauf wird der stimulierte Testosteronwert bestimmt, der bei jüngeren Männern etwa doppelt so hoch ist wie der Ausgangswert. Bei Männern über 60 Jahren ist der Anstieg in der Regel etwas geringer. Der Test ermöglicht eine Unterscheidung zwischen einem einfachen Kryptorchismus und einer Anorchie in der Vorpubertät sowie eine Differenzierung bei retardierter Pubertät.

Erlauben die genannten Untersuchungen keine eindeutige diagnostische Aussage, so sind ein **LH-RH-Test** und, evtl. weiterführend, der **Clomifen-Zitrat-Test** indiziert. Nach Bestimmung der Basalwerte werden intravenös 100 μg LH-RH gegeben und 20 sowie 30 min nach der Injektion die Stimulationswerte gemessen, auch dieser Test sollte am frühen Vormittag durchgeführt werden. Kommt es zu keinem ausreichenden Anstieg von LH und FSH im Serum, so ist eine hypophysäre Schädigung Ursache des Hypogonadismus. Tritt ein Anstieg basal erniedrigter Werte auf, so liegt eine der Hypophyse übergeordnete Störung vor. Eine weitere Differenzierung wird hier durch den Clomifen-Zitrat-Test möglich, ein Anstieg von LH und FSH spricht dann für die prinzipielle Reaktionsfähigkeit des Hypothalamus.

Hormone	Normalwert	Erhöht bei
LH	4– 7 mU/ml	↑ Hodeninsuffizienz
FSH	4–10 mU/ml	↑ Hodeninsuffizienz
Prolaktin	4–10 ng/ml	↑ Psychopharmaka, Antidepressiva, Antiemetika, Hypophysentumoren, bei der Therapie des Prostatakarzinoms etwa durch Antiandrogene
Testosteron	< 40 Jahre 4–9 ng/ml > 40 Jahre 3–7 ng/ml	

4.2.3 Prostataexprimat (s. auch Kapitel 13)

Zur Gewinnung von Prostataexprimat wird die Prostata fächerförmig von kranial nach kaudal massiert und damit Drüsensekret exprimiert. Das Exprimat wird mikroskopisch und mikrobiologisch untersucht.

Normalbefund: pH ca. 6,8; bis 20 Leukozyten und 5 Erythrozyten pro Gesichtsfeld bei 400facher Vergrößerung, Granula, sog. Prostatasteine, einzelne Plasmazellen.

4.3 Steinanalyse

Zur Therapieplanung und insbesondere zur Metaphylaxe beim Harnsteinleiden müssen die Harnkonkremente auf ihre Zusammensetzung hin untersucht werden. Es wird unterschieden zwischen Kalziumoxalatmonohydrat-, Kalziumoxalatdihydrat-, Kalziumphosphat-, Magnesiumammoniumphosphathexa- und -monohydrat, Harnsäure-, Harnsäuredihydrat-, Ammoniumurat-, Kalziumhydrogenphosphatdihydrat-, Zystin- und β-Trikalziumphosphatsteinen. Die **naßchemische Analyse** ist mit den von der Industrie angebotenen Testsets kostengünstig und schnell durchzuführen. Allerdings gibt es eine nicht zu vernachlässigende Rate falscher Ergebnisse. Es müssen relativ hohe Probengewichte zur Analyse vorhanden sein. Es lassen sich nur qualitative Angaben über die einzelnen Komponenten, nicht jedoch Angaben über die genaue Kristallart und die quantitative Zusammensetzung machen. **Phasenanalytische Methoden** wie die **Infrarotspektroskopie** oder die in der Geologie entwickelte Methode der **Röntgendiffraktometrie** können diese Ungenauigkeiten ausgleichen. Insbesondere Konkremente von Patienten mit rezidivierender Nephrolithiasis sollten dieser genauen Untersuchung zugeführt werden. Eine Analyse auch sehr kleiner Proben kann problemlos durchgeführt werden.

4.4 Spermiozytogramm (Tab. 4.6, 4.7; s. auch Kapitel 13)

Zur Beurteilung der Fertilität wird frisches Sperma untersucht, das nach einer Karenzzeit von 5 Tagen durch Masturbation gewonnen werden sollte. Untersuchungsergebnisse nach Coitus condomatus sind durch lubrifizierende und spermizide Zusätze des Kondoms häufig stark verfälscht. Der Spermiozytogrammbefund ist großen individuellen Schwankungen unterworfen. Zur Beurteilung von Abweichungen vom Normbefund genügt deshalb die einmalige Untersuchung des Spermas nicht.

Für die Beurteilung einer Prostatovesikulitis ist die Bestimmung von Coeruloplasmin und Komplement C 3 jeweils bis 0,5 mg% normal) bzw. der Leukozytenelastase aus der Samenflüssigkeit richtungsweisend.

Mikrobiologische Untersuchungen des Spermas und Prostataexprimates sind bei Fertilitätsproblemen und Adnexitis indiziert (s. auch Kap. Prostatitis).

Tabelle 4.6. Spermatologische Kriterien eindeutig uneingeschränkter Zeugungsfähigkeit (Karenz 5, ggf. 3–7 Tage, 2 Spermiogramme)

Ejakulatvolumen	2–8 ml
Spermatozoenkonzentration (Normozoospermie)	40×10^6/ml – 200×10^6/ml
Spermatozoenmotilität	> 50%
Qualität der Spermatozoenmotilität (nach der Skala von 0–5)	> 3
Morphologisch normale Spermatozoen	> 40%
Ejakulatkultur	Keine Mykoplasmen, keine wiederholte reichliche Besiedelung durch pathogene Keime

Tabelle 4.7. Spermatologische Kriterien eindeutig eingeschränkter Zeugungsfähigkeit (bei einem Kriterium, bei Kombination weitere Einschränkung; 2 Spermiogramme, Karenz 5, ggf. 3–7 Tage)

Ejakulatvolumen	< 1,0 ml
Spermatozoenkonzentration (Oligozoospermie)	$< 20 \times 10^6$/ml
Spermatozoenmotilität	< 40%
Qualität der Spermatozoenmotilität (nach der Skala von 0–5)	< 2
Morphologisch normale Spermatozoen	< 30%

4.5 Bildgebende Untersuchungsverfahren (Tab. 4.8)

Zu den bildgebenden Untersuchungsverfahren zählen die konventionelle urologische Röntgendiagnostik mit und ohne Kontrastmittel, die Computertomographie, die Kernspintomographie (MRT), die Sonographie und nuklearmedizinische Techniken.

4.5.1 Konventionelle urologische Röntgendiagnostik

In der urologischen Röntgendiagnostik werden als Kontrastmittel wasserlösliche Salze der Trijodbenzoesäure verwendet, die über die Nieren (bzw. die Leber) ausgeschieden werden und im Gegensatz zu den gallegängigen Kontrastmitteln eine geringe Eiweißbindung aufweisen. Wie bei allen Kontrastmittelinjektionen ist in ca. 15% der Fälle mit Unverträglichkeitsreaktionen zu rechnen. Nicht-ionische Kontrastmittel weisen eine geringere Osmolalität auf und sind deutlich besser verträglich. Nebenwirkungen wie Übelkeit oder auch Erbrechen sind harmloser Natur und müssen nicht unbedingt einer „Kontrastmittelallergie" entsprechen.

Häufig wird in der Praxis das Phänomen der „Jodallergie" mit Kontrastmittelüberempfindlichkeit gleichgesetzt oder in Verbindung gebracht. Hier handelt es sich um zwei verschiedene Phänomene. Das in den jodierten Röntgenkontrastmitteln enthaltene Jod ist fest an den Benzolring gebunden. Allerdings sind in einzelnen Chargen von Kontrastmitteln verschwindende Mengen (im Picogramm-Bereich) freien Jods nachgewiesen worden. Die Jodallergie äußert sich klassisch als Überempfindlichkeitsreaktion vom zellulären Typ im Sinne eines allergischen Kontaktekzems, die im Epikutantest erfaßt werden kann. Für die Auslösung der häufigen anaphylaktoiden Reaktionen durch Röntgenkontrastmittel scheint eine bestehende Jodallergie keine Rolle zu spielen.

Auftretende Nebenwirkungen sind mögliche toxische Effekte von Röntgenkontrastmitteln, wie z. B. die Hyperthyreose, Nierenversagen, Herzrhythmusstörungen, und anaphylaktoide Reaktionen, wie z. B. Urticaria, Flush, Bronchospasmus, Blutdruckabfall, Schock, Herzstillstand.

Da grundsätzlich bei allen Kontrastmitteluntersuchungen mit schweren und schwersten Zwischenfällen gerechnet werden muß (Exitus letalis 1 : 30 000 bei ionischen Kontrastmitteln), ist die Bereithaltung von Notfallmedikamenten und Ausrüstung für die Reanimation und Intubation eine selbstverständliche Pflicht.

Die Therapie von sog. Kontrastmittelzwischenfällen ist der Tabelle 4.9 zu entnehmen, die Notfalleinrichtung für die Röntgenpraxis der Tabelle 4.10.

Bei anamnestisch angegebenen Unverträglichkeitsreaktionen senkt die intravenöse Gabe eines H1- und H2-Antagonisten (Tavegil® und Tagamet®) intravenös 5–10 min vor der Kontrastmittelapplikation das Wiederholungsrisiko wesentlich. Generell besteht bei anamnestisch angegebenen leichteren Unverträglichkeitsreaktionen kein Risiko für die Potenzierung von Zwischenfällen bei erneuter Kontrastmittelanwendung.

Die Zahl der Unverträglichkeitsreaktionen ist unter der Anwendung ionischer Kontrastmittel erheblich zurückgegangen. Spätreaktionen werden in einzelnen Fällen beschrieben. Bei den frisch entwickelten dimeren, nichtionischen Kontrastmitteln wird diskutiert, daß Spätreaktionen (Arzneimittelexanthem) eher auftreten könnten. Eine Beurteilung ist zum jetzigen Zeitpunkt (Oktober 95) noch nicht möglich.

| Damit Kontrastmittelzwischenfällen begegnet werden kann, ist während der gesamten Untersuchungsdauer ein venöser Zugang beim Patienten offenzuhalten.

Tabelle 4.8. Urologische Röntgendiagnostik

Untersuchungsart	Technik	Aussagemöglichkeit
Nierenübersichtsaufnahme	Format 30/40 bis 35/43 in Rückenlage	Skelettsystem (bes. Mißbildungen, Metastasen), Psoasschatten, Schatten von Milz und Leber, Nieren, Konkremente im Bereich der ableitenden Harnwege und Gallenblase
Beckenübersichtsaufnahme	Format 30/40	Skelettsystem, Blasenschatten, Konkremente, Verkalkungen im Bereich der männlichen Adnexe
Ausscheidungs-, Infusionsurographie (AUG, IUG)	Nach i. v. Kontrastmittelgabe 2–3 oder mehr Aufnahmen 30/40 bis 35/43 in Rückenlage, nach Miktion im Stehen, Inspiration, Exspiration. Die Zeitabstände betragen im Durchschnitt 7 (5) u. 15 (10) min, ändern sich jedoch nach individuellen Gesichtspunkten (z. B. Spätaufnahmen in mehrstündigem Abstand bei verzögerter Ausscheidung)	Nephrographie (Kontrastierung des Nierenparenchyms), Pyelographie (Darstellung der Nierenhohlsysteme und darauffolgend der Harnleiter und der Blase), Atemverschieblichkeit der Nieren, Lageveränderung von Nieren und Blase im Stehen, Restharnbildung
Frühurogramm	Aufnahmen im Minutentakt nach Kontrastmittelgabe	Ursprünglich angewendet zur Abklärung einer Nierenarterienstenose, heute weitgehend wegen Ungenauigkeit zugunsten der Sequenzszintigraphie verlassen
Kompressionsaufnahme (**nicht** bei Niereninsuffizienz oder Harnstauung)	Mittels verschieden gestalteter „Kompressorien" werden die Harnleiter gegen die Linea terminalis des Beckens gedrückt und so eine iatrogene Harnstauung provoziert, evtl. muß Kontrastmittel gespritzt werden	Gute Darstellung von (spastisch) enggestellten oder nicht ausreichend kontrastierten Nierenhohlsystemen und oberen Harnleiteranteilen
Tomographie (Schichtaufnahme)	Mittels besonderer Gerätetechnik (Röntgenröhre und Film drehen sich gegenläufig linear oder auf einer Kreisbahn gegeneinander, der Drehpunkt liegt in der scharf abzubildenden Schicht)	Darstellung von Strukturen, die z. B. durch Darmgase überlagert sind (Nierenkontur, genaue Lagebestimmung von Konkrementen)
Zonographie	s. Tomographie, jedoch geringerer Schichtwinkel und damit größere Schichtdicke	
Anflutungsurogramm (**nicht** bei Niereninsuffizienz)	Wie Infusionsurogramm, jedoch vor Kontrastmittelgabe Infusion von 500 ml Laevulose und 250 ml Mannitlösung	Darstellung eines Mißverhältnisses zwischen ausgeschiedenem Urinvolumen und abfließendem Volumen (z. B. Ureterabgangsstenose)

(Fortsetzung Tabelle 4.8)

Untersuchungsart	Technik	Aussagemöglichkeit
Retrograde Pyelographie	Mittels eines Zystoskops wird über die Blase der interessierende Harnleiter mit einem Katheter sondiert und in diesen Kontrastmittel gespritzt	Bei funktionsloser Niere Darstellungsmöglichkeit des Hohlsystems und der ableitenden Harnleiter, exakte Harnleiterdarstellung bei im Ausscheidungsurogramm nicht abklärbaren Befunden
Antegrade Pyelographie	Das Nierenhohlsystem wird perkutan punktiert und Kontrastmittel eingebracht	S. retrograde Pyelographie, hier jedoch geringere Gefahr einer iatrogenen Harnwegsinfektion. Die Entscheidung für eine antegrade oder retrograde Pyelographie muß nach individuellen Gesichtspunkten durch den Urologen erfolgen
Urethrozystogramm (nur bei Männern) (UCG)	Füllung der Harnröhre mit Kontrastmittel vom Meatus urethrae her	Erkennung von Harnröhrenstrikturen, -divertikeln, -klappen, -verletzungen, Abschätzung der Größe der Prostata über die Beurteilung der prostatischen Harnröhre, Blasenkontur
Zystogramm	Füllung der Blase mit Kontrastmittel über einen Katheter	Blasenkontur, Beurteilung von Wandveränderungen, Blasenstein, Tumor, Deszensus, Blasenverletzung
Miktionszystourethrogramm (MCU)	Die Blase wird entweder über eine intravenöse Kontrastmittelgabe (vorzugsweise bei kleinen Kindern) oder über einen Katheter mit Kontrastmittel gefüllt. Im schrägen Strahlengang (Männer) oder im streng seitlichen (Frauen) werden während der Miktion Aufnahmen gemacht	Funktionelle Darstellung der männlichen Harnröhre, Harnröhrenklappen, Differenzierung der verschiedenen Deszensusarten der Frau, fragliche Darstellbarkeit einer distalen Harnröhrenenge
Kettchencystogramm (nur bei Frauen)	Blase wird mit Kontrastmittel gefüllt und ein spezielles Kettchen in die Harnröhre eingebracht	Abklärung Deszensus z. B. bei Streßharninkontinenz. Seitliches MCU besser, da funktionelle Beurteilung möglich
Refluxzystogramm	Blasenfüllung wie bei Zystogramm. In Ruhezustand (low pressure) und bei Miktion (high pressure) Durchleuchtungskontrolle und Dokumentation	Nachweis und Gradeinteilung eines vesikoureterorenalen Refluxes
Kavernosogramm	Punktion eines Corpus cavernosum penis mit Kontrastmittelinjektion	Induratio penis plastica, erektile Impotenz, Priapismus, Verletzung
Vesikulographie (Gefahr des iatrogenen Samenleiterverschlusses!)	Der Ductus deferens muß operativ im Skrotalbereich freigelegt werden, nach Kanülierung wird Kontrastmittel gespritzt. So können der Samenleiter und die Samenblasen dargestellt werden	Abklärung einer Verschlußazoospermie. Die Beurteilung der Infiltration der Samenblasen beim Prostatakarzinom ist äußerst ungenau und hat deshalb keine Bedeutung mehr
Angiographie	Das interessierende Gefäßsystem wird punktiert und mittels der Seldinger-Technik (Sondierung über Führungsdraht und Einbringung von Spezialkathetern) das Gefäßsystem global oder einzelne Gefäßäste selektiv mit Kontrastmittel dargestellt. Bei der Subtraktionsangiographie werden nach peripherer oder zentral-venöser Kontrastmittelgabe über ein elektronisches Subtraktionsverfahren die arteriellen Gefäße dargestellt	Erkennung von Gefäßanomalien, Gefäßerkrankungen, Tumoren
a) Übersichtsaortographie	Kontrastmittel wird unter Druck in die Aorta gespritzt	Darstellung der Aorta und der von ihr ausgehenden Hauptarterien (A. renalis, A. mesenterica inferior, Truncus coeliacus, A. iliaca)

(Fortsetzung Tabelle 4.8)

Untersuchungsart	Technik	Aussagemöglichkeit
b) Selektive Renovasographie	Die Nierenarterie wird sondiert und mit Kontrastmittel dargestellt	Verschluß, Verengung, Aneurysma, a.v. Shunt, Nierentumoren, Nierenzysten, entzündliche Veränderungen wie destruierende Pyelonephritis, Schrumpfniere, Tuberkulose, Nierenruptur
c) Pharmakoangiographie	Mit dem Kontrastmittel werden vasokonstringierende Substanzen (Suprarenin®) injiziert, gesunde Gefäße werden enggestellt, pathologische Gefäße bleiben unbeeinflußt	Bei Tumorverdacht und kleinen Tumoren werden diese besser erfaßt
d) Kavographie	Darstellung der Hohlvene	Erkennung von Tumoreinbruch (Kavazapfen), Verschluß und Kollateralkreislauf
e) Selektive Nierenphlebographie	Der Angiographiekatheter wird über die V. cava in die interessierende Vene vorgeschoben	Abklärung einer Nierenvenenthrombose (bei superselektiver Darstellung der Nebennierenvenen Erkennung eines Nebennierentumors)
f) Spermatikaphlebographie	Die V. spermatica mündet links in die V. renalis und wird so selektiv unter Valsalva-Manöver dargestellt; rechts schwierigeres Manöver, da die Vene direkt in die V. cava mündet	Abklärung und Gradeinteilung einer Varikozele, Verödung von Varikozelen
g) Beckenangiographie	Darstellung der A. iliaca interna mit ihren Abgängen	Durch Sonographie, Computertomographie und Endoskopie heute weitgehend verlassen, da die Frage einer Infiltrationstiefe eines Blasentumors allenfalls bei inkurablen Karzinomen abgeschätzt, jedoch nicht genau abgeklärt werden kann
Pedale Lymphographie	An den beiden Fußrücken wird jeweils ein Lymphgefäß kanüliert und ein meist öliges Kontrastmittel injiziert. Es kommen Lymphgefäße und nach 24 h in der Speicherphase die Lymphknoten im Abflußbereich, d.h. insbesondere im Bereich der A. iliaca und Aorta zur Darstellung	Abklärung von Lymphknotenmetastasen urologischer Tumoren; die hohe Rate falsch positiver und falsch negativer Befunde kann durch Feinnadelbiopsie der angefärbten Lymphknoten verbessert werden
Computertomographie (CT)	Es werden axiale Schnittbilder des Beckens, Abdomens, des Thoraxraumes oder auch des Schädels ohne Kontrastmittel (nativ) und mit intravenös gegebenem und oral verabreichtem Kontrastmittel angefertigt	Erkennung von Tumoren, Metastasen, besonders in der Frage der Einbeziehung von Nachbarorganen, Abszessen usw.
Kernspintomographie (MRT)	Es werden ebenfalls axiale Bilder wie bei der CT dargestellt; es werden jedoch keine Röntgenstrahlen benötigt, die Bilder entstehen durch Anregung des Kernspins von Wasserstoffatomen durch sehr starke Magnetfelder. Mittels der sog. longitudinalen oder transversalen Relaxation können zwei grundsätzlich verschiedene Arten von Bildern erzeugt werden	In der Urologie relativ geringer Stellenwert, keine wesentlich anderen Aussagemöglichkeiten als CT; Vorteile bei intrakraniellen Prozessen (z.B. Prolaktinom)

Tabelle 4.9. Behandlung von Kontrastmittelzwischenfällen

Merke:
- Gezielte Kontrastmittelanamnese erheben (Allergie?),
- Die Kontrastmittelgabe erfolgt am liegenden Patienten, der venöse Zugang wird während der gesamten Untersuchungsdauer offengehalten.
- Nach der Untersuchung soll der Patient mindestens ¼ h unter Aufsicht bleiben.

Reaktion	Therapie
Leichte allgemeine Nebenwirkungen Übelkeit, Brechreiz, Hitzegefühl	Beruhigung, Zuspruch, sorgfältige Beobachtung, in seltenen Fällen ein Beruhigungsmittel oder zentral wirksames Antihistaninikum
Hautreaktionen lokale Rötung, Urticaria, Flush	H1- und H2-Antagonisten (1 Ampulle Tavegil® und 1 Ampulle Tagamet®), unter Umständen auch Cortisonderivate
Schwere Reaktionen exspiratorische Dyspnoe, spastischer Husten, Stridor, Asthma, Bronchospasmus	0,3–0,5 ml einer 1:1000 Suprarenin®-Lösung subkutan, Atemwege freihalten, Sauerstoff, Atemmaske, Intubation, Euphyllin 0,24 langsam i.v. Infusionen Differentialdiagnose: Herzversagen mit Lungenödem!
Tachykardie, Herzrhythmusstörungen, Blutdruckabfall, Schock, Herzstillstand	Suprarenin® subkutan wie oben. Bei Schock: 0,3–1,0 ml Suprarenin® 1:1000 verdünnt mit isotonischer NaCl-Lösung 1:9 i.v., evtl. Wiederholung nach 2 min, hochdosiert wasserlösliche Kortikoide i.v., Volumensubstitution. Ggf. Reanimation und Beatmung

Mit dem Einleiten der Notfallmaßnahmen ist die Anästhesieabteilung zu benachrichtigen, außerhalb der Klinik der Notarzt. Die weitere Therapie richtet sich nach der Symptomatik und hat möglichst auf einer Intensivstation zu erfolgen. Nach erfolgreicher Therapie schwerer Zwischenfälle stationäre Beobachtung mindestens 24–48 h.

Tabelle 4.10. Notfalleinrichtung für die Röntgenpraxis

Der venöse Zugang wird während der gesamten Untersuchung mit Röntgenkontrastmittel belassen.

1. Medikamente zur intravenösen Applikation		2. Infusionen	
Sedativa	(z.B. Valium®)	Isotonische Elektrolytlösung	(z.B. Jonosteril®)
Antihistaminika, H_1-Antagonisten	(z.B. Tavegil®)		
H_2-Antagonisten	(z.B. Tagamet®)		
Kortikoide	(Methylprednisolon: Urbason solubile forte®, Solu-Medrol®, Ampullen zu 250 mg; Prednisolon-Natriumsuccinat: Solu-Decortin®, Ampullen zu 250 mg; Volon A 180 i.v.®)	HAES-Infusionslösung (6% Hydroxyaethylstärkelösung) Ringerlösung Natriumbikarbonat (1 mval/ml)	500 ml 500 ml 8,4%ige Lösung
Adrenalin 1:1000	(Ampullen zu 1 ml, Suprarenin®)		
Bronchospasmolytika	(z.B. Euphyllin®, 0,24)	**3. Apparative Hilfsmittel**	
Kreislaufmittel	(Effortil® usw., als Tropfen und Ampullen)	Blutdruckmeßgerät, Ambu-Gerät zur Beatmung mit Maske (verschiedene Größen!), Intubationsbesteck mit Trachealtuben (verschiedene Größen), Sauerstoff-Flasche mit Maske zur Spontanatmung, Infusionsbesteck (Einmalgeräte)	
		4. Telefon mit Notarztnummer	
		5. Der Zugang zum Röntgenuntersuchungsraum bzw. zur Praxis muß so gelegen sein, daß genügend Platz für ein Reanimationsteam ist (Tragbahre!)	

4.5.2 Ultraschalldiagnostik (Tab. 4.11)

Dieses nicht-invasive Verfahren ist relativ einfach anwendbar und jederzeit wiederholbar. Es erfordert keine Kontrastmittel und stellt keine Strahlenbelastung für Patienten und Untersucher dar; eine Gewebsschädigung, auch der Samen- bzw. Eizellen, findet bei Diagnosegeräten nicht statt. Die Ultraschalldiagnostik kann die Röntgendiagnostik nicht vollständig ersetzen. Sie stellt jedoch eine optimale Ergänzung zur Verlaufsbeobachtung, auch in der Schwangerschaft, dar. In der Routinetechnik werden heute ausschließlich Real-time-Geräte zur Erzeugung von sog. B-Schnittbildern eingesetzt. Die Bildqualität hängt einerseits von der Auflösung der Geräte, andererseits von der Eindringtiefe des Ultraschalls sowie der Wellenlänge und Leistung des Ultraschalltransducers ab. Ganz allgemein gilt: Je höher die angegebene Schallfrequenz, desto kürzer die Wellenlänge und damit desto besser die Auflösung, während bei den im diagnostischen Bereich verwendeten Energien die Eindringtiefe absinkt.

Für die in der Regel verwendeten 3,5 MHz-Schallköpfe beträgt das theoretische Auflösungsvermögen etwas über 0,44 mm, während es für den 7 MHz-Schallkopf bei 0,22 mm liegt. Diesem rein rechnerischen Auflösungsvermögen stehen die realistischen Angaben der Gerätehersteller gegenüber, die z. B. bei einem 3,5 MHz-Schallkopf 0,7 mm für die axiale Auflösung angeben. Das laterale Auflösungsvermögen ist deutlich schlechter und liegt für den 3,5 MHz-Schallkopf bei ca. 2,5 mm.

Die Eindringtiefe des Ultraschallsignals hängt von der Absorption im Gewebe ab. Diese Absorption ist um so größer, je höher die Ultraschallfrequenz ist. Deshalb werden im Bauchraum Schallfrequenzen zwischen 2,5 und 5 MHz, zur Untersuchung oberflächennaher Strukturen dagegen Frequenzen zwischen 7 und 10 MHz eingesetzt.

Bei den heute verwendeten Real-time-Geräten unterscheidet man zwischen zwei Typen, der sog. **Sektortechnik** mit einer kugelförmigen Auflagefläche und einem kleinen (punktförmigen) Schalleintrittsfenster und der **Lineartechnik,** bei der das Ultraschallbild eine Rechtecksform aufweist. Der Vorteil liegt hierbei darin, daß im Bereich der Auflagefläche des Schallkopfes sowohl oberflächliche als auch in der Tiefe gelegene Strukturen gleichermaßen abgebildet werden, während in der Sektortechnik oberflächliche Prozesse nur unbefriedigend dargestellt werden. Andererseits läßt sich der Sektorschallkopf besonders gut dort einsetzen, wo aus Platzgründen Applikationsprobleme mit den Lineararray-Sonden auftreten, z. B. in Interkostalräumen und im retrosymphysären Bereich.

Mit der **Sonographie** lassen sich ausgezeichnete Ergebnisse bei der Beurteilung der Nierenmorphologie, der Abklärung von Stauungen und Raumforderungen, der Darstellung der übrigen Oberbauchorgane und der Suche nach Metastasen erzielen. Kleine Nierenkonkremente sind nicht mit ausreichender Sicherheit sonographisch nachzuweisen. Die Blase läßt sich ebenfalls nach Form und Größe, Füllungszustand und Blasenwandveränderungen beurteilen. Liegt eine geeignete Wasservorlaufstrecke vor, lassen sich auch Erkenntnisse in der Beurteilung morphologischer Veränderungen des Hodens gewinnen.

Prostatatumoren können durch die transrektale Sonographie in ihrer Ausdehnung gut beurteilt werden. Man hüte sich jedoch vor der Beurteilung der Dignität. Die Ultraschalluntersuchung kann nicht die histologische Beurteilung ersetzen!

Ultraschallgesteuerte Punktionen erlauben die Untersuchung von Nierenzysten (zytologische und chemische Untersuchung des Zysteninhalts, evtl. Einbringung von Kontrastmittel zur röntgenologischen Darstellung). Perkutane Nephrostomata, über die unter anderem die Litholapaxie ermöglicht wird, können ultraschallgesteuert angelegt werden, unklare Raumforderungen lassen sich ebenfalls ultraschallgesteuert gezielt biopsieren.

Doppler-Sonographie
Unter Doppler-Effekt versteht man Frequenzänderungen, die entstehen, wenn Sender und Empfänger sich relativ zueinander bewegen. Die Doppler-Sonographie

Tabelle 4.11. Ultraschalldiagnostik

Gerät	Fragestellung
Sektor-/Linear-Scanner (meist 3,5 MHz)	Niere, Leber, große Gefäße, Lymphknotenmetastasen, gestaute Harnleiter, Blase Prostata
Mini- bzw. Spezialschallköpfe (meist 5–8 MHz)	Hoden; operativ freigelegte Niere (Konkrementsuche)
Intrakavitäre Sonden (transrektal, intravesikal) (5–7,5 MHz)	Prostata, Blasenwand
Doppler-Sonographie (ca. 8 MHz)	Abklärung: Hodentorsion, Varikozele, Penisdurchblutung; Erkennung gefäßarmer Areale der Niere im Rahmen der Nierensteinchirurgie

wird zur Messung von Strömungen in den Gefäßen (Venen und Arterien) eingesetzt, wobei Sender und Empfänger in einer Sonde vereinigt sind, das reflektierende Medium sich jedoch bewegt. Die Strömungsgeschwindigkeit bei einer arteriellen oder venösen Pulsation wird akustisch oder auf einem Schreiber erkennbar gemacht. Im urologischen Bereich wird die Doppler-Sonographie erfolgreich zur Sicherung der Diagnose einer Hodentorsion, zur Klärung einer arteriellen Insuffizienz im Bereich des Penis (Impotentia coeundi), zur Erkennung asymptomatischer Varikozelen (deutliches Strömungsgeräusch im Bereich des Plexus pampiniformis bei Valsalva-Versuch) und zur Auffindung gefäßarmer Bezirke bei operativ freigelegten Nieren für die sog. anatrophe Nephrotomie (Nephrotomie ohne Abklemmung des Nierengefäßstieles) eingesetzt. Nieren-arterienstenosen können in der Regel nicht nachgewiesen werden, da die Ortung dieser in der Tiefe liegenden Gefäße schwierig und außerdem die Eindringtiefe dieser Doppler-Sonden nicht ausreichend ist.

Farbdopplergeräte sind für Spezialfragen, etwa der Penisdurchblutung, sehr geeignet.

4.5.3 Endoskopie (s. a. Kapitel 8)

Bei Männern, Frauen und Kindern lassen sich Harnröhre, Harnblase, Ureteren und Nierenhohlsysteme endoskopisch betrachten. Hierzu steht eine Fülle verschieden kalibriger Instrumente zur Verfügung. Optiken, die mit *Kaltlichtquellen* (Lichtquelle außerhalb des Instruments) ausgerüstet sind, verfügen über Möglichkeiten für Geradeaus-, Seit- und auch Rückblick. Diese Instrumente sind mit Einsätzen kombinierbar, die endoskopische Operationen ermöglichen (z.B. transurethrale Resektion, Einbringen von Ureterschienen, Gewebsentnahmen, mechanische, elektrohydraulische, Laser- und Ultraschall-Lithotripsie, Urethrotomia interna, Neodym-YAG-Laser-Therapie). Neben starren Instrumenten werden auch flexible Endoskope eingesetzt.

Mit *Ureterorenoskopen* kann der Harnleiter vom Ostium bis zum Nierenbecken bzw. zu den Nierenkelchen betrachtet werden. Auch mit diesen Instrumenten sind endoskopische Operationen durchzuführen (Gewebsentnahme, Steinzertrümmerung – mechanisch, elektrohydraulisch, laserinduziert –, Tumorzerstörung, Beseitigung von Strikturen).

Einen breiten Raum nimmt die *Renoskopie* ein. Über einen perkutanen Nierenpunktionskanal lassen sich nach Bougieren Renoskope in das Nierenhohlsystem einführen, womit die perkutane Litholapaxie (griechisch: Litholapaxie = λίθος λαπαττειν [Stein + ausleeren]) ermöglicht wird. Die Entfernung auch großer Nierensteine ist bei geeigneten anatomischen Verhältnissen ohne operative Freilegung der Niere möglich. Die perkutane Litholapaxie ist eine notwendige Ergänzung zur extrakorporalen Stoßwellenlithotripsie (ESWL; s. dort).

Die Möglichkeit der *Pyeloskopie* soll nicht unerwähnt bleiben; dabei können an der freigelegten Niere nach Pyelotomie die einzelnen Kelche und das Nierenbecken endoskopisch betrachtet werden.

Die Einführung der perkutanen Litholapaxie und Ureterorenoskopie hat eine stürmische Weiterentwicklung der urologischen Endoskopie bewirkt. (Die Neuentwicklung weiterer Instrumente ist noch nicht abgeschlossen.)

4.5.4 Nuklearmedizinische Diagnostik (Tab. 4.12)

Die klassischen Verfahren der Isotopennephrographie und der statischen Nierenszintigraphie sind durch die Entwicklung der Szintillationskamera und der damit möglichen renalen Sequenzszintigraphie und seitengetrennten Clearancebestimmung wesentlich erweitert worden. (Für Einzelheiten muß hier auf die weiterführende Literatur verwiesen werden.) Die *Skelettszinti-*

Tabelle 4.12. Nuklearmedizinische Diagnostik

Technik	Fragestellung
Radioisotopennephrographie ^{131}J-Hippuran	Liegen zwei funktionsfähige Nieren vor? Liegt eine Abflußbehinderung vor, auch lageabhängig?
Nierenszintigraphie ^{99m}Tc-Komplexe	Niereninfarkt, Nierenaplasie; Beurteilung von funktionsfähigem Restparenchym bei chronisch-entzündlichen Erkrankungen, Raumforderungen
Renale Sequenzszintigraphie $^{121(123)}$J-Hippuran	Kinetik nierenpflichtiger Radiopharmazeutika, Harnstauung, Hypertonus renale Ursache einer Hypertonie, sonst wie Nierenszintigraphie
Seitengetrennte Clearance ^{131}J-Hippuran	Tubuläre Clearance
^{51}Cr-EDTA	Glomeruläre Clearance
MAG 3-Clearance	Globale Clearance etwas ungenauer als endogene Kreatinin-Clearance

graphie hat im Rahmen der urologischen Diagnostik ihren festen Stellenwert, da sie geeignet ist, Metastasen (z. B. vom Prostatakarzinom) bereits vor der röntgenologischen Darstellbarkeit zu erfassen.

4.5.5 Computertomographie

Mit Hilfe der Computertomographie können axiale Schnittbilder über einen Rechner erstellt werden, nachdem über einer rotierenden Achse die Abschwächung eines feinen Röntgenstrahles mittels Detektoren gemessen wurde.

Bei urologischen Erkrankungen ist die Beurteilung des Retroperitonealraumes und des Beckens von besonderem Interesse. Die Identifizierung von pathologisch-anatomischen Veränderungen erfolgt aufgrund definierter Dichtewerte (Hounsfield-Einheiten) und durch morphologisch-anatomische Veränderungen. Wichtig hierzu ist das Erkennen bzw. Vorhandensein definierter Leitstrukturen wie etwa der großen Gefäße und die Abgrenzung gegenüber Nachbarorganen, was durch Kontrastmittel (intravenöse Gabe und Gabe wasserlöslicher oraler Kontrastmittel) erleichtert wird.

Indikationen
- Bei *Raumforderungen im Bereich der Nieren*, die durch die Uro- und Sonographie nicht eindeutig abgeklärt werden können, stellt die Computertomographie eine ideale nicht-invasive Untersuchungsmethode dar. Sensitivität und Spezifität der Methode sind hoch. So können Angiomyolipome, die in der Regel nicht operiert werden sollten und benigne sind, eindeutig differenziert werden. Gleichzeitig besteht die Möglichkeit, die Abgrenzung gegenüber den Nachbarorganen und die Frage einer möglichen Metastasierung in den Schnittbereichen (Leber!) zu beurteilen. Tumorzapfen etwa in der V. cava können in der Regel erkannt werden.

- *Nebennierentumoren:* Die Computertomographie ist die Methode der Wahl bei der Abklärung von Nebennierentumoren, die durch die Angiographie und meist auch die Sonographie nur sehr schlecht dargestellt werden können.

- *Lymphknotenmetastasen:* Eine feingewebliche Beurteilung ist mit Hilfe der Computertomographie in der Regel nicht möglich. Es kommen nur Massenvermehrungen mit einem Durchmesser von > 1 cm zur Darstellung.
  Die Abbildung von Lymphknotenmetastasen im Becken liefert häufig falsche Ergebnisse (fehlende eindeutige Leitstrukturen, die Lymphknotengröße schwankt auch bei fehlendem metastatischen Fall erheblich).

- *Blasen- und Prostatatumoren:* Für die Differenzierung von T 1-, T 2- und auch T 3-Stadien hat die Computertomographie keine entscheidenden Fortschritte gebracht. Bei fraglicher Lymphknotenvergrößerung im Beckenbereich ermöglicht die computertomographisch gesteuerte Feinnadelpunktion des entsprechenden Knotens die Diagnose.

- *Bauchtrauma:* Bei der Beurteilung stumpfer Bauchtraumen ist die Computertomographie die Methode der Wahl. Hiermit lassen sich Milz- und Nierenrupturen, Knochenläsionen, Luft bzw. Flüssigkeit im Intraperitonealraum, retroperitoneale Hämatome und Urinome eindeutig identifizieren.

- *Harnstauungsnieren:* Zur Abklärung von Harnstauungsnieren sind die oben beschriebenen anderen bildgebenden Verfahren besser geeignet als die Computertomographie.

- *Pyonephrosen* und *perinephritische Abszesse* lassen sich durch die Computertomographie gut beurteilen. Andererseits ist die Diagnose aber auch mit Hilfe von Sonographie, klinischem Befund und Ausscheidungsurographie mit gleicher Sicherheit zu stellen.

4.5.6 Kernspintomographie (MRT)

Ist ein nicht invasives Diagnoseverfahren unter Nutzung eines Magnetfeldes hoher Feldstärke sowie von eingestrahlten Radiowellen (in gepulster Form) im Megahertz-Band von geringer Intensität. Hierdurch werden Protonen der Wasser- und Fettbestandteile im Organismus zur Kernspinresonanz angeregt. Nach Abschalten der MHz-Anregungsfrequenz werden die MR-Signale durch Spulen, die den Patienten umgeben, aufgenommen. Das Signal ist von der H^+-Dichte und der Abklingzeit abhängig.

Dieses Verfahren liefert ähnlich wie die Computertomographie Schnittbilder in drei Raumebenen. Der Weichteilkontrast ist bei der Kernspintomographie gegenüber der Computertomographie deutlich gesteigert. An der Entwicklung spezieller Kontrastmittel auf der Basis Seltener Erden für die Kernspintomographie wird gearbeitet (Gadolinium).

Bei der Untersuchung mit dem Kernspintomographen wird der Patient einem sehr starken Magnetfeld ausgesetzt (bis zu 2 Tesla). Nebenwirkungen sind für den Menschen bisher nicht bekannt. Patienten mit Herzschrittmachern oder chirurgischen Metallclips sollten wegen möglicher Magnetfeldwechselwirkungen von der Untersuchung ausgeschlossen werden. Eine Gefahr stellen freie ferromagnetische Gegenstände dar, die der Patient mit sich führt, da sich diese in dem Magnetfeld wie ein Geschoß verhalten.

4.6 Urodynamik

M. Stöhrer

Urodynamische Untersuchungsverfahren haben die Behandlung der neurogen gestörten Blasenentleerung entscheidend erleichtert. Sie erlauben eine individuell angepaßte, zweckmäßige Therapie. Der finanzielle und zeitliche Aufwand ist zwar groß, aber im Verhältnis zur erreichbaren Verbesserung neurogener Blasenentleerungsstörungen, zur Reduzierung der gefürchteten Spätfolgen im Bereich des oberen Harntraktes und im Vergleich zu den Kosten, die diese Patienten häufig durch fortschreitende Nierenfunktionseinschränkung, rezidivierende Harnwegsinfekte, fortdauernde Klinikaufenthalte und vorzeitige Invalidisierung verursachen, sind die urodynamischen Kontrolluntersuchungen als Basis für gezielte therapeutische Maßnahmen finanziell vertretbar. Sie sollten daher bei den entsprechenden Fragestellungen konsequent in Anspruch genommen werden.

Urodynamische Untersuchungen dienen in erster Linie der Abklärung von Entleerungsstörungen des unteren Harntraktes. Neurogene Störungen sind damit objekivierbar und klassifizierbar. Die therapeutischen Möglichkeiten können aufgrund der urodynamischen Untersuchung gezielt eingesetzt werden. In zweiter Linie können Ursachen und Ausmaß einer mechanischen Abflußbehinderung festgestellt werden. Für den oberen Harntrakt ungünstige Tendenzen lassen sich frühzeitig erkennen.

Die derzeit gebräuchlichsten Verfahren zur qualitativen und quantitativen Erfassung der Druck-Flußverhältnisse sind **Uroflowmetrie**, Zystometrie, **Zystometrie mit simultaner Aufzeichnung von Rektumdruck und Urethradruckprofil**, kombinierte Druck-Flußaufzeichnung mit oder ohne Ableitung des Beckenboden-EMG sowie mit oder ohne **simultane videographische Röntgenkontrolle**. Kosten und Zeitaufwand der aufgezählten urodynamischen Untersuchungen sind sehr unterschiedlich, so daß es sinnvoll scheint, Prioritäten zu setzen, wann, wo und warum welche Untersuchungen am besten durchzuführen sind (Tab. 4.13).

Vor der apparativen Untersuchung steht die gezielte **Anamnese** (s. auch Kapitel 4.1). Neben familiärer Belastung (z. B. Diabetes mellitus) sind Miktions- und Defäkationsgewohnheiten, Verletzungen oder operative Eingriffe im Bereich von Rückenmark, Gehirn, Bandscheiben oder im kleinen Becken sowie eine Sexualanamnese zu erheben. Nikotin- oder Alkoholabusus oder die regelmäßige Einnahme von Medikamenten mit neurotroper Wirkung haben wesentlichen Einfluß auf die Blasenentleerung.

Bei Verdacht auf eine neurogen gestörte Blasenentleerung ist eine zusätzliche **urologisch-neurologische Untersuchung** im äußeren Genitalbereich unerläßlich. Neben der Sensibilitätsprüfung werden der Tonus des Analschließmuskels sowie dessen willkürliche Kontraktion und Relaxation geprüft, ferner folgende Reflexe: Kremaster-, Bulbocavernosus-, Analsphinkterreflex.

Allgemeine, für alle urodynamischen Untersuchungsverfahren zu empfehlende Regeln:
Alle Untersuchungen sollten grundsätzlich unter möglichst physiologischen, psychologisch akzeptablen Bedingungen stattfinden.

Zur besseren Reproduzierbarkeit sollten die folgenden Angaben vermerkt werden:

- Position bei Füllung und Entleerung (stehend, sitzend, liegend).
- Art des Füllmediums und Temperaturen (CO_2, physiologische Kochsalzlösung, Kontrastmittel, Körper-, Zimmertemperatur etc.).
- Füllgeschwindigkeit (langsam: bis 10 ml/s, mittel: 10–100 ml/s, schnell: mehr als 100 ml/s).
- Die Angabe der Meßgrößen sollte im allgemeinen in cm H_2O bzw. ml/s erfolgen.

Tabelle 4.13. Abstufungen urodynamischer Diagnostik

Untersuchungsgang	Untersucher	Indikation
A) Anamnese Uroflowmetrie	Urologische Praxis	Abklärung infravesikaler Obstruktion, postoperative Kontrolle
B) Anamnese Uroneurologischer Status Uroflowmetrie Zystometrie + Rektumdruck	Urologische Praxis Krankenhausabteilung	Ausschluß neurogener Blasenentleerungsstörungen, z. B. bei Abklärung einer Inkontinenz, postoperative Kontrolle
C) Wie B, zusätzlich videographische Röntgenkontrolle EMG (fakultativ) Urethradruckprofil (fakultativ)	Großer Meßplatz Urodynamisches Zentrum	Klassifizierung einer neurogenen Blasenentleerungsstörung, Therapiekontrolle

- Bei invasiven Maßnahmen Angabe des Zugangs (transurethral, suprapubisch) sowie der Größe und Art der verwendeten Katheter.
- Bei Flüssigkeitsmessungen sollte der erhöhten Kontaminationsgefahr Rechnung getragen werden.
- Eine Anästhesie der Urethralschleimhaut kann die Untersuchungsergebnisse erheblich verfälschen.
- Bei Patienten mit einer Reflexblase ist das Flüssigkeitsmedium grundsätzlich auf Körpertemperatur anzuwärmen, um keine vorzeitigen Detrusorkontraktionen zu provozieren (Tab. 4.14).

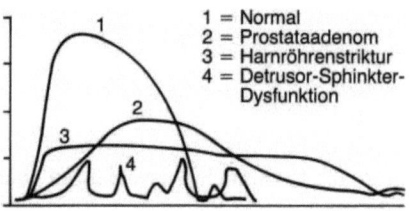

Abb. 4.2. Uroflowmetrie. *1* Normalkurve; *2* deutlich eingeschränkte maximale Harnflußrate, verlängerte Flußanstiegszeit, beginnende Plateaubildung bei Prostataadenom; *3* stark reduzierte maximale Harnflußrate und Plateaubildung; *4* spritzerartige Entleerung bei Reflexblase (Detrusor-Sphinkter-Dyssynergie)

Tabelle 4.14. Urodynamische Normalwerte

Maximale Blasenkapazität	300–600 ml
Restharn	< 1 % der Kapazität
Uroflowmetrie	
Maximale Harnflußrate	> 15 ml/s
Mittlere Harnflußrate	> 7,5 ml/s
Einzeitige Entleerung	
Flußanstiegszeit	3–5 s
Zystometrie	
Erster Harndrang	bei > 60 % der Kapazität
Compliance	25–50 ml/cm H_2O
Unwillkürliche Detrusorkontraktion	keine
Maximaler Miktionsdruck	< 75 cm H_2O
Urethradruckprofil	
Maximaler Urethraverschlußdruck	50 cm H_2O
Funktionelle Harnröhrenlänge	2,5–3 cm; 4–5 cm

Das Repertoire urodynamischer Untersuchungen erfaßt im einzelnen folgende, unterschiedlich aufwendige Verfahren.

4.6.1 Uroflowmetrie

Sie ist das am wenigsten aufwendige apparative Untersuchungsverfahren. Erreicht wird eine quantitative und qualitative Analyse des Harnstrahles, der von Miktionsdruck und -widerstand abhängig ist. Eine Beurteilung des Detrusors (Miktionsdruck) ist damit nicht möglich, eher eine Aussage über den Miktionswiderstand im Sinne einer infravesikalen Behinderung des Abflusses. Bestimmt werden Flußanstiegszeit, Miktionszeit und -volumen, durchschnittliche und maximale Harnflußrate. Je nach Art der infravesikalen Behinderung entstehen typische Verlaufskurven, wie z. B. verzögerte Flußanstiegszeit und reduzierte maximale Harnflußrate bei Prostataadenom, Plateaukurve mit erheblich reduzierter maximaler Harnflußrate bei Harnröhrenstriktur oder spritzerartige Flußraten ohne Plateau bei Reflexblase (Abb. 4.2).

Die Uroflowmetrie ist als Screeninguntersuchung zur Erfassung einer intravesikalen Abflußbehinderung und zur postoperativen Kontrolle nach Beseitigung von Abflußbehinderungen geeignet.

Die verschiedenen auf dem Markt angebotenen Meßprinzipien (Rotations-, Waage-, Induktionsprinzip) sind heute im wesentlichen als gleichwertig zu betrachten. Die Wahl des jeweiligen Prinzips ist Ansichtssache.

4.6.2 Zystometrie

Sie erlaubt eine qualitative und quantitative Erfassung der Detrusorfunktion. Weiterhin sind Aussagen über die Dehnungsfähigkeit der Blasenwand, die Kontraktionsfähigkeit sowie über abnorme Detrusorreaktionen bei Vorliegen einer Innervationsstörung mit dieser Methode möglich.

Unter Berücksichtigung des Füllmediums kommen grundsätzlich zwei Verfahren zur Anwendung, die sich in einigen Punkten wesentlich unterscheiden.

- *Zystometrie mit Gas*
  Wegen der besseren Resorbierbarkeit wird heute fast ausschließlich CO_2 angewandt. Die Gaszystometrie ist einfach und schnell zu handhaben; die Geräte sind relativ preiswert. Die Dauer einer Messung (ohne Vorbereitung) beträgt nur etwa 10 min. Die Gaszystometrie erscheint daher als Screeninguntersuchung für die Praxis gut geeignet.
  Nachteil: Harnflußrate und Miktionsdruck können nicht mitbestimmt werden. Eine simultane Röntgenkontrolle – und dies scheint einer der wesentlichen Nachteile zu sein – ist nicht möglich. Irritationen der Blasenschleimhaut durch schnelle Füllung sowie provozierte Detrusorhypertonie bei Reflex- oder motorisch enthemmten Blasen können auftreten. Es besteht eine erhöhte Trägheit der Manometer durch Dämpfung bei Kompression des Gases.

- *Zystometrie mit Flüssigkeit*
  Auffüllen der Blase mit physiologischer Kochsalzlösung oder Röntgenkontrastmittel. Bei Verwendung

von Elektromanometern genaue und relativ verzögerungsfreie Anzeige (Abb. 4.3). Eichung ist erforderlich. Die Blasenfüllung bei der allgemein bevorzugten und international standardisierten mittleren Füllgeschwindigkeit ist wesentlich langsamer als die Füllung mit Gas. Die Untersuchungszeit (ohne Vorbereitung) beträgt allerdings 30–60 min. Es können gleichzeitig Flußmessung und Bestimmung des Miktionsdruckes sowie bei Anwendung von Kontrastmittel eine simultane Röntgenbeobachtung des Miktionsvorganges durchgeführt werden.

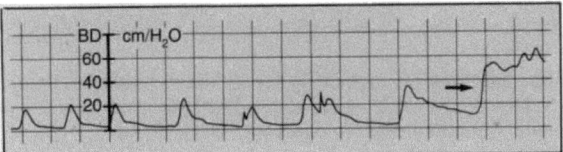

Abb. 4.3. Zystometriekurve; ungehemmte Detrusorkontraktionen mit Drücken von etwa 20 cm H_2O während der Blasenfüllung. Beginn der Miktion (Pfeil)

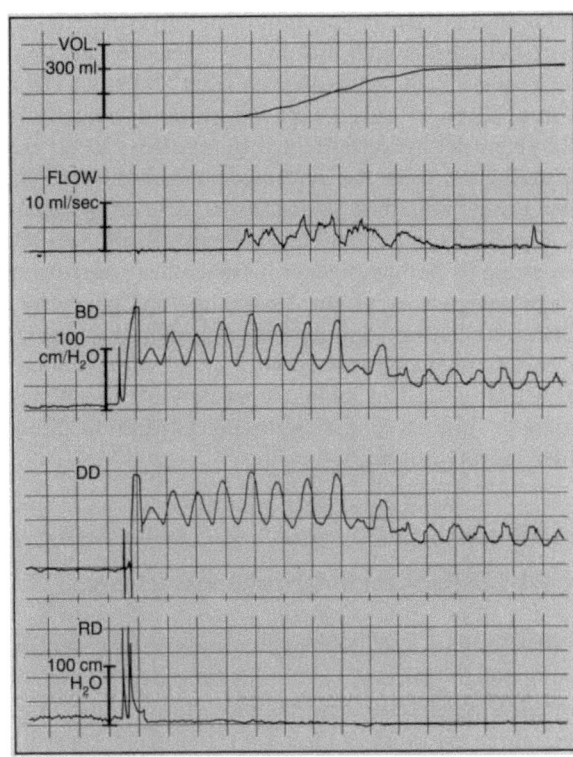

Abb. 4.5. Reflexblase. Blasendruck *(BD)* wellenförmig auf Werte bis 180 cm H_2O ansteigend. Rektumdruck *(RD)* gleich null. Die spritzerartigen Harnraten (Flow) kommen ausschließlich durch Detrusoraktivität zustande

- *Zystometrie mit zusätzlicher Aufzeichnung des Rektumdruckes*
  Bei der differentialdiagnostischen Abklärung von Drücken, die von außen auf die Blase einwirken, ist die Mitbestimmung des Abdominaldruckes erforderlich. Sie kann zweckmäßigerweise mit relativ geringem Aufwand durch eine in das Rektum eingelegte Sonde erfolgen. Damit ist es möglich, den durch Bauchpresse zusätzlich erzeugten Miktionsdruck vom Blasendruck zu subtrahieren und damit die eigentliche Detrusoraktivität zu erfassen. Bei der Differentialdiagnose neurogener Blasenentleerungsstörungen und den sich daraus ergebenden therapeutischen Konsequenzen ist die Aufzeichnung des Rektumdruckes zur Vermeidung von Fehlbeurteilungen (Abb. 4.4, 4.5) erforderlich.

4.6.3 Urethradruckprofil

Das Urethradruckprofil gibt Aufschluß über die Verschlußkraft einzelner urethraler Segmente. Der Einsatz ist daher speziell bei der funktionellen Abklärung der Harninkontinenz indiziert. Die ideale Methode ist derzeit noch heftig diskutiert. Leidlich brauchbare Ergeb-

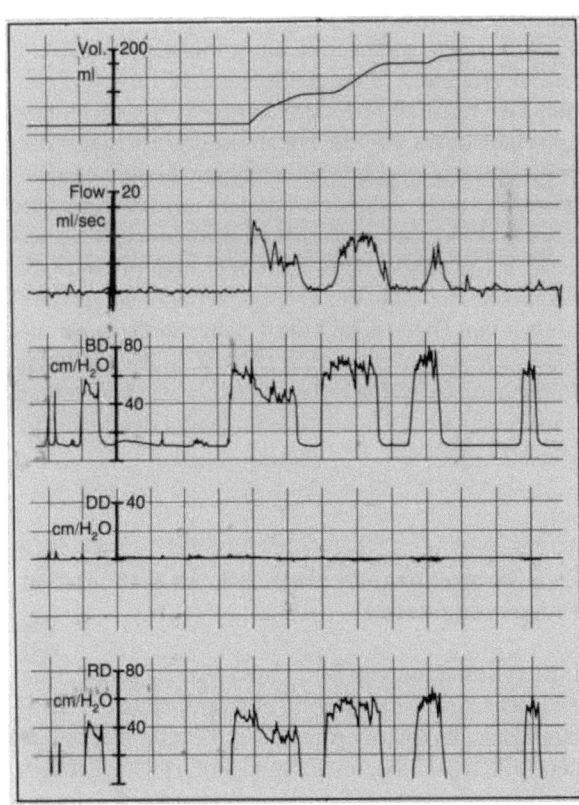

Abb. 4.4. Kurvenbild einer sog. schlaffen Blase. Blasendruck *(BD)* und Rektumdruck *(RD)* sind identisch, daher Differenzdruck *(DD)* null. Die Blase wird also ohne Detrusoreigenaktivität nur durch Bauchpresse entleert

nisse sind mit der *Perfusionsmethode* zu erhalten. Hier wird bei konstanter Perfusion unter gleichzeitiger Registrierung des Blasendruckes an jeder Stelle der Harnröhre durch entsprechende Lageveränderungen des Katheters der hydrostatische Öffnungsdruck gemessen. Einzelheiten über die verschiedenen Methoden sind den urodynamischen Standardwerken zu entnehmen.

Der Einsatz eines Ballonkatheters zur Urethradruckmessung ist bei neurogener Blasenentleerungsstörung nicht geeignet, da er zur Auslösung von Spasmen im Beckenboden und Sphinkterbereich führen kann. Die Druckmessung in der Harnröhre ist hier nicht sehr aussagekräftig, da der Sphinkter während der Meßphase nicht in Ruhe ist, sondern während der Miktion abflußbehindernd tätig wird.

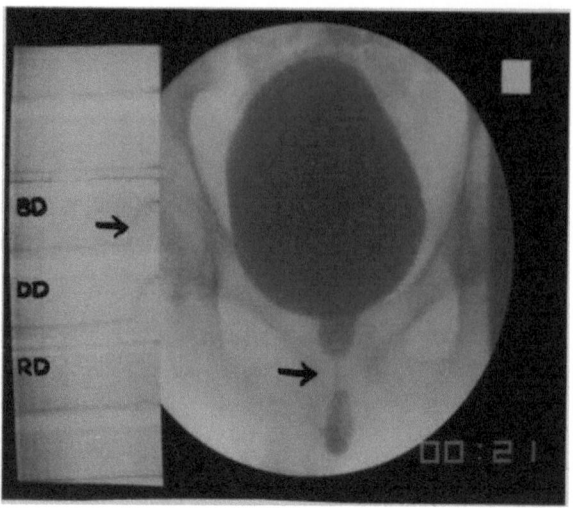

Abb. 4.6. Deutliche Spastik im Sphincter-externus-Bereich (rechter Pfeil). Gleichzeitig steiler Blasendruckanstieg (linker Pfeil). Typische Detrusor-Sphinkter-Dyssynergie

4.6.4 Kombinierte Untersuchungsverfahren

Zur exakten Klassifizierung neurogener Blasenentleerungsstörungen und zur Beurteilung der therapeutischen Möglichkeiten sind kombinierte Untersuchungsverfahren erforderlich (Tab. 4.15). Derartige Apparaturen sind vom Zeit- und Arbeitsaufwand sowie vom Kostenfaktor her für die Fachpraxis und für kleinere Abteilungen mit niedriger Frequenz unrentabel. Ihre Installation ist nur sinnvoll in Abteilungen, deren Krankengut sich schwerpunktmäßig aus derartigen Fällen zusammensetzt. Die Dauer einer Untersuchung beträgt unter Berücksichtigung einer möglicherweise verzögerten Blasenentleerung etwa 2–2½ h. Zusätzliches Pflegepersonal ist erforderlich. Speziell bei Patienten mit Querschnittslähmung hat es sich in den letzten Jahren gezeigt, daß ohne umfassende urodynamische Abklärung am großen kombinierten Meßplatz eine gezielte, nach neuesten Grundsätzen erfolgende Behandlung nicht möglich ist.

Am kombinierten Meßplatz ist die Flüssigkeitsmessung obligat. Harnfluß und -volumen sowie Blasen-, Differenz- und Rektumdruck werden fortlaufend geschrieben. Simultan erfolgt die videographische Röntgenaufzeichnung des Miktionsvorganges. In einzelnen Fällen wird zusätzlich das EMG eingesetzt. Aufgrund der Aussagekraft der videographischen Aufzeichnung der simultan gemessenen Drücke ist die Diagnostik z. B. einer Detrusor-Sphinkter-Dysfunktion auch ohne EMG ausreichend sicher möglich (Abb. 4.6). Falls keine Röntgenmöglichkeit zur Verfügung steht, sollte zumindest ein qualitatives EMG des Beckenbodens mitgeschrieben werden. Mit diesen Kombinationsverfahren läßt sich eine ausreichende Einordnung der betreffenden neurogenen Blasenentleerungsstörung vornehmen. Der Nachteil fehlender Röntgenmöglichkeit liegt zum einen darin, daß die Lokalisation eines möglicherweise operativ angehbaren erhöhten Blasenauslaßwiderstandes nicht sichtbar dargestellt werden kann, zum anderen darin, daß zusätzliche Faktoren wie beispielsweise das Vorliegen eines low- oder high pressure-Refluxes oder der Grad der energievernichtenden Wirksamkeit von Divertikeln oder Formveränderungen der Blase nicht abschätzbar sind (Abb. 4.7). Die simultane Röntgenaufzeichnung weist jedenfalls bei einem derart schwierig zu beurteilenden Patientengut deutliche Vorteile auf.

4.6.5 Unterstützende diagnostische Maßnahmen (Provokationstests)

Zur Klassifikation von Detrusorverhalten und Harninkontinenz sind verschiedene physikalische oder medikamentöse Maßnahmen möglich, die teilweise zum festen differentialdiagnostischen Programm gehören. Die Beurteilung derartiger Provokationstests erfordert empfindliche, isovolumetrisch arbeitende Elektromanometer sowie eine zusätzliche Messung des Abdominaldruckes. So ist beispielsweise ein direkt durch physikalische Einwirkung eines Hustenstoßes abgegangener

Tabelle 4.15. Kombinierte urodynamische Untersuchung am großen Meßplatz

Videographische Röntgenkontrolle	← simultan →	Druck-Flußparameter Blasendruck Rektumdruck Differenzdruck Harnröhrendruck Harnflußrate Volumen EMG

Harnstrahl von einer sekundär durch das Husten provozierten Detrusorkontraktion mit nachfolgendem Harnabgang zu trennen. Bauchpresse (Inkontinenz) und Lagewechsel (Detrusorinstabilität) sowie Eiswassertest (Reflexblase) werden routinemäßig eingesetzt. Auch das suprapubische Beklopfen der Bauchdecke zur Auslösung einer Detrusorkontraktion ist eine einfache differentialdiagnostische Maßnahme *(Triggern)*. Zusätzlich können bei Verdacht auf Dezentralisierung des Blasenmuskels ein Carbachol-Test sowie zur Verifizierung einer Detrusor-Sphinkter-Dysfunktion ein Baclofen-Test (Relaxierung im Sphincter-externus-Bereich) durchgeführt werden.

Weitere Substanzen mit Einfluß auf Detrusor, Blasenhals oder Sphinkter sind auf ihre Wirkung am Meßplatz überprüfbar und gezielt einsetzbar.

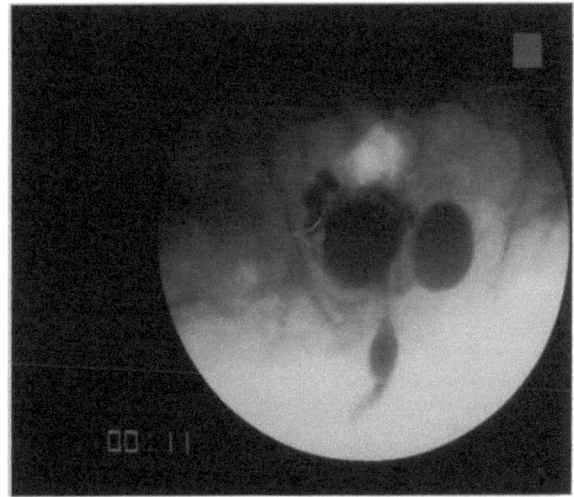

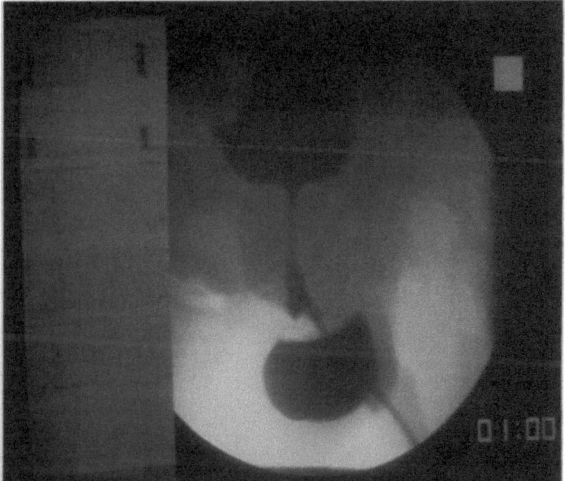

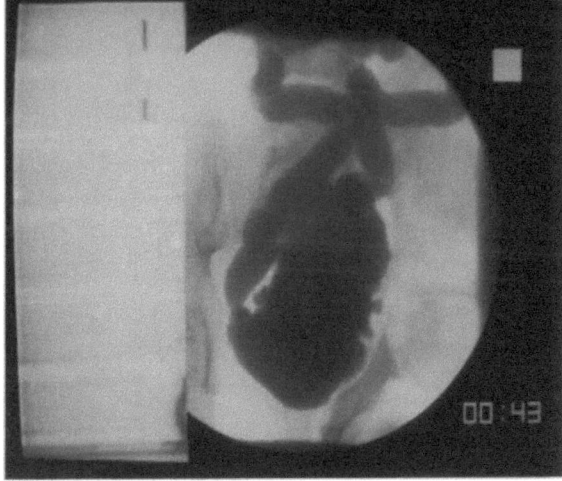

Abb. 4.7. Energievernichtende Prozesse mit Auswirkung auf die gemessenen Blasendrücke, die nur durch simultane Röntgenkontrolle in ihrer Wirksamkeit abgeschätzt werden können. **a** Erhebliche Blasenwandveränderungen mit Divertikel. **b** Harnröhrendivertikel. **c** Massiver low pressure-Reflux beidseits

5 Urolithiasis

K. MILLER, F. EISENBERGER

5.1 Epidemiologie 96	5.3.5 Idiopathische Nephrolithiasis 98
5.2 Steinlokalisation, Steinformen 97	5.4 Pathogenese 99
5.3 Ätiologie 97	5.5 Diagnostik 100
5.3.1 Risikofaktoren 97	5.6 Differentialdiagnose 102
5.3.2 Stoffwechselstörungen 97	5.7 Therapie 103
5.3.3 Harnwegsinfekte 98	5.8 Metaphylaxe 104
5.3.4 Harnstauung 98	

5.1 Epidemiologie

Die Häufigkeit der Krankheitsepisoden des Harnsteinleidens im Laufe des Lebens beträgt 4–10%, die jährliche Neuerkrankungsrate in der Bundesrepublik Deutschland wird mit 0,12% angegeben (Tab. 5.1). Insgesamt (Neuerkrankungen und Rezidive) erkranken in der BRD jährlich ca. 320 000 Personen an Harnsteinen. Männer erkranken im allgemeinen häufiger als Frauen, in Europa beträgt das Verhältnis 2:1. Der Häufigkeitsgipfel für Nierensteinerkrankungen liegt zwischen dem 3. und 5. Lebensjahrzehnt. Blasensteine, die in der westlichen Welt als Folgeerscheinung von Blasenentleerungsstörungen auftreten, kommen gehäuft im höheren Lebensalter ab 60 Jahren vor. In Westeuropa sind Harnsteine bei Kindern insgesamt selten, in Gebieten Südostasiens gehören sie jedoch zu den verbreitetsten Kinderkrankheiten.

Tabelle 5.1. Häufigkeitsverteilung verschiedener Harnsteine. (Nach Altwein 1979)

		Kristallographische Bezeichnung	% Häufigkeit als Hauptkomponente
Kalziumsteine			
Oxalatmonohydrat		Whewellit	60
Oxalatdihydrat		Weddellit	
Phosphat		Hydroxylapatit	10
		Karbonatapatit	
	seltener:	Brushit	
Kalziumfreie Steine			
Harnsäure		Harnsäure	20
Magnesiumammoniumphosphat (Tripelphosphat)		Struvit	10
Zystin		Zystin	0,5–1

5.2 Steinlokalisation, Steinformen

Die Einteilung der Harnsteine erfolgt einerseits nach ihrer Lage im Harntrakt, andererseits nach der chemischen Zusammensetzung. Von der Lokalisation her können Nierenparenchym-, Nierenkelch-, Nierenbecken-, Harnleiter- und Blasen- oder Harnröhrensteine unterschieden werden (Abb. 5.1).

Vom Entstehungsmilieu her kann man außerdem zwischen aseptischen und infektiösen Konkrementen unterscheiden. *Aseptische Steine* entstehen in klarem, saurem, infektfreiem Urin, hierzu zählen Kalziumoxalat-, Harnsäure- und Zystinsteine. *Infektiöse Konkremente* entstehen in trübem, alkalischem, infiziertem Urin; zu nennen sind Phosphat-, insbesondere Magnesiumammoniumphosphatsteine.

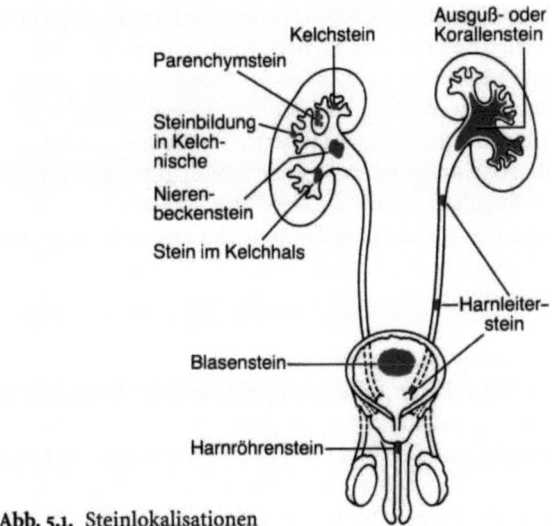

Abb. 5.1. Steinlokalisationen

5.3 Ätiologie (Tab. 5.2)

Die genaue Ätiologie ist unbekannt, Harnsteine sind als Symptom einer Systemerkrankung aufzufassen. Für ihre Entstehung wird ein multifaktorielles Geschehen verantwortlich gemacht, das nur zum Teil bekannt ist.

5.3.1 Risikofaktoren

Das Harnsteinleiden ist eine Wohlstandserkrankung, Überernährung (hier besonders die Zufuhr von tierischem Eiweiß), mäßige körperliche Betätigung, Übergewicht, geringe Flüssigkeitszufuhr sind begünstigende Faktoren. Außerdem spielen geographische, klimatische, rassische sowie genetische Faktoren eine Rolle.

5.3.2 Stoffwechselstörungen

Verschiedene Stoffwechselstörungen, bei denen es häufig zur Steinbildung kommt, werden ursächlich mit der Urolithiasis in Zusammenhang gebracht.

- *Störungen des Kalziumstoffwechsels*

Ein **Hyperparathyreoidismus** findet sich bei 5–7% aller Steinpatienten. Durch Adenome oder Hyperplasien der Nebenschilddrüse erfolgt eine überschießende Hormonproduktion, die sich der normalen Rückkopplung durch die Serumkonzentration an ionisiertem Kalzium entzieht. Dadurch wird einerseits vermehrt Kalzium aus dem Knochen abgebaut, andererseits an der Niere weniger Phosphat und mehr Kalzium tubulär rückresorbiert. Folgen sind eine Hyperkalziämie, eine Hypophosphatämie sowie eine vermehrte glomeruläre Filtration bei einer insgesamt erhöhten Ausscheidung von Kalzium. 65–70% aller Patienten mit Hyperparathyreoidismus bilden Harnsteine.

Die **Vitamin-D-Überdosierung** (Multivitaminpräparate!) bewirkt einerseits eine intestinale Mehraufnahme von Kalzium, andererseits einen vermehrten Kalziumabbau im Skelettsystem. Die dadurch bedingte Hyperkalziämie führt zu einer erhöhten Kalzitoninausschüttung mit konsekutiver Hyperkalziurie.

Bei längerer **Immobilisation** kommt es beim Men-

Tabelle 5.2. Ätiologische Klassifikation der Nephrolithiasis bei 1936 Patienten. (Nach Rapado 1976)

Bekannte Ursache	n	%
Harnsäure	260	13,0
Hyperkalziurie	213	11,1
Harnwegsinfekt	191	9,9
Mißbildung des Harntraktes	87	4,4
Gesteigerte Alkalizufuhr	57	2,9
Hyperparathyreoidismus	54	2,7
Zystinurie	21	1,1
Knochenmetaplasie	19	1,0
Hyperoxalurie	8	0,4
Tubuläre Azidose	6	0,3
Xanthinurie	1	–
Idiopathische Lithiasis	1029	53,2

schen zu einer Demineralisation des Skelettsystems mit nachfolgender Hyperkalziämie und Hyperkalziurie.

Die **idopathische Hyperkalziurie** wird in zwei Formen unterteilt. Bei der *absorptiven Form* kommt es zu einer intestinalen Mehraufnahme an Nahrungskalzium. Die temporäre Hyperkalziämie mit nachfolgender erhöhter glomerulärer Filtration führt, bei begrenzter Regulationsmöglichkeit der Niere, zur Hyperkalziurie. Die *renale Form* der Hyperkalziurie ist durch eine Störung der Kalziumrückresorption im distalen Tubulus bedingt.

• *Störungen des Säure-Basen-Stoffwechsels*
Bei der **renalen tubulären Azidose** (RTA) liegt pathophysiologisch eine ungenügende H-Ionensekretion im distalen Tubulus vor, der Harn-pH liegt über 6. Durch eine zusätzlich bestehende Störung der Gegenregulation (Rückresorption von Bikarbonationen) werden vermehrt Chloridionen rückresorbiert, was zu einer metabolischen, hyperchlorämischen Azidose führt. Diese Azidose bewirkt wiederum einen erhöhten Kalziumabbau auf dem Skelettsystem mit konsekutiver Hyperkalziämie und Hyperkalziurie. 70% der Patienten mit RTA leiden an einer Nephrokalzinose (intrazelluläre Kalkablagerungen im Nierenparenchym) bzw. an einer Nephrolithiasis (Kalziumphosphatsteine).

• *Störungen des Oxalatstoffwechsels*
Bei der **primären Hyperoxalurie** (Oxalose) handelt es sich um eine seltene, angeborene Stoffwechselstörung, die durch eine überschießende Oxalatausscheidung im Harn sowie eine maligne rezidivierende Kalziumoxalatsteinbildung bereits in den ersten Lebensjahren gekennzeichnet ist.

Bei der **sekundären Hyperoxalurie** wird als Ursache eine intestinale Hyperabsorption von Oxalsäure angenommen. Oxalsäure ist normalerweise im Darm an Kalzium gebunden, freie Ionen werden in geringen Mengen resorbiert. Ein gesteigertes Angebot von Fettsäure im Darmlumen führt zu einer Bindung des Kalziums mit erhöhter Resorption des nun vermehrt in ionisierter Form vorliegenden Oxalats. Als Grundkrankheiten kommen M. Crohn, Colitis ulcerosa, Pankreatitis sowie operative Ausschaltungen des Ileums in Frage.

Eine Hyperoxalurie liegt bei etwa 10% der Kalziumoxalatsteinpatienten vor.

• *Störungen des Harnsäurestoffwechsels*
Verminderter Abbau (primäre Gicht), vermehrte exogene Zufuhr (Hyperalimentation), endogene Überproduktion (sekundäre Gicht z.B. bei hämatologischen, lymphatischen Erkrankungen) sowie eine renale Ausscheidungsstörung (gestörter Sekretionsmechanismus) können zu einer Hyperurikurie führen.

Entscheidend für die Bildung von Harnsäuresteinen ist der niedere Urin-pH, da Harnsäurekristalle im sauren Urinmilieu schlecht löslich sind. Die Ursachen der Harnazidose sind nicht völlig geklärt.

Bemerkenswert ist, daß sich bei 27% der Patienten mit Oxalatsteinen eine Harnsäurestoffwechselstörung findet. Eine mögliche Erklärung ist die Hemmung saurer Mukopolysaccharide, die als Inhibitoren der Kristallaggregation fungieren (vgl. Kapitel 5.4).

• *Störungen des Aminosäurestoffwechsels*
Bei der **Zystinurie** handelt es sich um eine angeborene tubuläre Transportstörung mit exzessiver Ausscheidung von Zystin, Lysin-, Arginin und Ornithin. Wegen der schlechten Löslichkeit des Zystins manifestiert sich die Krankheit klinisch in der Bildung von Zystinkonkrementen (0,5–1% aller Harnsteinpatienten).

5.3.3 Harnwegsinfekte

Harnwegsinfektionen begünstigen die Bildung von Magnesiumammoniumphosphat- (Struvit) und Kalziumphosphatsteinen (Karbonatapit). Durch die Ureaseaktivität bestimmter Bakterien (Proteus, Pseudomonas, Staphylokokkus, Klebsiellen) wird der Urinharnstoff in Ammoniak und CO_2 gespalten. Dadurch steigt die Ammonium- und Bikarbonatkonzentration im Harn an, es kommt zu einer Alkalisierung bis pH 8 oder 9. Phosphat ist im alkalischen Milieu schwer löslich, die resultierende Übersättigung ist die Voraussetzung für die Steinbildung.

5.3.4 Harnstauung

Funktionelle oder mechanische Harnabflußstörungen können zur Bildung von Harnsteinen führen. So finden sich bei Ureterabgangsstenosen bzw. sonstigen Nierenmißbildungen häufig Nierensteine. Ursächlich für die Steinbildung ist die veränderte Strömungsmechanik des Urins mit Fixation der Kristallaggregate, die als Vorstufe der Harnsteine angesehen werden (vgl. Kapitel 5.4).

In diese Gruppe sind auch die Blasensteine einzuordnen, die in westlichen Ländern praktisch ausschließlich im Zusammenhang mit einer Blasenentleerungsstörung (Prostataadenom, Harnröhrenstriktur, neurogene Blase) auftreten.

5.3.5 Idiopathische Nephrolithiasis

Diese findet sich bei 50–70% der Steinpatienten.

5.4 Pathogenese

Nicht alle Aspekte der Steinbildung lassen sich durch die heute vorliegenden pathogenetischen Theorien hinreichend erklären.

Formalpathogenetisch läßt sich die Bildung von Harnsteinen in vier Phasen einteilen. In der Kondensations- bzw. Nukleationsphase bilden sich im übersättigten Urin Kristallsalze aus (Partikelgröße bis zu 5 μm). Anschließend kommt es durch Wachstum und Aggregation zu größeren Kristallpartikeln bis 200 μm Größe. Nach weiterem Wachstum ist die Fixation des nunmehr entstandenen Mikrolithen im Harntrakt Voraussetzung für die vierte und letzte Phase, die Bildung des eigentlichen Harnsteines (Abb. 5.2).

Grundlage für diese **Kristallisationstheorie** ist also die Übersättigung des Harnes mit bestimmten Stoffen. Ein allgemeines Löslichkeitsdiagramm (Abb. 5.3), bei dem die Konzentration an steinbildender Substanz (Ordinate) gegen den pH-Wert (Abszisse) aufgetragen ist, zeigt drei wesentliche Kompartimente, den *Bereich der Untersättigung*, in dem es zu keiner Ausfällung der Substanzen und damit zu keiner Kristallbildung kommt, den *Bereich der metastabilen Übersättigung*, für den bereits die Gesetzmäßigkeiten der Kristallbildungen gelten und schließlich die *Übersättigungszone* mit zunehmender Ausfällung der Substanz und Ausbildung von Kristallaggregaten.

Mit der **Übersättigungstheorie** läßt sich die Bildung von Infekt-, Harnsäure- und Zystinsteinen erklären (Abb. 5.4). Bei der häufigsten Steinform, dem Kalziumoxalatstein, zeigt sich jedoch, daß Normalpersonen und Patienten mit Hyperparathyreoidismus (HPT) bzw. mit idiopathischer Kalziumoxalatsteinbildung sich nur wenig voneinander unterscheiden und es zu einer Überschneidung der Zonen kommt (Abb. 5.5).

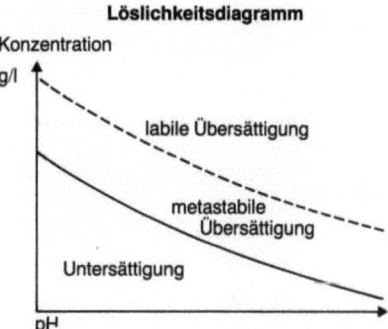

Abb. 5.3. Allgemeines Löslichkeitsdiagramm. (Modifiziert nach Hautmann 1985)

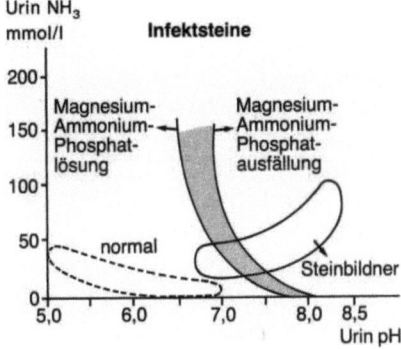

5.4. Löslichkeitsdiagramm bei Infektsteinen. (Nach Hautmann 1985)

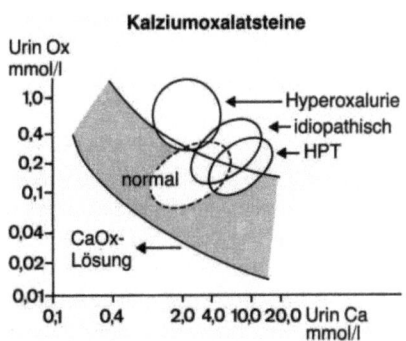

5.5. Löslichkeitsdiagramm bei Kalziumoxalatsteinen. (Nach Hautmann 1985)

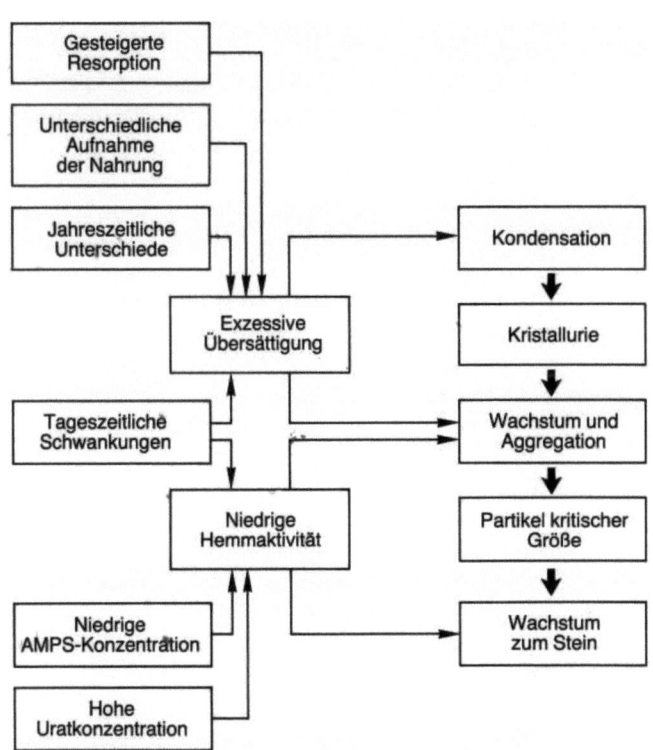

Abb. 5.2. Phasen der Steinbildung. (Nach Robertson 1976)

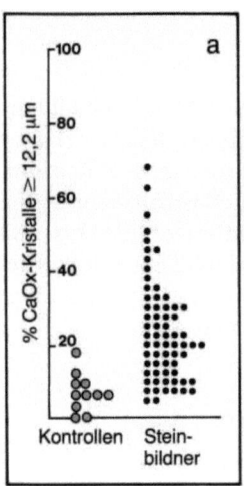
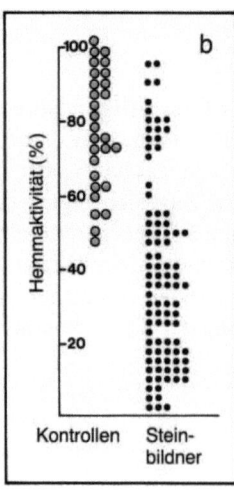

Abb. 5.6. a Prozentsatz großer Kalziumoxalatkristalle im Urin von Normalpersonen bzw. Steinbildnern; b Hemmaktivität von Normalpersonen und Steinbildnern. (Nach Robertson 1976)

Beim Kalziumoxalatstein müssen also zusätzliche Faktoren für die Steinbildung verantwortlich sein. Nachdem nachgewiesen werden konnte, daß bei Steinbildnern Kristalle größer und stärker aggregiert sind als bei Normalpersonen (Abb. 5.6a), wurde die Theorie aufgestellt, daß im Urin von Normalpersonen Stoffe vorliegen, die die Bildung großer Kalziumoxalatkristalle hemmen. Bei diesen sog. *Inhibitoren* handelt es sich wahrscheinlich zum einen um ein Pyrophosphat, zum anderen um saure Mukopolysaccharide.

In-vitro-Messungen der „Hemmaktivität" zeigen, daß Steinbildner signifikant weniger Inhibitoren im Urin haben als Normalpersonen (Abb. 5.6b).

Als weitere Faktoren, die sowohl den Grad der Übersättigung als auch die Hemmaktivität im Urin beeinflussen, gelten Schwankungen der Aufnahme steinbildender Salze mit der Nahrung sowie der Resorption dieser Salze im Darm, weiterhin tages- und jahreszeitliche Schwankungen der Urinausscheidung von Salzen einerseits und Mukopolysacchariden andererseits (Abb. 5.2).

5.5 Diagnostik

Die Symptomatik des Harnsteinleidens ist uneinheitlich; von der Nierenkolik über rezidivierende Harnwegsinfekte bis zur völligen Symptomfreiheit sind die unterschiedlichsten klinischen Bilder möglich.

Die Bedeutung einer exakten Diagnostik ergibt sich aus der Tatsache, daß Harnsteine, unabhängig von ihrer Symptomatologie, zu einer Funktionsbeeinträchtigung bis hin zum völligen Verlust der Niere führen können.

- Bei der **Anamnese** ist in Anbetracht der Rezidivhäufigkeit des Harnsteinleidens auf frühere Steinepisoden zu achten.
- Die **Nierenkolik** wird als plötzlich auftretender, krampfartiger Schmerz geschildert. Pathophysiologisch ist die Tonuserhöhung im Hohlsystem proximal des Steines für die Schmerzempfindung verantwortlich.
- Die **Schmerzprojektion** ist abhängig von der Steinlokalisation: Bei einem Nierenbeckenstein strahlen die Schmerzen von der Flanke in die vordere Bauchwand ein. Beim Harnleiterstein werden die Beschwerden je nach Lokalisation im Mittel- bzw. Unterbauch angegeben, bei prävesikalen Konkrementen gehen sie oft mit einer Pollakisurie einher.
- Bei **Blasenschmerzen** und **Miktionsbeschwerden** ist im Zusammenhang mit einer Blasenentleerungsstörung (Prostataadenom, Harnröhrenstriktur, neurogene Blase) an Blasensteine zu denken.

- Bei der **klinischen Untersuchung** findet sich einerseits ein klopfschmerzhaftes Nierenlager, andererseits ein Druckschmerz, der in etwa der Steinlokalisation (Niere, oberer, mittlerer, unterer Harnleiter) entspricht.
- Die **semiquantitative Urinuntersuchung** zeigt oftmals eine Mikroerythrozyturie, die, besonders bei scharfkantigen Steinen, durch Verletzungen der Schleimhaut verursacht wird. Weitere Hinweise geben der Urin-pH sowie der positive Nitur-Test und die Leukozyturie als Ausdruck eines begleitenden Harnwegsinfektes.
- Die **Röntgenuntersuchung** steht im Mittelpunkt der Steindiagnostik. Die verschiedenen Steinarten zeigen eine unterschiedliche Absorption für Röntgenstrahlen, d.h., sie ergeben unterschiedlich dichte Kalkschatten auf der Leeraufnahme. Stark schattengebend sind Kalziumoxalat- bzw. -phosphatsteine (Abb. 5.7), weniger schattengebend sind Struvit- und Zystinsteine. Harnsäuresteine geben keine Schatten (Abb. 5.8). Da Harnsteine häufig aus mehreren Komponenten zusammengesetzt sind, ist aus der röntgenologisch erkennbaren Steindichte kein sicherer Rückschluß auf die chemische Zusammensetzung des Steines möglich.

An die *Übersichtsaufnahme*, die bei kalkhaltigen Steinen in der Regel die Diagnose ermöglicht, schließen sich Aufnahmen mit Kontrastmittel *(Urogramm)* an: Form, Größe und Funktion der Niere, Grad der

5.5 Diagnostik

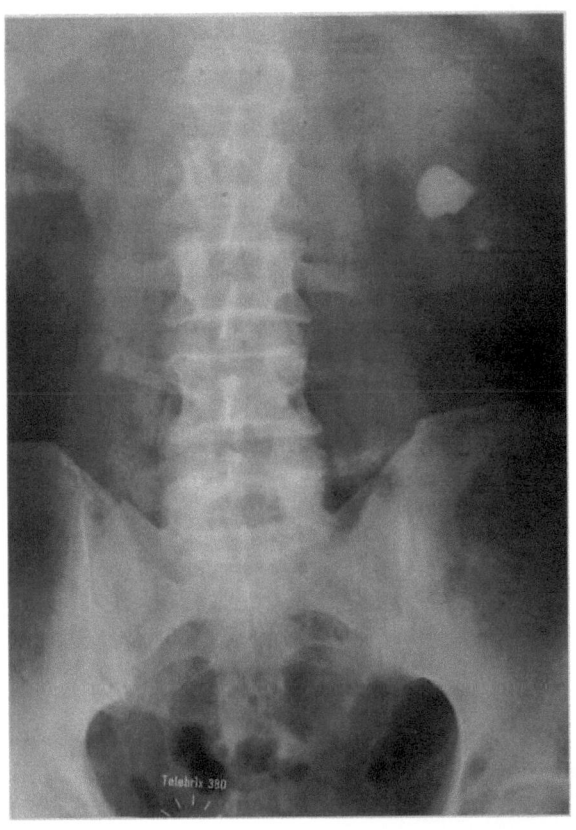
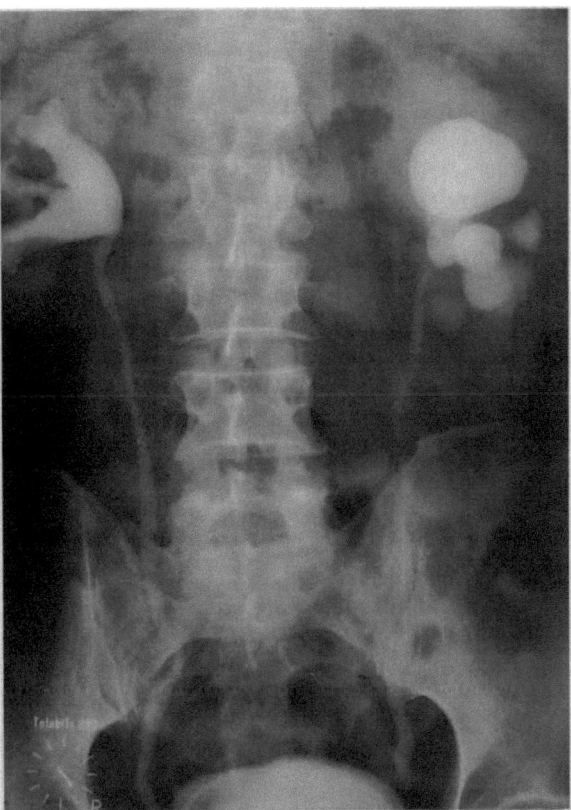

Abb. 5.7. Großer Nierenbeckenstein und untere Kelchsteine links. Im Urogramm deutliche Stauung der linksseitigen Nierenkelche. Steinanalyse: Kalziumoxalat

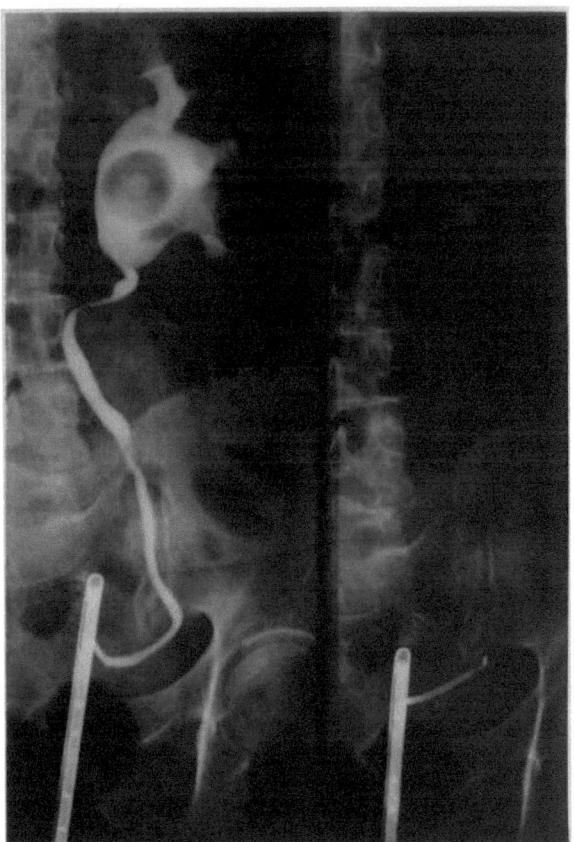

Abb. 5.8. Gemischter Harnstein mit Kalziumoxalatkern (Kalkschatten auf der Leeraufnahme) und Harnsäuremantel (Kontrastmittelaussparung im retrograden Pyelogramm)

Harnstauung und genaue Lage von Steinen sind die wesentlichen diagnostischen Aussagen.

Ein Urogramm sollte niemals während oder unmittelbar nach einer Kolik durchgeführt werden, weil es durch das Kontrastmittel zu einer osmotischen Steigerung der Diurese kommt, was bei gleichzeitig bestehender Harnstauung zu Spontanrupturen am Hohlsystem führen kann.

- In dieser Situation (akute Steinkolik) hat sich die Kombination **Übersichtsaufnahme/Sonographie** bewährt: Steine zeigen im Ultraschallbild eine reflexintensive Zone mit nachfolgendem Schallschatten, und zwar unabhängig davon, ob es sich um kalkhaltige Steine handelt oder nicht. Mit modernen Ultraschallgeräten können Konkremente bis zu einer Größe von etwa 3 mm sonographisch differenziert werden. In der Niere gelingt der Steinnachweis regelmäßig (Abb. 5.9), die Darstellung von Harnleitersteinen ist bisweilen durch Darmgasüberlagerung erschwert und nur bei gestautem Ureter möglich. Weiterhin läßt sich sonographisch das Ausmaß der Harnstauung beurteilen. Durch Leeraufnahme (Steingröße, Kalkdichte) und Sonographie (Stauungsgrad der Niere) können damit in der Mehrzahl der Fälle die grundsätzliche therapeutische Richtung (konservativ, interventionell) sowie die Behandlungsdringlichkeit festgelegt werden.
- Eine **nuklearmedizinische Diagnostik** (z.B. Pg-Tc M AG 3-Clearance) ist angezeigt, wenn die vorangegangenen Untersuchungen (Röntgen, Ultraschall) Hinweise auf eine fortgeschrittene Funktionseinschränkung der Niere geben (Parenchymsaum, Organgröße, Kontrastmittelausscheidung). Die Funktionsszintigraphie ist dann ausschlaggebend für die Entscheidung zur organerhaltenden Therapie bzw. zur Nephrektomie.
- Ein **retrogrades Pyelogramm** ist erforderlich, wenn sich weder durch Urogramm noch durch Sonographie die Ursache einer Harnstauungsniere klären läßt. Wegen der Gefahr der Keimaszension sollten die Untersuchungen unter stationären Bedingungen und, wenn möglich, unmittelbar prätherapeutisch durchgeführt werden.
- Eine **Ureteroskopie** ist in seltenen Fällen zur Klärung der Differentialdiagnose nicht-schattengebendes Konkrement/Harnleitertumor erforderlich.

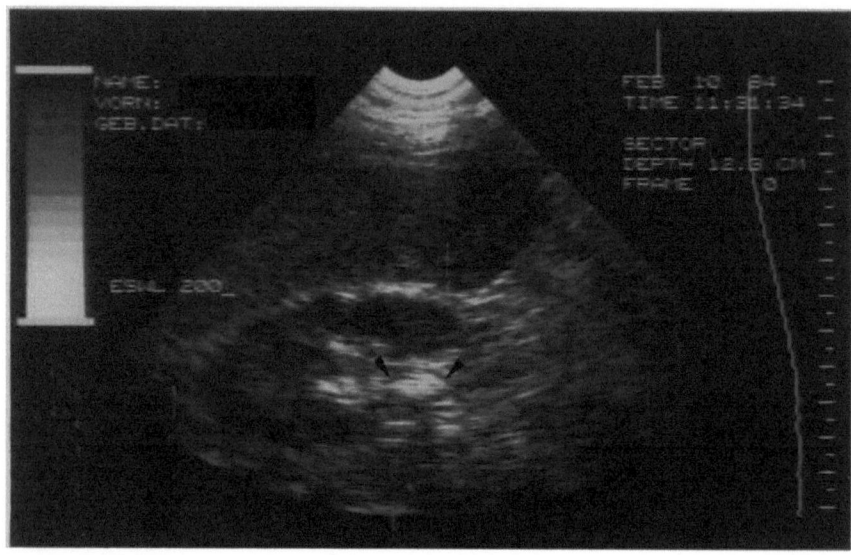

Abb. 5.9. Sonographisches Bild eines rechtsseitigen Nierenbeckensteines mit typischem Steinreflex (Pfeile) und Schallschatten

5.6 Differentialdiagnose

Die Differentialdiagnose der Nieren- bzw. Harnleiterkolik umfaßt einerseits andere Nierenerkrankungen wie die *akute Pyelonephritis* bzw. *Nieren- oder Nierenbeckentumoren* (Abgang von Blutkoageln!), andererseits abdominale Erkrankungsbilder wie *akute Cholezystitis, Appendizitis, stielgedrehte Ovarialzyste* und *Tubargravidität*. Eine Abgrenzung von solchen abdominalen Krankheitsbildern ermöglicht oft schon der erste klinische Eindruck. Patienten mit Steinkolik sind unruhig und versuchen, die Schmerzen durch Umherlaufen bzw. Änderungen der Körperlage zu lindern. Bei Erkrankungen mit Begleitperitonitis liegt der Kranke dagegen ruhig im Bett, weil jede Veränderung der Position zusätzliche Schmerzen verursacht.

Durch die genannten diagnostischen Maßnahmen läßt sich das Krankheitsbild in der Regel rasch eingrenzen. Weitere differentialdiagnostische Überlegungen erfordert bisweilen das Bild der *Harnstauungsniere* ohne sicheren Steinnachweis. In Frage kommen *Harnleitertumoren* bzw. *-stenosen* unterschiedlicher Genese (Kompressionen von außen, Urotuberkulose, retroperitoneale Fibrose, iatrogen). Zur genauen Abklärung sind außer retrogradem Pyelogramm und Ureteroskopie (vgl. Kapitel 5.5), Sonographie, Computertomographie und in seltenen Fällen eine operative Freilegung angezeigt.

5.7 Therapie

Die Behandlung des Harnsteinleidens unterscheidet symptomatische, konservative, vorbeugende, interventionelle und operative Maßnahmen.

Zur medikamentösen Therapie der Steinkolik haben sich **Spasmoanalgetika** (z.B. Metamizol) bewährt, die zunächst als Suppositorien und bei nicht ausreichender Wirkung intravenös appliziert werden. Selten ist die Anwendung von **Morphinderivaten**, vorzugsweise in Kombination mit Atropin (Dilaudid-Atropin), erforderlich.

Bei konservativ nicht beherrschbaren Koliken schafft die Entlastung des oberen Harntrakts über eine perkutane Nephrostomie oder eine transurethrale Harnleiterschiene sofort Schmerzfreiheit.

Macht die Größe des Steines (< 8 mm) einen Spontanabgang wahrscheinlich, sind als zusätzliche Maßnahmen reichliche **Flüssigkeitszufuhr**, viel **Bewegung** sowie **Antiphlogistika** (ödematöses Steinbett!) angezeigt.

Eine **medikamentöse Steinauflösung** (Litholyse) ist nur bei *Harnsäure-* und *Zystinsteinen* möglich.

Die Löslichkeit der *Harnsäure* ist vom pH abhängig und nimmt bei einem Urin-pH < 5,8 stark ab. Ziel der Behandlung ist es, durch Anheben des Urin-pH bereits bestehende kristalline Ablagerungen aufzulösen. Durch entsprechende Medikamente (Zitronensäure/Salzgemisch, Uralyt-U) wird der Urin-pH unter permanenten Kontrollen in einem pH-Bereich zwischen 6,2 und 6,8 gehalten. Adjuvante Maßnahmen sind eine Steigerung der Flüssigkeitszufuhr auf ca. 2 l/Tag sowie die Behandlung einer Hyperurikämie mit *Allopurinol*.

Der Anstieg der Löslichkeit von *Zystin* bei pH-Werten > 7,5 wird ebenfalls therapeutisch genutzt. Zur Steinauflösung ist eine Reduktion der Zystinausscheidung, die beim erwachsenen Zystinuriker über 1 g/24 h liegen kann, auf unter 100–150 mg/l erforderlich. Als Medikamente kommen *D-Penicillamin* oder besser *α-Mercaptopropionil-Glycin* (α-MPG) in Frage, die eine Überführung des Zystins in chemisch besser lösliche Formen bewirken. Zusätzlich ist eine Flüssigkeitszufuhr von 4–7 l/24 h erforderlich.

Sowohl bei Harnsäure- (6–8 Wochen) als auch bei Zystinsteinen (4–6 Monate) hat die rein medikamentöse Steinauflösung den Nachteil des großen Zeitbedarfes, der beispielsweise bei obstruktiven Konkrementen oft nicht praktikabel ist.

Die Möglichkeit einer schnelleren Steinauflösung bietet die **instrumentelle Litholyse**. Hier wird das Hohlsystem nach Anlage einer perkutanen Nierenfistel direkt gespült. Beim Harnsäurestein wird mit *Bikarbonatlösung* gespült, eine Therapie, die auch größere Steine in der Regel in 1–2 Wochen auflöst und sich bei obstruierenden Harnsäuresteinen im Harnleiter bewährt hat. Bei Zystinsteinen ist eine Spülbehandlung mit *N-Acetyl-Zystein*, bei Infektsteinen mit *Renacidin* möglich, je nach Größe beträgt der Zeitaufwand 2–4 Wochen.

Insgesamt wurde die instrumentelle Litholyse durch die modernen Möglichkeiten der **interventionellen Steintherapie** in ihrer Bedeutung zurückgedrängt: *Extrakorporale Stoßwellenlithotripsie* (ESWL), *perkutane Nephrolithotomie* (PCNL) und *Ureterorenoskopie* (URS) sind Therapieformen, die die operative Behandlung des Harnsteinleidens auf einen Indikationsbereich von noch ca. 1 % reduziert haben *(vgl. Kapitel 8).*

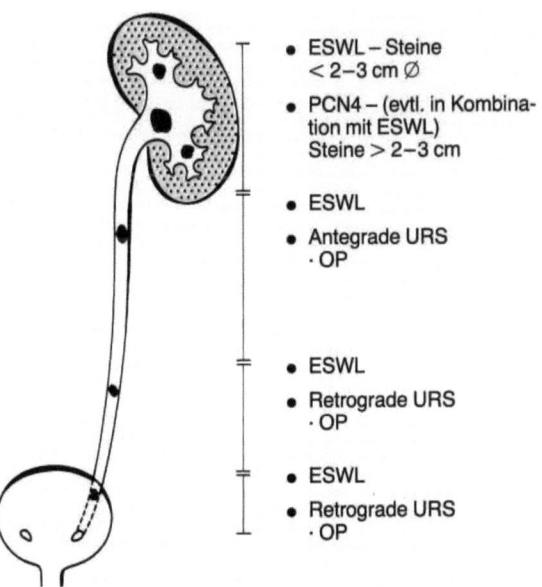

Abb. 5.10. Indikationsbereiche für extrakorporale Stoßwellenlithotripsie *(ESWL)*, perkutane Nephrolithotomie *(PCN4)*, Ureteroskopie *(URS)* und Operation

Etwa 80 % aller Harnsteine gehen spontan ab. Eine **Indikation zur interventionellen Therapie** besteht, wenn

- die Steingröße (> 8 mm) einen Spontanabgang unwahrscheinlich macht,
- es durch den Stein zu einer partiellen oder totalen Obstruktion kommt, die bei längerem Bestehen (4–6 Wochen) zu einer Beeinträchtigung der Nierenfunktion führen kann,
- Koliken bzw. Schmerzen durch medikamentöse Maßnahmen nicht oder nicht ausreichend beherrschbar sind,
- zusätzlich ein Harnwegsinfekt besteht.

Eine steinbedingte Harnstauungsniere mit Harnwegsinfekt und Fieber ist die Vorstufe zur Pyonephrose und Urosepsis und eine Indikation zu sofortiger **notfallmäßiger Intervention** (operative Steinentfernung, heute besser Entlastung der Niere durch perkutane Nephrostomie und sekundäre endoskopische Steinentfernung).

Die Behandlungsindikationen für die verschiedenen Steinlokalisationen im Bereich der oberen Harnwege sind in Abb. 5.10 schematisch dargestellt.

Blasensteine werden transurethral endoskopisch entfernt. Die für die Extraktion erforderliche Zerkleinerung kann mechanisch (Steinpunch), elektrohydraulisch oder durch Ultraschall erfolgen. Eine Sectio alta ist nur bei gleichzeitig erforderlicher Prostataadenomenukleation indiziert!

5.8 Metaphylaxe

Steinmetaphylaxe bedeutet den Versuch, nach einer oder mehreren Steinepisoden durch allgemeine oder spezielle medikamentöse Maßnahmen weitere Rezidive zu verhindern.

Voraussetzung jeder Metaphylaxe ist die **Steinanalyse.** Hierzu stehen chemische und physikalische Verfahren zur Verfügung. Die chemische Steinanalyse hat sich wegen einer nicht zu vernachlässigenden Rate falscher Ergebnisse und wegen des notwendigen Verzichtes auf wissenswerte Details nicht durchgesetzt.

Als Routinemethode eignet sich die **Infrarotspektroskopie,** die auf der unterschiedlichen Absorption von Infrarotstrahlung durch die Komponenten von Harnsteinen beruht.

Ideal, wegen der hohen Kosten aber nicht routinemäßig durchführbar, ist die *Röntgendiffraktion,* die auf der unterschiedlichen Beugung von Röntgenstrahlen durch die Anordnung von Atomen im Kristallgitter beruht.

Allgemein vorbeugende Maßnahme für alle Steinpatienten ist die Harndilution unter Kontrolle mit dem Urometer (spezifisches Uringewicht < 1015), wozu eine möglichst gleichmäßig auf 24 h verteilte Flüssigkeitszufuhr von 2–3 l erforderlich ist.

Spezielle Maßnahmen zur Metaphylaxe hängen von der jeweiligen Steinanalyse ab. Beim *Harnsäurestein* entspricht die Metaphylaxe der Steinauflösung, d. h. Alkalisierung des Urins unter ständiger Kontrolle, ggf. die Behandlung einer Hyperurikämie mit Allopurinol. Diätetisch sind purinreiche Nahrungsmittel wie Innereien, Fleischextrakte etc. zu vermeiden, bei den oft übergewichtigen Patienten ist eine Gewichtsreduktion anzustreben.

Bei *Zystinsteinpatienten* ist eine lebenslange vorbeugende Therapie erforderlich, die die Kooperationsfähigkeit des Kranken oft übersteigt. Medikamentös ist α-Mercaptopropionil-Glycin (α-MPG) dem D-Penicillamin wegen seiner geringeren Nebenwirkungen vorzuziehen. Beide führen Zystin durch chemische Reaktion in leichter lösliche Substanzen über. Zusätzlich sind extreme Harndilutionen (Flüssigkeitszufuhr 4–7 l/Tag) sowie eine Alkalisierung des Urins erforderlich (s. auch medikamentöse Litholyse). Eine diätetische Vorbeugung ist nicht möglich.

Bei *Infektsteinen* ist eine konsequente Kontrolle des Urins und ggf. die Behandlung von Harnwegsinfekten erfolgreich. Gleichzeitig mit der antibakteriellen Therapie sollte der Harn angesäuert werden, als Medikamente kommen HCl oder Ammoniumchloridpräparate in Frage.

Bei *Rezidivkalziumoxalatsteinen* ist der Versuch einer Metaphylaxe gerechtfertigt. Hierzu sind zunächst der Ausschluß möglicher Grunderkrankungen (vgl. Kapitel 5.3) sowie eine Differenzierung der idiopathischen Hyperkalziurie (absorptive, renale Form) durch entsprechende Laboruntersuchungen erforderlich. Als klinisch gesichert gilt heute die vorbeugende Wirkung der Thiazide, die durch eine vermehrte Kalziumrückresorption im distalen Tubulus zu einer Hypokalziurie führen. Findet sich zusätzlich eine Hyperurikurie, ist eine Behandlung mit Allopurinol gerechtfertigt. Diätetisch ist bei der absorptiven Form der Hyperkalziurie eine Kalziumrestriktion, d. h. das Vermeiden vor allem von Milch und Molkereiprodukten, sinnvoll.

6 Unspezifische und spezifische Entzündungen des Urogenitaltraktes

A. G. Hofstetter

6.1 Allgemeiner Teil 105
6.1.1 Erregernachweis 106
6.1.2 Antibakterielle Therapie 107
6.2 Spezieller Teil 109
6.2.1 Entzündungen der Nierenhüllen und des perirenalen Gewebes 109
6.2.2 Entzündungen im Bereich des Nierenparenchyms 109
6.2.3 Nierenkarbunkel 111
6.2.4 Urosepsis 111
6.2.5 Entzündungen des Harnleiters und des Retroperitonealraumes 112
6.2.6 Entzündungen der Blase, der Harnröhre und der männlichen Adnexe 113
6.2.7 Entzündungen des Skrotalinhaltes 114
6.2.8 Entzündungen im Bereich des Penis 115
6.2.9 Urogenitaltuberkulose 115
6.2.10 Schistosomiasis (Bilharziose) der Harnblase 116
6.2.11 Echinokokkose 117
6.2.12 Filariose 117
6.2.13 Therapie von STD-Infektionen 118
6.3 Übersicht: Diagnostik und Therapie der Urogenitalinfektionen 119

6.1 Allgemeiner Teil

Unspezifische Entzündungen sind Entzündungen, die durch Keime hervorgerufen oder unterhalten werden, die – im Gegensatz zu den **spezifischen Entzündungen** – keine für den Erreger typischen histopathologischen, entzündlichen Veränderungen hervorrufen.

Erreger von Harnwegsinfektionen sind in erster Linie gramnegative Stäbchen der Darmflora, während grampositive Kokken nur eine untergeordnete Rolle spielen.

Bei den Entzündungen der unteren Harnwege und der männlichen Adnexe sowie des Nebenhodens spielen die sog. STD[1]-Erreger eine besondere Rolle (STD-Erreger: Chlamydien, Mykoplasmen, HPV[2]Viren, Herpes-Viren, HIV[3]-Viren, Trichomonaden, Hefen, Gonokokken, Gardnerella vaginalis, Calymmatobacterium granulomatis, Treponema pallidum, Haemophilus ducreji u. a.).

Der **Erregernachweis** hängt ab von:
1. Untersuchungsmaterial
2. Materialgewinnung
3. Keimidentifizierung
   - Mikroskopie – natives und gefärbtes Präparat
   - Kultur
   - Serologie/Immunfluoreszenz usw.

Tabelle 6.1. Prädisponierende Faktoren bei Infektionen des Urogenitaltraktes

1. *Harnwegsobstruktionen und funktionelle Störungen im Bereich der ableitenden Harnwege:* Steine, Traumen, Tumoren, Mißbildungen, Strikturen, Fremdkörper, Divertikel, Klappenbildungen, Reflux, neurogene Störungen
2. *Chemische und physikalische Ursachen:* exogene und endogene chemische Noxen (Arzneimittel und deren Abbauprodukte, Elektrolytstörungen, Stoffwechselstörungen, z. B. Diabetes mellitus, harnsaure Diathese, renale tubuläre Azidose, Hyperparathyreoidismus, Hitze- und Kälteeinwirkung usw.), Bestrahlungen
3. *Hormonelle Faktoren* bei Gravidität, in der Menopause, unter Kontrazeptiva-Einnahme, bei Endometriose usw.
4. *Gefäßerkrankungen mit Hypertonus* (Sklerosen, Stenosen)
5. *Schwere Allgemeinerkrankungen,* fortgeschrittene Infektionskrankheiten, z. B. Tuberkulose, Bilharziose, Toxikose, Exsikkose, Säuglingsdyspepsie, Urämie, maligne Erkrankungen, Verbrennungen, Querschnittslähmungen usw.
6. *Mechanische Schäden,* z. B. Traumen, iatrogene Schäden, Katheterungen, transurethrale Eingriffe, Operationen
7. *Psychische Störungen*
8. *Infektiöser Hospitalismus*

---

1 STD „sexual transmitted disease"
2 HPV humanes Papillomvirus
3 HIV „human immunodeficiency virus"

Infektionswege: Die pathogenen Keime gelangen in den Urogenitaltrakt vor allem kanalikulär-aufsteigend aus dem Perineal- und Genitalbereich. Der lymphogene, hämatogene oder direkte Infektionsweg spielt daneben nur eine untergeordnete Rolle.

Jeder entzündliche Prozeß wird wesentlich beeinflußt von sog. **prädisponierenden Faktoren** (Tab. 6.1), ohne deren Berücksichtigung jedejTherapie scheitern muß, da das infektiöse Geschehen nicht nur eine Auseinandersetzung zwischen Mikroorganismen und einem Chemotherapeutikum ist.

6.1.1 Erregernachweis

Material für den Erregernachweis

Beim Mann	Bei der Frau	Beim Kind
Spontan gelassener Urin* (2-Gläser-Probe bzw. 3-Gläser-Probe)	Spontan gelassener Urin*	Spontan gelassener Urin (sterile Klebebeutel!)*
Katheterurin**	Katheterurin*	Katheterurin
Blasenpunktionsurin	Blasenpunktionsurin	Blasenpunktionsurin
Abstrichmaterial Urethra	Abstrichmaterial Urethra Vagina Zervix	Abstrichmaterial äußeres Genitale
Prostataexprimat	–	–
Ejakulat Blut	– Blut	– Blut

* Spontan gelassener Urin: Zurückstreifen der Vorhaut.
2-Gläser-Probe:
  1. Portion 10–20 ml
  2. Portion restl. Blaseninhalt
3-Gläser-Probe:
  Hier wird durch die 2. Portion die Blase nicht völlig entleert, es folgt eine Prostatamassage und dann endgültige Blasenentleerung (= Exprimaturin) (s. Kap. 4.2.1)
** Katheter- und Punktionsurin (s. Kapitel 10)
	* Spontan- und Katheterurin: Spreizen der Labien, Waschen des Introitus vaginae (keine Desinfektionsmittel verwenden!), Spontanmiktion oder Katheterung	* Waschen des äußeren Genitales mit lauwarmem, keimfreiem Wasser – Aufkleben von sterilen Urinauffangbeuteln, Punktionsurin: s. Punktionstechnik (Kapitel 10)

Untersuchungsmaterialverarbeitung

	Urin	Abstrichmaterial	Prostataexprimat	Ejakulat
pH + chemische Untersuchung (Streifentest)	+	(+)	+	+
Sediment	+	–	–	–
Nativpräparat bzw. gefärbtes Präparat	(–)	+	+	+
Kulturelle Untersuchung	+	+	+	+

Aussagekraft der Nativ- und Farbpräparate

- *Nativ:* Identifizierung von Leuko-, Erythrozyten, Bakterien, Zylindern, Schleimhautzellen, Fremdkörpern, Prostatagranula, Trichomonaden, Hefen, Wurmeiern (Bilharzia!).
- *Methylenblau-Präparat:* Identifizierung der Zellart und -form (z. B. Leukozyten, Lymphozyten, Plasmazellen, Hefen).
- *Gram-Präparat:* Identifizierung von grampositiven und -negativen Keimen.
- *Ziehl-Neelsen-Präparat:* Säurefeste Stäbchen (Tbc!) (s. Kapitel 4, Tab. 4.4b)

Normalwerte (Urin/Prostataexprimat)

		Erythrozyten	Leukozyten	Bakterien		Erythrozyten	Leukozyten	Bakterien
Urin (SU)	Sediment:	–3/GF × 400	–5/GF × 400	0/GF × 400	Nativurin:	< 5/mm^3	< 5/mm^3	< 10^3/ml
Prostataexprimat						–5/GF × 400	–20/GF × 400	0–3/GF × 400

Mikrobiologische Untersuchungen
(PR = in der Praxis durchführbar, MI = im mikrobiologischen Labor durchführbar)

a) Keimnachweis:
- Nährmedienbeschichtete Objektträger (gleichzeitig zur Keimzahlbestimmung) (PR),
- Flüssignährmedien zur Aerobier- und Anaerobieranzüchtung (PR/MI),
- Frischblut – Agar → Keimanzüchtung (PR),
- Kochblut – Agar → Gonokokkennachweis (PR),
- Mykoplasmen (Agar nach Blenk und Hofstetter) → Mykoplasmennachweis (PR), PCR (MI),
- Pilznährmedien (PR),
- Trichomonadenflüssigmedien (PR),
- Chlamydientransportmedien (PR) → Anzüchtung auf McCoy-Zellen im Speziallabor (MI),
- Immunfluoreszenz (PR/MI), PCR (MI).

b) Keimidentifizierung:
- Bunte Reihe, Spezialkulturen,
- Phasenkontrastmikroskopie bzw. Dunkelfeldmikroskopie: Trichomonaden, Bilharzia-Eier.

c) Empfindlichkeitstestung:
- Plättchentest, Reihenverdünnungstest.

6.1.2 Antibakterielle Therapie

Therapieformen
- *Einmaltherapie* (single shot) bei **unkomplizierten** Harnwegsinfektionen, vor allem der unteren Harnwege.
- *Langzeittherapie* bei chronischer Pyelonephritis (6–12 Wochen).
- *Suppressivtherapie* bei nicht zu beseitigenden Infektionsquellen z. B. Obstruktionen im Bereich der Harnwege.
- *Chemoprophylaxe* bei infektionsgefährdeten Patienten, wenn diagnostische und operative Eingriffe durchgeführt werden müssen.
- *Gezielte Therapie* nur nach Anzüchtung und Resistenztestung des Erregers möglich. **Kontrolle:** 48 h nach Therapiebeginn muß Erreger aus Urin verschwunden sein. Therapiedauer nach Grundkrankheit, zwischen 3 und 14 Tagen.

Die derzeit wichtigsten Chemotherapeutika in der Behandlung von Harnwegsinfektionen

- **Ampicillinderivate**

Statt *Ampicillin* sollte man heute nur noch *Amoxicillin* oder *Ampicillinester* wie Bacampicillin oder Pivampicillin verwenden, da nur diese Substanzen nach oraler Applikation ausreichend resorbiert werden und neben einer 60–70%igen Urinrecovery eine gute Gewebediffusion zeigen.

Die Indikation für diese Ampicillinderivate stellen die akuten und chronischen Harnwegsinfektionen mit empfindlichen Erregern dar. Daneben sind sie Mittel der Wahl bei Enterokokken-, Haemophilus- und Listerieninfektionen.

Kontraindikationen sind Penicillinallergie sowie die infektiöse Mononukleose.

- **Carbenicillinester**

Carindacillin und *Carfecillin* spielen heute nur noch zur oralen Nachbehandlung von persistierenden oder rekurrierenden Pseudomonas-aeruginosa-Infektionen eine Rolle, wobei die Tagesdosis im allgemeinen nicht unter 4 g liegen soll.

- **Acylaminopenicilline**

Diese Substanzen zählen zu den interessantesten bei der Therapie schwerer Harnwegsinfektionen. Bei ihnen wurde die Aminogruppe des Ampicillins durch *Ureidostrukturen* substituiert. Hierher gehören *Azlocillin*, *Mezlocillin*, *Piperacillin* und *Apalcillin*. Diese Substanzen zeigen neben dem typischen Ampicillineffekt eine ausgeprägte Wirkung gegen bestimmte gramnegative Bakterien, wie z. B. Azlocillin gegen *Pseudomonas aeruginosa* und Mezlocillin gegen *indolpositive Proteusstämme* sowie *Providencia-* und *Serratiakeime*. Gegen die übrigen Enterobakterien ist Mezlocillin nur teilweise wirksam.

Die gute Wirksamkeit des Azlocillins gegen Pseudomonaskeime und des Mezlocillins gegen Enterobakterien vereinigt das *Piperacillin* und das *Apalcillin*. Wichtig ist es zu wissen, daß alle Acylaminopenicilline nicht auf Penicillinase bildende Staphylokokken wirken. Außerdem haben sie keine Stabilität gegen die β-Lactamase von Bacteroides fragilis.

Die Acylaminopenicilline haben eine Halbwertszeit von ca. 1 h bei einer Urinausscheidung von ca. 66–70 % und geringer Eiweißbindung. Von den Nebenwirkungen sind die Exantheme und Allergien, wie man sie bei Penicillin findet, zu nennen, gelegentlich werden auch passagere, allergische Neutropenien beobachtet. Die Tagesdosierungen sollten beim Erwachsenen 15 g nicht überschreiten. Bei schwerer Niereninsuffizienz muß mit Kumulation gerechnet werden.

- **β-Lactam-Antibiotika**

Imipenem ist ein *Thienamycinderivat* aus der Gruppe der β-Lactam-Antibiotika, das sowohl gegen grampositive als auch gramnegative Erreger, Aerobier und Anaerobier wirksam ist. Darüber hinaus ist es β-Lactamase-resistent, zeigt eine geringe Bindung an Serumproteine und führt auch bei Monotherapie kaum zu Resistenzen.

Wegen der Metabolisierung des Imipenems in der Niere wurde zur Verbesserung der Urinrecovery und zur Verminderung der Nephrotoxizität ein zweiter Wirkstoff, nämlich Cilastatin, dem Präparat beigegeben, der die Dehydropeptidaseenzyme in der Niere hemmt. Auf diese Weise wird eine hohe Imipenemkonzentration im Urin erreicht. Das Imipenem ist wegen seines breiten Wirkungsspektrums bei schweren Harnwegsinfektionen indiziert. An Nebenwirkungen wurden bis jetzt, allerdings in relativ wenigen Fällen, Übelkeit, Diarrhöen und allergische Exantheme beobachtet.

Auch eine reversible Erhöhung der Thrombozytenzahl und der Transaminasen wurde beschrieben.

- **Cephalosporine**
A) Parenterale Cephalosporine
Bei schweren Harnwegsinfektionen kommen heute nur noch Cephalosporine der 3. Generation in Frage, wobei als Leitsubstanz *Cefotaxim* anzusehen ist. Weiterentwicklungen sind *Cefmenoxim* und *Ceftizoxim*, die günstigere pharmakokinetische Eigenschaften haben. Weitere Derivate sind *Ceftazidim*, *Ceftriaxon*, *Latamocef*, *Cefoperazon* und *Cefsulodin*. Alle Cephalosporine der 3. Generation zeigen eine hohe Wirksamkeit gegen Enterobakterien und eine gewisse Wirkung auf Pseudomonas aeruginosa. Mit Ausnahme von Latamocef besteht keine Stabilität gegen Bacteroides-β-Lactamase.

Besonders zu erwähnen ist die hohe Aktivität von *Cefsulodin* gegen Pseudomonasinfektionen. Da jedoch Cefsulodin eine einseitige Kreuzresistenz mit Acylaminopenicillinen hat, ist es nach *Stille* günstiger, bei der Therapie von Pseudomonasinfektionen primär Penicilline zu verwenden und Cefsulodin nur bei Azlocillinresistenz einzusetzen.

B) Oralcephalosporine
Die Oralcephalosporine sollen wegen ihrer relativ geringen Wirksamkeit als Mittel der Reserve für die Behandlung unkomplizierter Harnwegsinfektionen betrachtet werden. Ihr besonderer Vorteil scheint vor allem darin zu liegen, daß sie auch in der Schwangerschaft einsetzbar sind.

- **Aminoglycoside**
Hier sind die neueren Derivate wie Gentamicin, Tobramycin, Netilmicin und Amikacin zu erwähnen. Gentamicin und Tobramycin sollte man als Standardaminoglycoside verwenden und sich die Präparate Netilmicin und Amikacin als Reservepräparate bei Gentamicinresistenz bewahren.

Die Hauptindikationen für die Aminoglycoside sind schwere und insbesondere nosokomiale Harnwegsinfektionen, evtl. in Kombination mit β-Lactam-Antibiotika.

Wegen der bekannten Nephrotoxizität und der Möglichkeit der Vestibularisschädigung ist bei eingeschränkter Nierenfunktion sehr streng auf die Dosierung zu achten.

- **Tetracycline**
Die klassischen Derivate, Tetracyclinhydrochlorid und Oxytetracyclin, sind heute durch die wesentlich besser resorbierbaren Präparate Doxycyclin und Minocyclin abgelöst. Tetracycline spielen in unserem Fachbereich vor allem bei der Behandlung von Mykoplasmen und Chlamydieninfektionen eine Rolle.

- **Co-trimoxazol**
Co-trimoxazol ist eine Kombination aus Trimethoprim und Sulfonamiden. Anstelle des Trimethoprims findet sich in manchen Kombinationen Tetroxoprim. Die Kombination der beiden Präparate führt zur Hemmung der bakteriellen Folsäuresynthese bei ausgeprägtem synergistischen Effekt. Die klassischen Indikationen sind akute und chronische Harnwegsinfektionen sowie die bakterielle Prostatitis. Die Hauptkontraindikation stellt die Sulfonamidallergie dar. Besondere Vorsicht ist bei Granulozytopenien, bei schwerer, akuter Niereninsuffizienz sowie bei akuter Hepatitis geboten. Daneben kann Sulfamethoxazol die Wirkung von Antikoagulanzien verstärken.

- **Gyrasehemmer**
Diese neuere Substanzgruppe zur Behandlung von Harnwegsinfektionen hat ihren Namen von ihrem Wirkungsmechanismus, nämlich der Hemmung der bakteriellen DNA-Gyrase, wobei die Nalidixinsäure das Pionierderivat darstellt. Im Gegensatz zur Nalidixinsäure haben die neueren, fluorierten Derivate ein breiteres Wirkungsspektrum gegen gramnegative Stäbchen inklusive Pseudomonas aeruginosa. Die Hauptindikation für die modernen Gyrasehemmer sind Harnwegsinfektionen mit Parenchymbeteiligung, aber auch Entzündungen im Bereich der männlichen Adnexe.

An Nebenwirkungen finden sich bei den Gyrasehemmern relativ häufig gastrointestinale Störungen sowie leichte neurotoxische Symptome. Auch allergische Hautreaktionen werden beobachtet. Wegen Knorpelschäden, die im Tierexperiment beobachtet wurden, sollten Gyrasehemmer nicht an Kinder verabreicht werden.

- **Nitrofurantoin**
Das heute noch sehr weit verbreitete Nitrofurantoin sollte nach *Enzensberger* und *Stille* nur noch ein Reservechemotherapeutikum für die Harnwegsinfektionen darstellen, bei denen weniger riskante Medikamente nicht eingesetzt werden können.

6.2 Spezieller Teil

6.2.1 Entzündungen der Nierenhüllen und des perirenalen Gewebes

Peri- und Paranephritis

Ätiologie: Nierenferne Staphylokokkenherde (z. B. Furunkel, Mastitiden, Anginen) können eine Peri- und Paranephritis hervorrufen. Diese Entzündungen zeigen eine ausgeprägte Neigung zur Abszedierung in das lockere Gewebe der Nierenfettkapsel. Ein Übergreifen auf die Niere selbst wird selten beobachtet.

Symptomatik: Initial Schüttelfrost, hohes intermittierendes Fieber, später Kontinua. In der Anfangsphase meist kein Spontanschmerz, erst bei Abszedierung Schmerzen in der Lendengegend, die sich allmählich auf die Nierenlager konzentrieren. Bei Irritation des M. psoas typische Schonstellung des Beines auf der betroffenen Seite und Beugung im Hüftgelenk. Evtl. Vorwölbung über dem Darmbeinkamm im Bereich des Trigonum petiti (Trigonum lumbale) oder am Oberschenkel im Bereich der Fossa ovalis; starkes Durstgefühl, Appetitlosigkeit, Zwerchfellhochstand, evtl. Pleuraerguß, ausgeprägte Abwehrspannung.

Diagnostik: Druckempfindliches Nierenlager, Beugung und Streckung im Hüftgelenk der betroffenen Seite schmerzhaft.
- Blut: BKS erhöht, Leukozytose, evtl. Thrombozytopenie (**cave:** Übergang zur Urosepsis!).
- Urin: o. B.
- Röntgen: verschwommene Psoasrandlinie, aufgehobene Atemverschieblichkeit der Niere durch entzündungsbedingte Fixierung im Nierenlager (Durchleuchtungskontrolle! Gegenseite vergleichen!).

Differentialdiagnose: Subphrenischer Abszeß, Basalpleuritis, retrozökale Appendizitis (rechts!).

Komplikationen: Sepsis, paranephritischer Abszeß.

Therapie:
- Medikamentös: hochdosierte antibakterielle Therapie mit Staphylokokken-wirksamen β-Lactam-Antibiotika, z. B. Cefazolin, Cefazedon, Cefsulodin, Thienamycin.
- Indikation zur Operation: Abszedierung, Urosepsis. Breite Eröffnung und Drainage, evtl. Nephrektomie.

6.2.2 Entzündungen im Bereich des Nierenparenchyms

Akute Pyelonephritis

Ätiologie: Interstitielle, destruktive Nephritis mit Einbeziehung des Nierenbeckenkelchsystems. Infektionsweg gewöhnlich kanalikulär aufsteigend, kann aber auch hämatogen bzw. lymphogen sein. Man unterscheidet die *primäre* von der *sekundären Pyelonephritis*, wobei die häufigere Form die sekundäre Pyelonephritis als Folge von Abflußhindernissen im Bereich der Harnwege ist.

Symptomatik: Initialer Schüttelfrost, dann Kontinua um 39 °C rektal. Der Patient macht einen schwerkranken Eindruck. Er klagt über ein dumpfes Druckgefühl in der Nierengegend, manchmal auch über Koliken. Im Vordergrund stehen Durst, Appetitlosigkeit, Obstipation. Typisch ist die trockene, bräunlich-borkige Zunge.

Diagnostik: Ausgeprägte Druckempfindlichkeit über dem erkrankten Nierenlager.
- Blut: Leukozytose mit Linksverschiebung, BKS-Erhöhung, evtl. Thrombozytopenie, häufig positive Blutkultur.
- Urin: Eiweißreaktion schwach positiv, massenhaft Leukozyten und Bakterien, vereinzelt Erythrozyten und granulierte Zylinder.
- Nierenfunktion: zunächst nur gering eingeschränkt, außer bei foudroyant verlaufender Sepsis oder Papillennekrose.
- Röntgenübersichtsaufnahme: Nierenschatten verwaschen oder fehlend.
- Urogramm: nur geringe Einschränkung der Nierenfunktion (Kontrastmittelausscheidung), wobei die Kelche auf der befallenen Seite zudem spastisch verengt sein können.
(Es ist besonders auf konkrementverdächtige Schatten oder Kontrastmittelaussparungen zu achten! Ein Refluxzystogramm ist bei der akuten Pyelonephritis wegen der Gefahr der bakteriellen Streuung kontraindiziert!)

Differentialdiagnose:
- **Pankreatitis:** ähnliche Schmerzsymptomatik, jedoch fehlender Urinbefund und erhöhte Serumamylasewerte.
- **Basale Pneumonie bzw. basale Pleuritis:** Lungenübersichtsaufnahme.
- **Akute Appendizitis, Cholezystitis, Divertikulitis, Herpes zoster-Neuritis** (T_{12}/L_1)

Komplikationen: Chronische Pyelonephritis mit sekundärer Schrumpfniere, evtl. mit Hochdruck und Urämie, häufig auch Steinbildung, Urosepsis.

Therapie:
- **Primäre Pyelonephritis:** hochdosierte Chemotherapie mit Aminoglycosid- und β-Lactam-Antibiotika in Kombination, da eine Resistenztestung nicht abgewartet werden kann.
- **Sekundäre Pyelonephritis:** operative Entfernung der Obstruktion und hochdosierte Chemotherapie, wenn sich das Hindernis im Bereich des Nierenbeckenkelchsystems oder der Ureteren befindet (obere Harnwege). Liegt das Abflußhindernis zwischen Blasenauslaß und Ostium urethrae externum (untere Harnwege), genügt meist das Anlegen einer suprapubischen Blasenpunktionsfistel bei gleichzeitiger Gabe von Aminoglycosiden und/oder β-Lactam-Antibiotika.
- **Allgemeine Maßnahmen:** Analgetika, Spasmolytika, Flüssigkeitszufuhr, am besten in Form von Infusionen, absolute Bettruhe, kalte, feuchte Extremitätenwickel.

Sonderformen der Pyelonephritis
- **Schwangerschaftspyelonephritis**
  Atypische Symptomatik, die klassische Trias der Pyelonephritis – Fieber, Flankenschmerz und pathologischer Urinbefund – ist gewöhnlich nicht vorhanden. Entscheidend für die Diagnostik sind Kennzahlbestimmungen aus dem Katheterurin sowie quantitative Leukozytenzählung (Addis-Count).
- **Nekrotisierende Papillitis**
  Beidseitige akute Pyelonephritis mit Abstoßung der Papillen, vor allem bei Diabetikern, chronischen Harnabflußstörungen, Phenacetinabusus, Sichelzellanämie sowie vesikoureteralem Reflux.

Pyonephrose (Eitersackniere)
Ätiologie: Entwickelt sich aus einer abszedierenden Pyelonephritis bei obturierenden Steinen, Strikturen, Tumoren, Anomalien oder ist die Folge einer sekundären Infektion einer Harnstauungsniere.

Symptomatik: Dumpfer Druckschmerz über dem erkrankten Nierenlager, septische Temperaturen.

Diagnostik: Druckschmerzhaftes Nierenlager, evtl. palpabler Tumor; BKS stark erhöht.
- Blut: Anämie, Leukozytose (kann fehlen, vor allem unter oder nach Antibiotikatherapie!).
- Urin: bei Ureterverschluß o. B., sonst massenhaft Leukozyten, Bakterien und Erythrozyten.
- Urogramm, Kamerafunktionsszintigraphie: funktionslose oder in ihrer Funktion stark eingeschränkte Niere.
- Retrograde Ureteropyelographie
  Nach Überwindung der Obturation Abtropfen von Eiter aus dem Ureterenkatheter. Weites, destruiertes Nierenbeckenkelchsystem. Geringer Parenchymsaum.

Differentialdiagnose: Infizierte Zystenniere, Nierenzysten, infizierter, zerfallender Tumor, abszedierende spezifische oder unspezifische Pyelonephritis.

Therapie: Nephrektomie, falls funktionstüchtige weitere Niere vorhanden, ansonsten Beseitigung der Obstruktion, Nierenfistelung, Drainage des perirenalen Raumes unter Antibiotikaschutz. Voraussetzung: funktionstüchtiges Restparenchym

Chronische Pyelonephritis
Ätiologie: Häufig Folge einer insuffizienten Behandlung einer akuten Pyelonephritis bei prädisponierenden Faktoren wie Harnabflußstörungen, Gravidität, Stoffwechselstörungen (Diabetes, Gicht), iatrogenen Infektionen, allgemeiner und lokaler Abwehrschwäche, Medikamenten (Analgetika, Kortikoide).

Symptomatik: Gelegentlich geringe Schmerzen über dem Nierenlager, oft Reizzustände im Bereich der Blase. Meist jedoch keine Beschwerden. Manchmal gastrointestinale Störungen, subfebrile Temperaturen, erhöhte BKS, Anämie und erhöhter Blutdruck.

Diagnostik:
- Blut: BKS-Erhöhung, harnpflichtige Serumsubstanzen normal oder erhöht, Hypokaliämie, **keine** Leukozytose.
- Urin (Mittelstrahlurin oder besser Blasenpunktionsurin): pathogene Keime, Leukozyten, evtl. auch Erythrozyten nachweisbar. [Bei Verdacht auf chronische Pyelonephritis ist immer eine quantitative Leukozyten- und Erythrozytenbestimmung erforderlich (Addis-Count)]. Ebenso müssen wiederholt quantitative Bakterienkulturen angelegt werden, da eine negative Urinprobe die Diagnose „chronische Pyelonephritis" nicht widerlegt.
- Nierenfunktionsproben: Konzentrationsversuch, endogene Kreatininclearance, Serumkreatinin und -harnstoff-N. *Zur weiteren Diagnostik:* Kamerafunktionsszintigraphie, evtl. Renovasographie, Sonographie, CT.
- Bei Hochdruck: Angiographie + selektive Reninbestimmung (Schrumpfniere!).
- Röntgenübersichtsaufnahme: kleiner Nierenschatten mit unregelmäßigen Konturen; manchmal Konkremente.
- Urogramm: teils Verengung, teils Erweiterung sowie Verplumpung und unregelmäßige Zeichnung der Kelche und Kelchhälse, verzögerte Kontrastmittelausscheidung. Zum Ausschluß eines vesikoureteralen Refluxes als Ursache der chronischen Pyelonephritis: Refluxzystogramm.

Differentialdiagnose: Chronisch rezidivierende Zystitis, Uro-Tbc, Adnexitis.

Komplikationen: Hochdruck, Steinbildung, Schrumpfnierenbildung, Urämie.

Therapie: Operative Beseitigung von Harnabflußstörungen und gezielte antibakterielle Therapie. Bei Hochdruck und rezidivierenden Fieberschüben Nephrektomie. (Eine Nephrektomie zur Behandlung des Hochdruckes ist im allgemeinen nur sinnvoll, wenn der Hochdruck nicht länger als 1 Jahr besteht und der Patient nicht älter als 45 Jahre ist.)

6.2.3 Nierenkarbunkel

Ätiologie: Gewöhnlich durch hämatogene Streuung eines nierenfernen Entzündungsherdes entstandener lokalisierter, eitriger Prozeß im Nierenparenchym.

Symptomatik: Wie Peri- und Paranephritis.

Diagnostik:
- Blut: Leukozytose mit Linksverschiebung, BKS erhöht, meist positive Blutkultur, Thrombozytopenie.
- Urin: Eiweiß schwach positiv, vereinzelt granulierte Zylinder, Erythrozyten, massenhaft Leukozyten und Bakterien (wenn Herd Anschluß an NBKS hat).
- Röntgen: ähnlich wie akute Pyelonephritis und Perinephritis (Veratmungspyelographie!)

Komplikationen: Perforation in das Nierenbecken, Sepsis.

Therapie: Hochdosierte kombinierte Chemotherapie (s. akute Pyelonephritis). Operative Freilegung und Exzision des Entzündungsherdes. Entfernung der Niere nur als Ultima ratio bei Urosepsis, ansonsten Anlegen einer transrenalen Nierenfistel und Drainage des Retroperitonealraumes.

6.2.4 Urosepsis

Ätiologie: Sepsis, die vom Urogenitaltrakt ausgeht und hauptsächlich durch Endotoxin bildende, gramnegative Stäbchen verursacht wird. Mortalitätsrate um 70 %.

Ursachen:
- Ungezielte Breitbandantibiotika-Anwendung.
- Unsachgemäße, transurethrale Eingriffe mit Ureterenkathetern und Schlingen bei Harnstauungsnieren.
- Verschleppung von hochresistenten Hospitalkeimen bei transurethralen Eingriffen und prädisponierenden Faktoren (s. Tabelle 6.1).

Obwohl die pathophysiologischen Vorgänge bis heute nicht restlos geklärt sind, weiß man, daß Endotoxine in der Lage sind, im Niederdrucksystem des Kreislaufes zu einer Sequestrierung des Blutes zu führen, und zwar über eine vermehrte kapilläre Filtration und venöse Stase. Für die Nierenfunktion bedeutet dies zunehmende Oligoanurie und Urämie.

Tabelle 6.2. Gegenüberstellung von Schockfrüh- und -spätzeichen. Keines der Zeichen ist obligat. Deshalb sollen möglichst viele dieser Zeichen beim gefährdeten Patienten kontrolliert werden.

Früh	Spät
Klinische Zeichen Schüttelfrost Septische Temperaturen (Temp.-Anstieg, -Zacken) Ruhelosigkeit Tachykardie	Bewußtseinstrübung Abfall des Blutdruckes und Anstieg der Pulsfrequenz Warme, trockene Extremitäten (hyperdynamischer Schock) Kalte, schweißige Extremitäten (hypodynamischer Schock) Oligoanurie
Lungen-Röntgen Spindelige Auftreibung der Gefäßschatten und milchglasähnliche Trübung	Streifig, netzige Zeichnung
Zirkulatorische Zeichen Zunahme des pulmonalen Widerstandes	Zunahme des totalen systemischen (peripheren) Widerstandes Niedriger Herzindex
Blut-Veränderungen Leukozytose, Leukozytensturz, Linksverschiebung, Vakuolen und toxische Granulation im Blutausstrich, Thrombozytensturz, hämostaseologische Veränderungen im Sinne einer Hypokoagulabilität Respiratorische Alkalose Hypophosphatämie	Metabolische Azidose Lactatanstieg Positive Blutkultur

Symptomatik: (Tab. 6.2): Plötzlicher Blutdruckabfall und Schüttelfrost, gefolgt von septischen Temperaturen. Im Frühstadium warme Haut, später livide Hautverfärbung (Livedo racemosa), Fieberabfall (in diesem Stadium häufige Fehldiagnose: Herzinfarkt, Lungenembolie).

Diagnostik: Zentralvenendruck unter 15 cm H_2O, Granulozytose, Thrombozytopenie, positiver Godal-Test, Verminderung der Gerinnungsfaktoren, Schocklunge, Lungenödem, Hyperventilation, Ikterus, Anstieg der alkalischen Phosphatasen (Differentialdiagnose: septische Cholezystitis), positive Blutkultur.

Labordiagnostik: Urinkulturen, Blutkulturen, Elektrolyte, Blutgasanalyse, Blutbild und Thrombozyten, harnpflichtige Substanzen, Lactat, Prothrombin, Fibrinogen, Äthanol-Test (Fibrinmonomere im Blut bei Hyperfibrinolyse).

Therapie: Die wichtigste therapeutische Maßnahme ist die schnellstmögliche Beseitigung des septischen Herdes!

Therapieempfehlungen bei Urosepsis: (s. Kapitel 9.6)
1. Legen eines zentralen Venenkatheters.
2. Infusionstherapie mit Überwachung des zentralen Venendruckes, EKG- und laufende Blutdrucküberwachung, Dauerkatheter mit Flüssigkeitsbilanzierung, Sensorium beachten!
3. Entnahme von Blut für bakteriologische Untersuchungen, Überprüfung des Gerinnungsstatus.
4. Antibiotikakombinationen: Aminoglycoside und Cephalosporine oder Carbenicillin bei Verdacht auf Pseudomonas-Sepsis. Bei Hefen-Sepsis Ancotil®-Infusionen.
5. Ausgleich der Azidose.
6. Operative Beseitigung des septischen Herdes oder transrenale Nierenfistelung mit ausreichender Drainage.
7. Medikation (detailliert):
3 l/min Sauerstoffzufuhr über Nasensonde, 1–2 g Prednison i. v., Volumenersatzmittel als Infusion, z. B. Dextran 40, Dextran 60, Natriumbikarbonat und THAM zur Azidosebekämpfung, Furosemid, Digitalis, Antibiotika in hohen Dosen (s. oben). Bei *Hypotension*, Oligurie, Ateminsuffizienz und deutlicher Azidose zusätzlich Intubation und assistierte Beatmung bei P_aO_2 unter 60 mmHg unumgänglich.
Einmaliger Versuch der Diureseförderung mit Furosemid bis 1 g, Glucagon 5 mg in 15 min, dann Übergang auf Dauerinfusion mit dem Perfusor in der Dosierung 2–4 mg/h, dabei ständige Blutdruckkontrolle, Kortikosteroide, Noradrenalin, maschinelle Infusion von Dopamin (Dosierung 1–5 mg/kg/min), Isoproterenol (Dosierung 1–8 mg/kg/min), Phenoxybenzamin (Dosierung 1 mg/kg/min), Gabe von kolloidalen Lösungen i. v.: Dextran 40, Plasma, ggf. Vollblut.
Heparin oder Antihämophiliefaktor B + α-Aminocapronsäure + Prothrombin, jedoch bei renalem Versagen mit toxischer Hämorrhagie und Fibrinolysehemmung keine Antifibrinolytika, sondern Frischblut und Dialyse.

Prädisponierende Faktoren: Leberzirrhose, harnsaure Diathese, Diabetes mellitus, immunsuppressive Therapie, Schwangerschaft, Blutkrankheiten, M. Parkinson.

6.2.5 Entzündungen des Harnleiters und des Retroperitonealraumes

Ureteritis
Ätiologie: Unspezifische Entzündungen des Harnleiters finden sich bei paraureteralen Prozessen, Obstruktionen im Bereich des Ureters (Steine, Strikturen, Tumoren, Anomalien) sowie in Begleitung einer Pyelonephritis.

Symptomatik: Wie akute Pyelonephritis oder Perinephritis. Bei Ureteritis cystica und Strikturbildungen als Spätkomplikationen Ausbildung einer Harnstauung, evtl. Pyonephrose mit entsprechender Symptomatik.

Diagnostik: Typische Veränderungen im Urogramm (Ureterweitstellung infolge Atonie).

Therapie: Chemotherapie und bei Strikturbildung partielle Harnleiterresektion mit Reanastomosierung über eine Schräganastomose, auch endoskopische Strikturschlitzung oder Ureteroureterotransversostomie. Auch Ureterersatz durch Darm- oder Nabelschnur möglich.

Idiopathische Retroperitonitis fibroplastica
(Ormond's Disease)
Ätiologie: Chronisch-sklerosierende Entzündung im Bereich des retroperitonealen Fettgewebes mit allmählicher Ummauerung der Ureteren und der retroperitoneal verlaufenden Gefäße.

Symptomatik: Druckgefühl im Bereich des Nierenlagers infolge Ausbildung einer Harnstauungsniere.

Diagnostik: Anämie, BKS-Erhöhung, Einschränkung der Nierenfunktion, häufig auch Pyelonephritiden, evtl. Pyonephrose. **Endstadium:** Urämie. Im Urogramm findet man die typische Einengung der Ureteren in Höhe von LWK 3 und eine Verlagerung der Ureteren nach medial.

Therapie: Freilegung der eingemauerten Ureteren und intraperitoneale Verlagerung. Im fortgeschrittenen Stadium Anlegen einer transrenalen Nierenfistel, evtl. Ureterersatzplastik.

6.2.6 Entzündungen der Blase, der Harnröhre und der männlichen Adnexe

Zystitis

Ätiologie Entzündungen der Blasenschleimhaut, meist verursacht durch gramnegative Stäbchen, aber auch durch grampositive Kokken, Mykoplasmen, Hefen, Trichomonaden, Amöben, Schistosomen sowie Chlamydien, evtl. auch durch Herpesviren, Anaerobier. Chemische Substanzen (z. B. Cyclophosphamid) und physikalische Noxen (z. B. verschiedene Strahlenarten) können ebenfalls eine Zystitis auslösen.

Bei der Frau kommt es gewöhnlich zur Infektion der Blasenschleimhaut durch Invasion von Keimen, die durch die Urethra aufsteigen, wobei anatomische Veränderungen wie Meatusengen, hormonal bedingte Veränderungen der Urethralschleimhaut (Postmenopause, Kontrazeptiva) diesen Infektionsmodus begünstigen. Eine von einer Zervizitis ausgehende lymphogene Entzündung ist ebenfalls möglich. **Bei Männern** ist die Zystitis immer durch eine Nieren- oder Prostataentzündung oder durch Restharnbildung bei Blasenhalsobstruktionen bzw. einer neurogenen Blasenentleerungsstörung hervorgerufen.

Auch Darminfektionen sowie entzündliche Prozesse des kleinen Beckens können auf die Blase übergreifen.

Symptomatik Brennen bei der Miktion, imperativer Harndrang, Schmerzen im Unterbauch, Pollakisurie, Nykturie und terminale Hämaturie.

Diagnostik Im Urin massenhaft Leukozyten und meist auch Erythrozyten, hohe Keimzahlen. (Es fehlen Fieber, BKS-Erhöhung, Leukozytose.)

Differentialdiagnose Sekundäre Entzündungen bei Blasensteinen und Fremdkörpern, Urethritis, Trigonitis, Adnexitis, Reizblase, Endometriose.

Therapie Bei akuten Formen reichliche Flüssigkeitszufuhr und Gabe von Chemotherapeutika. Bei chronisch-rezidivierenden Infektionen ist das Augenmerk vor allem auf komplizierende Faktoren zu richten wie Diabetes mellitus, Strahlenschäden, Hormonmangel, Tuberkulose, Karzinome, anatomische Veränderungen der unteren Harnwege (z. B. Meatusstenosen, Harnröhrenklappen). In letzterem Falle ist die Indikation zur operativen Wiederherstellung normaler Abflußwege gegeben (Urethrotomia interna, Harnröhrenplastik). Bei Schrumpfblase infolge chronischer Infektion Blasenerweiterungsplastik; nur bei schwersten Formen von Schrumpfblase oder Blasen-Scheiden-Fisteln nach Bestrahlung sind supravesikale Harnableitung und Zystektomie indiziert.

Ansonsten bei chronisch rezidivierender Zystitis: Single shot Chemotherapie und anschließend Versuch einer Immunstimulation.

Verlaufsformen: akut – subakut – chronisch.

Sonderformen

Interstitielle Zystitis

Mit Ulkusbildung und Blasenwandschrumpfung sowie Ausbildung einer Harnstauungsniere einhergehend.

Therapie Neben intramukosaler Injektion von Orgotein® u. ä. Elektroresektion des Ulkus bzw. Blasenwandteilresektion, evtl. Zystektomie und Blasenersatzplastik. Laserbestrahlung vielversprechend.

Cystitis emphysematosa

Verursacht durch gasbildende Bakterien.

Therapie Antibiotika entsprechend Keimtestung + Beseitigung oder Kompensation des Grundleidens, z. B. Diabetes mellitus.

Harnröhrenentzündung

Ätiologie Aufsteigende Infektion, wobei es sich häufig um Keime handelt, die durch Geschlechtsverkehr übertragen werden (s. Zystitis) (STD-Keime, *STD* sexual transmitted diseases). Davon abgesehen können chemische und physikalische Reize oder auch Abflußhindernisse im Bereich der Urethra (Klappen, Strikturen, Fisteln, Steine, Tumoren, Meatusengen) Entzündungen verursachen.

Symptomatik Harnröhrenfluor verschiedener Konsistenz und Farbe, Brennen in der Harnröhre, brennender Schmerz bei der Miktion, evtl. Dysurie, abgeschwächter Harnstrahl.

Diagnostik Mikrobiologische Untersuchung des Urethralabstriches bzw. -sekretes. Röntgenübersichtsaufnahme und Urethrozystogramm zum Ausschluß eines Abflußhindernisses im Bereich der unteren Harnwege.

Komplikationen: Urethroadnexitis, periurethraler Abszeß mit Urinfistel und Harnröhrenstrikturbildung.

Therapie Antibakterielle Behandlung entsprechend dem isolierten Erreger.

- Bei Harnröhrenenge: Urethrotomia interna, evtl. Harnröhrenplastik.
- Bei Fisteln: Exzision und Verschiebelappenplastik.
- Bei Steinen, Tumoren: operative Entfernung.
- Bei Meatusengen: Schlitzung, plastische Operation.

Verlaufsformen: akut – subakut – chronisch.

> Merke: Bei allen Operationen an der Harnröhre vorübergehende Urinableitung über suprapubischen Katheter.

Akute Prostatovesikulitis

Ätiologie: Gewöhnlich Übergreifen eines entzündlichen Prozesses von der hinteren Harnröhre auf die Adnexe. Daneben scheint aber auch der lymphogene und hämatogene Infektionsweg möglich. Auch ein direktes übergreifen eines entzündlichen Prozesses vom Enddarm aus ist in Erwägung zu ziehen.

Symptomatik: Zunächst Pollakisurie und Dysurie, dann Spannungs- und Druckgefühl im After und Damm, Schüttelfrost, septische Temperaturen, Schmerzen bei der Defäkation, evtl. Harnverhaltung, meist geringer Urethralfluor.

Diagnostik: Leukozytose mit Linksverschiebung, erhöhte BKS. Rektale Untersuchung: geschwollene, teigige, äußerst druckschmerzhafte Prostata. **Cave:** Prostataexpression!

Therapie: Antibiotika, Analgetika, Sitzbäder, Bettruhe und reichliche Flüssigkeitszufuhr.
  Bei Abszedierung: perineale oder transurethrale Eröffnung des Abszesses.

Chronische Prostatovesikulitis

Symptomatik: Gewöhnlich nur ein Ziehen im Bereich beider Leisten, Druckgefühl über der Blase und am Damm, Schmerzen im Bereich der Glans penis, evtl. Dysurie. Subfebrile Temperaturen. Häufig auch symptomlos verlaufend.

Diagnostik: Blutbild und Blutsenkung meist unauffällig. Im Prostataexprimat massenhaft Leukozyten und erhöhte Keimzahlen. Rektaler Tastbefund uncharakteristisch, manchmal bringt nur Biopsie eine Klärung der Diagnose.

Differentialdiagnose: Psychovegetatives Urogenitalsyndrom [negativer bakteriologischer Befund, psychische Störungen (Anamnese!), Streßsituationen, gestörtes Sexualleben]; **anogenitales Syndrom** (verursacht durch entzündliche Erkrankungen im Bereich des Enddarmes).

Therapie: Antibiotika und Chemotherapeutika nur nach Erregertestung und Beachtung der pharmakokinetischen Eigenschaften (Tetracycline, Erythromycin, Gyrasehemmer, Trimethoprim); Prostatamassagen, Sitzbäder, Wärme. Für die **unspezifischen Entzündungen der Bläschendrüsen** gelten im Grunde dieselben therapeutischen Maßnahmen wie für die Prostatitis, da gewöhnlich keines dieser Organe allein befallen wird, daher Prostatovesikulitis = Adnexitis.

Komplikationen: Strikturbildungen im Bereich des Blasenauslasses. *Therapie:* Transurethrale Resektion bzw. Blasenhalserweiterungsplastik.

6.2.7 Entzündungen des Skrotalinhaltes

Nebenhodenentzündung

Ätiologie: Bakterielle Streuung bei Prostatovesikulitis. Die Infektion kann aber auch den Nebenhoden über die perivasalen Lymphgefäße oder auf hämatogenem Wege erreichen.

Symptomatik: Hochgradige Schwellung des Skrotalinhaltes und Rötung der Skrotalhaut. Der gesamte Skrotalinhalt ist äußerst berührungsempfindlich. Nebenhoden und Hoden lassen sich nicht voneinander abgrenzen. Starke Schmerzen im Skrotalbereich mit Ausstrahlung in die Leistengegend. Temperaturen um 40°C. Weitere Symptomatik wie bei der akuten Prostatovesikulitis.
  Bei Anheben des Hodens symphysenwärts vermindert sich der Schmerz (Prehn'sches Zeichen).

Diagnostik: Ausgeprägte Leukozytose. BKS-Erhöhung, vereinzelt Urethralfluor und zystitische Symptome.

Therapie: Infiltration des Samenstranges direkt oberhalb des Hodens mit 20 ml einer 1%igen Novocainlösung oder einem anderen Lokalanästhetikum. Hochdosierte Gaben von β-Lactam-Antibiotika und Aminoglycosiden, evtl. auch Tetracyclinen. Bettruhe, Hochlagerung des Skrotums, feuchte Umschläge. Ist mit diesen Maßnahmen der Entzündungsprozeß nicht innerhalb von 4 Wochen zum Abklingen zu bringen, ist eine Nebenhodenresektion indiziert. **Bei Abszedierung:** Eröffnung und Drainage.

Verlaufsformen: akut – chronisch.

Differentialdiagnose:
- **Hodentumor:** schmerzlose Hodenschwellung. Im Gegensatz zur Entzündung ist der Nebenhoden hier gut vom Hoden abgrenzbar (Sonographie!). Die Skrotalhaut erscheint unverändert. Der Hoden erweist sich bei der Palpation als derb-hart. Nach Choriongonadotropin, α-Fetoglobulin- und BKS-Bestimmung sowie Lungenübersichtsaufnahme sofortige operative Entfernung von Hoden, Nebenhoden und Samenstrang bis in Höhe des inneren Leistenringes von einem Leistenschnitt aus inklusive Lymphadenektomie.
- **Samenstrangtorsion:** in jedem Alter, jedoch häufig bei Jugendlichen kurz vor oder nach Eintritt der Pubertät. Zur Differenzierung von der Nebenhodenentzündung hebt man das Skrotum leicht zur Symphyse an, der Schmerz nimmt zu, wenn es sich um eine Tor-

sion handelt (Prehn'sches Zeichen). Abklärung durch Doppler-Sonographie!

Therapie: Sofortige **operative Freilegung** und Redressement des torquierten Samenstranges. Pexie des Hodens am Septum scroti und ebenso des Hodens der Gegenseite.

Orchitis
Ätiologie: Eine primäre Orchitis ist selten, gewöhnlich ist sie eine Begleiterscheinung einer Virusinfektion (Mumps), oder der entzündliche Prozeß des Nebenhodens hat auf den Hoden übergegriffen. Der Infektionsmodus ist bei der Orchitis in erster Linie hämatogen.

Symptomatik: Wie Nebenhodenentzündung.

Therapie: Behandlung der Grundkrankheit, Samenstranginfiltration wie bei Nebenhodenentzündung. Ansonsten Bettruhe, Hodenhochlagerung, je nach Erkrankung Antibiotika, evtl. auch γ-Globuline.

6.2.8 Entzündungen im Bereich des Penis

Balanitis, Posthitis
Ätiologie: Ungenügende Reinigung des Vorhautsackes, z. B. bei Phimose. Auch eine direkte Keimübertragung durch den Geschlechtsverkehr wie bei der Urethritis und der Prostatovesikulitis ist von Bedeutung. Vor allem häufige Übertragung von Hefen bei Vaginalmykosen.

Symptomatik: Brennen und Jucken im Bereich der Glans penis mit Absonderung eines eitrigen Sekretes.

Diagnostik: Entzündliche Veränderungen im Bereich der Glans penis und der Vorhaut. Im Abstrichmaterial gewöhnlich dieselben Keime wie bei der Urethritis und der Adnexitis. Bläschenbildung im Bereich des Ostium urethrae externum weist auf Herpesinfektion hin.

Therapie: Bei Vorliegen einer Phimose zunächst dorsale Incision, dann radikale Zirkumzision. Spezifische antimikrobielle Behandlung. Genitalhygiene!

Kavernitis
Ätiologie: Entzündungen der Corpora cavernosa penis mit massiver Keimeinschwemmung in die Blutbahn bei operativen Eingriffen am Penis oder bei Traumatisierungen.

Symptomatik: Septische Temperaturen, hochgradige Schwellung des Membrums, das zudem äußerst druckschmerzhaft ist.

Diagnostik: Leukozytose mit Linksverschiebung, BKS-Erhöhung, Urin o. B.

Therapie: Hochdosierte antibakterielle Therapie. Die Indikation zum operativen Eingriff ist gegeben, wenn es zu Abszeßbildung oder Sepsis kommt, oder wenn es um die Entfernung von Fremdkörpern geht, die die Kavernitis ausgelöst haben.

6.2.9 Urogenitaltuberkulose

Ätiologie: Die Urogenitaltuberkulose ist die Folge einer hämatogenen Streuung von einem Primärherd aus, der meist in den Lungen, seltener in den Halslymphknoten, Tonsillen, dem Darmtrakt und den Knochen lokalisiert ist. Primär werden gewöhnlich die Nieren befallen. Die Infektion der übrigen Urogenitalorgane erfolgt deszendierend. Als Folge der hämatogenen Aussaat kommt es zunächst zum parenchymatösen Stadium der Nierentuberkulose. Dieses kann spontan ausheilen oder in ein ulzerokavernöses Stadium mit Kavernenbildung münden. Findet der Prozeß in diesem Stadium Anschluß an das Hohlsystem, kommt es deszendierend zur Nierenbecken-, Harnleiter-, Blasen-, Prostata-, Bläschendrüsen-, Nebenhoden- und Hodentuberkulose.

Die spezifische Entzündung manifestiert sich hauptsächlich an den Kelchhälsen, dem Ureterabgangsbereich, den physiologischen Engen im Bereich des Harnleiters und der Prostata. Sowohl die akute Entzündung als auch die narbige Strikturbildung im Stadium der Ausheilung führen zur Harnstauung im Bereich der Harnwege, verbunden mit der Gefahr der zunehmenden Nierenparenchymreduktion und des Fortbestehens des entzündlichen Prozesses trotz tuberkulostatischer Behandlung.

Symptomatik:
- **Initialstadium (parenchymatöses Stadium):** symptomarm, subfebrile Temperaturen, gelegentlich Flankenschmerz und „sterile Pyurie".
- **Ulzerokavernöses Stadium:** Miktionsbeschwerden, Schmerzen im Bereich beider Nierenlager, Makrohämaturie, Schmerzen im Bereich des Genitales und der Blase, unklare Temperaturen.

Diagnostik: Saurer Urin-pH, säurefeste Stäbchen im Urin (Morgenurin!), BKS erhöht; ansonsten Laborwerte uncharakteristisch, entsprechend der entzündlichen Allgemeinerkrankung. Entscheidend ist der kulturelle Nachweis von Tuberkelbakterien im Urin.

- **Röntgenübersichtsaufnahme:** Kalkablagerungen im Bereich des Urogenitaltraktes.
- **Infusionsurogramm:** im ulzerokavernösen Stadium

6 Unspezifische und spezifische Entzündungen des Urogenitaltraktes

Destruktionen des Hohlsystems, Verkalkungen, Stenosen im Bereich der Harnwege, Kavernen.
- Zystourethrogramm und Miktionszystourethrogramm: Stenosen und Strikturen im Bereich des Blasenauslasses, Kavernen im Bereich der Prostata, tuberkulöse Schrumpfblase.
- Selektive Nierenangiographie: entzündliche Gefäßveränderungen, Gefäßrarefizierungen.
- Retrograde Ureteropyelographie: Destruktionen und Stenosen im Bereich der Harnwege. (Außerdem zum Nachweis eines Nierenbeckenkelchsystems bei funktionsloser Niere, **Differentialdiagnose:** Nierenagenesie.)

Differentialdiagnose: Sämtliche Formen der unspezifischen Entzündungen des Urogenitaltraktes.

Therapie: Sie zielt stets auf die tuberkulöse Allgemeinerkrankung und nicht auf die Organmanifestation allein, d.h., sie besteht aus einer medikamentösen und einer chirurgischen Komponente.

- Medikamentös
  A) Langzeitbehandlung: halbjährige Dreifachtherapie (triple drug-Therapie), halbjährige Zweifachtherapie (double drug-Therapie), einjährige Monotherapie. Somit beträgt der Gesamtbehandlungszeitraum im allgemeinen 2 Jahre, gerechnet von der letzten positiven Urinkultur.
  B) Kurzzeitbehandlung (9–12 Monate): *Voraussetzungen:* a) Erstbehandlung; b) Tbc-Bakterien empfindlich gegenüber INH, RMP, SM und EMB; c) regelmäßige Medikamenteneinnahme; d) keine resistenzmindernde Erkrankung; e) keine Kortikoide, Zytostatika; f) Verträglichkeit von INH + RMP + SM oder EMB.

Empfohlene Therapieschemata: INH + RMP + EMB → 9 Monate oder INH + RMP + EMB → bis 3 negative Kulturen im Abstrich von 4 Wochen oder INH + RMP → 12 Monate.

Neben- und Wechselwirkungen der Tuberkulostatika beachten!

Nebenwirkungen: INH + EMB Schädigung des Nervensystems; RMP, INH Schädigung der Leber, SM Schädigung des N. vestibularis.

Wechselwirkungen: INH vermindert die Phenylhydantoinausscheidung; RMP stört die Wirksamkeit von Ovulationshemmern + kumuliert, beschleunigt den Abbau von Kortikosteroiden, Digitoxin, Tolbutamid.
RMP wird beschleunigt durch Barbiturate und Diazepenem abgebaut.
SM-Toxizität wird durch Aminoglycoside verstärkt.

Kontrolluntersuchungen bei:		
	Monatlich	Vierteljährlich
INH, RMP	Bilirubin, GOT, GPT, γ-GT	Blutbild
EMB	Ophthalmologische und	Harnstatus
SM	HNO-Untersuchungen	
Dosierung:		
INH (Isoniacid)		5 mg/kg KG,
RMP (Rifampicin)		10 mg/kg KG,
SM (Streptomycin)		15 mg/kg KG,
EMB (Ethambutol)		25 mg/kg KG.

- Operativ
  Sie umfaßt die Beseitigung von nicht ausheilenden Entzündungsherden im Bereich der Nieren, Prostata und Nebenhoden sowie von stenosierenden Abflußhindernissen. Die medikamentöse Therapie vor einem operativen Eingriff soll mindestens über 3 Monate durchgeführt sein, um durch das Operationstrauma nicht eine miliare Aussaat der Tuberkulose zu provozieren. Im Ausheilungsstadium der Urogenitaltuberkulose kann sich eine gleichzeitige Kortikosteroidtherapie zur Vermeidung einer Strikturbildung im Bereich der Harnwege als sehr sinnvoll erweisen. Bei ausgeprägten Zerstörungen im Bereich einer Niere oder des Harnleiters ist die Ureteronephrektomie angezeigt. Ansonsten sind alle konservativen Maßnahmen der Wiederherstellung der ableitenden Harnwege im Stadium der stabilen Konversion indiziert wie Ureteroureterostomien, Harnleiterersatz durch Darmsegmente, Blasenerweiterungsplastiken mit Darmsegmenten. Bei ausgeprägter Kavernenbildung im Bereich der Prostata ist die transurethrale Resektion indiziert.

6.2.10 Schistosomiasis (Bilharziose) der Harnblase

Ätiologie: Infektiöse Erkrankung, verursacht durch Schistosoma haematobium. Sie ist endemisch in Afrika (Ägypten!), Madagaskar, Südportugal, Griechenland sowie im Nahen und Mittleren Osten und spielt infolge des heutigen Massentourismus in zunehmendem Maße auch in unseren Breiten eine Rolle.

Symptomatik: Im Stadium der Einwanderung der Parasiten heftiges Hautjucken, 1–3 Monate später schwere Allgemeinsymptome mit Kopf- und Rückenschmerzen, Schüttelfrösten, Fieber und Schweißausbrüchen. Sobald die Blasenwand befallen ist, treten Zystitissymptome mit terminalen Hämaturien in den Vordergrund. Auftreten von Blasengeschwüren sowie schweren Sekundärinfektionen durch Eitererreger. Bildung von Inkrustationen und Steinen im Bereich der Blase. **Endstadium:** Schrumpfblase.

Diagnostik: Schmerzen im Bereich beider Nieren infolge Harnstauungen bei Ureterstenosen und Reflux. Zunehmende Urämie oder perakuter Verlauf als Urosepsis möglich.

- Blut: Leukozytose mit ausgeprägter Eosinophilie, Anämie.
- Urin: Bilharziose-Eier, massenhaft Leukozyten, Bakterien.
- Röntgenübersichtsaufnahme: Verkalkungen im Bereich der Blasenwand oder im unteren Harnleiterdrittel.
- Urogramm: häufig Hydroureteren und -nephrosen oder vesikoureteraler Reflux.
- Zystogramm: häufig Schrumpfblase mit vesikoureteralem Reflux. Kontrastmittelaussparungen beim Blasenkarzinom. Bei der **Zystoskopie** findet man Tuberkel, Knotenbildungen, ausgedehnte Ulzerationen, papilläre Tumoren, Karzinome und Blasensteine.
- Proberesektion.

Komplikationen: Schrumpfblase, Blasenhalsobstruktion, perineale oder suprapubische Fisteln, Blasensteine, Plattenepithelkarzinome der Blase, Harnleiterstenose mit Hydronephrosen, vesikoureteraler Reflux sowie Sekundärinfektionen mit perivesikalen Abszessen, Pyelonephritis, Urosepsis.

Differentialdiagnose: Unspezifische Zystitis, tuberkulöse Zystitis, Blasentumoren.

Therapie: Das Mittel der Wahl ist Stibophen neben Antimon und Kaliumtartrat.

- **Allgemeine Maßnahmen:** Bekämpfung der Sekundärinfektion mit Chemotherapeutika, evtl. Bluttransfusionen bei ausgeprägter Anämie.
- **Indikation zur Operation** bei Harnstauungsnieren, Ureterstrikturen, Schrumpfblasen, Blasenhalsobstruktionen, Fistel- und Steinbildungen, Blasenkarzinomen, vesikoureteralem Reflux, perivesikaler Abszeßbildung sowie Urosepsis. Bei Granulom-, Geschwürsbildungen, vereinzelte Karzinome ist die von uns entwickelte Nd : YAG Laser-Bestrahlung heute die Methode der Wahl.

- **Seuchenbekämpfung:** sanitäre Maßnahmen in endemischen Gegenden, Vernichtung der Frischwasserschnecken.

Prognose: Im Frühstadium ist die Chemotherapie fast immer ausreichend. Im Spätstadium wird die Prognose durch die vorhandenen Veränderungen bestimmt.

6.2.11 Echinokokkose

Ätiologie: Echinococcus multilocularis im Darm von Hunden und Füchsen benutzt für Larvenstadium verschiedene Nager als Zwischenwirt. Durch Aufnahme der Bandwurmeier über Magen-Pfortader-Kreislauf kann der Mensch ebenfalls als Zwischenwirt fungieren.

Symptomatik: Zystenbildung in Leber, aber auch Lunge, Niere, Knochen, Gehirn mit entsprechender Symptomatik.

Diagnostik: Sonographie, Röntgenübersicht (Verkalkungen), evtl. CT; Eosinophilie, KBR und Hauttest (Intrakutantest nach Casoni)

Therapie: Resektion der Zysten.

6.2.12 Filariose

Ätiologie: Filarien sind Fadenwürmer, die im Lymphsystem des Menschen schmarotzen. Endemisch: Tropen. Folge: mechanische und/oder entzündliche Verlegung der Lymphgefäße.

Symptomatik: Schwellung von Penisschaft- und Skrotalhaut, Chylurie, Epididymitis, Orchitis, Hydrozele, Elephantiasis des Skrotums.

Diagnostik: Eosinophilie, Leukozytose; kein allgemeines Krankheitsgefühl.

Therapie: Exzision der befallenen Areale, Piperazinderivate (z. B. Hetrazan).

6.2.13 Therapie von STD-Infektionen

Tabelle 6.3. Therapie der Gonorrhoe (nach Richtlinien der DGBGK) (Aus Hofstetter 1993)

	Substanz	Menge	Verabreichungsmodus	Therapiedauer
Unkomplizierte Gonorrhoe	Spectinomycin	2 g	i.m.	einmalig
	Ceftriaxon	0,25 g	i.m.	einmalig
	Thiamphenicol	1,5 g	i.m.	einmalig
	Thiamphenicol	2,5 g	oral	einmalig
	Tetracyclin-HCl	4 × 500 g	oral	7 Tage
	Doxycyclin	2 × 100 g	oral	7 Tage
Komplizierte Gonorrhoe	Penicillin G	2 × 10 Mio. IE/Tag	i.v.	bis zur Besserung
	dann: Amoxycillin/ Ampicillin	4 × 500 mg	oral	Gesamtdauer der Therapie: mindestens 7 Tage
	oder (bei Penicillinallergie): Tetracyclin-HCl	4 × 500 mg	oral	mindestens 7 Tage
	oder: Doxycyclin	2 × 100 mg	oral	mindestens 7 Tage
	oder: Cefoxitin	4 × 1000 mg	i.v.	mindestens 7 Tage
	Cefotaxim	4 × 500 mg	i.v.	mindestens 7 Tage
	Ceftriaxon	1 × 1000 mg	i.v.	mindestens 7 Tage
	Erythromycin	4 × 500 mg	oral	mindestens 7 Tage

Tabelle 6.4. Therapie der nichtgonorrhoischen Urethritis (nach Richtlinien der DGBGK) (Aus Hofstetter 1993)

Erreger	Substanz	Menge	Verabreichungsmodus	Therapiedauer
Mykoplasmen	Tetracyclin-HCl	4 × 500 mg	oral	10 Tage
	Doxycyclin	2 × 100 mg	oral	10 Tage
	Erythromycin	4 × 500 mg	oral	10 Tage
Chlamydien	Tetracyclin-HCl	4 × 500 mg	oral	7–10 Tage
	Doxycyclin	2 × 100 mg	oral	7–10 Tage
	Erythromycin	4 × 500 mg	oral	7–10 Tage
Thrichomoniasis	Metronidazol	2 × 250 mg	oral	6 Tage
	Metronidazol	2 g	oral	einmalig
Candida	Ketoconazol	2 × 200 mg	oral	5 Tage
	Fluconazol	2 × 100–200 mg	oral	5 Tage
Herpes genitalis	Aciclovir	5 × 200 mg	oral	5 Tage
	Aciclovir	3 × 5 mg/kg KG	i.v.	5 Tage
HIV	Zidovudin	4 × 250 mg bis zu 6 × 200 mg	oral	Dauertherapie

6.3 Übersicht: Diagnostik und Therapie der Urogenitalinfektionen

Erkrankung	Symptome, Diagnostik	Therapie
Primäre, akute Pyelonephritis	**Symptome** Hohe, septische Temperaturen mit Schüttelfrösten Klopfschmerzhaftes Nierenlager Starkes Durstgefühl Auch Pollakisurie, Dysurie **Diagnostik** Leukozyturie Ausscheidung von Leukozytenzylindern im Urin Bakteriurie ($\geq 10^5$ Keime im Urin) Proteinurie Erhöhte BKS Linksverschiebung im Differentialblutbild Harnpflichtige Substanzen im Serum zunächst nicht erhöht, außer bei perakutem Verlauf (Urosepsis, Papillennekrose) Urogramm im akuten Stadium wenig aussagekräftig **Druck- und Klopfschmerz des Nierenlagers** Bräunlich verfärbte, belegte, borkige Zunge **Differentialdiagnostik** Akute Zystitis: keine septischen Temperaturen Kein klopfempfindliches Nierenlager	Aminoglycoside Evtl. Kombination mit β-Lactam-Antibiotika **Merke:** Vor der Applikation des Antibiotikums Urin- und Blutentnahme für bakteriologische Untersuchungen Reichlich Flüssigkeitszufuhr, vor allem als Infusionen **Merke:** Wenn mit dieser Therapie das Fieber innerhalb von 24 h nicht fällt, Klinikeinweisung, da sekundäre Pyelonephritis sehr wahrscheinlich! **Sekundäre Pyelonephritis** Bei Männern in > 95 % der Fälle Bei Frauen in > 55 % der Fälle
Sekundäre, akute Pyelonephritis	**Symptome** Wie bei primärer, akuter Pyelonephritis **Diagnostik** Abflußbehinderung im Urogramm Restharn	**Operative Beseitigung** der Abflußbehinderung bei Obstruktion im Bereich der oberen Harnwege Bei Restharn und Obstruktion im Bereich der unteren Harnwege suprapubische Blasenpunktionsfistel (z. B. mit *Cystofix®*) **Adjuvante Chemotherapie:** häufig Kombination Aminoglycoside und β-Lactam-Antibiotika erforderlich
Nierenkarbunkel	**Symptome** Septische Temperaturen mit Schüttelfrost Druckschmerzhaftes Nierenlager (Anamnese: nierenferne Staphylokokkenherde!) **Diagnostik** Druck- und klopfschmerzhaftes Nierenlager BKS erhöht Linksverschiebung im Differentialblutbild Urin: frei von Leukozyten und Bakterien bei fehlendem Einbruch ins Nierenbeckenkelchsystem Urogramm: u. U. verzögerte und eingeschränkte Kontrastmittelausscheidung **Differentialdiagnostik** Paranephritischer Abszeß Pyonephrose Akute Pyelonephritis	Hochdosierte, staphylokokkenwirksame Chemotherapie, z. B. mit penicillinasefesten Penicillinen, Cephalosporinen Bei Cephalosporinallergie: Vancomycin, Fusidinsäure evtl. in Kombination mit Flucloxacillin Eröffnung und Drainage des Abszeßherdes

(Fortsetzung)

Erkrankung	Symptome, Diagnostik	Therapie
Pyonephrose	**Symptome** Häufig wie bei sekundärer Pyelonephritis, da Pyonephrose gewöhnlich Endzustand der sekundären Pyelonephritis Besteht der Zustand längere Zeit, vor allem unter Antibiotikatherapie, dann „blander" Verlauf nicht selten, d. h. **keine septischen Temperaturen, negativer Urinbefund** **Diagnostik** Druck- und klopfschmerzhaftes Nierenlager Stark beschleunigte BKS Leukozytose Häufig subfebrile Temperaturen, aber auch septische Temperaturen möglich Gewichtsverlust Urogramm: stumme Niere oder flaue und verzögerte Kontrastmittelausscheidung bei Dilatation des Nierenbeckenkelchsystems, Kontrastmittelpfützen Ultraschalluntersuchung Kamerafunktionsszintigraphie Einlegen eines Ureterkatheters: Entleerung von Eiter → mikrobiologische Untersuchung! **Merke:** Ureterkatheterung und evtl. Kontrastmittelinjektion nur unmittelbar vor der Operation erlaubt, Gefahr der Auslösung eines septischen Schocks!	**Operative Entfernung des Abflußhindernisses** mit Nierenfistelung und pararenaler Drainage bei gleichzeitiger hochdosierter Antibiotikagabe (Kombination: Aminoglycosid + β-Lactam-Antibiotika) Bei fehlendem funktionstüchtigen Nierenparenchym oder Urosepsis → Nephrektomie
Paranephritischer Abszeß	**Symptome** Wie bei Nierenkarbunkel Unter Antibiotikatherapie jedoch überwiegend schleichender Verlauf mit subfebrilen Temperaturen Diagnose häufig unklar, bis fluktuierende Vorwölbung in der betroffenen Flanke Häufig fixierter Zwerchfellhochstand und Pleuraerguß auf der betroffenen Seite Skoliose der Lendenwirbelsäule mit Konkavität auf der Herdseite als Ausdruck einer Reizung des M. psoas **Diagnostik** Wie bei Nierenkarbunkel, dazu: **Veratmungsurogramm** Lungenübersichtsaufnahme	Wie bei Nierenkarbunkel **Merke:** 2–3 Monate nach Abklingen des Prozesses → Urogrammkontrolle zum Ausschluß narbiger Uretereinengungen mit konsekutiver Harnstauung
Urosepsis	s. Kapitel 9	Operative Beseitigung des Sepsisherdes

(Fortsetzung)

Erkrankung	Symptome, Diagnostik	Therapie
Akute Zystitis der Frau	**Symptome** Harndrang Pollakisurie Urge-Inkontinenz Blasentenesmen Terminale Hämaturie (Blut am Toilettenpapier) Gewöhnlich kein Fieber (Beschwerden treten häufig 24–48 h nach Geschlechtsverkehr auf!)	Allgemein: Trimethoprim-, Tetroxoprim-Sulfonamid-Kombinationen Gyrasehemmer Ampicillin/Amoxicillin Nitrofurantoin Tetracycline 2–3 l Flüssigkeit/die Spasmolytika Lokale Wärmeapplikation **Merke:** Die unspezifische akute Zystitis muß unter dieser Therapie nach 2–3 Tagen abgeklungen sein; ist das nicht der Fall, an komplizierende Faktoren denken wie: Urethrastenose Tumoren Fremdkörper in der Blase Vaginalinfektionen Allgemeinerkrankungen wie Diabetes mellitus Bilharziose Urogenitaltuberkulose! Tuberkulöse Zystitis kann von unspezifischen Infektionen überdeckt sein! *Therapie:* Beseitigung der komplizierenden Faktoren Beseitigung von Urinabflußbehinderungen Sanierung der Vaginalflora!
Akute Zystitis des Mannes	**Symptome** Wie bei der Frau, jedoch häufig mit Fieber, da Zystitis beim Mann nie primäre, sondern sekundäre Erkrankung, z. B. bei Pyelonephritis, Adnexitis, Nebenhodenentzündung, Blasen- und Prostatatumoren, Fremdkörpern (Katheter, Steine usw.) **Diagnostik bei Frau und Mann** Keimzahlen im Mittelstrahlurin 10^5/ml und mehr Im Urinsediment: Leukozyten, Erythrozyten massenhaft, ebenso Bakterien Urin pH: gewöhnlich alkalisch **Merke:** Bei saurem Urin-pH, Leukozyt- und Erythrozyturie immer an Urogenital-Tuberkulose denken! **Bei Frauen** immer zusätzlich Vaginal- und Urethralflora untersuchen, Prüfung auf: distale Urethrastenose, Harnröhrendivertikel, Hymenalreste. Vesikorenalen Reflux abklären. **Beim Mann** immer zusätzlich Urethralsekret sowie Prostataexprimat und Exprimaturin (3-Gläser-Probe!) untersuchen. Abflußbehinderungen im Bereich der unteren Harnwege (Urethrastenosen, -klappen, Blasenhalstumoren usw.) abklären!	Da **beim Mann** Zystitis gewöhnlich eine Sekundärerkrankung ist, müssen hier in erster Linie die Grundkrankheit behandelt und etwaige Urinabflußhindernisse beseitigt werden Ansonsten **Chemotherapie** wie bei Zystitis der Frau Bei Abflußbehinderungen im Bereich der unteren Harnwege → *Cystofix®*-Harnblasenpunktionsfistel

(Fortsetzung)

Erkrankung	Symptome, Diagnostik	Therapie
Akute Prostato-vesikulitis = Adnexitis	**Symptome** Zunächst: Pollakisurie Dysurie Dann: Spannungs- und Druckgefühl im After Schüttelfrost Septische Temperaturen Schmerzen bei der Defäkation Evtl. Harnverhaltung Meist Urethralfluor Rückenschmerzen **Diagnostik** Blutbild: 20 000 Leukozyten/µl BKS erhöht Urin: massenhaft Leukozyten Bakterien Evtl. Erythrozyten Merke: Im akuten Stadium keine Prostataexpression oder Urethrozystoskopie, Gefahr der Urosepsis! **Differentialdiagnose** Akute Pyelonephritis Akute Prostatakongestion Bei granulomatöser Prostatitis Abklärung eines Prostatakarzinoms → Biopsie! **Komplikationen:** Harnverhaltung Prostataabszeß Akute Nebenhodenentzündung, akute Zystitis, akute Pyelonephritis	**Spezifisch:** Trimethoprim-Tetroxoprim-Sulfonamid-Kombinationen, Gyrasehemmer Tetracycline Erythromycin **Bei septischem Krankheitsbild:** Aminoglycosid-Antibiotika, evtl. kombiniert mit Cephalosporinen **Allgemein:** Analgetika Spasmolytika Bettruhe Reichliche Flüssigkeitszufuhr (2–3 l/die)
Prostata-Abszeß	**Symptome** Dysurie Pollakisurie Defäkationsschmerz Druckschmerz am Damm Kreuzschmerzen Septische Temperaturen Merke: Patient nach vorausgegangener transurethraler Katheterung oder Urethrozystoskopie fragen! Liegt Diabetes mellitus vor? **Diagnostik** Transrektale Palpation der Prostata: fluktuierender Herd! Merke: Bei Miktionsbeschwerden mit septischen Temperaturen an akute Prostatitis und Prostataabszeß denken!	Perineale oder transurethrale Eröffnung des Abszesses Gleichzeitig kombinierte, hochdosierte Chemotherapie: Aminoglycosid-Antibiotika und β-Lactam-Antibiotika

(Fortsetzung)

Erkrankung	Symptome, Diagnostik	Therapie
Akute Nebenhodenentzündung (häufig)	**Symptome** Skrotalhaut entzündlich gerötet Akute, schmerzhafte Schwellung des Skrotalinhalts Schmerzausstrahlung in die Leiste Septische Temperaturen Auch Symptome wie bei akuter Urethroadnexitis **Diagnostik** BKS erhöht Leukozytose Palpationsbefund: Nebenhoden verdickt, kaum vom Hoden abgrenzbar	*Novocain*-Infiltration des Samenstrangs in Höhe des Skrotalansatzes (20 ml einer 1%-Lösung) Breitbandantibiotika Bettruhe Hodenhochlagerung Feuchte Umschläge **Merke:** Ist mit diesen Maßnahmen die Nebenhodenentzündung nach 5–6 Wochen nicht abgeklungen, dann operative Freilegung.
Akute Orchitis (selten als Primärerkrankung, gewöhnlich Begleiterscheinung bei Virusinfektion – z.B. Mumps – oder Sekundärinfektion bei Nebenhodenentzündung)	**Symptome** Lokalbefund wie bei Nebenhodenentzündung Septische Temperaturen Es fehlen Dysurie, Pollakisurie und Urethrafluor, wie man sie häufig bei der Nebenhodenentzündung findet **Diagnostik** Lokalbefund (auf Parotitis achten!) **Differentialdiagnose** Akute Nebenhodenentzündung Samenstrangtorsion **Komplikationen:** Hodenatrophie	Samenstranginfiltration wie bei Nebenhodenentzündung Hodenhochlagerung Feuchte Umschläge Evtl. γ-Globuline oder Antibiotika, je nach Grundkrankheit
Akute Urethritis	**Symptome** Urethralfluor Brennen in der Urethra Meatus urethrae gerötet, ödematös geschwollen **Diagnostik** a) Inspektion des Fluors gelblich, rahmig → Gonorrhö, andere Bakterien grünlich, schaumig → Trichomonaden glasig, schleimig → Mykoplasmen, Chlamydien, Viren weißlich, dickflüssig → Hefen b) Mikroskopische Untersuchung des Fluors: bei Trichomonadenverdacht: Nativpräparat im Dunkelfeld oder Phasenkontrast betrachten bei Verdacht auf bakterielle Infektion: Methylenblau- oder Gram-Färbung bei Verdacht auf Mykoplasmen-, Virus- und Chlamydieninfektion: Methylenblau-Färbung bei Verdacht auf Hefeninfektion: Nativ- und Methylenblau-Färbung c) Anlegen von Spezialkulturen aus Fluor d) 3-Gläser-Probe (erste Urinportion trüb!) **Merke:** Bei akuter Urethritis immer Untersuchung und Behandlung des Partners! **Komplikationen:** Urethroadnexitis, Nebenhodenentzündung Prostataabszeß, Zystitis, Pyelonephritis	**Gonorrhö:** Penicillin Ampicillin Spectinomycin Thiamphenicol **Andere Bakterien:** nach Testung Therapiebeginn zunächst mit Trimethoprim/Tetroxoprim-Sulfonamid **Trichomonaden:** Nitroimidazolderivate **Mykoplasmen:** Tetracycline Erythromycin **Chlamydien:** Tetracycline Erythromycin **Hefen:** zunächst Absetzen aller Antibiotika, dann klingt Hefenurethritis meist von selbst ab; ist dies nicht der Fall, Versuch mit Nystatin, Clotrimazol, 5-Fluorcytosin **Viren:** Aciclovir, evtl. Immunglobuline

(Fortsetzung)

Erkrankung	Symptome, Diagnostik	Therapie
Akute Balanitis/Posthitis	**Symptome** Schmerzhafte Rötung und Schwellung von Glans penis und Vorhaut Bei Herpesinfektion typische Bläschenbildung, meist kombiniert mit Urethritis **Diagnostik** Inspektion Erregeridentifizierung aus Abstrichmaterial	Entsprechend dem Erreger (wie bei Urethritis) Evtl. im akuten Stadium dorsale Inzision des Präputiums Bei rezidivierender Balanitis/Posthitis → Zirkumzision
Kavernitis	**Symptome** Penisschaft äußerst druck- und berührungsempfindlich, geschwollen, prallelastisch Septische Temperaturen (Anamnese: Verletzung, auch iatrogen, z. B. bei Urethroskopie oder rigoroser Katheterung) **Diagnostik** Palpationsbefund Septischer Allgemeinzustand; Anamnese	Hochdosierte, kombinierte Chemotherapie mit Aminoglycosid-Antibiotika und β-Lactam-Antibiotika Bei größeren Verletzungen evtl. operative Revision Bei Urosepsisverdacht: s. Therapie Urosepsis

7 Tumoren der Urogenitalorgane

J. Rassweiler, F. Eisenberger

7.1 Nierentumoren 126
7.2 Nierenbecken- und Harnleitertumoren 129
7.3 Blasentumoren 130
7.4 Prostatatumoren 133
7.5 Hodentumoren 136
7.6 Penistumoren 139
7.7 Harnröhrentumoren 140
7.8 Paratestikuläre Tumoren 141
7.9 Samenblasentumoren 141

Zu den urologischen Neubildungen zählen:

Häufig
- Nierentumoren
- Nierenbecken- und Harnleitertumoren
- Prostatatumoren
- Hodentumoren

Selten
- Penistumoren
- Harnröhrentumoren
- Paratestikuläre Tumoren
- Samenblasentumoren

Leitsymptom der meisten malignen Tumoren des Urogenitalsystems ist die **schmerzlose Hämaturie**.

> **Merke:** Jede unklare Hämaturie ist so lange tumorverdächtig, bis ein Neoplasma mit Sicherheit ausgeschlossen ist. Bei jeder schmerzlosen Makrohämaturie ist eine sofortige Zystoskopie indiziert, da Tumoren der ableitenden Harnwege oft nur intermittierend bluten.

Grundlage jeder onkologischen Therapie ist die **Klassifikation** (*Staging*) des Tumors. Diese erfolgt in Europa heute überwiegend nach dem **TNM-Schema** der UICC

T Größe des Primärtumors	N Regionäre Lymphknoten	G Histopathologischer Differenzierungsgrad
N Regionärer Lymphknotenbefall	NX Regionäre Lymphknoten können nicht beurteilt werden	GX Differenzierungsgrad kann nicht bestimmt werden
M Fernmetastasen	N0 keine regionären Lymphknotenmetastasen	G1 gut differenziert
G Differenzierungsgrad	N1 solitäre Lymphknotenmetastase < 2 cm	G2 mäßig differenziert
P pTNM – postoperative histopathologische Klassifikation	N2 solitäre oder multiple Lymphknotenmetastasen zwischen 2 und 5 cm	G3–4 schlecht differenziert/undifferenziert
T Primärtumor	N3 Lymphknotenmetastasen > 5 cm im größten Durchmesser	**C Diagnosesicherheit**
T0 Kein Primärtumor nachweisbar		C1 Ergebnisse aufgrund von diagnostischen **Standardmethoden**, z.B. Inspektion, Palpation, Standardröntgenaufnahmen und Endoskopie
T1–3 Organspezifische Klassifikation	**M Fernmetastasen**	
T4 Tumorinfiltration in benachbarte Organe	M0 Keine Fernmetastasen nachweisbar	C2 Ergebnisse aufgrund spezieller diagnostischer Maßnahmen, z.B. bildgebende Verfahren: Röntgenaufnahmen in speziellen Projektionen, Schichtaufnahmen, Computertomographie, Sonographie, Lymphographie, Angiographie, nuklearmedizinische Untersuchungen, Kernspintomographie (MRT), Endoskopie, Biopsie und Zytologie
Tx Die Ausdehnung des Primärtumors kann nicht bestimmt werden	M1 Fernmetastasen nachweisbar	
	Mx Das Vorhandensein von Fernmetastasen kann nicht bestimmt werden	
		C3 Ergebnisse aufgrund chirurgischer Exploration einschließlich Biopsie und zytologischer Untersuchung
		C4 Ergebnisse über die Ausdehnung der Erkrankung nach definitiver Chirurgie und pathologischer Untersuchung des Tumorresektats
		C5 Ergebnisse aufgrund einer Autopsie

(Union Internationale Contre le Cancer). Das T(1–4)-Stadium gibt die lokale Ausbreitung des Primärtumors an, N- und M(0/1)-Stadium zeigen Fehlen oder Vorhandensein von Lymphknoten- bzw. Fernmetastasen an (Abb. 7.1). Ein „p" vor dem jeweiligen Stadium besagt, daß die Tumorklassifikation histopathologisch gesichert ist. Die Definition für das klinische TNM und für das histopathologische pTNM ist gleichlautend. In der neuen Fassung der TNM-Klassifikation von 1987 (modifiziert 1992) werden keine Minimalanforderungen an die Diagnostik bei der Stadieneinteilung gestellt. Der C-Faktor drückt abhängig von den verwendeten diagnostischen Maßnahmen die „Diagnosesicherheit" aus (Abb. 7.1).

Insbesondere beim Urothel- und Prostatakarzinom hat sich eine **Differenzierung entsprechend dem Malignitätsgrad** (Grading) bewährt, der mit G(0–4) bezeichnet wird.

In den USA, zum Teil aber auch in Europa werden beispielsweise für Hodentumoren allgemein noch aus der Praxis stammende gröbere Stadieneinteilungen verwendet (Stadium A–D bei Harnblasen- und Prostatakarzinomen, Stadium I–IV bei Nierentumoren).

7.1 Nierentumoren

Epidemiologie

3% aller malignen Tumoren des Menschen sind Nierentumoren. Die Inzidenz pro 100 000 Einwohner ist seit den 70er Jahren von 6–7 Erkrankungsfällen pro Jahr auf derzeit 9 Neuerkrankungen pro Jahr gestiegen. Der Altersgipfel liegt zwischen dem 45. und 75. Lebensjahr. Männer werden 2–3mal häufiger betroffen als Frauen. Auffällig ist ebenso eine hohe Inzidenz in Skandinavien, während sie in Japan mit 1,5 Neuerkrankungen pro Jahr bei 100 000 Einwohnern am geringsten ist.

Ätiologie

Mit steigender Industrialisierung steigt auch die Inzidenz von Nierentumoren, allerdings konnte bislang ein auslösendes Agens nicht mit Sicherheit indentifiziert werden. Experimentell können die Tumoren durch Langzeitgabe von Nitrosaminen (Ratte) oder Östrogenen (Hamster) induziert werden. Bei jüngeren Patienten lassen sich häufig Genveränderungen nachweisen; man vermutet, daß der Verlust eines Suppressorgens mit dem Auftreten des Nierenzellkarzinoms in Zusammenhang steht. Ausgangsgewebe des Nierenzellkarzinoms ist in der Regel das proximale tubuläre System, jedoch auch distale Tubuli und Sammelrohre können Malignome bilden.

Pathologie

Benigne Nierentumoren sind selten (15–20%): Onkozytom, Angiomyolipom, Nierenadenom (< 3 cm). Letzteres unterscheidet sich histologisch *nicht* vom Nierenzellkarzinom, in 4% der „Adenome" < 3 cm liegt be-

Stadium I
(T_{1-2}, N_0, M_0, V_0)
Tumor innerhalb
der Nierenkapsel

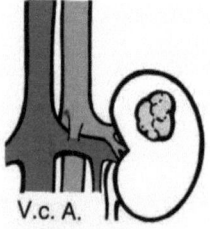

Stadium II
(T_3, N_0, M_0, V_0)
Tumorinvasion in das
perirenale Fett

Stadium III
(T_{2-3}, N_{0-2}, M_0, V_{0-2})
Befall der regionalen
Lymphknoten und/oder
Einbruch in die
Vena renalis
oder Vena cava

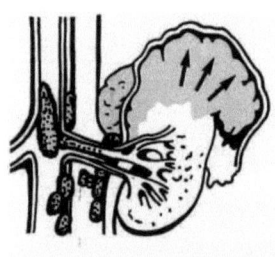

Stadium IV
(T_{2-4}, N_{2-4}, M_{0-2}, V_{0-2})
Befall benachbarter
Organe oder
Fernmetastasen

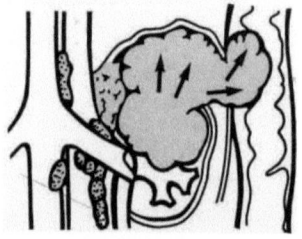

Abb. 7.2. Stadieneinteilung des Nierenzellkarzinoms nach dem TNMV-Schema. *V.c.* Vena cava inferior, *A.* Aorta abdominalis, *V1* Tumorthrombus in Nierenvene, *V2* Tumorthrombus in V. cava; *T1* kleiner Tumor ohne Nierenvergrößerung, *T2* großer Tumor innerhalb der Nierenkapsel, *T3* Tumorinvasion in das perirenale Fettgewebe, *T4* Befall benachbarter Organe oder der Bauchwand

reits eine Metastasierung vor, so daß die bislang als benigne eingestuften Nierenadenome zunehmend als potentiell maligne Frühform des Nierenzellkarzinoms gesehen werden. Das Nierenzellkarzinom (hypernephroides Karzinom) nimmt mit 80–85% den größten Teil der Nierentumoren ein, die Lokalisation ist meist an einem Nierenpol (Abb. 7.2), infiltratives Wachstum mit Verdrängung der Kelche und frühzeitigem Gefäßeinbruch in Nierenvene (32%) und V. cava (9%). Hierbei handelt es sich um den für das Nierenzellkarzinom typischen „Renalis- oder Cava-Thrombus", welcher intravasal meist ohne Infiltration der Gefäßwand bis in den rechten Vorhof wachsen kann. Häufige, überwiegend hämatogene Metastasierung (20–57%) in Lunge, Leber, Knochen und Gehirn (Tab. 7.1). Beim Kind stellt der **Wilms-Tumor** (Nephroblastom) 20–30% der malignen Tumoren dar.

Tabelle 7.1. Metastasierung des Nierenzellkarzinoms

Lunge	45–55%
Lymphknoten	25–45%
Leber	20–35%
Knochen	20–35%
Nebenniere	10–20%
Gehirn	8–12%

Symptomatik

Das **Nierenzellkarzinom** wächst symptomlos, häufig führen Fernsymptome (palpable Lymphknotenmetastasen, Lungenmetastasen) zur Diagnose. Allerdings hat die zunehmende Verbesserung und Verbreitung der Ultraschallsonographie dazu geführt, daß heute bis zu 30% der Nierentumoren als Zufallsbefund diagnostiziert werden (im Gegensatz zu 1,4% Tumoren im Jahre 1980). Die *klassische Trias*, Flankenschmerz, palpabler Tumor und Makrohämaturie, ist Spätsymptom und findet sich nur bei 10% der Patienten. Häufigste Zeichen sind die schmerzlose Mikro- bzw. Makrohämaturie (60%) sowie Schmerzen (45%) infolge Harnstauung, Blutung oder Koliken durch Tumorpartikel oder Koagel. Weitere mögliche Tumorzeichen sind Gewichtsverlust (30%), Anämie (25%), Fieber (15%). Zu den seltenen Symptomen zählen Polyglobulie, Hypertonus, Leberfunktionsstörungen (Stauffer-Syndrom), Hyperkalzämie und symptomatische Varikozele.

Diagnostik

Besteht aufgrund der obengenannten Symptomatik der Verdacht auf einen Nierentumor, bietet sich folgende Sequenz zur Sicherung der Diagnose und für die Therapieplanung an (Abb. 7.3):

- Urinstatus (Hämaturie);
- Blutbild (Anämie, Polyglobulie), BSG;
- Ultraschall (Differentialdiagnose: Tumor – Zyste, Zufallsbefund!);

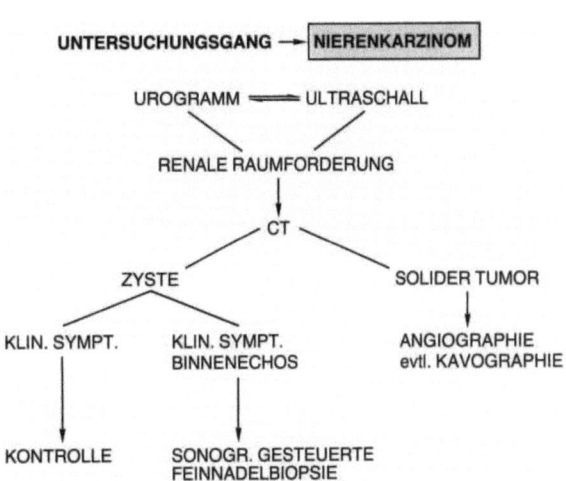

Abb. 7.3. Diagnostische Sequenz bei Verdacht auf einen Nierentumor

- Urogramm (Kelchverdrängung, Größe);
- Computertomogramm (Ausdehnung, V. cava, Metastasen);
- digitale Subtraktionsangiographie/selektive Nierenangiographie (Gefäßversorgung, pathologische Gefäße, Größe);
- Kavographie (Tumorzapfen in V. cava und V. renalis);
- Röntgenthorax, Knochenscan, evtl. Schädel-CT (Metastasen).

Tumormarker (z. B. Erythropoetin, Renin) sind nur durch aufwendige Untersuchungen zu bestimmen und besitzen keine klinische Relevanz.

Differentialdiagnose

Solitärzysten, polyzystische Nierendegeneration, benigne Nierentumoren (Adenom, Onkozytom, Hamartom), Angiomyelolipome (M. Pringle-Bourneville), xanthogranulomatöse Pyelonephritis, Hydronephrose, Nierentuberkulose, Nebennierentumoren (Phäochromozytom, Neuroblastom).

Therapie

Die Therapie der Wahl ist im Stadium der lokalen Operabilität (T1–3, Nx–1, M0–1) die möglichst radikale Sanierung des Primärtumors. Der Zugang kann transperitoneal oder thorako-abdominal über einen Flankenschnitt meist zwischen 10. und 11. Rippe erfolgen. Die tumortragende Niere wird en-bloc mit der perirenalen Fettkapsel (Gerota-Fascie), Harnleiter und V. spermatica/ovarica entfernt. Bei Vorliegen eines Tumorzapfens in der V. cava kann dieser durch eine Kavotomie vollständig entfernt werden; die Prognose wird dann lediglich durch das T-Stadium bestimmt. Bislang war die Mitnahme der Nebenniere obligat. Es ist jedoch nicht sicher geklärt, ob dies bei kleinen Tumoren (T1–2) und makroskopisch unauffälliger Nebenniere zu einem Überlebensvorteil führt. Gleiches gilt für die Lymphadenektomie: Der therapeutische Nutzen, der sich aus der Mitnahme der ipsilateralen, parakavalen bzw. parailiakalen Lymphknoten ergibt, ist umstritten. Da zudem die Effektivität der adjuvanten Therapiemöglichkeiten begrenzt ist, muß die Indikation zur Lymphadenektomie kritisch gestellt werden.

Bei kleinen (< 3 cm) peripheren Tumoren ohne Anschluß an das Hohlsystem hat sich in den letzten Jahren die Tumorexzision als Methode der Wahl herausgestellt, nachdem mehrere Studien zeigen konnten, daß sich Überlebenszeit und Metastasierung im Vergleich zur radikalen Tumornephrektomie nicht signifikant verschlechtern. Die Indikation zur Tumorexzision wird bei tumortragenden Einzelnieren oder kontralateralen Nierentumoren großzügiger gestellt; in speziellen Fällen kann durch eine sog. Work Bench Operation (Explantation der Tumorniere und Tumorexzision am „Work Bench" mit anschließender Re-Implantation) eine ausreichende Nierenfunktion erhalten werden.

Durch die *Tumorembolisation* mit Ethibloc kann bei großen, inoperablen Nierentumoren oder protrahierter, nicht beherrschbarer Tumorblutung im Einzelfall eine hervorragende Palliation erreicht werden, die Heilung ist jedoch nicht möglich.

Die *Radiotherapie* ist wegen der Strahlenresistenz des Nierenzellkarzinoms umstritten, eine Berechtigung besteht nur bei unvollständig entferntem Tumor (30–40 Gy).

Adjuvante Immuntherapie des Nierenzellkarzinoms:
Die Rationale der Immuntherapie des Nierenzellkarzinoms stützt sich auf 2 Beobachtungen. In bis zu 0,5 % der Fälle werden spontane Remissionen meist von Lungenmetastasen beobachtet, und Spätmetastasen können noch nach einer Latenzzeit von über 15 Jahren auftreten. Beide Beobachtungen werden als Folge von Immunreaktionen des Körpers auf den Tumor gedeutet.

- Bei der *autologen Immun-Stimulation* (ASI) werden autologe Tumorzellen gewonnen, aufgereinigt und zu einer Tumorvakzine verarbeitet. Die Behandlung hat praktisch keine Nebenwirkungen. Ein signifikanter Einfluß der ASI auf Progreß und Überleben konnte bislang jedoch nicht nachgewiesen werden.

- *Adoptive Zytokintherapie:* Immunkompetente Zellen werden entweder direkt aus dem OP-Präparat (TIL = tumor infiltrating lymphocytes) oder aus dem Serum des Patienten (LAK = lymphokine activated killer cells) gewonnen und ex vivo stimuliert und/oder genmanipuliert, um eine Steigerung der Antigenität zu erreichen. Anschließend werden die Zellen reinfundiert. Diese labortechnisch aufwendigen Verfahren sind teilweise sehr toxisch und bislang experimentellen Studien vorbehalten. Remissionen wurden in bis zu 30 % beobachtet.

- *Zytokintherapie:* Zytokine wie Interferon oder Interleukin wirken immunmodulatorisch und kommen derzeit klinisch bei der Therapie des metastasierenden Nierenzellkarzinoms zum Einsatz. Remissionen werden in bis zu 26 % beschrieben. Die Zytokintherapie wird häufig mit Chemotherapeutika (Vinblastin, 5-Fluorouracil) kombiniert.

- Adjuvante *Chemotherapie:* Das Nierenzellkarzinom ist chemoresistent. Man nimmt an, daß diese sog. Multi Drug Resistenz (MDR) durch das Glycoprotein P170 (PGP) verursacht wird, welches die intrazelluläre Konzentration unterschiedlicher Chemotherapeutika senkt. Erste klinische Studien mit Chemotherapie und gleichzeitiger medikamentöser Hemmung des PGP verliefen enttäuschend, so daß diese Behandlung derzeit nicht im klinischen Routineeinsatz ist.

- Adjuvante *Hormontherapie:* In der Regel Antiöstrogene, verwendete Substanzen sind Metroxyprogesteronacetat (MPA) und Tamoxyphen. Der Therapieerfolg steht möglicherweise im Zusammenhang mit Steroidhormonrezeptoren im Tumor, die Wirksamkeit ist jedoch nicht sicher belegt.

Prognose

Die Gesamtüberlebensrate beträgt nach 5 Jahren 52 %, beim pT-1–2-Tumor 50–80 %, beim pT3-Tumor 30–50 % und beim pT4-Tumor 10 %.

7.2 Nierenbecken- und Harnleitertumoren

Epidemiologie
Altersgipfel zwischen dem 40. und 80. Lebensjahr; das Verhältnis Männer zu Frauen beträgt 3:1. Nierenbeckentumoren machen etwa 10% aller epithelialen Nierengeschwülste aus, Harnleitertumoren sind selten (1% aller urologischen Malignome).

Ätiologie
In erster Linie werden *Urinkarzinogene* (aromatische Amine, Anilinfarbstoffe) diskutiert, wobei die Dauer der Einwirkung erklärt, weshalb 90% der Urotheliome in der Blase und nur 10% im oberen Harntrakt vorkommen. Weitere begünstigende Faktoren sind chronische Entzündungen (Stein, Leukoplakie), Phenacetinabusus und Nikotin. Endemische Nierenbeckentumoren sind bei der *Balkannephropathie* häufig.

Pathologie
90% sind *Übergangszellkarzinome*, etwa 10% *Plattenepithelkarzinome*; *Adenokarzinome* sind selten. 15% der Harnleitertumoren finden sich im oberen, 22% im mittleren und 67% im unteren Drittel. Eigentliche Papillome (G0) sind kaum anzutreffen, jeder papilläre Tumor im Nierenbecken ist als Karzinom zu bewerten.

Ein benigner Tumor ist das *Fibroepitheliom* (Nierenbecken- oder Ureterpolyp).

Symptomatik
Schmerzlose oder von Koliken begleitete (Verschluß des Harnleiters durch Koagel/Tumor) Hämaturie, die häufiger intermittierend auftritt (Sicherung der Diagnose durch Zystoskopie). Bei länger bestehender tumorbedingter Obstruktion dumpfe Flankenschmerzen wegen Hydro- oder Pyonephrose.

Diagnostik
Die Diagnosestellung erfolgt röntgenologisch (Abb. 7.4) und endoskopisch. Die Urinzytologie kann bei unklarem endoskopischen Befund den V.a. einen Tumor erklären; sonstige laborchemische zytologische und laborchemische Untersuchungen sind von sekundärer Bedeutung:

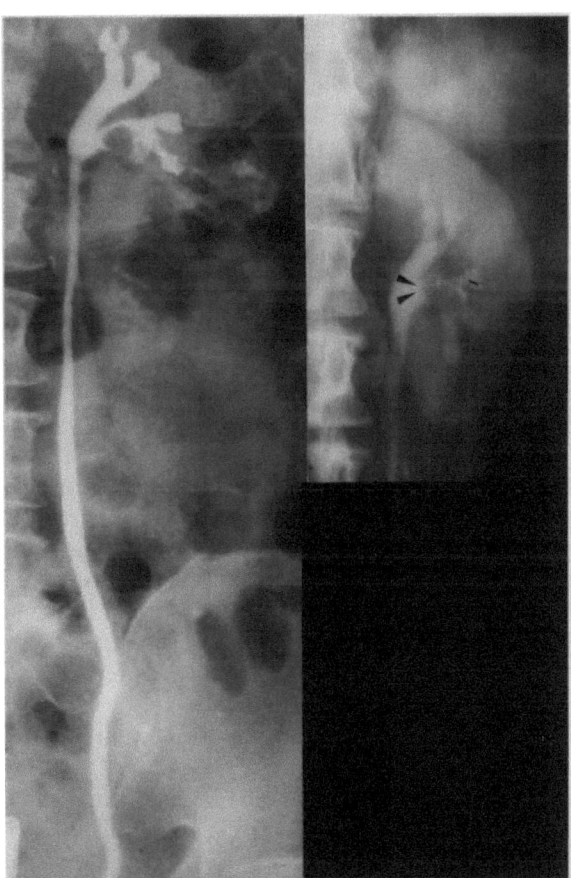

Abb. 7.4 a. Diagnostische Sequenz zur Differenzierung der häufigsten Ursachen eines Füllungsdefektes im Ausscheidungsurogramm *(AUR)*

Abb. 7.4 b. Nierenbeckentumor im retrograden Pyelogramm und Ausscheidungsurogramm: *Füllungsdefekt* am Übergang zur unteren Kelchgruppe (Pfeile)

- Urinstatus (Hämaturie);
- Urogramm mit Kompression/Tomographie (Füllungsdefekt);
- Sonographie (Differentialdiagnose: Tumor – nicht-schattengebender Stein); Nierenbeckentumoren können sonographisch häufig *nicht* dargestellt werden.
- Zystoskopie und retrogrades Pyelogramm (Seitenlokalisation – blutendes Ostium, Füllungsdefekt) evtl. mit „wash-out"-Zytologie;
- Ureterorenoskopie (bei unklarem Befund evtl. Probeentnahme, Resektion).

Eine Angiographie wird nur zum Ausschluß anderer Blutungsursachen (A-V-Malformation, Aneurysma) durchgeführt. Die Computertomographie kann bei retroperitonealen Prozessen (Lymphknotenmetastasen, gynäkologische Tumoren) mit Kompression des Harnleiters von außen diagnostisch von Bedeutung sein.

Differentialdiagnose
Nicht-schattengebende Konkremente, Nierenzellkarzinom, Blutkoagel (Trauma, Nephritis, Antikoagulanzien), Aneurysma, A-V-Malformation, hiläre Zyste, Papillennekrose, Nierentuberkulose, Hamartom, Harnleiterstenose (radiogen, Kompression von außen), retroperitoneale Tumoren, Schwannom, Ureterendometriose.

Therapie
Solitäre Ureterpolypen (TaG0, Fibroepitheliom) können im Rahmen einer URS elektroreseziert oder mit dem Laser abgetragen werden. Bei offener Operation wird nach intraoperativer Schnellschnittuntersuchung mit dem tumortragenden Harnleiterabschnitt exzidiert, und es erfolgt eine End-zu-End-Reanastomosierung.

> Bei allen höhergradigen Tumorstadien ist die Nephroureterektomie mit Blasenmanschette und ipsilateraler Lymphadenektomie indiziert.

Organerhaltende chirurgische oder endoskopische Maßnahmen sind wegen der hohen Rezidivneigung (50 % nach einfacher Nephrektomie) anatomischen und funktionellen Einzelnieren vorbehalten.

Adjuvante Therapie: Das biologische Verhalten von Urothelkarzinomen des Nierenbeckens und des Harnleiters ist identisch mit dem von Urothelkarzinomen der Harnblase. Die Erkenntnisse aus der Therapie des Blasenkarzinoms können daher auf Nierenbecken- und Harnleiterkarzinom übertragen werden. Cisplatinhaltige Chemotherapie (z. B. MVEC) kann im Einzelfall ebenso wie die Strahlentherapie zur Remission führen und wird daher meist adjuvant zur Nachbehandlung bei fortgeschrittenen Tumorstadien oder bei Progreß eingesetzt.

Prognose
Die 5-Jahres-Überlebensrate liegt für pTa/pT1-Tumoren zwischen 80 und 100 %, für pT2-Tumoren zwischen 70 und 80 % und für pT3/4-Tumoren zwischen 60 und 80 %. Die Rezidivneigung nimmt mit abnehmendem Differenzierungsgrad zu (G0 5 %, G1 10 %, G2 20 % und G3 35 %).

7.3 Blasentumoren

Epidemiologie
Zweithäufigster Tumor des Urogenitaltraktes, die Inzidenz ist stark altersabhängig und steigt von 21 Erkrankungsfällen pro 100 000 Einwohner im Jahr bei unter 35jährigen auf 194,4 bei 80jährigen und älteren, das Durchschnittsalter beträgt etwa 66 Jahre. Das Verhältnis Männer zu Frauen beträgt etwa 3 : 1. In den letzten Jahren wird eine Zunahme der Inzidenz in den Industrieländern beobachtet.

Ätiologie
Bei 80 % der Harnblasentumoren unbekannt. Gesicherte Karzinogene sind aromatische Amine (Naphthylamin, Benzidin), erwiesen ist der Zusammenhang zwischen einer Bilharziose und der Entwicklung von Blasentumoren. Als Risikofaktoren gelten der chronische Konsum von Analgetika (Phenacetin), Kaffee, Nikotin und Süßstoffen (Cyclamat, Saccharin). Einige Fälle von Harnblasenkarzinomen nach langjähriger Cyclophosphamidtherapie sind beschrieben.

Pathologie
In 80 % finden sich papilläre, in 17 % solide Tumoren und in 3 % ein Carcinoma in situ. Die überwiegende Mehrheit (96 %) der Blasentumoren ist epithelialen Ursprungs: 95 % *Übergangszellkarzinome*, 3 % *Plattenepithelkarzinome*, 2 % *Adenokarzinome*. Wegen ihrer hohen Rezidivrate (65 %, in 15 % mit Tumorprogression) werden die früher als gutartige Papillome eingestuften Tumoren heute zur Gruppe der **oberflächlichen Harnblasenkarzinome (Ta/T1-Tumoren)** gerechnet (Abb. 7.5), sobald sie mehr als 7 Zellagen aufweisen. *Echte Papillome* mit weniger als 7 Zellagen, ohne mitotische Zellaktivität machen nur noch etwa 3 % aller Blasentumoren aus.

Unter *invasiven Harnblasenkarzinomen (T2-3-Tumoren)* versteht man die Tumoren, die die Lamina propria bereits penetriert haben. Es handelt sich dabei überwiegend um solide Karzinome mit ungünstiger Prognose. 70 % der Tumoren entwickeln sich an Seiten-

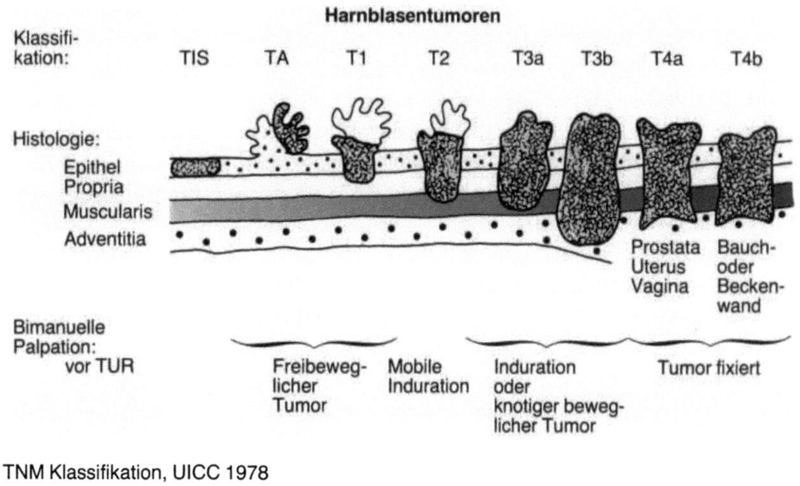

Abb. 7.5. TNM-Klassifikation des Harnblasenkarzinoms. *TIS* Carcinoma in situ, präinvasiv; *TA* exophytischer Tumor ohne Einbruch in Lamina propria; *T 1* Tumoreinbruch in Lamina propria; *T 2* Tumoreinbruch in oberflächliche Tunica muscularis; *T 3 a* Tumoreinbruch in tiefe Muskulatur; *T 3 b* tumorüberschreitende Blasenwand; *T 4* Befall benachbarter Organe

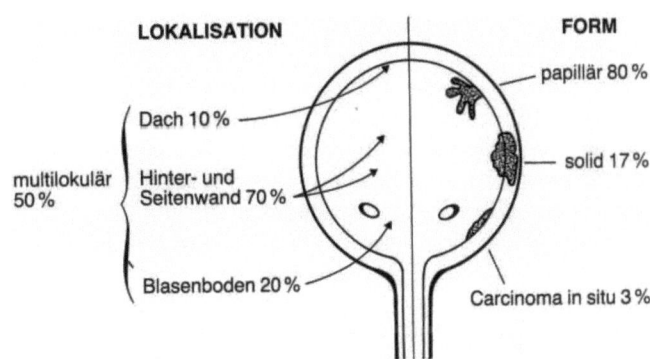

Abb. 7.6. Häufigkeitsverteilung von Lokalisation und Form des Harnblasenkarzinoms. (Nach Altwein 1979)

und Hinterwand, 20 % am Blasenboden und 10 % am Blasendach, etwa 50 % der Tumoren treten multilokulär auf (Abb. 7.6).

Symptomatik

Leitsymptom ist die intermittierende schmerzlose Mikro- bzw. Makrohämaturie (kein Frühsymptom!), häufig verkannt werden dysurische „zystitische" Beschwerden (**cave:** Männer über 45 Jahre!). Bei fortgeschrittenen Tumoren treten Pollakisurie, Schmerzen im Bereich der Blasenregion, beider Flanken (tumorbedingte Hydronephrose), Anämie, Gewichtsabnahme und Fieber auf.

Diagnostik

Urinstatus (Erythrozyturie), Sicherung der Verdachtsdiagnose durch Zystoskopie und anschließender transurethraler Resektion (TUR) in Narkose. Die TUR kann bei oberflächlichen, kleinen Tumoren kurativ durchgeführt werden, während sie bei größeren, infiltrierenden Tumoren lediglich diagnostischen Wert hat. Getrennte Resektionsbiopsien aus Tumor und Tumorgrund geben Aufschluß über die Infiltrationstiefe, die Quadrantenbiopsie kann ein multilokuläres Wachstum nachweisen.

Sonographisch sind exophytische Blasentumore bei gefüllter Blase gut zu erkennen, im Ausscheidungsurogramm stellen sich Blasentumore durch KM-Verdrängung dar. Gleichzeitig kann der obere Harntrakt zum Ausschluß eines multilokulären Urothelkarzinoms beurteilt werden, auch Harnabflußstörungen werden dargestellt. Weitere technische Verfahren sind nur bei fortgeschrittenen Stadien im Rahmen der Therapieplanung vor einer Zystektomie (CT - Tumorausdehnung, Lymphknoten-, Lebermetastasen; bimanuelle Palpation in Narkose; Thorax, Knochenscan - Metastasenausschluß) von Bedeutung. Spezifische Tumormarker fehlen, die Urinzytologie spielt wegen der hohen Rate an falsch positiven und falsch negativen Ergebnissen zur Zeit nur im Rahmen der Therapiekontrolle eine Rolle.

Differentialdiagnose

Nierenzellkarzinom, Nierenbecken- und Harnleitertumor, unspezifische Entzündung der Blase, Blasentuberkulose, -aktinomykose, Malakoplakie, Prostataadenom, Blasenstein, Ureterozele, Tumoren des kleinen Beckens (Rektum-, Uterus-, Ovarial-, Prostatakarzinom).

Therapie

Abhängig von Tumorstadium (Abb. 7.5) und -grad sowie Alter und Allgemeinzustand des Patienten.

Oberflächliche Harnblasenkarzinome (Ta/T1/Tis) werden transurethral reseziert (**TUR der Blase**). pTa G1-Tumoren weisen eine 5-Jahres-Überlebensrate von 96% auf und werden daher bei unilokulärem Wachstum nur zystoskopisch kontrolliert. Bei T1-Tumoren, multilokulärem Wachstum Tis oder niedriger Differenzierung erfolgt 4–6 Wochen nach der ersten Resektion eine zweite Sicherheitsresektion. Bei oberflächlichen Blasentumoren ist nach alleiniger TUR in bis zu 80% mit einem Rezidiv und in bis zu 30% mit einem lokalen Progreß zu rechnen. Durch eine topische Langzeitprophylaxe (1 Jahr) mit Blaseninstillationen wird die Rezidivhäufigkeit um ca. 50% gesenkt. Verwendete Chemotherapeutika sind Mitomycin C, Epirubicin oder Doxorubicin, ebenso hat sich eine intravesikale Immuntherapie durch Blaseninstillationen mit dem Tuberkuloseimpfstoff BCG als effektiv erwiesen. Eine weitere Therapiemöglichkeit ist die photodynamische Therapie (PDT). Die PDT basiert auf dem bevorzugten Einbau von Photosensibilisatoren in proliferierendes Gewebe, durch Exposition mit Licht in geeigneter Wellenlänge (630 nm) kann eine selektive Gewebszerstörung von Blasentumoren erreicht werden. Die PDT ist derzeit in klinischer Erprobung und größeren Behandlungszentren vorbehalten. Eine weitere Alternative stellt die Laserkoagulation (Neodym YAG-Laser) dar, deren Vorteil in der Vermeidung von Blutungen besteht. Studien belegen eine gute Radikalität bei kleineren Tumoren; alternativ kann die Laserkoagulation palliativ bei größeren blutenden Blasentumoren eingesetzt werden.

Das *pT1 G3-Blasenkarzinom* stellt eine Übergangsform zu den invasiven Blasentumoren mit hochmaligner Potenz dar. Bei einem Rezidiv nach konservativer Therapie eines pT1 G3-Urothelkarzinoms besteht daher in Abhängigkeit vom Allgemeinzustand des Patienten die Indikation zur radikalen Zystektomie.

Invasive Harnblasenkarzinome (T2–3 No Mo) können kurativ nur durch eine *radikale Zystektomie* mit pelviner Lymphadenektomie und supravesikaler Harnableitung therapiert werden. Organerhaltende Maßnahmen wie die alleinige perkutane oder intravesikale Strahlentherapie wie auch die Blasenteilresektion weisen deutlich schlechtere Langzeitresultate auf. Als Harnableitung rücken zunehmend kontinente Verfahren wie der orthotope Blasenersatz aus Sigma, Ileum, Zökum oder auch Magenanteilen in den Vordergrund. Alternativen sind der Pouch mit kontinentem Stoma (z.B. MAINZ-Pouch) sowie die Harnleiterdarmimplantation (HDI) und deren Modifikation). Allerdings weisen alle diese Techniken höhere Komplikationsraten auf wie auch v.a. bei älteren Patienten ein nicht zu vernachlässigendes Risiko der Harninkontinenz. Die Indikation ist daher im Einzelfall kritisch zu überprüfen; alternativ kann die Harnableitung durch ein „nasses" Stoma (Ileum- oder Colonconduit) erfolgen.

Beim *fortgeschrittenen Blasenkarzinom ohne Fernmetastasierung* (T3b/4 Nx) hat sich die Polychemotherapie mit platinhaltigen Substanzen (MVEC/MVAC) als effektiv erwiesen. Diese Chemotherapie wird entweder präoperativ zur Tumorverkleinerung und Behandlung eventueller Mikrometastasen (= neoadjuvant/induktiv) eingesetzt oder postoperativ (= adjuvant) zur Nachbehandlung. Die Therapie ist mäßig toxisch, komplette Remissionen werden in bis zu 36% der Fälle beschrieben.

Das *Blasenkarzinom mit Fernmetastasen* läßt sich nur noch durch palliative Maßnahmen therapieren (Tab. 7.2). Häufig stehen lokale Probleme wie Schmerzen, Dysurie und Blutungen im Vordergrund, so daß auch bei diesen Patienten eine supravesikale Harnableitung mit oder ohne Zystektomie indiziert sein kann.

Prognose

5-Jahres-Überlebensrate beim oberflächlichen Blasentumor 85% (G1 95%, G2 75%, G3 40%), beim pT2-Tumor 60%, beim pT3-Tumor 40%, beim fortgeschrittenen Harnblasenkarzinom 0–30%.

Tabelle 7.2. Palliativmaßnahmen beim fortgeschrittenen Harnblasenkarzinom

Symptom	Therapie
Hämaturie	Palliative TUR
	Formalininstillation
	Blasenpflege (Actovegin, Clortison, Scandicain)
	Embolisation Aa. ilicae internae
	Lokale Radiotherapie (10 Gy)
	Palliative Zystektomie mit supravesikaler Harnableitung
Harnstauung	Ureterenkatheter (Gibbons, Double J)
	Perkutane Nephrostomie
	Palliative TUR
	Supravesikale Harnableitung
Inkontinenz	Blasenpflege, Spasmolytika (Urge-Inkontinenz)
	Transurethraler Dauerkatheter (Streßinkontinenz)
	Ureterokklusion/Funktionsausschaltende Nierenembolisation (Blasenfistel)
Schmerz (lokal)	Blasenpflege, Spasmolytika, Dauerkatheter
	Perkutane Radiotherapie (10 Gy)
(allgemein)	Abgestufte Analgetikadauermedikation
	Periduralkatheter (Bolus, Dauerperfusion)
	Calcitonin (200 E/die) bei Knochenmetastasen
	Gezielte Radiotherapie
	Systemische Chemotherapie

7.4 Prostatatumoren

7.4.1 Einteilung der Prostata

Die alte Einteilung in eine androgenabhängige, äußere Zone und eine östrogenabhängige innere Zone ist mittlerweile revidiert worden. Nach neueren Erkenntnissen wird die Prostata in vier Zonen (Abb. 7.7a) eingeteilt: Die *anteriore Zone* mit ausschließlich fibromuskulären Anteilen, die *zentrale Zone* enthält die Ductus ejaculatorii und ist Ausgangspunkt von Infekten, während nur 8 % der Karzinome dort gefunden werden. Die *Transitionalzone* ist hauptsächlich Ausgangspunkt der benignen Prostatahyperplasie (BPH), aber auch 25 % der Prostatakarzinome haben dort ihren Ursprung; weitere 67 % der Karzinome gehen von der *peripheren Zone* aus.

Pathologie

Die Mehrzahl der Adenome gehen von der Transitionalzone der Prostata aus. Hauptursache der Beschwerden ist oft die endovesikale Ausbreitung des vergrößerten Prostatamittellappens mit konsekutiver Erhöhung des Blasenauslaßwiderstands. Das Adenomgewicht liegt zwischen 30 und 150 g. Histologisch handelt es sich um eine Adenomyomatose der Prostata, entsprechend dem feingeweblichen Aufbau des normalen Organs. Der erhöhte infravesikale Widerstand führt zu einer Hypertrophie des Detrusors (Trabekelblase). Eine beginnende Dekompensation der Blase zeigt sich im Auftreten von Restharn, durch den starken Miktionsdruck kommt es zu Ausbildung von Pseudodivertikeln und einem vesikoureteralen Reflux. Häufig finden sich in diesem Stadium auch Blasensteine.

7.4.2 Prostataadenom (benigne Prostatahyperplasie)

Epidemiologie

Etwa 60 % aller Männer über 50 Jahre sind von einem Prostataadenom befallen. Weiße Bevölkerung erkrankt am häufigsten, nur etwa 10 % der gelbhäutigen Rasse.

Ätiologie

Unbekannt. Diskutiert wird eine hormonelle Ätiogenese, bedingt durch ein Nachlassen der Androgenproduktion mit einer Verschiebung des Östrogen/Androgen-Verhältnisses im alternden männlichen Organismus *(Climacterium virile)*. Gleichzeitig beobachtet man eine erhöhte Anreicherung des Testosteronderivates Dihydrotestosteron in der Prostata, womit experimentell eine Prostatahyperplasie induziert werden kann.

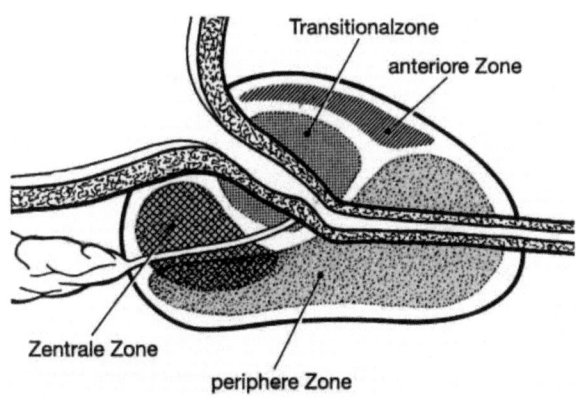

Abb. 7.7 a. Anatomische Einteilung der Prostata in Zonen. (Nach McNeal 1981)

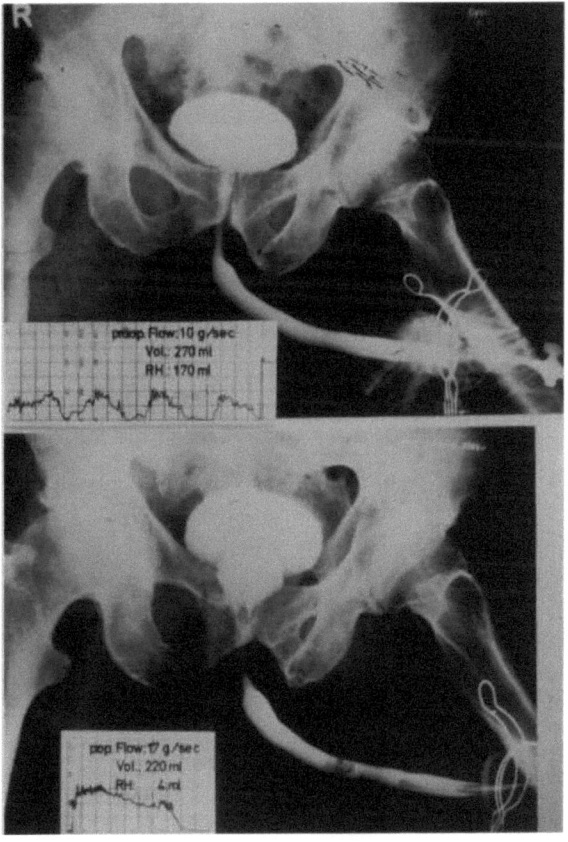

Abb. 7.7 b. Uroflow und Zystourethrogramm (CUG) vor und nach transurethraler Resektion (TUR) eines Prostataadenoms. **Oben:** elongierte prostatische Harnröhre, schlechter Flow, hoher Restharn nach Miktion (170 ml). **Unten:** vollständig ausresezierte Prostataloge, guter Flow, kein Restharn (4 ml)

Symptomatik

Man unterscheidet drei Stadien:

- **Reizstadium:** abgeschwächter Harnstrahl, Nachträufeln, relative Pollakisurie, Nykturie, *kein Restharn*.
- **Kompensierte Harnretention:** erhöhte Pollakis- und Nykturie, Restharn 100 ml, Verringerung der funktionellen Blasenkapazität.
- **Dekompensierte Harnretention:** Überlaufblase mit ständigem Harnträufeln *(Ischuria paradoxa)* oder Harnverhalt, Balkenblase, Blasenpseudodivertikel, Harnstauungsnieren, progrediente Niereninsuffizienz (Urämie).

Akute Harnverhaltung: Harnsperre infolge akuter Kongestion des Prostataadenoms (Alkohol, kohlensäurehaltige Getränke, Unterkühlung) oder Überdehnung der Blasenwandmuskulatur bei Unterdrückung des Harndranges.

Im fortgeschrittenen Stadium können die Zeichen der Suburämie (Erbrechen, Diarrhö, Somnolenz) oder Stauungspyelonephritis (Fieber, Flankenschmerz) von der primären Erkrankung ablenken.

Diagnostik

- Rektale Palpation (Größe, Konsistenz, Oberfläche; unabhängig vom Stadium);
- Sonographie (Größe, endovesikales Wachstum, Harnstauung, Restharn);
- Labor (Retentionswerte), Urinstatus (Hämaturie);
- Urogramm (Elevation des Blasenbodens, Hydronephrose, Restharn; Blasenstein, -divertikel);
- Zystourethrogramm (Blasen-Colliculus-Abstand, Harnröhrenstriktur; Abb. 7.7 b);
- Uroflow, Restharn.

Differentialdiagnose

Neurogene Blasenentleerungsstörung (urodynamische Abklärung erforderlich), Sphinktersklerose, akute Prostatitis, Prostataabszeß, -karzinom, Blasenstein, Harnröhrenstriktur.

Therapie

Stadium I, konservativ: Verringerung der Kongestion des Adenoms durch Phytopharmaka wie Extrakte aus Brennessel (Prostagalen), der Sägepalme (Prostagutt) oder Kürbisextrakte (Harzol®). Verhinderung der Kongestion (kein langes Sitzen, wenig Alkohol, keine Unterkühlung, keine kalten kohlensäurehaltigen Getränke) und Überdehnung der Blase infolge Unterdrückung des Miktionsdranges. Ein neuerer Therapieansatz ist die Behandlung mit selektiven Alpha-1-Blockern (z. B. Prazosin), die den Tonus im glattmuskulären Anteil der hyperplastischen Prostata herabsetzen. Daneben kann durch die medikamentöse Blockade der 5-Alpha-Reduktase (Proscar) die Dihydroxytestosteronkonzentration in der Prostata gesenkt werden, was langfristig zur Größenabnahme der Prostata mit Verbesserung der Miktionsverhältnisse führen soll. Derzeit werden klinische Studien durchgeführt, und erste Ergebnisse sind vielversprechend.

Stadium II und III, operativ (Abb. 7.8): bei Harnsperre passagere Dauerableitung über Cystofix®. Kleine und mittlere Adenome (bis 80 g) werden im allgemeinen transurethral reseziert (**TUR der Prostata**), große Adenome werden durch *Schnittoperation* enukleiert (suprapubisch-transvesikal, retropubisch-extravesikal).

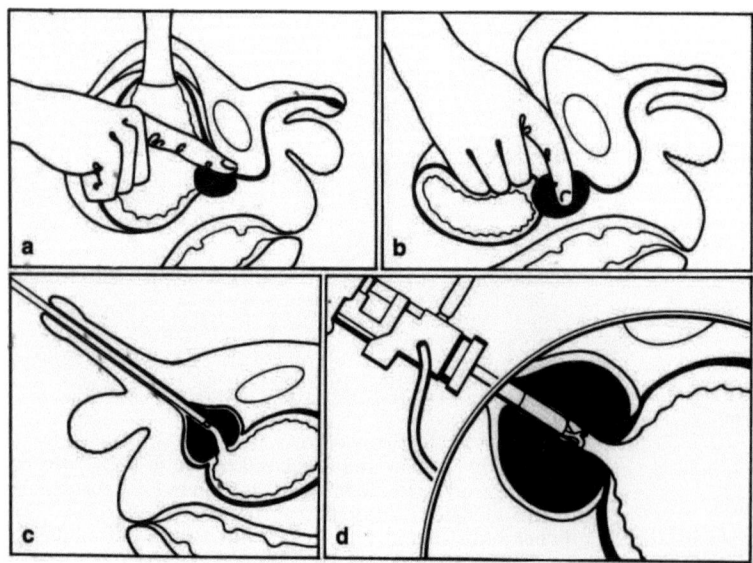

Abb. 7.8. Operationsmethoden beim Prostataadenom. **a** Transvesikale Adenomektomie. **b** Retropubische Adenomektomie. **c** und **d** Transurethrale Resektion *(TUR)*. (Nach Eisenberger 1983)

Frühkomplikationen: Nachblutung, Wundinfektion, TUR-Syndrom (Einschwemmsyndrom mit Wasserintoxikation), Lungenembolie, Epididymitis (Vasotomie!).

Spätkomplikationen: Dysurie (Restadenom, Blasenhalssklerose, narbige Prostataloge, Harnröhrenstriktur), Urge-Inkontinenz (Reizblase, Harnwegsinfekt), Streßinkontinenz (Sphinkterläsion). Besteht eine irreversible Streßinkontinenz, kann diese durch Einspritzen submuköser Teflonpolster oder Implantation eines künstlichen Sphinkters behandelt werden.

Bei Patienten in schlechtem Allgemeinzustand kommen in den letzten Jahren zunehmend alternative Verfahren zum Einsatz: TULIP = Transurethrale laserinduzierte Prostatektomie, ILK = Interstitielle Laserkoagulation, VLAP = Visuelle Laserablation der Prostata, TUMT = Transurethrale Mikrowellentherapie. Insgesamt werden eine Vielzahl unterschiedlicher Verfahren entwickelt und erprobt; die klinische Wertigkeit muß jedoch noch unter Beweis gestellt werden.

Prognose
Nach Entfernung des Adenoms gut, gelegentlich Rezidivadenome.

7.4.3 Prostatakarzinom

Epidemiologie
Häufigster urologischer und zweithäufigster Tumor des Mannes über 40 Jahre. Altersgipfel zwischen dem 70. und 80. Lebensjahr, vor dem 50. Lebensjahr selten. 25% aller Männer über 50 Jahre sind Karzinomträger, jedoch nur bei 5% wird das Leiden manifest. Die Inzidenz ist abhängig von der Rasse (BRD 18, Japan 3).

Ätiologie
Unbekannt, hormonelle Beeinflussung möglich (Stimulation durch Androgene, Hemmung durch Östrogene).

Pathologie
Es handelt sich um einen Tumor der **peripheren Zone** Man unterscheidet klinisch manifeste und latente Karzinome. Das Tumorstaging erfolgt nach dem TNM-Schema oder der amerikanischen A–D-Klassifikation im wesentlichen in fünf Stadien (Abb. 7.9). T_0 bezeichnet dabei das inzidentelle, zufällig (Adenomektomie, Biopsie) entdeckte Karzinom (vgl. Stadium A1). Histologisch unterscheidet man drei Differenzierungsgrade (hoch-, mäßig-, niederdifferenziert bzw. cribriform/anaplastisch). 98% sind Adenokarzinome, 44% mit uniformem Aufbau, 53% sind pluriform (z.B. mäßigdifferenziert/cribriform). In 70% der Fälle wird das Prostatakarzinom erst in fortgeschrittenem Stadium (T3/4) entdeckt. Der Tumor metastasiert in erster Linie in den Knochen (90%), pelvine Lymphknoten (60%), Lunge (40%) und Leber (25%).

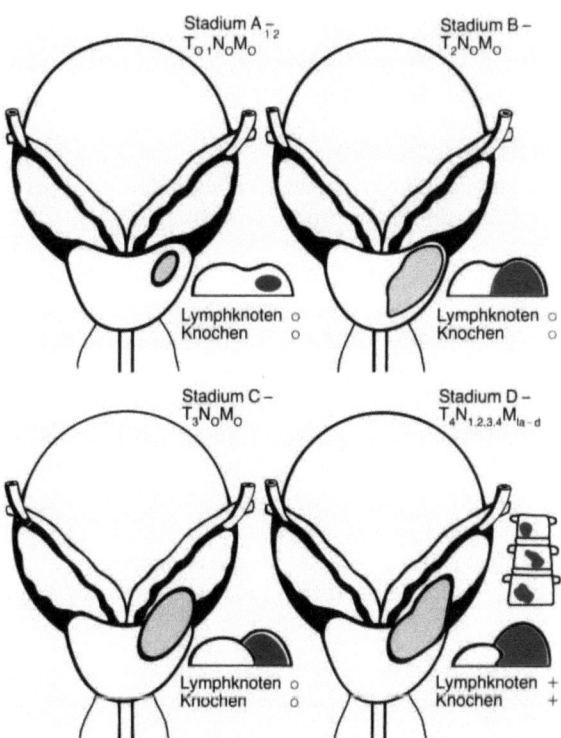

Abb. 7.9. Klassifikation des Prostatakarzinoms; Vergleich der amerikanischen Stadieneinteilung (A–D) mit dem TNM-Schema. T_0 inzidentelles Karzinom, kein Tumor tastbar, Zufallsbefund bei TUR oder Adenomektomie; T_1 intrakapsulärer Tumor, umgeben von palpatorisch unauffälligem Drüsengewebe; T_2 auf die Drüse beschränkter Tumor, palpatorisch verformte Kontur, seitliche Sulci und Samenblase nicht befallen; T_3 Tumorausbreitung über die Kapsel mit oder ohne Befall der Samenblasen; T_4 fixierter Tumor, Befall benachbarter Strukturen

Symptomatik
Keine Frühsymptome! Miktionsstörungen (Pollakisurie, Nykturie, schwacher Strahl, Dysurie), Hämaturie. In 5% führen metastasenbedingte Knochenschmerzen (Kreuzschmerz!) zur Diagnose. Bei lokaler Progredienz Harnstauung und Urämie.

> **Merke:** Ischialgiforme bzw. Rückenschmerzen des Mannes über 40 Jahre sind verdächtig auf ein Prostatakarzinom.

Diagnostik
Rektale Palpation (derb-höckrig), Feinnadelbiopsie, perineale Prostatastanze, prostataspezifisches Antigen (PSA), Sonographie (Größe, Harnstauung, Leber), Urogramm (Einflußstauung, Wirbelsäule), Knochenszintigraphie, Computertomogramm (Größe, pelvine Lymphknoten, Metastasen). Vor Durchführung einer kurativen Therapie (radikale Prostatektomie, interstitielle oder perkutane Bestrahlung) muß eine Staging-

Lymphadenektomie zum Ausschluß pelviner Lymphknotenmetastasen durchgeführt werden; diese kann heute auch laparoskopisch erfolgen.

Differentialdiagnose

Benigne Prostatahyperplasie, granulomatöse Prostatitis, Prostatatuberkulose, -steine.

Therapie

Stadium T0 G1 (Inzidentalkarzinom), T1 G1: exspektativ (Rektalbefund, Biopsie, Knochenszintigraphie), keine Staging-Lymphadenektomie.

Stadium T1-2 G2-3: radikale (erektionsprotektive) Prostatektomie und pelvine Lymphadenektomie; bei eingeschränkter Operabilität lokale Hochvoltstrahlentherapie (60-70 Gy). An wenigen Zentren interstitielle Radiotherapie (operative Spickung der Prostata mit Jod-125-seeds) mit pelviner Lymphadenektomie.

Stadium T3 N0-1: Radikale Prostatektomie mit pelviner Lymphadenektomie, adjuvant kontrasexuelle Therapie.

Stadium T4 M0-1: kontrasexuelle Therapie (plastische Orchiektomie, Antiandrogene, Gonadotropin-Releasing-Analoghormone). Bei Metastasenschmerz bzw. Progression Honvan-Infusionsstoß (1,8 g über 10 Tage), Estracyt (600 mg/die), evtl. Zytostatika (Cyclophosphamid, 5-FU, Epirubicin), Calcitonin (Karil®), Diphisphonate (Ostac®), Radiohypophysektomie (Yttrium-90). Nur bei Blasenentleerungsstörungen *palliative TUR*.

Komplikationen: radikale Prostatektomie - Impotenz, Streßinkontinenz, Radiotherapie - Proktitis, Impotenz; kontrasexuell - Impotenz, Thrombembolie.

Prognose

T0 G1-Tumoren haben eine normale Überlebenswahrscheinlichkeit, bei T1-2-Tumoren liegt die 5-Jahres-Überlebensrate zwischen 70 und 85%, bei T3-Tumoren um 50-70%. Die Wirkung der kontrasexuellen Behandlung hält im allgemeinen nur bis zu 5 Jahre an, die 5-Jahres-Überlebensrate beträgt beim fortgeschrittenen Prostatakarzinom 20%.

7.5 Hodentumoren

Epidemiologie

Die Inzidenz liegt bei ca. 5 Neuerkrankungen pro 100 000 (etwa 1% aller malignen Neubildungen beim Mann). Allerdings bestehen erhebliche geographische Schwankungen (0,5 pro 100 000 in Puerto Rico, 9,9 pro 100 000 in der Schweiz) und rassische Unterschiede. Bei Männern zwischen 20 und 34 Jahren ist das Hodenkarzinom der häufigste maligne Tumor.

Ätiologie

Aufgrund der auffallenden geographischen Verteilung werden genetische Faktoren diskutiert. Als prädisponierender Faktor gilt der **Kryptorchismus** (Bauchhoden, Leistenhoden)!

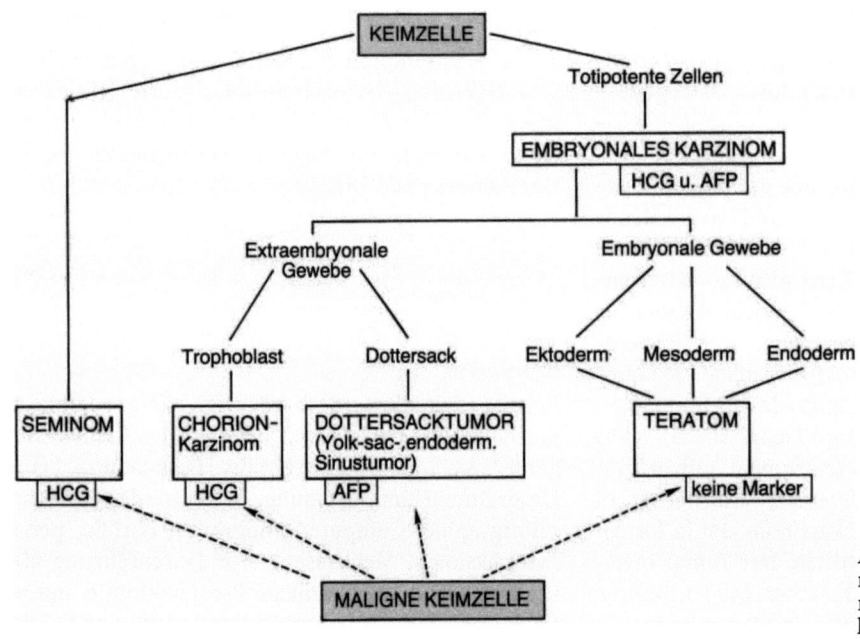

Abb. 7.10 a. Histologische Differenzierung der Hodentumoren mit den jeweiligen Tumormarkern. (Nach Löhrs 1982)

7.5 Hodentumoren

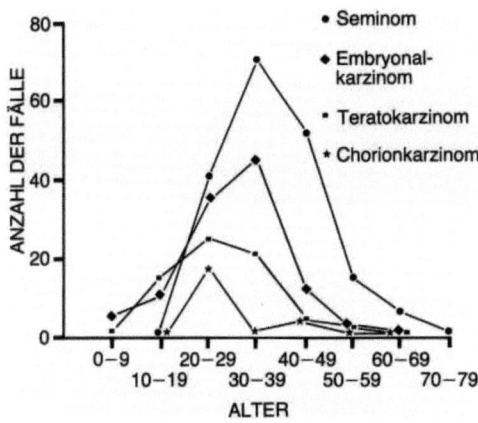

Abb. 7.10b. Altersverteilung der Hodentumoren. (Nach Altwein 1979)

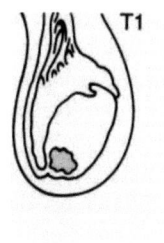
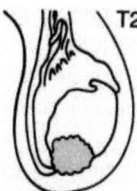
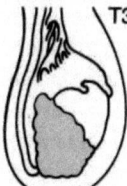
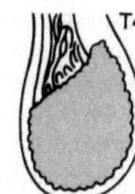

Abb. 7.11. TNM-Klassifikation des Hodenkarzinoms (UICC). *T1* Tumor auf den Hoden beschränkt; *T2* Tumorinvasion über die Tunica albuginea hinaus; *T3* Befall des Rete testis oder der Nebenhoden; *T4* Infiltration von Samenstrang oder Skrotalwand

Pathologie

Man unterscheidet Germinalzelltumoren und nichtgerminative Tumoren. *Germinalzelltumoren* sind das Seminom (40%), reife Teratome (1%), Teratokarzinome (23%), Embryonalkarzinome (15%), Chorionkarzinome (1%), Yolk-sac-Tumoren sowie deren Mischformen (Abb. 7.10). Zu den *nicht-germinativen Tumoren* zählen Leydigzelltumoren (interstitiell), Sertolizelltumoren, Orchidoblastome und metastatische Hodentumoren (Lymphome, Karzinome, Melanome)

Hodentumoren wachsen expansiv (Abb. 7.11), erste Lymphknotenstation (in ca. 40% zum Zeitpunkt der Diagnose!) sind die paraaortalen Lymphknoten in Höhe des Nierenstieles (Einmündung der Testikulargefäße). Inguinale Metastasierung ist selten. Fernmetastasen treten bevorzugt in der Lunge, aber auch in Leber, Gehirn und Knochen auf (Abb. 7.12).

Symptomatik

Schmerzlose Vergrößerung des Hodens, zunehmendes Schweregefühl, ziehende Schmerzen im Skrotalbereich,

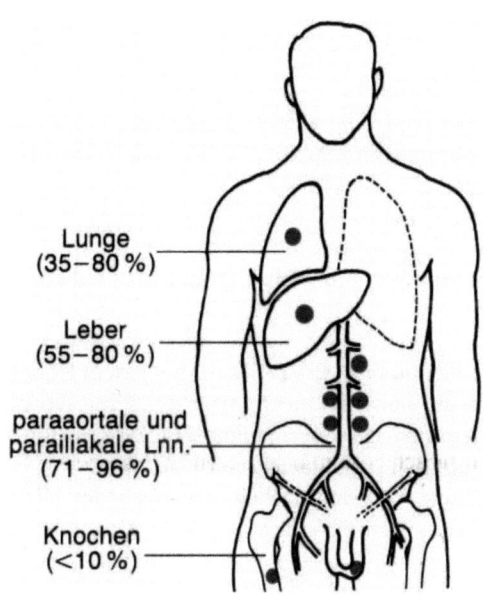

Abb. 7.12. Metastasierung des Hodenkarzinoms

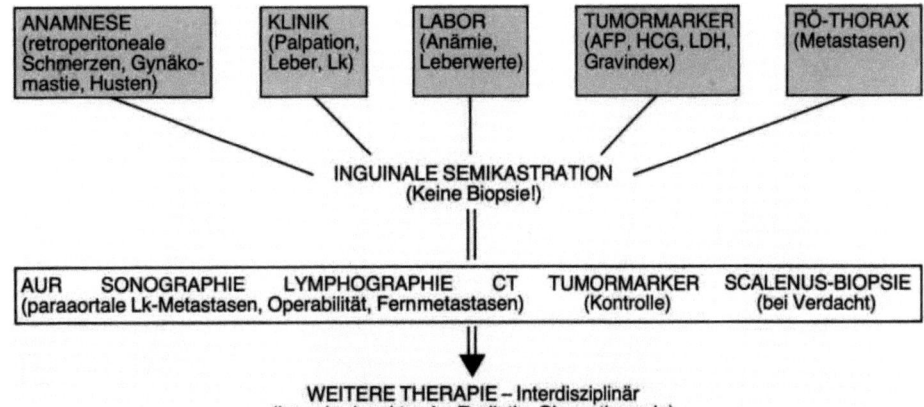

Abb. 7.13. Diagnostischer Abklärungsweg beim Hodentumor

Begleitepididymitis, Begleithydrozele, Gynäkomastie (Sertoli-, Leydigzelltumor, Chorionkarzinom), Dyspnoe (Lungenmetastasen), Flankenschmerz und intraabdominelles Druckgefühl bei retroperitonealer Metastasierung.

Diagnostik (Abb. 7.13)
Palpation (harter, glatter bis derb-höckriger Tumor), Ultraschall (echoarmer/reflexdichter Bezirk, vor allem bei Begleithydrozele, jedoch gelegentlich falsch positive Befunde, paraaortale Lymphknotenmetastasen ab 1 cm Größe, Lebermetastasen), Tumormarker im Serum (α-FP, β-HCG, PLAP, 17-Ketosteroide beim Leydigzelltumor), CT-Thorax (Metastasen), Urogramm (Verlagerung bzw. Ummauerung der Ureteren), Computertomogramm (Lymphknoten-, Lebermetastasen).

> **Merke:** Tumormarker sind vor der Orchiektomie sowie **vor** und **nach** einer Lymphadenektomie zu bestimmen.

Differentialdiagnose
Hydro-, Spermato-, Hämatozele, Epididymitis, Mumpsorchitis, Samenstrangtorsion, Nebenhoden-Tbc, Hodengumma.

Therapie
Abhängig von Stadium (Tab. 7.3) und histologischem Tumortyp.

Operative Behandlung: Erster Schritt bei jedem Hodentumor ist die hohe Orchiektomie bzw. Semicastratio mit Abklemmen der Spermatikagefäße vor Eröffnen der Hodenhüllen (ggf. Schnellschnitt!).

Das weitere Vorgehen richtet sich nach der Histologie und dem Tumorstadium:

Tabelle 7.3. Klinische Stadieneinteilung der Hodentumoren nach modifiziertem TNM-Schema. (Nach Weissbach 1982)

Stadium		
Stadium I		Keine Metastasen
	IA	Tumor auf Hoden und Nebenorgane beschränkt (pT1–3)
	IB	Tumor infiltriert den Funiculus spermaticus (pT4)
	IC	Tumor infiltriert Skrotalhaut (bzw. transskrotal operiert, pT4)
Stadium II		Lymphknotenmetastasen unterhalb des Zwerchfells
	IIA	Einzelne Lymphknotenmetastase total entfernt, Größe bis 2 cm
	IIB	Multiple Lymphknotenmetastasen total entfernt, Größe bis 5 cm
	IIC	Retroperitoneale Lymphknotenmetastasen, partiell entfernt (bulky disease)
Stadium III		Supradiaphragmale Lymphknoten-/viszerale Metastasen

- Bei *seminomatösen Tumoren* im Stadium I-II b folgt die ipsilaterale parakavale und paraaortale Bestrahlung, Seminome mit höheren Tumorstadien werden chemotherapiert.
- Bei *nichtseminomatösen Keimzelltumoren ohne weiteren Metastasennachweis* sollte das Tumorstadium durch eine modifizierte retroperitoneale Lymphadenektomie (RLA) gesichert werden. Der Eingriff ist bei Beachtung der Dissektionsgrenzen nach Weissbach (1987) ejakulationsprotektiv (Abb. 7.14) und kann ggf. auch laparoskopisch durchgeführt werden. Alternativ können Patienten mit guter Compliance ausschließlich engmaschig überwacht werden. Bei Patienten im Tumorstadien IIA/B folgt im Anschluß an eine modifizierte RLA eine Chemotherapie.
- Bei *Nichtseminomatösen Keimzelltumoren mit klinischem Nachweis einer Metastasierung* erfolgt die pri-

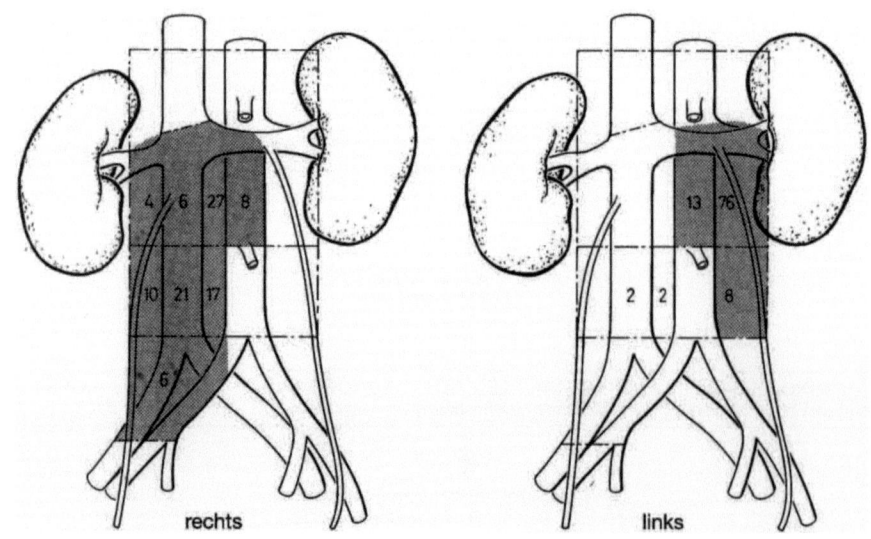

Abb. 7.14. Dissektionsgebiet bei Hodentumor ohne klinischen Metastasenhinweis. Die Ziffern geben die prozentuale Verteilung solitärer Lymphknotenmetastasen in den jeweiligen Feldern an. (Nach Weissbach u. Boedefeld 1987)

märe Chemotherapie bis zur Normalisierung der Tumormarker und dem Verschwinden der Filiae. Falls Residualtumore nachweisbar bleiben, kann es sich dabei um vitale Tumorreste, Nekrosen und selten auch um ein chemoresistentes, pseudomalignes Teratom handeln. In diesen Fällen ist die operative Entfernung der Tumormasse indiziert.

Chemotherapie: Nachdem die Chemotherapie des Hodenkarzinoms in den letzten Jahrzehnten einen herausragenden kurativen Stellenwert erlangt hat, steht jetzt zunehmend die Reduktion der Toxizität bei gleicher Wirksamkeit im Vordergrund. Daher werden derzeit eine große Anzahl von Multizenterstudien mit dieser Fragestellung durchgeführt.

Wirksamste Substanzen sind Cisplatin, Bleomycin, Vinblastin, Etoposid und Ifosfamid. Die daraus abgeleiteten Schemata sind PEB (sog. modifiziertes Einhornschema), PVB und PIV. Daneben wird im Rahmen von Studienprotokollen versucht, Cisplatin durch das weniger toxische Carboplatin zu ersetzen.

Wesentliche Nebenwirkungen sind Leukozytendepression, Erbrechen, Stomatitis, Enteritis und Alopezie. Kann keine Remission erreicht werden, besteht die Möglichkeit der Therapiesteigerung (Hochdosistherapie) unter dem Schutz von Wachstumsfaktoren (G-CSF, GM-CSF) oder autologer Knochenmarkstransplantation.

Prognose
Die 5-Jahres-Überlebensrate beträgt für Stadium I–IIB 85–95%, für Stadium IIC 70–80%, für Stadium III immerhin 50%. Bei reinen Seminomen liegt sie um 90%, beim Teratokarzinom um 50%, beim Embryonalkarzinom um 40% und beim reinen, rasch hämatogen metastasierenden Chorionkarzinom bei etwa 10%.

7.6 Penistumoren

Epidemiologie
1–2% aller malignen Neubildungen des Mannes in Europa und den USA; in Asien sind es dagegen bis zu 20% (Sexualhygiene). Vorkommen vor dem 30. Lebensjahr selten, Altersgipfel zwischen dem 50. und 70. Lebensjahr.

Ätiologie
Retiniertes Smegma und chronische Balanitis begünstigen das Auftreten des Peniskarzinoms: Bei zirkumzidierten Männern (z.B. Juden, Moslems) sind Penistumoren extrem selten. Eine sorgfältige Körperpflege kann den Wert einer Zirkumzision ersetzen. Venerische Erkrankungen besitzen keine pathogenetische Bedeutung.

Pathologie
Benigne Tumoren sind Zysten (kongenital, mukoid, dermoid), Angiome, Nävi und die viral bedingten Condylomata acuminata (Feigwarzen).

Als *Präkanzerosen* müssen die Balanitis xerotica obliterans, die Leukoplakie, das penile Horn (Cornu cutaneum) und das Buschke-Löwenstein-Papillom angesehen werden, während der M. Bowen, die Erythroplasie Queyrat und der penile M. Paget heute schon als Carcinoma in situ (TIS) klassifiziert werden.

Maligne Tumoren sind in 90% Plattenepithelkarzinome, weitere histologische Formen sind Basaliome, Melanome, maligne Histiozytome und Sarkome unterschiedlicher Differenzierung. Die Metastasierung erfolgt überwiegend lokal in die inguinalen Lymphknoten; ist das Corpus cavernosum befallen, können parailiakale Lymphknotenmetastasen auftreten.

TNM-Klassifikation	Beschreibung	Therapie
pTIS	Präinvasives Karzinom: Carcinoma in situ, M. Bowen, Erythroplasie Queyrat, M. Paget	Lokale Exzision, Laserkoagulation
pT1	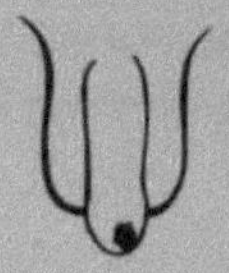 Oberflächlicher oder exophytischer Tumor, Größe bis 2 cm	Penis-Teilamputation, bei kleinem, zirkumskripten Befund ggf. lokale Exzision
pT2	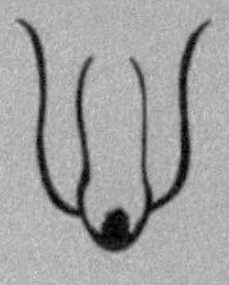 Oberflächlicher Tumor, Größe bis 5 cm oder beginnend invasiv wachsendes Karzinom	Penis-Teilamputation
pT3	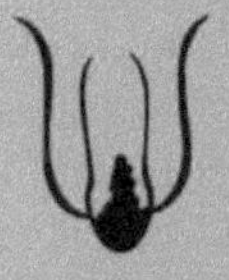 Oberflächlicher Tumor größer als 5 cm oder invasives Karzinom mit Urethrabefall	Emaskulinisation mit inguinaler Lymphadenektomie, evtl. kombinierte Radio-/Chemotherapie, Laserkoagulation
pT4	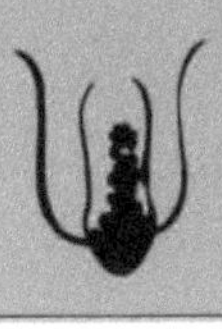 Tumor infiltriert benachbarte Strukturen	Palliative Tumorresektion, Laser, evtl. Chemotherapie

Abb. 7.15. TNM-Klassifikation und stadiengerechte Therapie des Peniskarzinoms

Symptomatik

Indolente verruciforme oder ulzeröse Läsion an der Glans oder dem *inneren* Präputialblatt. Sekundär eitrige Sekretion (vor allem bei Phimose). Tastbare, vergrößerte, druckdolente Lymphknoten (nur in etwa 50 % metastatisch bedingt). Bei indolenten Patienten vollständige Destruktion der Glans und des Penisschaftes.

Diagnostik

Falls erforderlich, Sicherung der Diagnose durch Probeexzision. Das klinische Staging der Leistenlymphknoten (Palpation, CT) ist sehr ungenau, da meist eine unspezifisch entzündliche Reaktion bei infiziertem Tumor vorliegt.

Differentialdiagnose

Syphilitisches Ulkus, tuberkulöses Ulkus, ulzeröse Balanitis, Lymphogranuloma inguinale, Ulcus molle, Condylomata acuminata, Herpes genitalis.

Therapie (Abb. 7.15)

TIS-Stadium: lokale Exzision, Laserkoagulation, kurzfristige Kontrollen, ggf. topisch 5FU; kurzfristige Kontrollen.
T1-Stadium mit oberflächlichem alleinigen Präputiumbefall: Zirkumzision, ansonsten: Penis-Teilamputation. Bei klinisch No keine inguinale Lymphadenektomie, Kontrolle.
T2-Stadium: Penisteilamputation mit 2 cm Sicherheitsabstand; totale Amputation erst bei Rezidiv. Bei klinisch No diagnostische inguinale Lymphadenektomie.
T3-Stadium: Totale Emaskulinisierung mit perinealer Urostomie (Boutoniére), bei klinisch No diagnostische inguinale Lymphadenektomie.
T4-Stadium: palliative Tumorresektion, Laserkoagulation, evtl. Chemotherapie.

Bei persistierender Adenopathie beidseitige inguinale Lymphknotendissektion, bei positivem Ergebnis pelvine Lymphadenektomie. Die Bestrahlungstherapie ist Therapie der zweiten Wahl und sollte nur bei Patienten, die einen Eingriff ablehnen, durchgeführt werden. Die systemische Chemotherapie bietet ebenfalls kein sicheres Therapiekonzept, Remissionen in fortgeschrittenen Stadien sind selten.

Prognose

Die 5-Jahres-Überlebensrate der T1–3 No Mo-Stadien liegt zwischen 60 und 80 %, bei Befall der Lymphknoten beträgt sie nur noch 30 %. Das fortgeschrittene Peniskarzinom hat eine sehr ungünstige Prognose (3-Jahres-Überlebensrate 14 %).

7.7 Harnröhrentumoren

Pathologie

Benigne Tumoren der Harnröhre sind Meatuszysten, Angiome, Polypen, Papillome und Condylomata acuminata.

Maligne Neubildungen sind sehr selten (350 Fälle bekannt). Ätiologisch besteht ein Zusammenhang zwischen einer chronischen Urethritis (vor allem nach Gonorrhö) bzw. einer Harnröhrenstriktur und der Entwicklung eines Harnröhrenkarzinoms. Das Auftreten von Harnröhrentumoren bei bekanntem Blasentumor spricht für die Empfindlichkeit des gesamten Uroepithels auf potentielle Karzinogene. Histologisch überwiegt das Plattenepithelkarzinom (in 80 %) neben Übergangszellkarzinomen (14 %), Adenokarzinomen und Melanomen oder Metastasen (z. B. bei Blasentumoren). Erste Lymphknotenstation sind die inguinalen Lymphknoten (Abb. 7.16). Fernmetastasen treten in ca. 15 % auf (Knochen und Lunge).

Symptomatik

Dysurie, Pollakisurie, abgeschwächter Strahl, initiale Hämaturie, Urethralsekretion; sekundärer periurethraler Abszeß, Harnröhrenfistel.

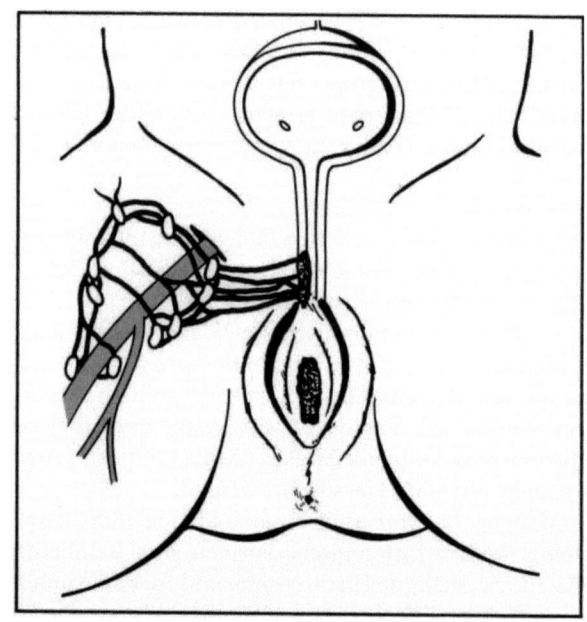

Abb. 7.16. Inguinale Lymphknoten – primäre Lymphknotenstation bei weiblichem Harnröhrenkarzinom und Peniskarzinom

Diagnostik
Palpation (Penis, Bulbus, rektal, inguinal), Zystourethrogramm (CUG), Uroflow, Urethrozystoskopie.

Differentialdiagnose
Harnröhrenstriktur, Harnröhrentuberkulose, Gumma, periurethraler Abszeß, Harnröhrenkonkrement, Fremdkörper.

Therapie
Elektroresektion oder Laserkoagulation (Neodym-YAG) bei oberflächlichen Tumoren, Penisteilamputation bei infiltrativen Tumoren der vorderen Harnröhre. Harnröhrenexstirpation, Zystektomie mit supravesikaler Harnableitung bei Tumoren der hinteren Harnröhre des Mannes bzw. der weiblichen Harnröhre. *In fortgeschrittenen Stadien* Versuch der Chemotherapie und Radiatio (vgl. Peniskarzinom). Inguinale Lymphadenektomie nur bei suspektem Palpationsbefund bzw. positiver Biopsie.

7.8 Paratestikuläre Tumoren

Pathologie
Es handelt sich überwiegend um **mesenchymale Tumoren.** Die häufigsten benignen Neubildungen sind Lipome, Fibrome, Dermoidzysten, Zysten, Spermatozelen, Lymphangiome und Teratome. Bei den **malignen Tumoren** stehen Sarkome unterschiedlicher feingeweblicher Zusammensetzung im Vordergrund (Fibro-, Rhabdomyo-, Leiomyo-, Lipo- und Lymphosarkome). Einzelbeobachtungen eines Neurinoms und malignen Histiozytoms sind beschrieben.

Diagnostik
Palpation, Biopsie, Lymphographie (paraaortale Lymphknotenmetastasen), Computertomographie.

Therapie
Semikastration, bei skrotalem Zugang Hemiskrotektomie (vgl. Hodentumoren), Lymphadenektomie und Chemotherapie wegen schlechter Prognose umstritten.

7.9 Samenblasentumoren

Pathologie
Primäre Neoplasien sind selten, sekundärer Befall ist häufiger (vor allem bei T4-Prostatakarzinomen oder fortgeschrittenen Blasentumoren). Gutartige Tumoren sind Samenblasenzysten oder Zysten des Müller'schen Ganges. Bei malignen Samenblasentumoren handelt es sich entweder um Adenokarzinome oder Sarkome.

Symptomatik
Pollakisurie, Dysurie, Hämospermie, Hämaturie.

Diagnostik
Rektale Palpation, Vesikulographie, Sonographie, Computertomographie, Zystoskopie, Biopsie (Schnellschnitt).

Therapie
Radikale Exstirpation der Samenblasen mit Zystoprostatektomie und pelviner Lymphadenektomie. Bei Inoperabilität perkutane Strahlentherapie.

8 Spezielle urologische Therapie

F. EISENBERGER, A.G. HOFSTETTER

8.1 Operative Therapie 142
8.1.1 Chirurgische Eingriffe an Niere und Harnleiter 142
8.1.2 Chirurgische Eingriffe an Blase und Prostata 150
8.1.3 Chirurgische Eingriffe an Harnröhre und Penis 151
8.1.4 Chirurgische Eingriffe am Hoden 153
8.2 Endourologische Techniken 153
8.2.1 Endoskopische Eingriffe an Niere und Harnleiter 153
8.2.2 Endoskopische Eingriffe an Blase, Prostata und Harnröhre 156
8.3 Uroradiologische Verfahren 158
8.4 Minimal invasive Methoden in der Urologie 158
8.5 Physikalisch-urologische Methoden 160
8.5.1 Extrakorporale Stoßwellenlithotripsie 160
8.5.2 Laser 162

Die therapeutischen Maßnahmen haben sich in den letzten Jahren, vor allem bei der Behandlung der Urolithiasis, stark gewandelt. Abgesehen von der Tumorchirurgie geht der Trend zu möglichst nicht-invasiven Verfahren, d.h., die offene Operation wird durch endoskopische oder gar berührungsfreie physikalische Techniken ersetzt. Die spezielle urologische Therapie läßt sich somit unterteilen in

- operative Therapie (Tumorchirurgie, plastisch-rekonstruktive Eingriffe),
- endourologische Techniken (perkutane Nephrolithotomie, Ureterorenoskopie, transurethrale Resektion, minimal invasive Verfahren),
- uroradiologische Verfahren (Embolisation, perkutane Angioplastie) und
- physikalisch-urologische Methoden (extrakorporale Stoßwellenlithotripsie, Lasertherapie).

8.1 Operative Therapie

8.1.1 Chirurgische Eingriffe an Niere und Harnleiter

Nephrektomie

Indikation: Allgemein ist eine Nephrektomie bei einer funktionslosen oder hochgradig funktionseingeschränkten Niere ($< 20\%$ der globalen renalen Funktion) angezeigt, sofern diese schwerwiegende Symptome (renaler Hochdruck, Flankenschmerz, Fieber, rezidivierender Harnwegsinfekt, Urosepsis) verursacht. Eine absolute Indikation stellen Nierentumoren (Nierenzellkarzinom, Nierenbeckentumor, Wilms-Tumor) dar (vgl. Tab. 8.1). Vor einer Nephrektomie müssen grundsätzlich Morphologie und Funktion der kontralateralen Niere bekannt sein (Ausscheidungsurogramm, Kamerafunktionsszintigraphie!).

Kontraindikationen: Kongenitale oder operative Einnierigkeit, funktionelle Restnieren, kongenitale hypoplastische Nieren, hydronephrotische Nieren ohne Symptomatik. Bei tumorösen Erkrankungen einer Einzelniere Versuch der organerhaltenden Resektion (Heminephrektomie, Enukleation); falls nicht möglich bzw. indiziert, muß der Einsatz einer postoperativen Dialysebehandlung (limitierte Dialyseplätze!) gesichert sein.

Technik: Die *lumbale Nephrektomie* erfolgt geeigneterweise von einem Interkostalschnitt (11. ICR) aus (geringes Risiko einer postoperativen Bauchwandparese), ggf. von einem muskelschonenden Lumbodorsalschnitt (nach Lurz; Abb. 8.1). Eröffnung der Gerota-Faszie, Freipräparation der Niere, Absetzen des Harnleiters, Unterbindung und Absetzen der Nierenstielgefäße. Die *Tumornephrektomie* erfolgt üblicherweise transperitoneal mit primärer Unterbindung von A. und V. renalis; danach en bloc-Resektion von Niere, Nebenniere und ipsilateralem Lymphknotenpaket. Kleinere Nierentumoren (T1–2) können auch en bloc von einem erweiterten Interkostalschnitt exstirpiert werden.

Tabelle 8.1. Indikationen zur Nephrektomie mit entsprechender Symptomatik

Indikation		Symptom
Kongenital:	Nierenhypo-, -dysplasie	Renaler Hochdruck
	Hydronephrose (Stadium III) bei Harnleiterabgangsstenose	Flankenschmerz, rezidivierender Harnwegsinfekt
	Polyzystische Nierendegeneration (Zystennieren)	Renaler Hochdruck, Pyelonephritis, Urosepsis, Raumforderung
Entzündlich:	Pyelonephritische Schrumpfniere Refluxnephropathie	Flankenschmerz, renaler Hochdruck, rezidivierender Harnwegsinfekt
	Chronische Glomerulonephritis	Renaler Hochdruck, nephrotisches Syndrom (Eiweißverlust)
	Tuberkulöse Kittniere	Flankenschmerz (Herdsanierung)
	Pyonephrose	Urosepsis, Fieber,
	Rindenabszesse	Flankenschmerz,
	Nierenkarbunkel	Pyurie
	Xanthomatöse Pyelonephritis	Flankenschmerz, Fieber, Hämaturie (Tumorverdacht, Herdsanierung)
Neoplastisch:	Nierenzellkarzinom	Hämaturie,
	Wilms-Tumor	Raumforderung,
	Nierenbeckenkarzinom (stadiumabhängig)	Flankenschmerz
	Obstruktiver Tumor im kleinen Becken (Lymphknotenmetastasen, Blasen-, Rektum-, Uterus-, Ovarialkarzinom)	Urinfistel, Inkontinenz, Flankenschmerz, Pyonephrose, Hydronephrose
Traumatisch:	Nierenruptur (Grad III)	Hämaturie
	Nierenstielverletzung	Blutungsschock
Vaskulär:	Arteriosklerotische Schrumpfniere	Renaler Hochdruck
	Maligne Nephrosklerose	Hypertone Krise

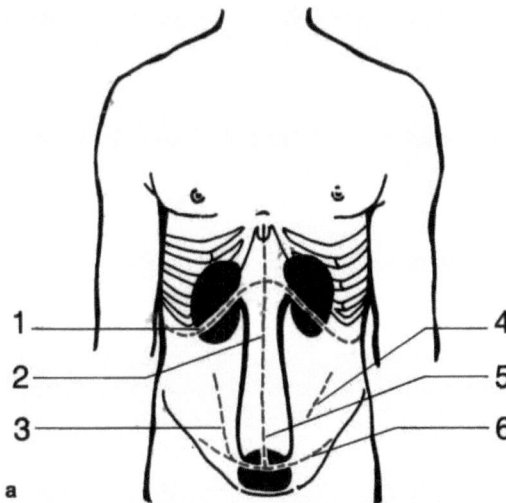
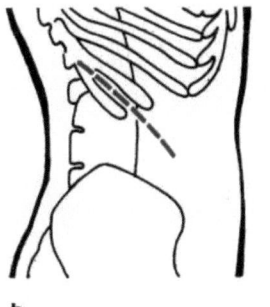
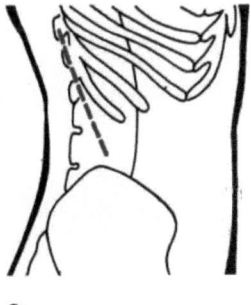
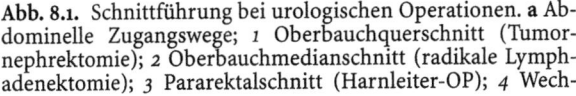

Abb. 8.1. Schnittführung bei urologischen Operationen. **a** Abdominelle Zugangswege; *1* Oberbauchquerschnitt (Tumornephrektomie); *2* Oberbauchmedianschnitt (radikale Lymphadenektomie); *3* Pararektalschnitt (Harnleiter-OP); *4* Wechselschnitt (Varikozelen-OP); *5* Unterbauchmedianschnitt (Prostataadenomektomie, Zystektomie); *6* Pfannenstielschnitt (Harnleiterreimplantation, radikale Prostatektomie). **b** Interkostalschnitt; **c** Lumbodorsalschnitt (nach Lurz)

Komplikationen: Verletzung angrenzender Organe (Milz, V. cava, Kolon, Duodenum), postoperativer passagerer Kreatininanstieg (renoprotektive NaCl-Infusionstherapie präoperativ!).

Nierenteilresektion (Heminephrektomie, Polamputation)

Indikation:
Kongenitale Mißbildungen: segmentale Hypoplasie (ASK-Upmark-Niere) mit renalem Hypertonus, Kelchhalsdivertikel mit Steinnest, refluxiver, meist unterer Anteil einer Doppelniere (mit Ureterektomie), Durchtrennung einer Hufeisenniere, Entfernung eines ausgefallenen Parenchymbezirkes nach Ligatur eines den Harnleiter stenosierenden, aberrierenden Gefäßes (akzessorische A. renalis).

Entzündliche Veränderungen: Nierenkarbunkel, segmentale Pyelonephritis, infiziertes Steinnest bei Kelchhalsstenose. *Nierentrauma:* Exstirpation eines devitalisierten Nierenfragments oder amputierten Pols. *Nierentumor:* Ausschälung von Tumoren in Einzelnieren oder bei bilateralem Befall, Exstirpation von Nierenadenomen.

Technik: Die Resektion erfolgt entsprechend dem segmentalen Aufbau (apikal, anterior, posterior, basilar) der Niere (Abb. 8.2). Intraoperativ kann der Verlauf der Segmentarterien (Aa. interlobares) mittels Doppler-Sonde festgestellt werden, probatorisches Abklemmen des entsprechenden Gefäßes ergibt das livid gefärbte Versorgungsgebiet. Adaptation der Resektionsflächen evtl. mittels Fibrinkleber bei parenchymschonender fortlaufender Chromcat-Naht. Falls erforderlich, Operation in hypothermer Ischämie (lokale Oberflächenkühlung mit Eis, Abklemmen des Nierenstieles).

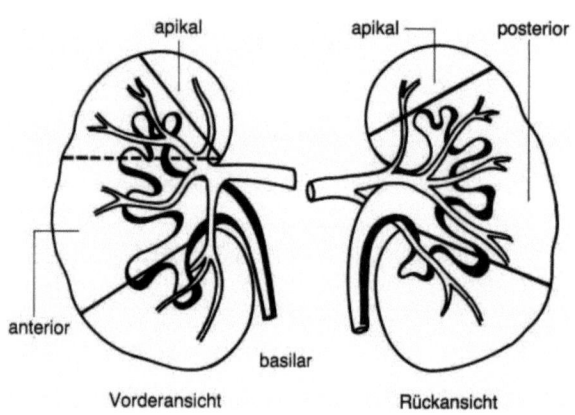

Abb. 8.2. Segmenteinteilung der Niere (apikal, anterior, posterior, basilar): Jedes Segment wird von einer A. interlobaris versorgt, lediglich das anteriore Segment wird von zwei Interlobararterien (Segmentarterien) gespeist. Intraoperativ kann der Verlauf der Segmentarterie mittels Doppler-Sonographie akustisch (Strömungsgeräusch) ermittelt werden.

Komplikationen: Perirenales Hämatom, Urinom, Abszeß, Parenchymausfall, arteriovenöse Fistel.

Pyelotomie und Nephrotomie

Indikation: Beide operativen Verfahren wurden früher allgemein zur Entfernung von Nierensteinen (Nierenbecken-, -kelch-. -ausgußsteine) verwendet. Angesichts der modernen nicht-invasiven Verfahren, wie der extrakorporalen Stoßwellenlithotripsie oder der perkutanen Nephrolithotomie, verbleiben für die Pyelotomie und Nephrotomie nur noch ganz spezielle Indikationen: bei Kindern (< 100 cm) mit Nephrolithiasis, bei komplizierten Ausgußsteinen (Kelchhalsstenosen, -divertikel), bei Nierensteinen mit subpelviner Obstruktion (in Kombination mit einer Nierenbeckenabgangsplastik).

Kontraindikationen: Hochgradig funktionseingeschränkte Niere (seitengetrennte Clearance < 20%).

Technik: Lumbale Freilegung der Niere, dorsale oder kaudale Darstellung des Nierenbeckens – quere Pyelolithotomie. Von der Pyelotomie aus nicht erreichbare Konkremente werden mittels anatropher oder radiärer Nephrotomie extrahiert (Abb. 8.3): intraoperative Ortung der Steine durch Ultraschall oder Röntgen (Renodor), akustische Darstellung der Gefäßverläufe (Aa. interlobares) mittels Doppler-Sonde und Inzision in gefäßarmem Areal. Dadurch nur noch selten hypotherme Ischämie erforderlich. Eine absolute Steinfreiheit der Niere (Operationstrauma, -zeit!) ist heute nicht mehr zu fordern, da Restkonkremente mit der ESWL behandelt werden können.

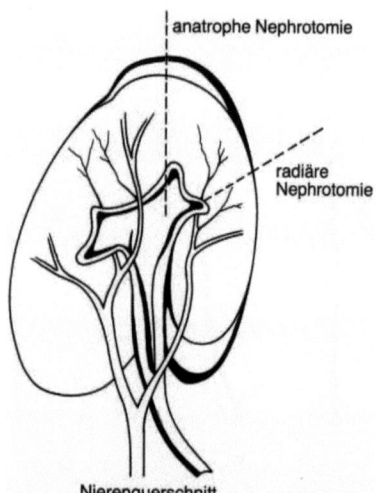

Abb. 8.3. Anatrophe (Inzision im gefäßarmen Bereich zwischen anteriorer und posteriorer Gefäßversorgung) und radiäre (intervasale) Nephrotomie.

Komplikationen: Harnleiterabgangs-, Kelchhalsstenosen, Urinfisteln, Parenchymausfall.

Indikation: Nephroptose mit **gesicherter** Funktionseinschränkung der betroffenen Niere im Stehen (Kamerafunktionsszintigraphie, Abb. 8.4). Gelegentlich auch bei senkungsbedingten Beschwerden (Flankenschmerz, Kolik, Hämaturie) nach Ausschluß anderer Ursachen (orthopädisch, gynäkologisch).

Technik: Fixation der dorsal partiell dekapsulierten Niere (Induktion einer breitflächigen Verwachsung) an den M. psoas.

Komplikationen: Perinephritis, Persistenz der Beschwerden.

Nierenbeckenplastik
Indikation: Harnleiterabgangsstenose, hohe Harnleiterenge, -striktur, -verletzung (radiogen, entzündlich, iatrogen). Lasix-Test: negativ.

Kontraindikationen: Stark funktionseingeschränkte Niere (< 20 %), kongenitale Kalikektasie oder Megakaliose (bei schlankem Pyelon), ampulläres Nierenbecken ohne Kalikektasie.

Technik: Resektion des stenosierenden Harnleitersegmentes, evtl. Ventralisierung des Ureters bei aberrierendem Gefäß, Resektion überschüssiger Wand des dilatierten Nierenbeckens, Wiedervereinigung der kranialen Resektionsränder des Pyelons. Spaltung des Harnleiters, der mit dem kaudalen Anteil des Nierenbeckens anastomosiert wird (Abb. 8.5).

Komplikationen: Nahtinsuffizienz, Urinom, Rezidivstenose, häufig bleibt als Residualzustand eine Ektasie des Nierenbeckenkelchsystems.

Nephroureterektomie
Indikation: Infiltrierendes Nierenbeckenkarzinom, infiltrierendes Harnleiterkarzinom.

Technik: Lumbale Nephrektomie, danach vom Pararektalschnitt aus Exstirpation des Harnleiters einschließlich einer Blasenmanschette. Schonender erfolgt die Ureterektomie durch „Stripping" des Harnleiters nach endoskopischer Umschneidung des Ostiums. So läßt sich ein zweiter Schnitt vermeiden.

Ureteroureterostomie
Indikation: Harnleiterstenose im mittleren Drittel: entzündlich (Tbc), posttraumatisch, iatrogen (nach Zeiss-Schlinge, Ureterolithotomie, Harnleiterteilligatur bei Eingriffen im kleinen Becken, Ureterorenoskopie); retrokavaler Ureter, V. ovarica dextra-Syndrom.

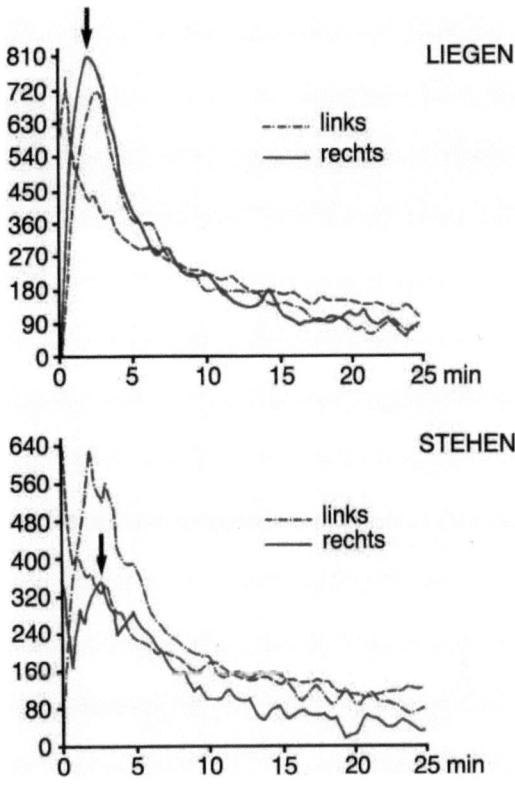

Abb. 8.4. Funktionsszintigramm bei Nephroptose rechts mit objektivierbarer Harnabflußstörung der rechten Niere (Pfeile) im Stehen

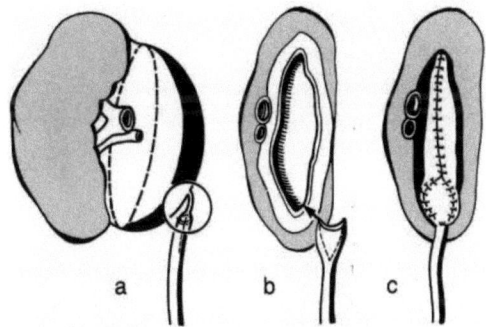

Abb. 8.5. Technik der Nierenbeckenplastik nach Anderson-Hynes bei Harnleiterabgangsstenose. (Nach Altwein 1979)
a Exzision des stenosierten Harnleitersegmentes; **b** Einengung des dilatierten Nierenbeckens; **c** Ureteropyelostomie nach Längsinzision des Harnleiters

Technik: Resektion der Stenose, End-zu-End-Anastomose mit angeschrägten Harnleiterenden.

Weitere Möglichkeiten der Harnleiterrekonstruktion (bzw. des -ersatzes) bei Läsionen im mittleren Drittel **(kritische Zone;** Abb. 8.6) sind die Dünndarminterposition, die Nabelschnurinterposition (nach Klippel) und der Blasenlappen, wobei keines der Verfahren bisher in vollem Umfang zufriedenstellen konnte. Aufwen-

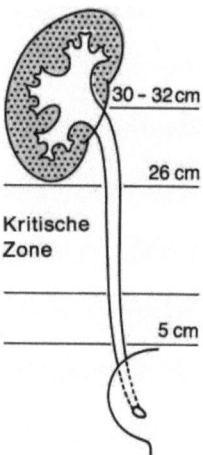

Abb. 8.6. Rekonstruktive Therapie bei Verletzung oder Stenose des Harnleiters in Abhängigkeit von der Lokalisation. (Modifiziert nach Lutzeyer)

digere Methoden sind die Transureteroureterostomie und die Autotransplantation mit entsprechend höherem perioperativen Risiko (Abb. 8.7).

Harnleiterreimplantation

Indikation: Primärer vesikoureteraler Reflux (Trigonuminsuffizienz mit Golflochostium, Doppelureter), persistierender sekundärer Reflux, distale Harnleiterstriktur bzw. -stenose (kongenitaler obstruktiver Megaureter, iatrogen, traumatisch, entzündlich), Mündungsanomalien (Ureterozele, Harnleiterdivertikel), Nierentransplantation.

Kontraindikationen: Eingeschränkte Nierenfunktion (Serumkreatinin > 2,6 mg/dl, Hippuranclearance < 100 ml/min), symptomloser, primär obstruktiver Megaureter mit normaler Nierenfunktion.

Technik: Prinzip der Verstärkung des passiven Ventilmechanismus durch Verlängerung der submukösen Harnleiterstrecke. Man kann folgende Antirefluxplastiken (ARP) unterscheiden (Abb. 8.8):

- mit Kontinuitätserhaltung: extravesikale, submuköse Verlagerung des distalen Harnleiters nach Spaltung der Blasenwandmuskulatur (Lich-Gregoir);
- mit Ureterozystoneostomie unter Erhaltung der Ostiumstelle: transvesikale Präparation des intramuralen Harnleiters, der oberhalb des alten Hiatus uretericus neu in die Blase eingezogen wird. Bildung eines verlängerten submukösen Tunnels bis zur ursprünglichen Ostiumstelle und Reimplantation des Harnleiters (Politano-Leadbetter). Sicherung einer ausreichenden Länge des Kanals durch Fixation der Blase am M. psoas (Psoas-bladder-Hitch);
- mit Ureterozystoneostomie unter Erhaltung des Hiatus uretericus: submuköse Verlagerung des präparierten intramuralen Harnleiters an der Blasenhinterwand. Das neue Ostium wird oberhalb des gegenseitigen Ostiums gebildet (Cohen);
- Ureterozystoneostomie mit Bildung eines neuen Hiatus und Ostiums (vor allem bei distalen Harnleiterstrikturen, Megaureteren, Nierentransplantation): kraniolaterale, submuköse Harnleiterreimplantation unter Bildung einer „Zipfelblase". Sicherung der submukösen Strecke und einer spannungsfreien Anastomose durch Fixation der Blasenhinterwand am M. psoas (Psoas-bladder-Hitch). Implantation des Ureters in ein aus Blasenwand geformtes Rohr (Boari).

Komplikationen: Selten (3–5%). Rezidivreflux, Harnleiterstenose (Nekrose des implantierten, zu stark denudierten Harnleiters; Abknickung des Harnleiters), Mündungsdivertikel (nach der Lich-Gregoir-Technik).

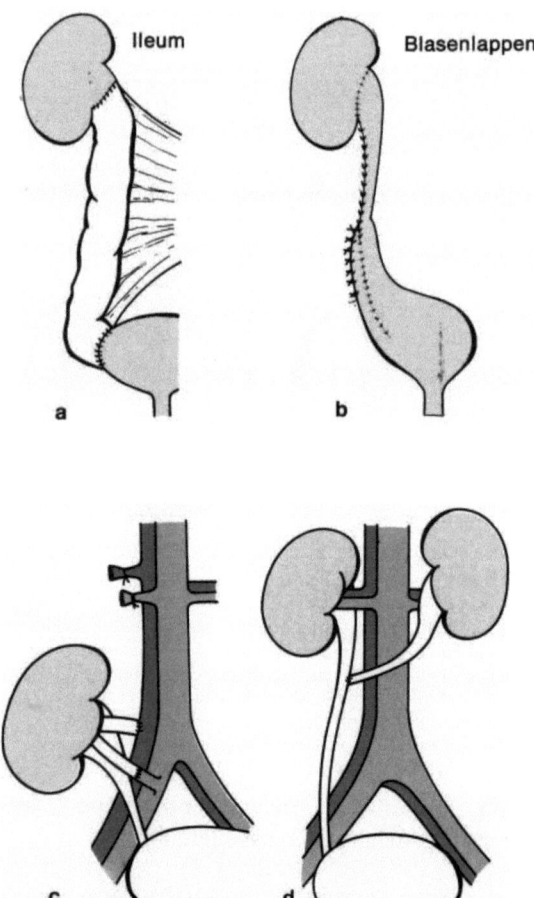

Abb. 8.7. Mögliche Techniken bei Harnleiterläsionen im mittleren Drittel (kritische Zone).
a Ureterersatz mit Dünndarminterponat (Operationsrisiko: Schleimproduktion, Infektion, Resorption); **b** Ureterersatz mit Hilfe eines Blasenlappens; **c** Autotransplantation von Niere und Harnleiter; **d** Transureteroureterostomie

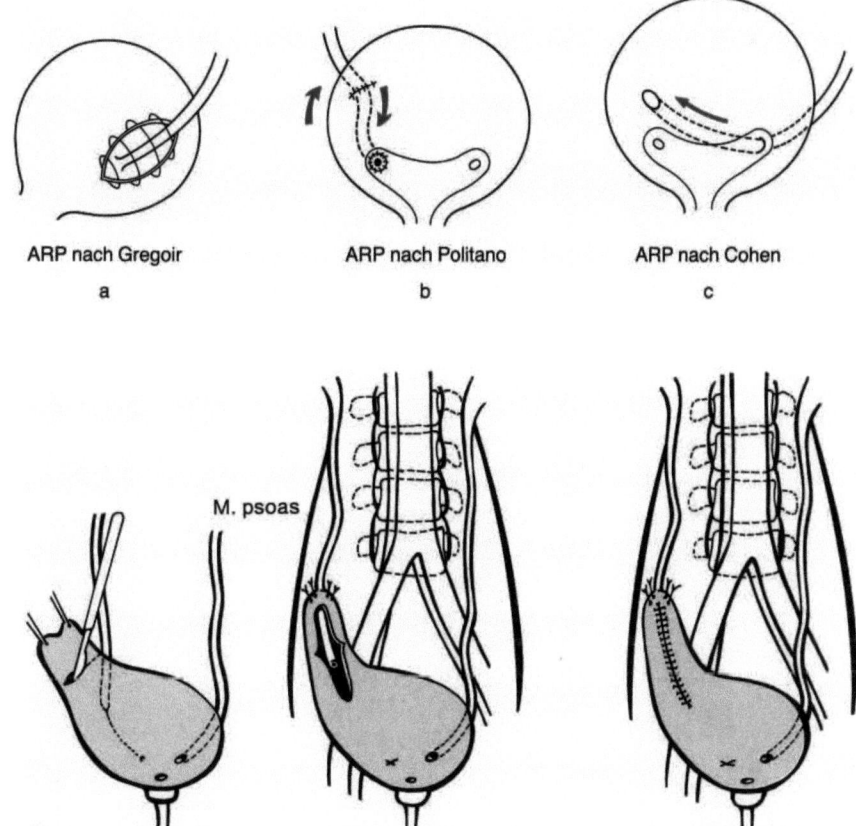

Abb. 8.8. Technik der Harnleiterreimplantation. a Antirefluxplastik nach Gregoir: submuköse Verlagerung des extravesikalen Harnleiters unter die Blasenmuskulatur; b Antirefluxplastik nach Politano: submuköse Verlagerung des intravesikalen Harnleiters mit Bildung eines neuen Hiatus uretericus; c Antirefluxplastik nach Cohen: submuköse Verlagerung des intravesikalen Harnleiters und Bildung eines neuen Ostiums oberhalb der kontralateralen Harnleitermündung; d Psoas-bladder-Hitch: Sicherung der submukösen Harnleiterstrecke durch Fixation der Blasenseitenwand am M. psoas

Supravesikale Harnableitung

Indikation:

Temporär: Megaureter im Kindesalter (primär obstruktiv, refluxiv), Blasenekstrophie.
Permanent: Harnblasenkarzinom (kurativ mit radikaler Zystektomie [pT1 G2–pT3 G3], palliativ bei Hydronephrose [auch wegen anderer Tumoren des kleinen Beckens], Hämaturie, Strangurie, Inkontinenz), neurogene Blase (spastisch, atonisch) mit Inkontinenz, bedrohter Nierenfunktion (Refluxnephropathie, Pyelonephritis). Bei palliativer Harnableitung sollten Allgemeinzustand und Prognose des Patienten ausreichend berücksichtigt werden.

Technik und Komplikationen (Tab. 8.2): Abgesehen von der *perkutanen* (bzw. *operativen*) *Nephrostomie* stellt die **Transversoureteroureterokutaneostomie (TUUC)** bzw. **Ureterokutaneostomie** das einfachste Verfahren dar, insbesondere dann, wenn eine Niere schon funktionslos ist und nur ein Harnleiter in die Haut implantiert werden muß. Sie eignet sich daher am besten zur palliativen Harnableitung. Allerdings muß eine hohe Spätstenoserate im Stomabereich in Kauf genommen werden (Abb. 8.9).

Beim **Ileum-** bzw. **Kolon-Conduit** werden beide Harnleiter in eine ausgeschaltete Dünn- bzw. Dickdarmschlinge implantiert und der Urin über Ileo- bzw. Kolostomie abgeleitet (Abb. 8.10). Beide Verfahren sind technisch aufwendiger mit entsprechend höherer perioperativer Morbidität (Anastomoseninsuffizienz), zeichnen sich jedoch durch eine deutlich niedrigere Rate an Spätkomplikationen (Stenose im Bereich der Ureterostomie, Pyelonephritis) aus. Sie werden daher allgemein bei primär kurativer Zielsetzung durchgeführt. Interessant sind *kontinente Varianten* dieser Techniken wie das Kock'sche Reservoir (Kontinenz des Stomas durch In-

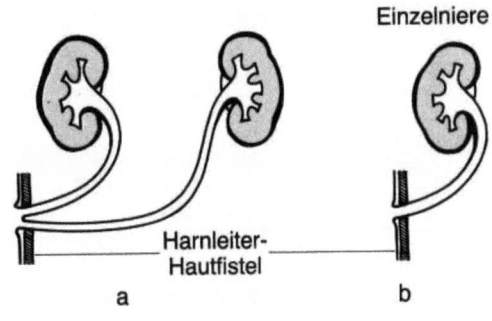

Abb. 8.9. Schematische Darstellung der a TUUC; b Ureterokutaneostomie

Tabelle 8.2 Indikationen und Nachteile verschiedener Formen der supravesikalen Harnableitung

	Indikationen	Nachteile
Perkutane Nephrostomie	Einfachste Form der supravesikalen Harnableitung, in Lokalanästhesie anzulegen. Besonders geeignet bei distaler Harnleiterobstruktion und zeitlich begrenzter Prognose	In der Regel nur einseitig praktikabel, Einschränkung der Bewegungsfreiheit, regelmäßiger Wechsel des Nephrostomiekatheters
Ureterocutaneostomie	Wenig belastende Operation. Geeignet bei (funktioneller) Einzelniere, dilatiertem Ureter und begrenzter Prognose	Hohes Risiko der Stomastenos, insbesondere bei nicht dilatiertem Ureter, ggf. permanente Schienung
Ileum- oder Colon-Conduit	Komplikationsarme Harnableitung mit tolerabler operativer Belastung, auch beim älteren Patienten, auch als Harnableitung bei palliativer Cystektomie einsetzbar. Als Niederdruckableitung auch bei eingeschränkter Nierenfunktion anwendbar	Eingeschränkter Komfort durch „nasses" Urostoma
Ureterosigmoideostomie (HDI)	Einfachste Form einer stomalosen, kontinenten Harnableitung mit relativ geringem operativem Aufwand. Anwendbar bei Patienten mit sicherer analer Kontinenz	Implantationsstenosen der Ureteren, ascendierende Infektionen, Störung des Elektrolyt- und Säure-Basen-Haushalts, erhöhtes Risiko colorectaler Zweittumoren (?), schwierige Versorgung bei nachlassender analer Kontinenz
Mainz-Pouch II	Wie HDI, bessere Reservoirfunktion durch Autoaugmentation des Recto-Sigmoids	wie HDI
Ileum-Neo-Blase	Blasenersatz beim kurativ cystektomierten Mann mit intakter Urethra und suffizientem Sphincter ext.	Störung des Säure-Basen-Haushalts, Resorbtionsstörung durch Verlust des präterminalen Ileums, Anwendung bei Frauen bislang nur eingeschränkt möglich
Mainz-Pouch I	Kontinenter Blasenersatz bei Blasenverlust jeder Genese. Kosmetisch günstige Lösung durch Anlage eines Nabelstomas	Anspruchsvolle operative Technik mit relativ hoher Revisionsfrequenz bei insuffizientem Verschlußmechanismus oder Stomastenose. Resorbtionsstörungen durch Ausschaltung der Ileo-Coecalregion

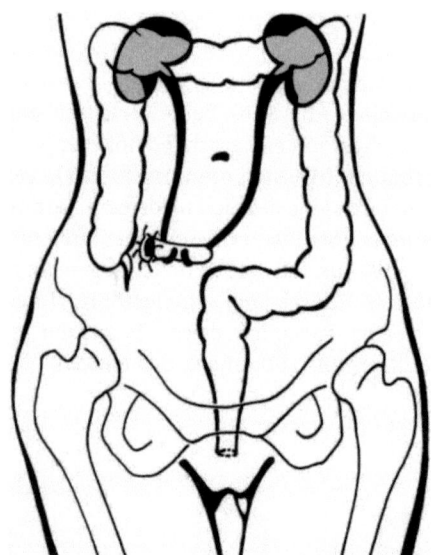

Abb. 8.10. Ileum-Conduit. (Nach Altwein 1979)

Die **Ileum-Neoblase** (Abb. 8.11) ist der Blasenersatz, der die Funktion der natürlichen Blase am besten ersetzt. Aus einer ausgeschalteten, ca. 60 cm langen Ileumschlinge wird nach antimesenterialer Detubularisation ein kugelförmiges Reservoir geschaffen, in das die Ureteren antirefluxiv implantiert werden. Dieses Reservoir wird an den Harnröhrenstumpf anastomosiert, so daß der externe Sphincter die Kontinenz gewährleistet. Dieser Kontinenzmechanismus gewährt allerdings nur bei männlichen Patienten eine ausreichend sichere Kontrolle über die Blasenfunktion. Die Blasenentleerung erfolgt über den Einsatz der Bauchpresse.

Die kontinenzerhaltende **Ureterosigmoideostomie (HDI)** kann als Harnableitung bei Patienten mit guter Funktion des Analsphinkters sinnvoll sein (Abb. 8.12 a), jedoch muß eine relativ hohe postoperative Spätkomplikationsrate (Harnstauung, aszendierende Pyelonephritis, hyperchlorämische Azidose durch enterale Ammoniumchlorydrückresorption) sowie bei jüngeren Patienten (neurogene Blase, Blasenekstrophie) das Risiko der Entstehung eines Spätkarzinoms des Rektosigmoids in Betracht gezogen werden.

Der **Mainz-Pouch II** (Abb 8.12 b, c) stellt eine Variante der HDI dar, wobei durch Auto-Augmentation des Recto-Sigmoids ein größeres Volumen und dadurch eine bessere Reservoirfunktion zu erzielen sind. Des weiteren bietet er die Möglichkeit, die Implantations-

vagination mit späterem Selbsthatheterismus, antirefluxive Harnleiterimplantation), ein Ileoazäkalreservoir mit alloplastischem Stomaverschluß oder Neoblase aus Dünn-/Dickdarm, evtl. Magen (bei Kindern).

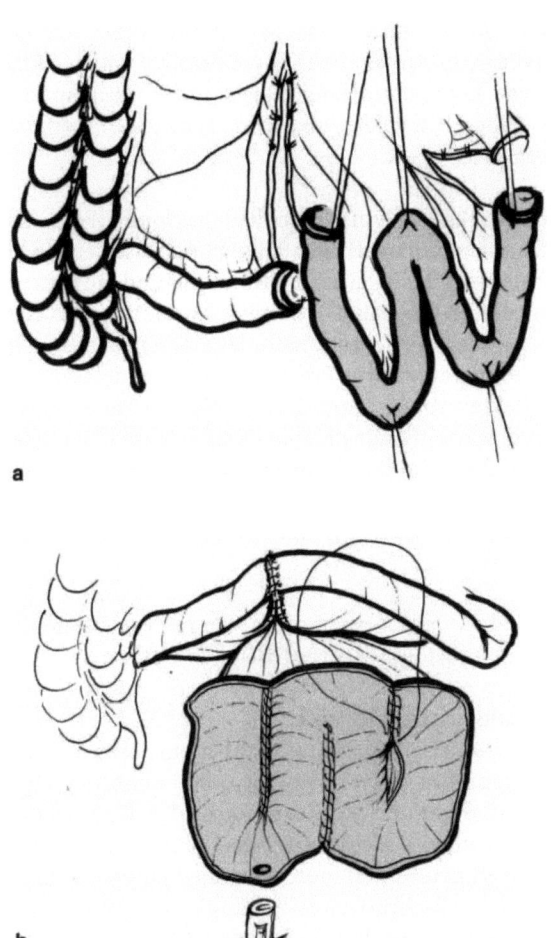

Abb. 8.11.a Ileumneoblase mit W-förmigem Aneinanderlegen der ausgeschalteten Dünndarmschlingen, Eröffnen des Ileums (nach Hartmann). b Bildung einer Pouchplatte und Anastomose am tiefsten Punkt mit dem Harnröhrenstumpf

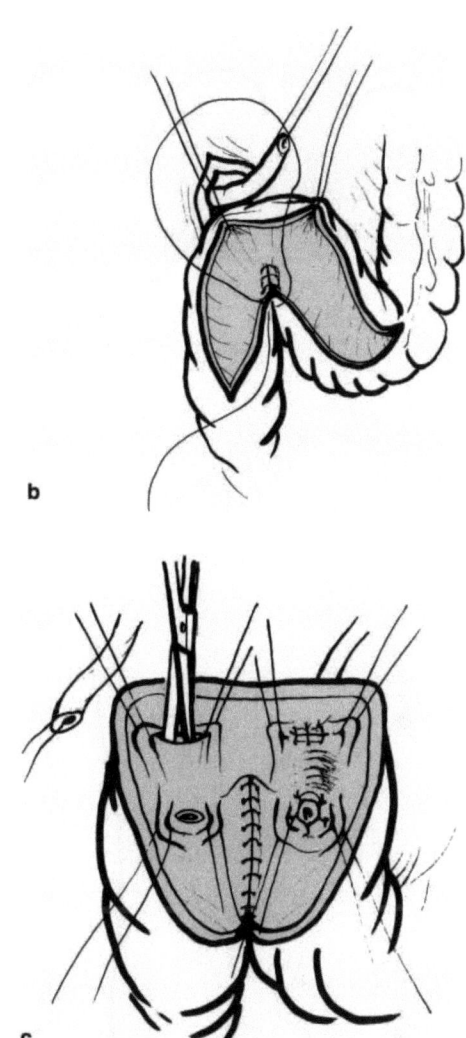

Abb. 8.12.b Mainzpouch II mit Bildung der Pouchplatte durch Seit-zu-Seit-Anastomose der Hinterwand mit seromuskulären Einzelkopfnähten oder fortlaufender Naht (nach Hohenfellner). c Ureterimplantation nach Goodwin-Hohenfellner und Verschluß der Pouchplatte

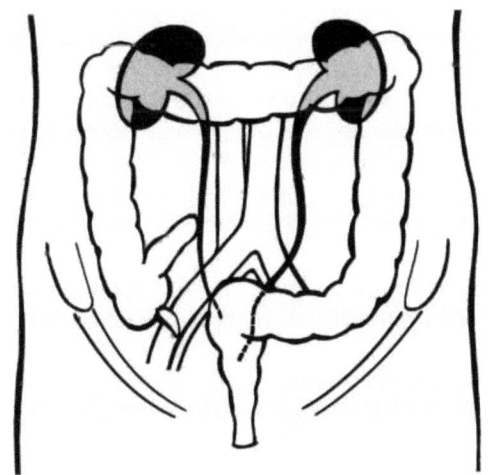

Abb. 8.12.a Ureterosigmoideostomie (HDI) mit antirefluxiver, submuköser Implantation des Harnleiters

stelle der Ureteren in den Darm an der dorsalen Bauchwand zu pexieren und somit das Risiko der Implantationsstenosen zu vermindern.

Die rein palliative **Ureterotransversopyelostomie** (Abb. 8.13) mit Anastomosierung des einen Harnleiters mit dem kontralateralen Nierenbecken und endständigem Nephrostoma hat den Vorteil, daß einerseits eine Darmsegmentausschaltung nicht erforderlich ist und andererseits das Problem der Stomastenose nicht besteht. Allerdings kann es zu einer Stenose der Ureteropyelostomie kommen.

Ein Spezialverfahren zur passageren Ausschaltung eines primär obstruktiven Megaureters stellt die **Ringureterokutaneostomie** dar. Dadurch soll eine Engstel-

150   8 Spezielle urologische Therapie

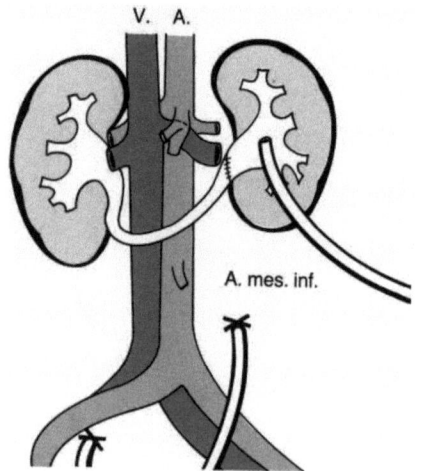

Abb. 8.13. Palliative Ureterotransversopyelostomie

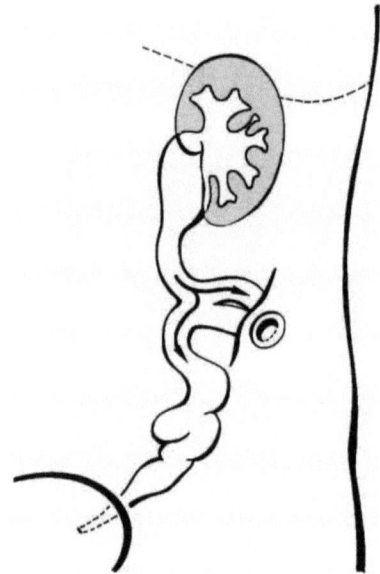

Abb. 8.14. Harnumleitung über eine Ringureterokutaneostomie bei primär obstruktivem Megaureter zur Engstellung des Harnleiters vor späterer Modelage

lung des Megaureters vor einer späteren Harnleitermodelage und -reimplantation erreicht werden (Abb. 8.14).

8.1.2 Chirurgische Eingriffe an Blase und Prostata

Zystektomie (ZE)

Indikation: *Radikale Zystoprostatektomie* bei invasivem Harnblasenkarzinom ohne extravesikale Tumorinfiltration oder Metastasierung (T1 G2 – T3 G3 NoMo).

Palliative Zystoprostatektomie bei fortgeschrittenem Harnblasenkarzinom wegen lokaler Symptomatik (Hämaturie, Strangurie, Harnstauung, Inkontinenz).

Eine *Blasenteilresektion* wird heute wegen der ungünstigen Spätergebnisse (Lokalrezidive) und des Risikos von Implantationsmetastasen nur noch in speziellen Fällen (distales, invasives Harnleiterkarzinom) durchgeführt.

Technik: Nach pelviner Lymphadenektomie (Fossa obturatoria, parailiakal) Darstellung und Absetzen beider Harnleiter, schrittweise Unterbindung und Durchtrennung der Blasengefäße beidseitig. Anschließend Absetzen der Harnröhre unterhalb des Colliculus seminalis und Präparation von Prostata und Samenblasen von der Rektumvorderwand. Bei weiblichen Patienten erfolgt gleichzeitig mit ZE eine Hysterektomie. Bei Befall der Urethra wird die Harnröhre mit exstirpiert. In gleicher Sitzung Anlage einer supravesikalen Harnableitung (im allgemeinen Ileum- oder Kolon-Conduit bzw. Ileumneoblase).

Komplikationen: Lymphozele, Lymphfistel, Wundinfektion, Anastomoseninsuffizienz, Impotenz.

Radikale Prostatektomie

Indikation: Lokalisiertes, nicht-metastasiertes Prostatakarzinom (pT1 – 3 No Mo). Die definitive Operationsindikation wird erst nach der laparoskopischen Lymphadenektomie oder in gleicher Sitzung durchgeführten pelvinen Staging-Lymphadenektomie (Schnellschnittuntersuchung) oder präoperativen, laparoskopischen Lymhadenektomie zum Ausschluß von regionären Lymphknotenmetastasen gestellt.

Technik: Erektionsprotektive Vesikuloprostatektomie durch Schonung des periprostatisch verlaufenden Gefäßnervenbündels (Nn. erigentes): Inzision der Blase im Bereich des Blasenauslasses, Durchtrennung des Blasenauslasses und Präparation der Samenblasen, Inzision der Denonviller-Faszie und Entwicklung der Prostata von der Rektumvorderwand, laterales Abschieben der periprostatischen Gefäßnervenbündel (nur falls kein Verdacht auf Infiltration!), mediale Inzision der prostatischen Harnröhre und Absetzen von Prostata und Samenblasen i. B. des Colliculus seminalis. Anschließend erfolgt die Zystourethroneostomie (Abb. 8.15).

Komplikationen: Inkontinenz (10 %), Impotentia coeundi (80 %), Lymphfistel, Lymphozele, Hämatom.

Prostataadenomektomie

Indikation: Großes Prostataadenom (> 70 g Adenomgewicht).

Technik: Transvesikaler, retropubischer oder perinealer Zugang, Inzision der Prostatakapsel und stumpfe Enuklea-

Abb. 8.15. Erektionsprotektive Vesikuloprostatektomie bei lokalisiertem Prostatakarzinom (T1–3, N0, M0). **a** Inzision des Blasenauslasses und Exploration von Samenblasen und -leitern. **b** Nach Abpräparation vom Rektum und periprostatischen Gefäßnervenstrang (Nn. erigentes) Absetzen der Prostata am Apex im Bereich des Colliculus seminalis. **c** Einengung des Blasenhalses und Zystoureterostomie, Sicherung der Anastomosen mit Ballonkatheter. (Modifiziert nach Kelami 1980)

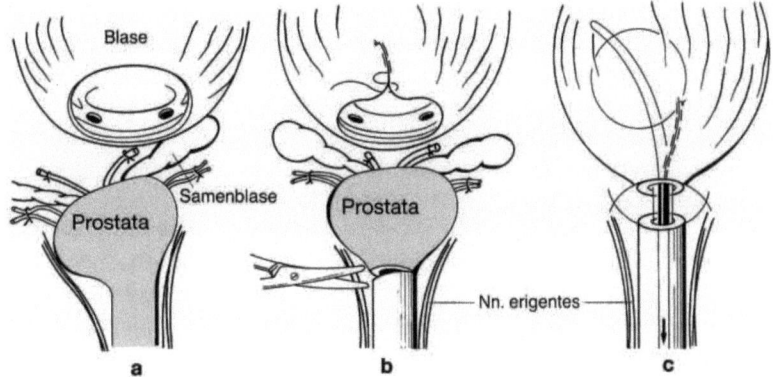

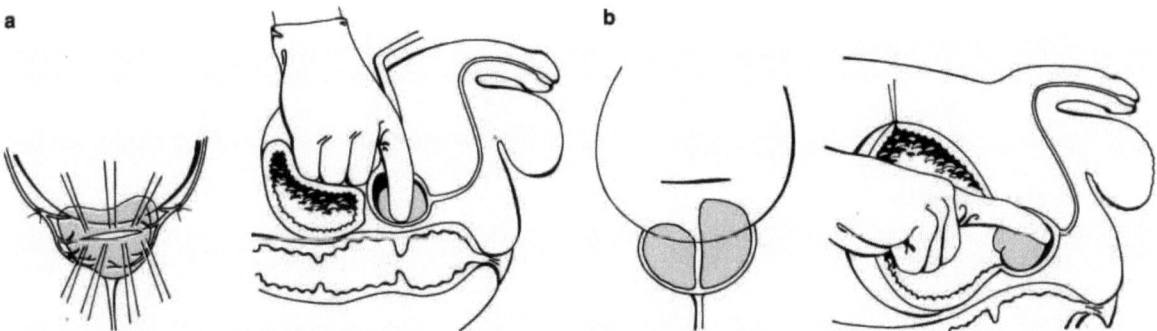

Abb. 8.16. Technik der Prostataadenomektomie. **a** Retropubisches Vorgehen nach Millin. **b** Transvesikale Enukleation nach Harris

tion des Adenoms. Blutstillende Nähte im Bereich der Prostataloge, Adaptationsnaht am Blasenauslaß (Abb. 8.16).

Komplikationen: Inkontinenz, Nachblutung, Epididymitis.

8.1.3 Chirurgische Eingriffe an Harnröhre und Penis

Harnröhrensuspensionsplastik
Indikation: Streßinkontinenz Grad 2 und 3 der Frau, nach Ausschluß einer neurogenen Blasenentleerungsstörung durch Urodynamik, gynäkologischer Abklärung (evtl. Hysterektomie bei Descensus uteri bzw. vordere Scheidenplastik) und Ausschluß anderer Inkontinenzformen (s. Kapitel 3).

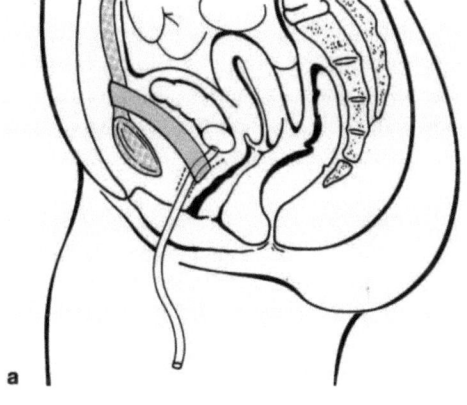

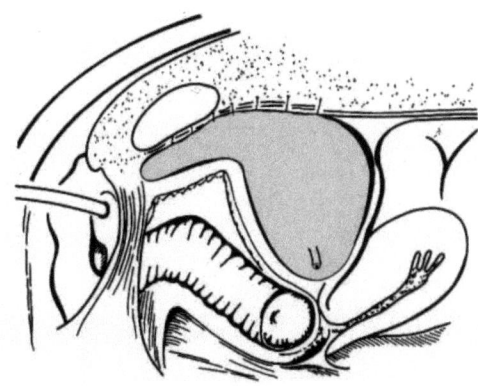

Abb. 8.17. Operative Therapie der Streßinkontinenz. **a** Suspension der Harnröhre durch periurethrale Zügelnähte nach Stamey oder Schlingenoperation (Zoedler-Band). Fixation von Zügelnaht bzw. -band an der Rektumfaszie.
b Suspension der Harnröhre durch Pexie von Blasenauslaß und proximaler Urethra am Periost der Symphyse (Marshall-Marchetti) bzw. Cooper'schen Band (Burch).

Technik: Prinzip jeder Suspensionsplastik ist die Wiederherstellung des Winkels zwischen Blasenboden und Harnröhre. Im wesentlichen kann man zwischen einer transvaginalen Harnröhrensuspension durch periurethrale, dacronverstärkte Zügelnähte (nach Stamey), Schlingenoperationen im Blasenboden und hintere Harnröhre (Zoedler-Band) und transabdominaler Pexie des Blasenbodens und der proximalen Harnröhre (Marshall-Marchetti bzw. Burch) unterscheiden (Abb. 8.17).

Als letzte Möglichkeit, insbesondere auch bei der Streßinkontinenz Grad III des Mannes (nach TUR der Prostata), verbleiben die alloplastische, hydraulische Sphinkterprothese (nach Scott).

Komplikationen: Überkorrektur mit Blasenentleerungsstörung (Pollakisurie, Urge-Inkontinenz, Restharn), Rezidivinkontinenz, Wundinfektion, Fremdkörperreaktion.

Harnröhrenrekonstruktion

Indikation: Hypo-, Epispadie, Harnröhrenverletzung (-ruptur), hochgradige rezidivierende Harnröhrenstriktur.

Technik: Hauptproblem der Harnröhrenrekonstruktion sind die Überbrückung des urethralen Defektes durch Bildung einer Neourethra und die Verlagerung eines falsch mündenden Meatus (meatale Rekonstruktion).

Für den Neuaufbau der Harnröhre haben sich die **Meshgraft-Plastik** (perineale Spalthauttransplantation mit sekundärer Bildung einer Neourethra) und die präputiale Verschiebelappenplastik (**Neourethra aus gestieltem Lappen des inneren Präputialblattes**) bewährt.

Bei der meatalen Rekonstruktion wird die Methode des versenkten Epithelstreifens (nach Denis-Brown) zunehmend durch die Präputiallappenplastik mit glandulärer Tunnelung (Horton-Devine) ersetzt (Abb. 8.18). Kinder mit pathologischen Harnröhrenmündungen sollten daher nicht zirkumzidiert werden (Verlust plastischen Hautmaterials!). Wesentlich für eine erfolgreiche Therapie der Hypospadie ist dabei die vollständige Resektion der Chorda an der Ventralseite des Penis.

Komplikationen: Urinfistel (20–40%), Harnröhrenstenose, schlechtes kosmetisches Ergebnis.

Penisprothesenimplantation

Indikation: Die Indikation zur Implantation einer Penisprothese sollte sehr eng in Zusammenarbeit mit dem Psychiater gestellt werden. Die Ursachen einer erektilen Impotenz (Tab. 8.3) können dabei verschiedenartig sein, wobei psychogene und altersbedingte Impotenz nur in seltenen Fällen eine Indikation zur Operation darstellen.

Technik: Man kann zwischen hydraulischen, temporär rigiden (Scott) und knickbaren, permanent rigiden Prothesen unterscheiden. Sie werden in das vorher dilatierte Corpus cavernosum implantiert.

Komplikationen: Infektion (4%), mechanischer Defekt der Hydraulik (12%), Perforation der rigiden Prothese (1%).

Tabelle 8.3. Ursachen der erektilen Impotenz. (Nach Kelami 1980)

Lokal	Induratio penis plastica, Priapismus
Traumatisch	Harnröhrenabriß, Beckennerven-, Rückenmarksläsion
Operativ	Radikale Prostatektomie, Zystektomie, Lymphadenektomie, Rektamputation
Endokrin	Primärer Hypogonadismus
Vaskulär	Arteriosklerose, diabetische Mikroangiopathie
Neurogen	Multiple Sklerose, Meningomyelozele
Medikamentös	Östrogene, Opiumderivate, Antihypertensiva (reversibel)
Psychogen	Ejaculatio praecox
Altersbedingt	Climacterium virile

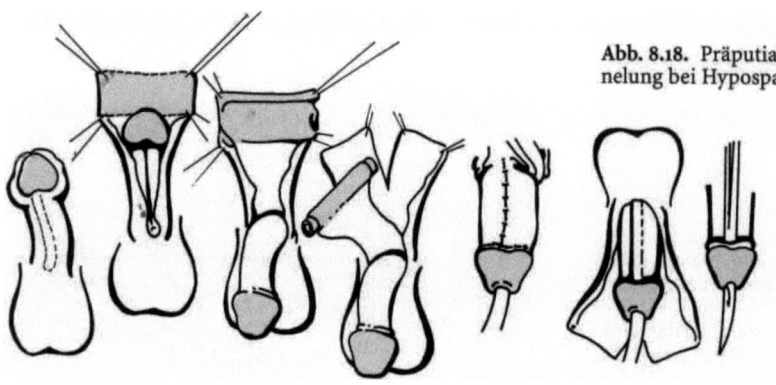

Abb. 8.18. Präputiallappenplastik mit transglandulärer Tunnelung bei Hypospadie (nach Horton/Devine). Umschneidung von Glans und Meatus, vollständiges Abtragen der penilen Chorda; Darstellung beider Präputialblätter und Bildung der Neourethra aus dem inneren Blatt als gestieltes Transplantat; transglanduläre Tunnelung und Durchzug des Präputiallappens; Anastomosierung der Neourethra mit der Harnröhre und Bildung des Meatus, Decken der Anastomose durch Schwenklappen des äußeren Präputialblattes

Weitere chirurgische Eingriffe am Penis sind die Zirkumzision bei einer Phimose, Penis(teil)amputation bzw. totale Emaskulinisation mit perinealer Urethrostomie beim Peniskarzinom, der glandokavernöse Shunt bei Priapismus und die laterale Penisaufrichtung (nach Nesbit) bei Penisdeviation.

8.1.4 Chirurgische Eingriffe am Hoden

Orchidopexie
Indikation: Maldeszensus des Hodens vor der Pubertät nach erfolgloser Hormonbehandlung (LH-RH, HCG).

Technik: Inguinale Präparation des Hodens, Lösen der Kremasterfasern (Funikolyse), Verschluß des Processus vaginalis, Pexie des Hodens in einer subkutanen Tasche des Skrotums.

Komplikationen: Zirkulationsstörungen bei zu kurzem Samenstrang mit Hodenatrophie.

Epididymo(vaso)vasostomie
Indikation: Kanalikuläre Obstruktion mit Infertilität, Reanastomosierung nach Vasotomie. Hormonstatus, Spermiogramm, Carnitin im Sperma (erniedrigt) und evtl. eine Hodenbiopsie sind vor der Operation erforderlich.

Technik: Mikrochirurgische Anastomose, Splinten des Ductus deferens mit resorbierbarem Catgutfaden.

Komplikationen: Rezidivstriktur, -obstruktion.

Weitere Eingriffe am Hoden sind die Semicastratio bei Hodentumor, Kryptorchismus, nekrotischem Hoden nach Torsion, Skrotalabszeß, die plastische Orchiektomie beim fortgeschrittenen Prostatakarzinom, die Implantation von Hodenprothesen, Nebenhodenresektion bei chronischer Epididymitis, Hydrozelenoperationen (nach Winkelmann, Lord) und die hohe Unterbindung der V. spermatica bei der Varikozele.

Alternativ kann die Varikozele sklerosiert werden. In Lokalanästhesie wird eine Vene des Plexus Pampiniformis freipräpariert und in Air-Bloc-Technik sklerosiert.

8.2 Endourologische Techniken

8.2.1 Endoskopische Eingriffe an Niere und Harnleiter

Perkutane Nephrolithotomie (PCN)
Indikation: Nierenbecken-, -kelchstein, partieller und kompletter Ausgußstein (in Kombination mit der extrakorporalen Stoßwellenlithotripsie).

Technik: Man unterscheidet die drei Arbeitsschritte Punktion, Dilatation und Steinmanipulation (Abb. 8.19).

Punktion des geeigneten (meist unteren) Kelches nach vorangegangener retrograder Ballonblockade des Harnleiters. Die Punktion erfolgt zunächst mit der Feinnadel bei kombiniert sonographischer und röntgenologischer Kontrolle, wobei das Hohlsystem der geblockten Niere mittels Kontrastmittelfüllung über den Ballonureterenkatheter dilatiert wird. Bei erfolgreicher Punktion wird nach Inzision von Haut und Muskelfaszie eine größere Nadel über die Feinnadel geschoben und ein Führungsdraht (Seldinger, Lunderquist) in das Nierenbecken eingeführt.

Dilatation des Punktionskanals über den Führungsdraht zunächst mit Teflon- oder Metallbougies (Charr 8–10). Nach Einführen eines zweiten Sicherungsdrahtes (Seldinger) wird der Kanal mittels Metallteleskopbougies (nach Alken) bis Charr 24 dilatiert und der Pyeloskopschaft über den letzten Bougie geschoben.

Steinmanipulationen erfolgen über ein Pyeloskop mit Winkeloptik und geradem Arbeitskanal bei Niederdruckirrigation (Marberger). Kleinere Konkremente können mit geeigneten Faßzangen extrahiert werden, größere Steine werden mittels Ultraschallbohrsonde desintegriert (Preßlufthammerprinzip) und der Steinstaub gleichzeitig abgesaugt. Verbleibende Steinfragmente lassen sich danach einfach mit dem Ellik-Evakuator aus der Niere spülen. Bei Ausgußsteinen sind meist zwei oder drei Arbeitskanäle erforderlich (besser Kombinationsbehandlung mit ESWL).

Tabelle 8.4. Komplikationen bei 600 perkutanen Nephrolithotomien (Urologische Klinik, Katharinenhospital Stuttgart)

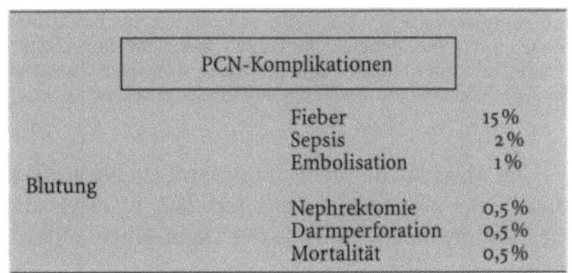

PCN-Komplikationen		
Blutung	Fieber	15%
	Sepsis	2%
	Embolisation	1%
	Nephrektomie	0,5%
	Darmperforation	0,5%
	Mortalität	0,5%

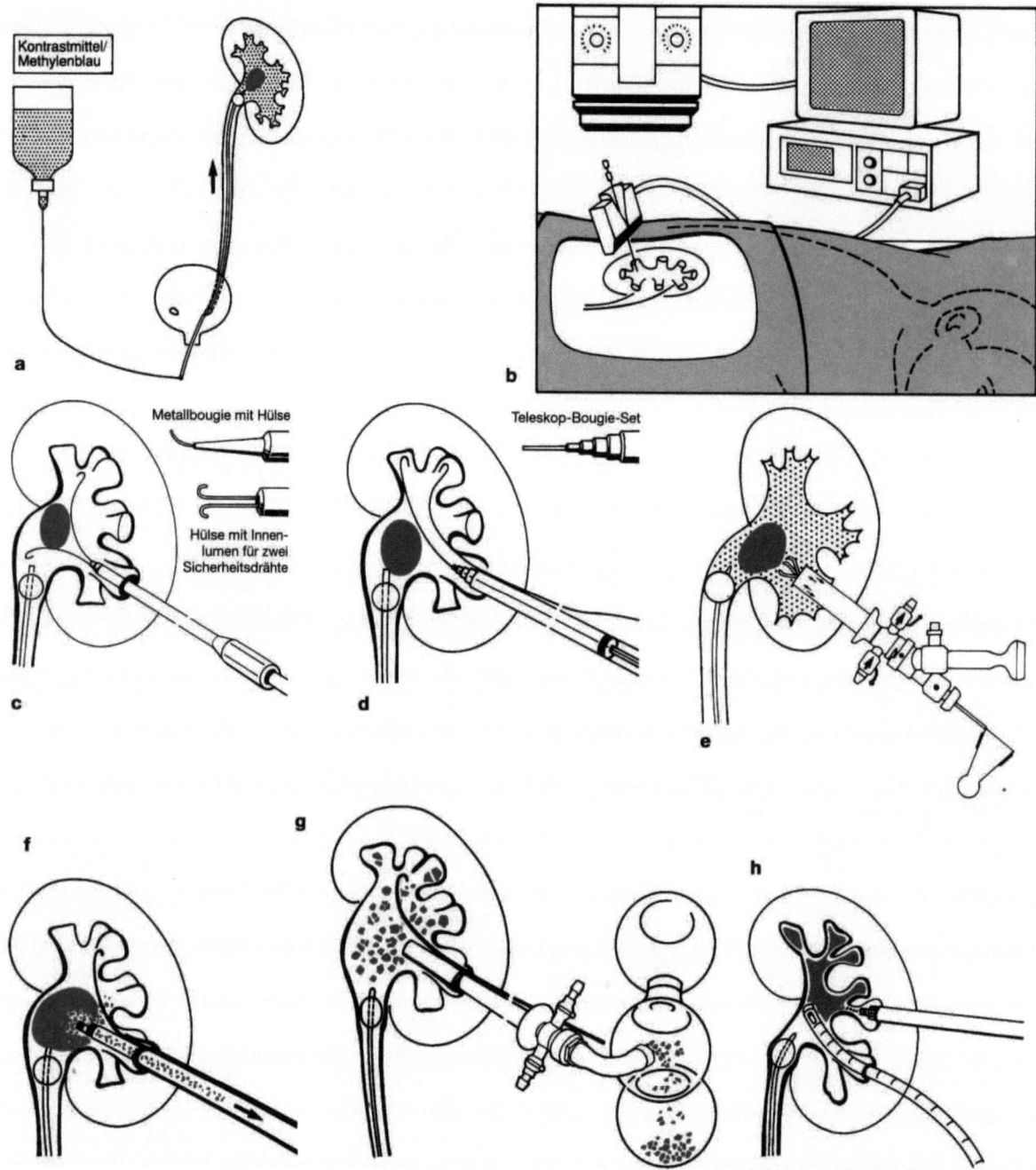

Abb. 8.19. Technik der perkutanen Nephrolithotomie (PCN). **a** Retrograde Füllung des Hohlsystems der Niere mit Kontrastmittel-Methylenblaugemisch unter Blockung des Harnleiterabganges mit Ballonureterenkatheter. **b** Feinnadelpunktion der geeigneten Kelchgruppe unter kombinierter sonographischer und röntgenologischer Kontrolle. **c** Dilatation des Punktionskanals mit Teflonbougies, Einführen eines zweiten Sicherheitsdrahtes über Metallbougie mit Hülse. **d** Weitere Dilatation des Arbeitskanals mit Metallteleskopbougieset (Charr 12–24). **e** Steinmanipulation über Pyeloskop mit Winkeloptik bei Niederdruckirrigation. **f** Desintegration größerer Konkremente mit Ultraschallbohrsonde unter Absaugen der Steinfragmente. **g** Ausspülen verbleibender größerer Fragmente mit dem Ellik-Evakuator. **h** Bei Ausgußsteinen sind meist zwei oder drei Arbeitskanäle erforderlich (oder kombinierte Behandlung mit der ESWL!). Nach Abschluß der Behandlung Einlage eines Nephrostomiekatheters

Nach Abschluß der Behandlung wird ein Nephrostomiekatheter eingelegt, der 2–3 Tage lang belassen und nach röntgenologisch gesicherter Steinfreiheit entfernt wird.

Komplikationen: (Tab. 8.4): Blutung (peri-, intrarenal), Perforation des Nierenbeckens, A-V-Fistel, Dünn- und Dickdarmperforation, Pneumothorax (Punktion der oberen Kelchgruppe).

Mit dieser perkutanen Technik lassen sich auch *weitere Behandlungen an der Niere* durchführen, wie die **perkutane Pyeloplastik** bei Harnleiterabgangsstenosen (Ureterotomia intubata) oder die **Elektroresektion** bzw. **Laserkoagulation (Neodym-YAG)** von **Nierenbeckentumoren** in Einzelnieren.

Ureterorenoskopie (URS)

Indikation: Harnleitersteine, Ausräumen von Steinstraßen nach ESWL, Diagnostik und Therapie von Harnleitertumoren, Dilatation von Harnleiterstrikturen.

Technik: Es besteht die Möglichkeit der *retrograden* (vor allem distaler Harnleiter) und *antegraden* (oberer und mittlerer Harnleiter) Ureterorenoskopie.

Retrograde URS (Abb. 8.20): Nach orientierender Zystoskopie Einführen eines Seldinger-Drahtes in das Ostium, eventuell Dilatation des intramuralen Harnleiters mittels drahtgeführter Metallolivenbougies (Charr 7–13). Anschließend Sondierung des Harnleiters mit dem Ureterenkatheter, Entfernen des Führungsdrahtes und Einführen des Ureterorenoskops (0°-Optik).

Antegrade URS: Punktion und Einführen des Pyeloskopschaftes wie bei der perkutanen Nephrolithotomie. Anschließend wird der Harnleiter mit einem Ureterenkatheter sondiert und das Ureterorenoskop über den Pyeloskopschaft in den Harnleiter eingeführt.

Kleinere Harnleitersteine können mittels Faßzangen, Dormia-Korb oder Steinschlinge primär extrahiert werden. Größere Steine lassen sich intraureteral unter ureterorenoskopischer Sicht desintegrieren (Laserlithotripsie, elektrohydraulisch, Ultraschall).

Postoperativ wird der Harnleiter im allgemeinen für 2–3 Tage geschient.

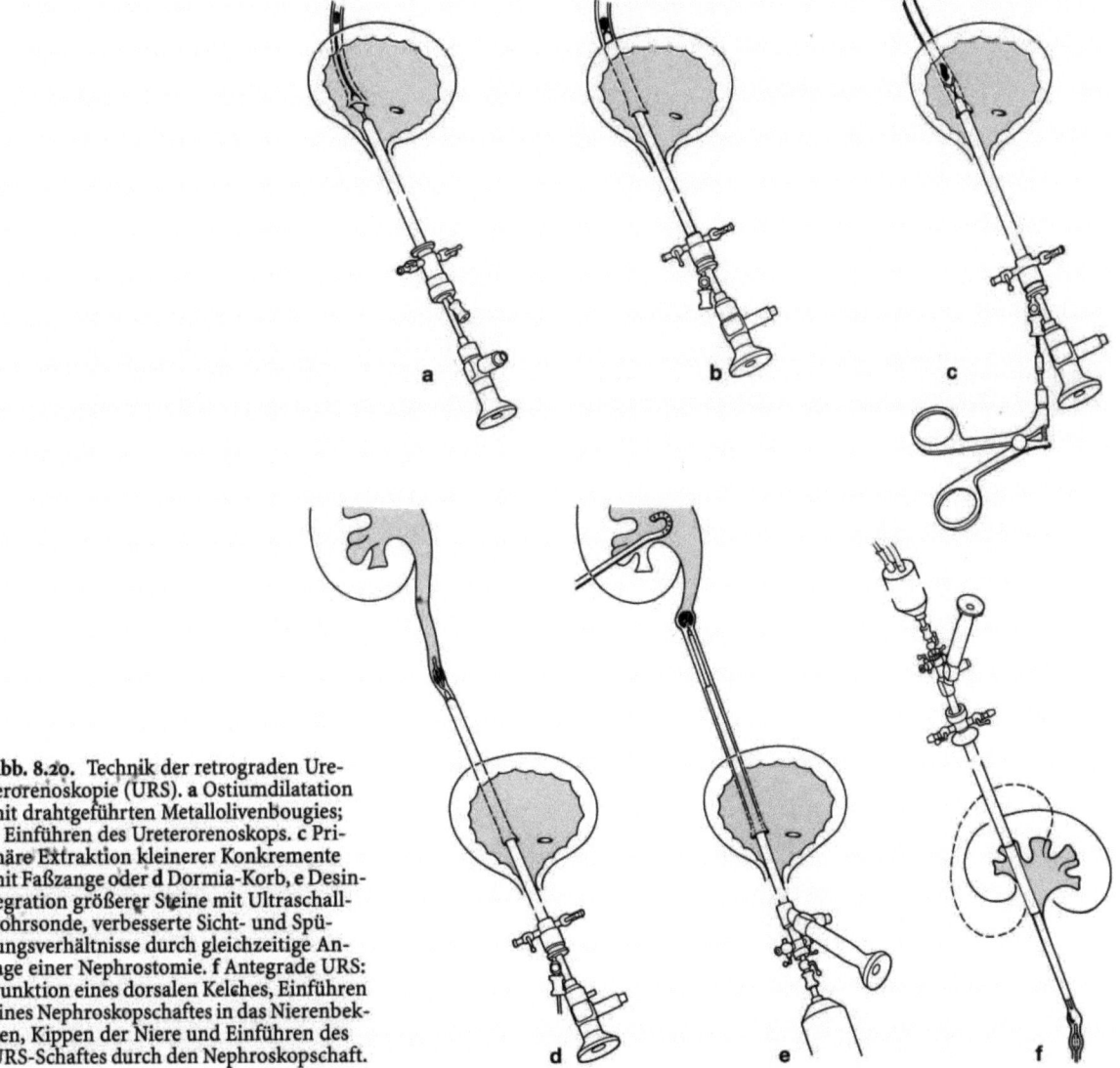

Abb. 8.20. Technik der retrograden Ureterorenoskopie (URS). **a** Ostiumdilatation mit drahtgeführten Metallolivenbougies; **b** Einführen des Ureterorenoskops. **c** Primäre Extraktion kleinerer Konkremente mit Faßzange oder **d** Dormia-Korb, **e** Desintegration größerer Steine mit Ultraschallbohrsonde, verbesserte Sicht- und Spülungsverhältnisse durch gleichzeitige Anlage einer Nephrostomie. **f** Antegrade URS: Punktion eines dorsalen Kelches, Einführen eines Nephroskopschaftes in das Nierenbecken, Kippen der Niere und Einführen des URS-Schaftes durch den Nephroskopschaft.

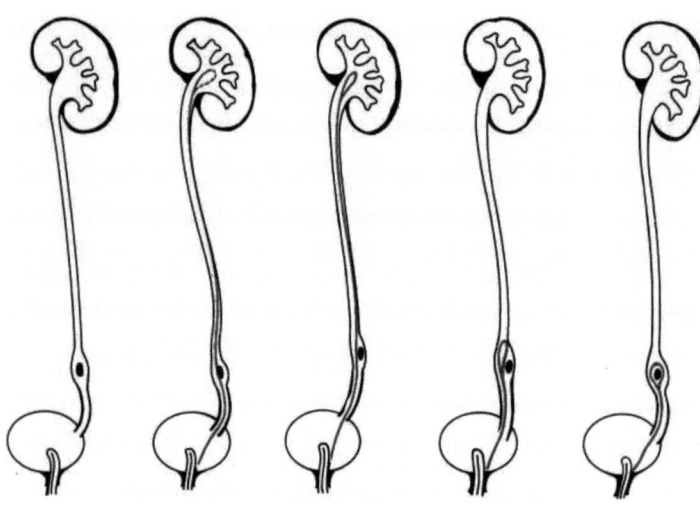

Abb. 8.21. Technik der Zeiss-Schlinge bei prävesikalem Harnleiterstein

Kontinenzerhaltend	Supravesikale Harnableitung
Ureterkatheter (Double J. Gibbons, PVC, Pigtail)	Nephrostomie perkutan; operativ
Ureteroureterostomie	Ureterokutaneostomie/TUUC
Ureterozystoneostomie	Ureterosigmoideostomie (HDI)
	Ileum (Kolon)-Conduit
	Ureterotransversopyelostomie

Tabelle 8.5. Therapieformen bei Harnstauung und Urämie

Komplikationen: Harnleiterperforation (meist keine operative Therapie erforderlich; Harnleiterschiene), Harnleiterabriß, -stenose, vesikoureteraler Reflux.

Weitere endoskopische Eingriffe am Harnleiter sind das Anlegen einer **Zeiss-Schlinge** zur Extraktion prävesikaler Harnleitersteine (Abb. 8.21) und die Plazierung einer **inneren Harnleiterschiene (Double J-Katheter)** bei entzündlicher, traumatischer (iatrogener) und tumorbedingter Stenosierung des Ureters mit Harnstauung (Tab. 8.5).

8.2.2 Endoskopische Eingriffe an Blase, Prostata und Harnröhre

Transurethrale Resektion (TUR)

Indikation: Blasentumoren (diagnostisch, kurativ, palliativ), Prostataadenom, -karzinom (palliativ), chronische Prostatitis, Harnröhrentumoren, Prostataabszeß.

Technik: Nach orientierender Urethrozystoskopie wird das Resektoskop eingeführt (Gleitmittel zur Strikturprophylaxe). Die Gewebsabtragung erfolgt durch eine Resektionsschlinge mit kontinuierlichem Hochfrequenzstrom, zur Koagulation blutender Gefäße wird Funkenstreckenstrom (impulsförmiger Hochfrequenzstrom) verwendet. Als Spülflüssigkeit dient eine Sorbit-Mannit-Lösung (Purisole®) mit geschlossenem Spülsystem (bei PCN und URS 0,9 % NaCl-Lösung).

Harnblasenkarzinome werden in getrennten Portionen für Tumor, Tumorgrund und -ränder abgetragen, um die Invasivität des Tumors und die Radikalität der Resektion zu ermitteln.

Prostataadenome werden vergleichsweise der chirurgischen Enukleation unter Belassung der Prostatakapsel (Blutungsgefahr) ausgeschält, die Prostataresektionsspäne werden über den Resektionsschaft abgesaugt.

Komplikationen: Blasenperforation, Stenosierung des Ostiums, vesikoureteraler Reflux (TUR der Blase), massive Blutung, Inkontinenz, TUR-Syndrom (Einschwemmung von Spülflüssigkeit – Hypervolämie, Hyponatriämie, Lungenödem, Schock), Harnröhrenstriktur (TUR der Prostata).

Obwohl die transurethrale Resektion der Prostata bei indikationsgerechtem Einsatz gute Ergebnisse erbringt, wurde nach schonenderen Therapieverfahren gesucht, die vor allem blutungsarm und nebenwirkungsarm die Obstruktion des Blasenauslaß beseitigen.

Alternative Therapieformen zur Behandlung des Prostatadenoms unter Einsatz von Laserenergie:

Transurethrale ultraschallgesteuerte laserinduzierte Prostatektomie (TULIP): Beim TULIP-System handelt es sich um die Kombination eines Real-Time-Ultraschalltransducers mit einem Nd:YAG Laserleitsystem innerhalb eines transurethralen Arbeitsschaftes. Unter Kontrolle des transurethralen Ultraschallbildes wird die Laserenergie kontinuierlich über die Länge der prostatischen Harnröhre auf das hyperplastische Prostatagewebe appliziert und so eine Koagulationsnekrose induziert, die bewirkt, daß das nekrotisch werdende BPH-Gewebe innerhalb 4–6-Wochen praktisch blutungsfrei mit dem Urin ausgeschieden wird. Postoperativ ist eine Verschlechterung der Miktion möglich, so daß ein suprapubischer Katheter bis zum Eintritt einer ausreichenden Spontanmiktion eingelegt werden muß.

Visuelle laserassistierte Prostatektomie unter Sichtkontrolle (VILAP): Dieses Verfahren beruht auf dem gleichen Prinzip wie die TULIP. Allerdings wird hier unter endoskopischer Sicht eine Laserfaser eingesetzt, die den Laserstrahl über ein Mikroprisma in einem Winkel von 90° in das BPH-Gewebe abstrahlt.

Interstitielle Laserkoagulation (ILK): Im Gegensatz zu den vorbeschriebenen Methoden wird bei der ILK der Lichtleiter in das Prostatagewebe eingebracht, entweder transurethral (TILK) oder perineal (PILK). Als Vorteil dieser Methode gegenüber anderen Verfahren der Laserapplikation wird der Erhalt der Urethra und die Möglichkeit der Koagulation größerer Prostata-Voluminae angeführt.

Andere Energieformen
Transurethrale Mikrowellenthermotherapie (TUMT): Die durch eine transurethral oder transanal eingeführte Mikrowellenantenne applizierte Energie induziert eine Koagulationsnekrose, wenn intraprostatisch Temperaturen über 45°C erreicht werden. Da hierbei in der Nähe der Antenne Temperaturen um 70°C erforderlich sind, ist die Kühlung der Sonde unerläßlich, insbesondere bei transrectaler Applikation.

Fokussierter Ultraschall (FUS): Werden Ultraschallwellen mit hoher Energie in einem kleinen Brennpunkt fokussiert, so lassen sich Temperaturen bis zu 100°C erreichen. Zur FUS-Behandlung wird ein 4 MHz-Ultraschallkopf eingesetzt, der aus einem piezokeramischen Element aufgebaut ist und sowohl die konventionelle 4 MHz Diagnostik wie auch den therapeutischen FUS ermöglicht. Mit der transrectal eingeführten Sonde wird zunächst die Ausdehnung der Prostata erfaßt und in einem Rechner gespeichert. Anschließend wird der Fokus rechnergesteuert in der Prostata plaziert.

Allen alternativen Behandlungsverfahren ist gemeinsam, daß sie im Vergleich zur TUR P eine deutlich niedrigere Morbidität besitzen. Dieser Vorteil muß allerdings mit dem Nachteil erkauft werden, daß der Therapieerfolg protrahiert nach Wochen oder Monaten eintritt und der Patient solange einen suprapubischen Katheter benötigt. Des weiteren beschränkt sich die Anwendung auf Prostatae mit einem Volumen bis etwa 50 ml. Ein weiterer Nachteil ist die fehlende histologische Beurteilung des behandelten Adenomgewebes. Auch läßt sich bislang die Dauer des Behandlungserfolges nicht konkret bestimmen. Somit finden diese Behandlungsverfahren in erster Linie beim Risikopatienten ihre Anwendung.

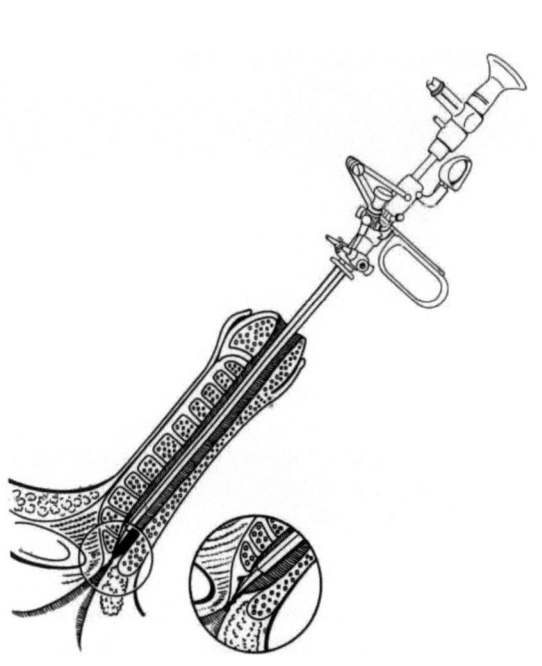

Abb. 8.22. Sichturethrotomie nach Sachse

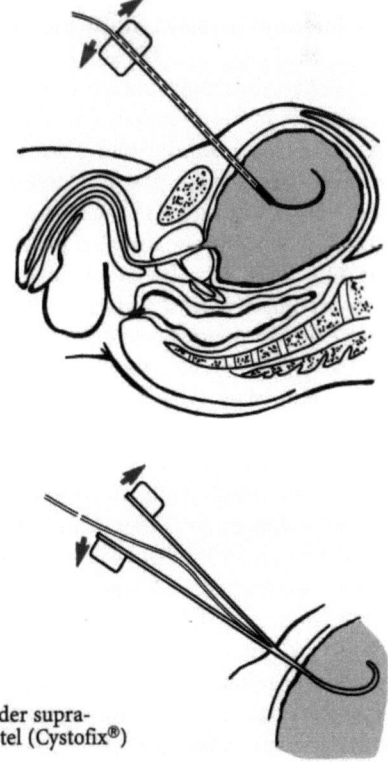

Abb. 8.23. Technik der suprapubischen Blasenfistel (Cystofix®)

Weitere endoskopische Eingriffe sind die **Lithotripsie** (mechanisch, elektrohydraulisch, Ultraschall, Laser) und **Extraktion** von Blasensteinen bzw. Fremdkörpern, die **Inzision** kleinerer Blasendivertikel oder Ureterozelen sowie die Inzision von Blasenhalsstenosen und Harnröhrenstrikturen (Sichturethrotomie nach Sachse, Abb. 8.22).

Eine einfache und wichtige Methode der passageren Harnableitung bei Blasenentleerungsstörungen (obstruktiv, neurogen) stellt die **suprapubische Blasenfistel** (Cystofix®, Abb. 8.23) dar. Sie sollte in den meisten Fällen einem transurethralen Dauerkatheter vorgezogen werden, um Harnröhrenstrikturen und Harnwegsinfektionen vorzubeugen.

8.3 Uroradiologische Verfahren

8.3.1 Perkutane Nephrostomie

Indikation: Palliative Harnableitung bei tumorbedingter Harnstauung und Urämie (Tab. 8.5), passagere supravesikale Harnableitung bei steinbedingter Harnstauung mit drohender Urosepsis bzw. Pyonephrose (Uratverstopfung, Harnleiterstein, Steinstraße nach ESWL, adjuvant zur URS), bei entzündlichen oder traumatischen Ureterstenosen und Harnleiter- bzw. Blasenfisteln.

Technik: Feinnadelpunktion der unteren Kelchgruppe unter sonographisch-radiologischer Kontrolle in Lokalanästhesie, Inzision von Haut und Muskelfaszie und Vorschieben der größeren Punktionsnadel, Einführen eines Führungsdrahtes (Seldinger, Lunderquist) und Bougierung des Punktionskanals mit Teflonbougies, anschließend Plazierung des Nephrostomiekatheters (Pigtail, Abb. 8.24).

Komplikationen: Verletzung angrenzender Organe (Kolon, Milz, Leber; bei sonographischer Kontrolle selten), Blutung, A-V-Fistel, Dislokation, Katheterokklusion.

Über eine perkutane Nephrostomie kann eine palliative Harnleiterokklusion bei inoperablen Blasen- und Harnleiterfisteln durchgeführt werden. Problematisch ist dabei die Migration des okkludierenden Materials mit einer Rekanalisation des Harnleiters.

8.4 Minimal-invasive Chirurgie in der Urologie

Seit in der Abdominalchirurgie laparoskopische Operationen als minimal invasive Verfahren eingesetzt werden, um durch Minimierung des operativen Traumas eine Verkürzung der postoperativen Phase und schnellere Mobilisierung der Patienten zu erreichen, wird versucht, diese Vorteile auch bei urologischen Eingriffen zu nutzen. In der Abdominalchirurgie handelt es sich hierbei überwiegend um echte laparoskopische Eingriffe an intraperitonealen Organen, wogegen auf urologischem Fachgebiet die Eingriffe überwiegend an extraperitonealen Organen durchgeführt werden, die durch einen transperitonealen Zugang erreicht werden müssen. Dies hat zur Folge, daß, um das operative Trauma zu minimieren, aus einem ursprünglich extraperitonealen Eingriff eine transperitoneale Operation wird. Um dieser Problematik zu entgehen, wurden Verfahren entwickelt, um laparoskopische Techniken extraperitoneal, z. B. lumboskopisch, nach stumpfer Ballondissektion des Retroperitoneums einzusetzen. Es gilt im Einzelfall kritisch zu prüfen, ob das minimal invasive Verfahren wirklich mit einer Minderbelastung des Patienten einhergeht.

> **Übersicht: Laparoskopische Eingriffe in der Urologie**
> Pelvine Lymphadenektomie
> Nephrektomie
> Nephroureterektomie
> Tumornephrektomie
> Adrenalektomie
> Retroperitoneale Lymphadenektomie
> Ligatur der V. Spermatika (Varikozele)
> Diagnostik und Therapie bei Kryptorchismus

Vorbereitung des Patienten: Die Patienten werden wie zu einem transperitonalen Eingriff vorbereitet, d. h. am Vortag abgeführt. Vor Anlage des Pneumoperitoneums in Intubationsnarkose erhalten sie einen Blasenkatheter und eine Magensonde.

Geräteausrüstung: Zur Herstellung des Pneumoperitoneums wird ein High-Flow-CO_2-Insufflator eingesetzt, mit dem sich der intraabdominelle Druck auf 10–12 mm Hg einjustieren läßt. Die Video-Einheit besteht aus einer lichtstarken Xenon-Kaltlichtquelle, einer

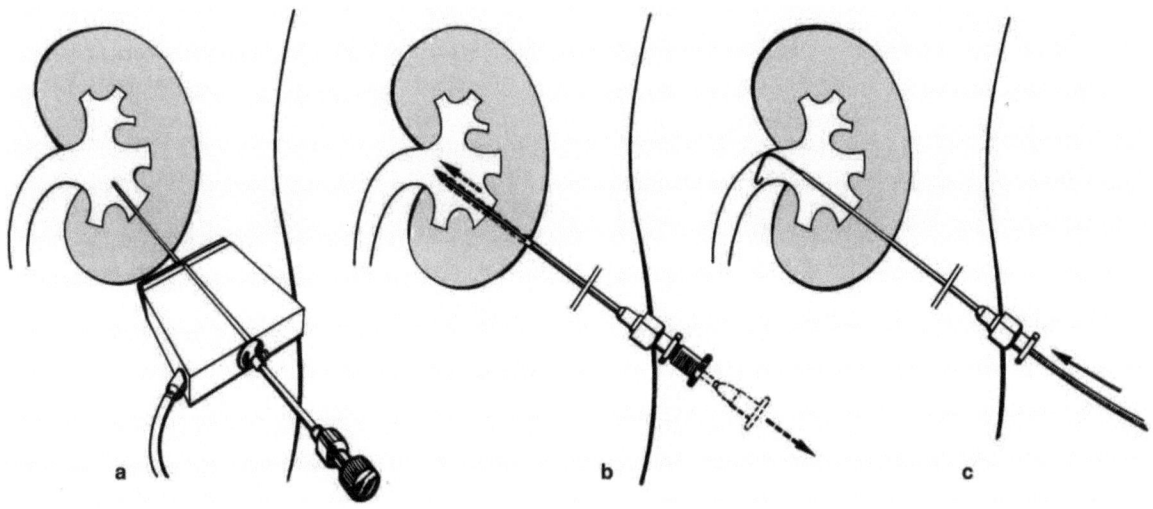

Abb. 8.24. Technik der perkutanen Nephrostomie.
(Modifiziert nach Marx 1981)
a Feinnadelpunktion des gestauten Hohlsystems unter sonographischer Kontrolle. **b** Nach Kontrastmittelfüllung Schieben der Hohlnadel über die Feinnadel in das Nierenbecken. **c** Einführung des Seldinger-Drahtes mit gebogener Spitze. **d** Dilatation des Punktionskanals mittels drahtgeführtem Metallbougie-Set (Dilatator + Hülse). **e** Plazierung des Nephrostomiekatheters. **f** Röntgenologische Kontrolle der korrekten Lage des Pigtail-Katheters

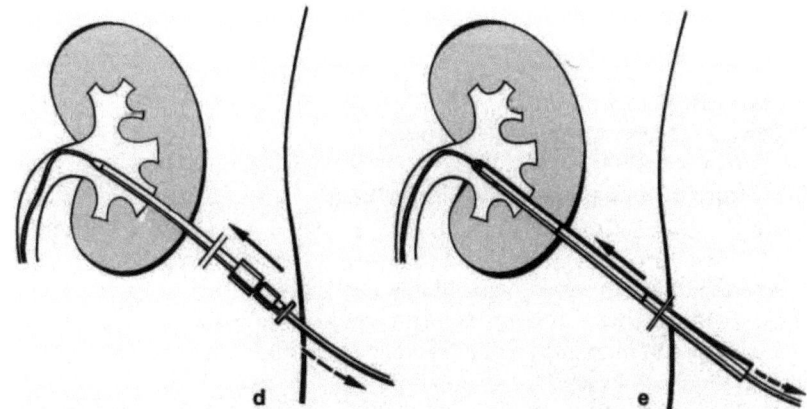

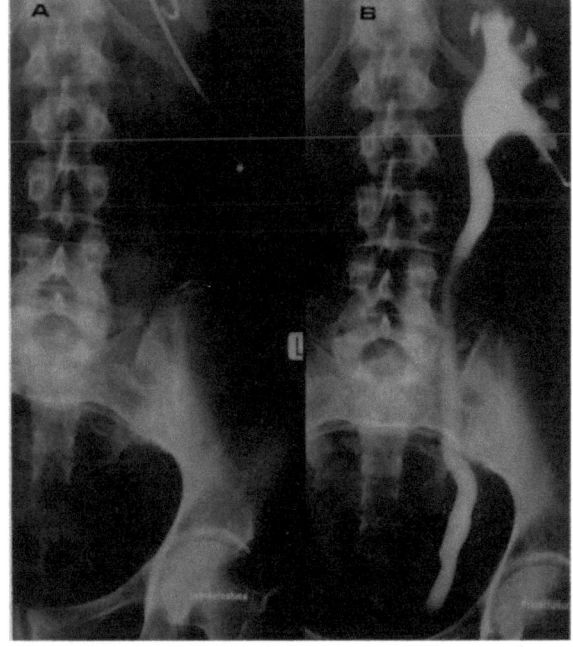

Endo-Kamera mit automatischer Farbabstufung und zwei Bildschirmen sowie der Möglichkeit zum Video-Mitschnitt. Eine 30° Optik ermöglicht im Vergleich zur 0° Optik eine bessere Übersicht. Mit einer Spül-Saug-Sonde lassen sich Blutungen zur Versorgung exakt darstellen. Ein standardmäßiger HF-Generator mit Fußschalter dient der Elektrokoagulation und Incision und wird mit der Endoschere konnektiert.

Zur Anlage des Pneumoperitoneums wird grundsätzlich die Verres-Nadel mit Punktionsschutz verwendet, um das Risiko punktionsbedingter Verletzungen zu minimieren.

Zur Präparation werden der Endo-Dissektor und die Endoschere mit angeschlossenem HF-Strom eingesetzt. Zum Verschluß von isolierten Gefäßen dienen Mehrfach-Clip-Applikatoren. Zum Absetzen größerer Strukturen, z.B. des Nierenstiels, werden endoskopische Klammernahtgeräte verwendet.

Lagerung des Patienten: Bei laparoskopischen Eingriffen im kleinen Becken wird der Patient in Rückenlage Kopf tief gelagert. Eingriffe im oberen Retroperitoneum erfolgen in Seitenlage.

Laparoskopische Varikozelektomie

Sie ist indiziert, wenn Sklerosierungsverfahren nicht durchführbar sind oder versagt haben. Nach Anlage des Pneumoperitoneums wird der Samenstrang proximal des inneren Leistenrings identifiziert. Nach Incision des Peritoneums werden die Testikularvenen identifiziert, präpariert und zwischen zwei Clips ein jeweils etwa 0,5 cm langes Venensegment reseziert. Die Arterie ist üblicherweise an ihren Pulsationen erkennbar und läßt sich schonen.

Laparoskopische pelvine Lymphadenektomie

Die Indikation ergibt sich vor allem zum Lymphknoten-Staging vor radikaler Prostatektomie, insbesondere dann, wenn hohe PSA-Werte eine lymphogene Metastasierung erwarten lassen und so die radikale Prostatektomie nicht indiziert ist. Nach Anlage von üblicherweise 4 Ports wird der innere Leistenring identifiziert und das Peritoneum lateral des Lig. Umbilikale incidiert. Der durchtrennte, nach medial gehaltene Samenleiter dient als Leitstruktur. Die Lymphknoten werden nun vom inneren Leistenring entlang der A. Iliaca Externa bis zum Abgang der A. Iliaca Interna und aus der Fossa Obturatoria reseziert. Kreuzende Lymphbahnen werden mit Endoclips versorgt. Das Präparat wird dann entweder mit Hilfe eines Organbeutels in toto über den größten Trokar oder in Einzelteilen mit einer Präparatezange geborgen.

Laparoskopische Nephrektomie

Dieses Verfahren bietet sich vor allem bei kleinen Schrumpfnieren an, wenn das operative Trauma minimiert werden soll. In Seitenlagerung wird die Niere bis auf den Gefäßstiel freipräpariert; der Gefäßstiel selbst wird mit dem endoskopischen Klammernahtgerät abgesetzt.

8.5 Physikalisch-urologische Methoden

8.5.1 Extrakorporale Stoßwellenlithotripsie (ESWL)

Indikation: Berührungsfreie Behandlung von Nierenbecken-, -kelchsteinen, hohen Harnleitersteinen. In Kombination mit der PCN auch bei partiellen und kompletten Ausgußsteinen.

Kontraindikationen: Kinder unter 1,00 m Größe, Adipositas permagna, Obstruktion distal des Konkrements (Kelchhalsenge, Harnleiterabgangsstenose).

Prinzip der Steindesintegration

Die extracorporale Stoßwellenlithotripsie der Harnsteine erfolgt mit dem Ziel, die Konkremente in so kleine Partikel zu desintegrieren, daß ein spontaner Steinabgang möglich wird.

Stoßwellen lassen sich durch verschiedene Energieformen induzieren. In der Medizin finden folgende Verfahren Anwendung:

> Unterwasserfunkenentladung
> gepulster Laser
> piezoelektrische Elemente
> elektromagnetische Elemente

Die erste Generation der Lithotriptoren verwendet überwiegend die Funkenentladung unter Wasser zur Stoßwellengeneration. Dieser Generator war in einem Wasserbad installiert, das die einfache Ankopplung an die Körperoberfläche ermöglichte. Neuere Stoßwellenlithotriptoren benützen zur Stoßwellenerzeugung elektromagnetische Elemente, da hierbei keine Verschleißteile (Elektroden) benötigt werden und eine duale Steinortung mit Ultraschall und Röntgen möglich wird.

Um eine ausreichende Energiedichte am Stein zu erhalten, müssen Stoßwellen fokussiert werden. Hierzu eignen sich folgende Prinzipien:

Stoßwellengeneration	Fokussierung
Funkenentladung	Reflexion am Halbellipsoid
Piezoelektrische Elemente	Parabolische Anordnung der Energiequellen
Elektromagnetische Elemente	Akustische Linse

Energieverluste zwischen Stoßwellenerzeugung und Stein müssen minimiert werden. Deshalb muß die Ankoppelung energieabsorbierende Grenzflächen vermeiden. Dies läßt sich erreichen, wenn zwischen Stoßwellengenerator und Körperoberfläche ein Wasserbad oder Gelkissen eingebracht wird.

Um den Harnstein in die Zone hoher Energiedichte zu plazieren, ist eine zuverlässige Ortung erforderlich. Hierzu eignen sich:

> Röntgendurchleuchtung in zwei Ebenen mit zwei Bildwandlersystemen
> Ultraschall

Die Kombination beider Verfahren ermöglicht die sichere Ortung auch röntgennegativer Steine mit geringster Strahlenbelastung.

8.5 Physikalisch-urologische Methoden

Abb. 8.25. Extrakorporale Stoßwellenlithotripsie (ESWL)

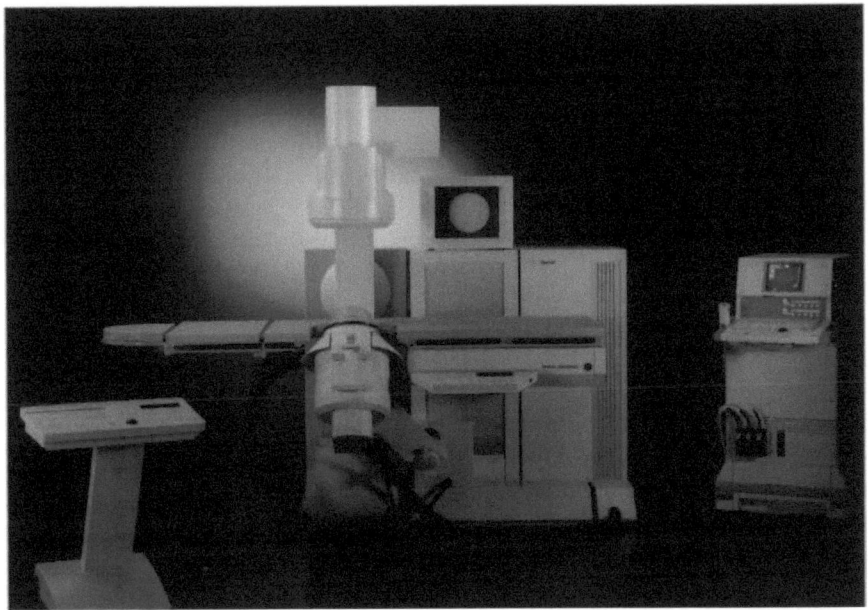

a Nierensteinlithotripter (Fa. Dornier)

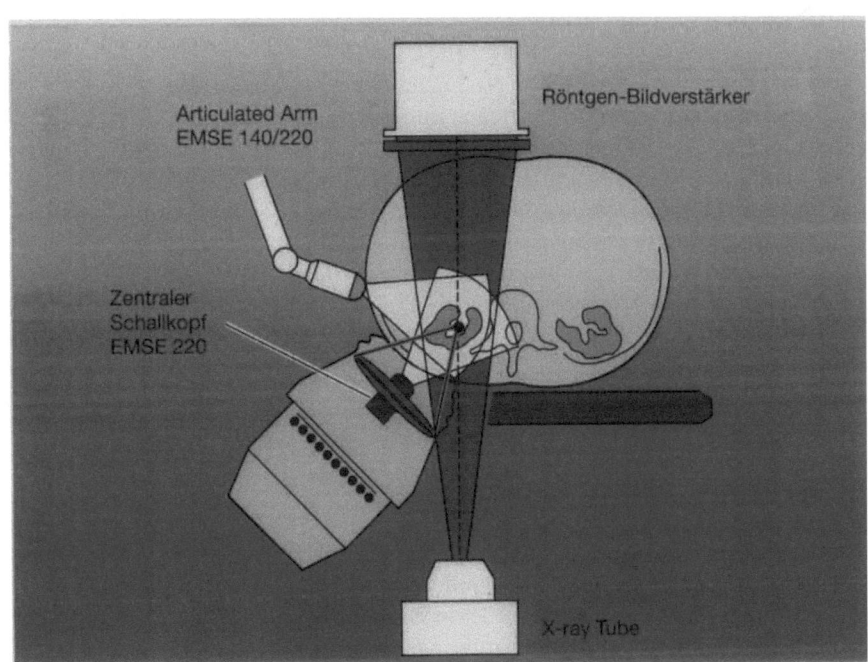

b Steindesintegration durch elektromagnetische Stoßwellengeneration und duale Ortung mit Röntgen und Ultraschall

c Freisetzung der Stoßwellentherapie an Grenzflächen unterschiedlichen Schallwiderstandes, Steindesintegration durch Zug- und Druckspannungen

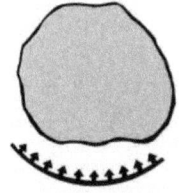

Stoßwelleneinlauf in den unzerstörten Stein

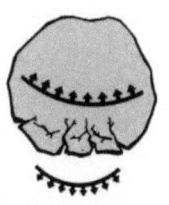

Risse durch Druckspannungen an der Frontseite des Steines

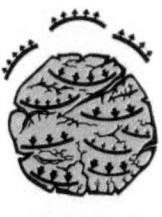

Risse durch Zugspannungen nach Reflexion an inneren Grenzflächen

Wirkung der Stoßwelle
Trifft die Stoßwelle auf einen Stein, so entstehen an der Oberfläche Risse, wenn die Druck- bzw. Zugspannung die Materialfestigkeit übersteigt. Dadurch bilden sich weitere Grenzflächen, an denen entsprechend Stoßwellenenergie freigesetzt wird. Dies führt zu einer zunehmenden Desintegration des Steins von der Peripherie zum Zentrum. (Abb. 8.25d)

Indikationen zur extrakorporalen Stoßwellenlithotripsie: Nierensteine bis zu etwa 2–3 cm Durchmesser unabhängig von der Lage im Hohlsystem, röntgendichte Harnleitersteine oberhalb des Beckenkamms, röntgendichte prävesikale Harnleitersteine, retrograd ins Nierenbeckenkelchsystem mobilisierte Harnsteine.

Kontraindikationen: Unbehandelte Gerinnungsstörungen, unbehandelte Harnwegsinfektionen.

Komplikationen: Komplikationen während der Behandlung sind sehr selten (unter 1 %). Beschrieben wurden Herzrhythmusstörungen, Hörsturz, hypotone Synkopen.

Schwere Komplikationen in der Nachbehandlungsphase sind ebenfalls selten. Die Inzidenz klinisch relevanter supkapsulärer Hämatome liegt unter 1 %.

Die häufigsten Komplikationen nach der Behandlung sind Koliken, Obstruktion und Fieber. Die Häufigkeit ist abhängig von der Steingröße. Die Indikationen zum Einsatz von Auxiliärmaßnahmen entsprechen denen der konservativen Steinbehandlung.

Komplikation	*Auxiliärmaßnahme*
Koliken	Spasmoanalgesie
Obstruktion	endoskopische Steinextraktion
Fieber und Obstruktion	perkutane Nephrostomie

Ergebnisse: Drei Monate nach ESWL sind 75 % der Patienten steinfrei, 20 % haben nicht behandlungsbedürftige Restfragemente. Lediglich 5 % der Patienten benötigen zu diesem Zeitpunkt weitere Behandlungsmaßnahmen. Mehrfachsitzungen sind in 13 % erforderlich. Auxiliäre Maßnahmen werden in 13 % erforderlich.

8.5.2 Laser (A.G. HOFSTETTER)

Laser ist ein Akronym für Light Amplification of Stimulated Emission of Radiation. Dabei ist mit den beiden Parametern *Energiedichte* und *Zeit* eine Vielzahl von Gewebsreaktionen zu erreichen: photochemische Prozesse, Wärmeeffekte, Photoablation, -disruption.

Indikation: All diese Effekte werden inzwischen in der Urologie verwandt (s. Hofstetter 1995):

a) Photochemische Prozesse: photodynamische Diagnostik und Therapie bei Harnblasen-, Ureter- und Nierenbeckentumoren.
b) Wärmeeffekte (Koagulation und Inzision) bei Tumoren des Harntraktes, Prostataadenomen, Inzision von Strikturen (Urethra, Blasenhals, Ureter), Tumoren des äußeren Genitals (z. B. Condylomata acuminata, Hämangione, Peniskarzinome).
c) Photoablation, -disruption: Zertrümmerung von Ureter- und Nierensteinen.

Laserarten:
zu a): UV-, Dye-Laser
zu b): Nd:YAG-, Dioden-, CO_2-Laser
zu c): gepulst Nd:YAG-, Alexandrit-, Dye-Laser mit Steinerkennungssystem. (Hofstetter, Hering, Pensel)

Sicherheitsbestimmungen: Der Operationsraum muß aus Sicherheitsgründen gekennzeichnet werden. Bei offener Anwendung (Penistumoren) sind Schutzbrillen obligatorisch, bei endoskopischer Applikation unter Flüssigkeit und Verwendung starrer Endoskope sind diese nicht erforderlich. Arbeiten mit **flexiblen** Endoskopen erfordern dagegen Schutzbrillen.

Komplikationen: Ungewollte Gewebsnekrosen durch Hitzeentwicklung, Zerstörung der Retina des Auges (Schutzbrillen!).

9 Verletzungen im Bereich des Urogenitaltraktes und Schock

9.1 – 9.5 A. G. HOFSTETTER

9.1 Niere 163
9.2 Ureter 164
9.3 Harnblase 164
9.4 Harnröhre 165
9.5 Penis 166
9.6 Differentialdiagnostische Aspekte und Therapie bei verschiedenen Schockformen 166

Mit zunehmender Technifizierung hat die Schwere der Verletzungen sowohl im Straßenverkehr als auch im Berufsleben sowie beim Sport eine deutliche Steigerung erfahren, wobei die Kombinationsverletzungen dominieren (Polytrauma!).

Dies hat auch dazu geführt, daß in vermehrtem Maß Nieren und Harnwege mitverletzt werden, wobei die oft stumme oder verschleierte Symptomatik zu erheblichen diagnostischen Schwierigkeiten führen kann. Dabei entscheidet in vielen Fällen eine verspätete Diagno-

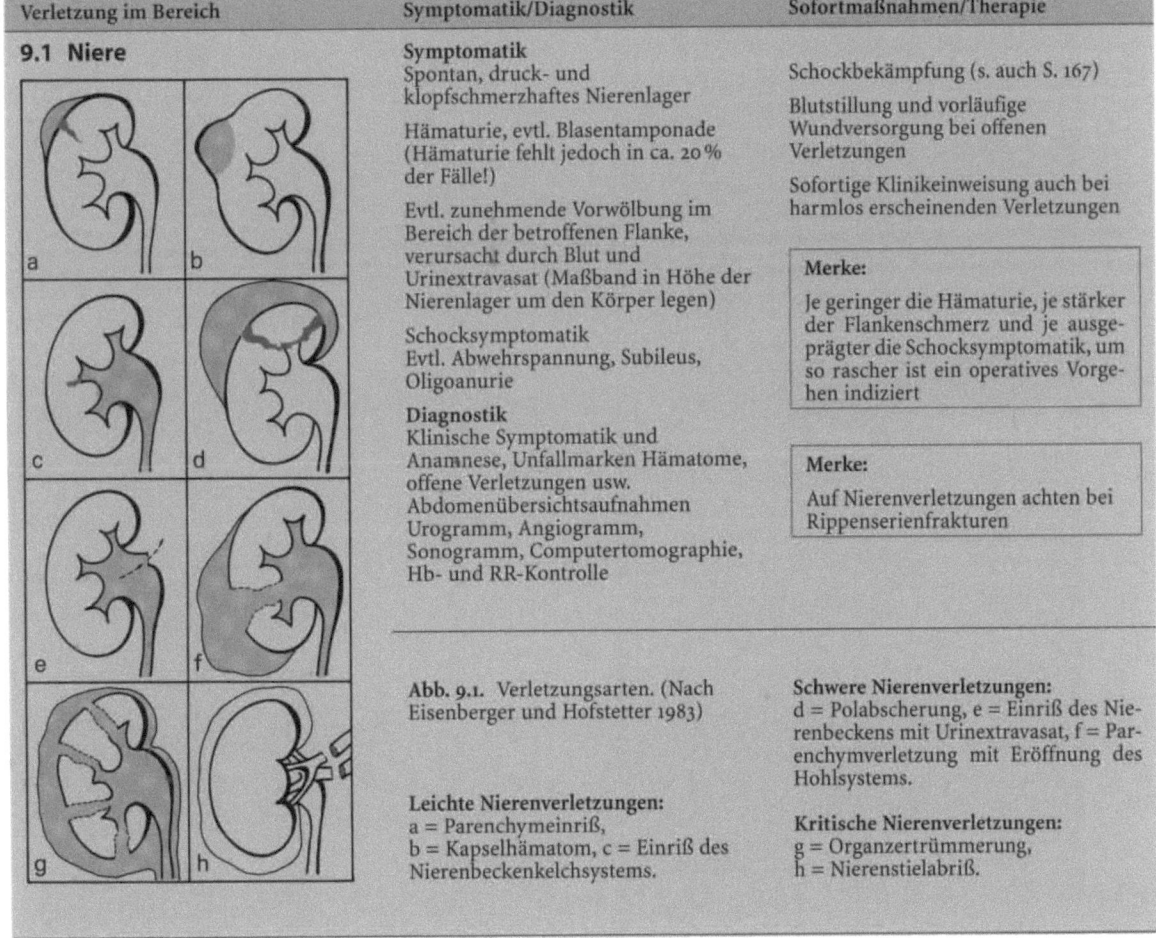

Verletzung im Bereich	Symptomatik/Diagnostik	Sofortmaßnahmen/Therapie
9.1 Niere	**Symptomatik** Spontan, druck- und klopfschmerzhaftes Nierenlager Hämaturie, evtl. Blasentamponade (Hämaturie fehlt jedoch in ca. 20% der Fälle!) Evtl. zunehmende Vorwölbung im Bereich der betroffenen Flanke, verursacht durch Blut und Urinextravasat (Maßband in Höhe der Nierenlager um den Körper legen) Schocksymptomatik Evtl. Abwehrspannung, Subileus, Oligoanurie **Diagnostik** Klinische Symptomatik und Anamnese, Unfallmarken Hämatome, offene Verletzungen usw. Abdomenübersichtsaufnahmen Urogramm, Angiogramm, Sonogramm, Computertomographie, Hb- und RR-Kontrolle	Schockbekämpfung (s. auch S. 167) Blutstillung und vorläufige Wundversorgung bei offenen Verletzungen Sofortige Klinikeinweisung auch bei harmlos erscheinenden Verletzungen **Merke:** Je geringer die Hämaturie, je stärker der Flankenschmerz und je ausgeprägter die Schocksymptomatik, um so rascher ist ein operatives Vorgehen indiziert **Merke:** Auf Nierenverletzungen achten bei Rippenserienfrakturen
	Abb. 9.1. Verletzungsarten. (Nach Eisenberger und Hofstetter 1983) **Leichte Nierenverletzungen:** a = Parenchymeinriß, b = Kapselhämatom, c = Einriß des Nierenbeckenkelchsystems.	**Schwere Nierenverletzungen:** d = Polabscherung, e = Einriß des Nierenbeckens mit Urinextravasat, f = Parenchymverletzung mit Eröffnung des Hohlsystems. **Kritische Nierenverletzungen:** g = Organzertrümerung, h = Nierenstielabriß.

stik nicht nur über das Leben des Verletzten, sondern sie kann häufig Sekundärschäden induzieren, die später nur schwer oder nicht mehr zu beheben sind.

Daraus folgt, daß der Arzt, der Erste Hilfe leistet, der Diensthabende in der chirurgischen Ambulanz und jeder, der mit Unfallverletzten zu tun hat, an die Möglichkeit einer Verletzung der Nieren und der Harnwege denken sollte.

Als **Sofortmaßnahmen** gelten die Regeln der Ersten Hilfe, d.h. Blutstillung bei offenen Wunden sowie Schockbekämpfung und Aufrechterhaltung der Atemtätigkeit. Besonders wichtig ist die Vermeidung von Sekundärinfektionen, vor allem durch Katheterungen. Nicht zu vergessen sind die Immunisierungen gegen Wundstarrkrampf und bei geringstem Verdacht auch gegen Gasbrand.

Verletzung im Bereich	Symptomatik/Diagnostik	Sofortmaßnahmen/Therapie
9.2 Ureter	Wie bei Niere	Wie bei Niere
Ureterverletzungen kommen bei **stumpfen Traumen** selten isoliert vor, sondern gewöhnlich kombiniert mit Nierenverletzungen	Typisch für Ureterverletzungen ist Urinaustritt aus Wunde oder Operationsfeld (Verifizierung nach intravenöser Applikation von *Indigocarmin*; retrogrades Ureterogramm	Sofortige operative Intervention, wobei der verletzte Ureteranteil reseziert und eine primäre End-zu-End-Vereinigung der Ureterstümpfe über eine Schräganastomose versucht werden sollte;
Symptomatik und Diagnostik entsprechen der bei Verletzungen im Nierenbereich	Übersehene Ureterverletzungen führen zu Urinombildung und Infektion, die sich bis zur Urosepsis steigern kann	sollte dies nicht möglich sein, ist neben Blutstillung die supravesikale Urinableitung mit dem Ziel einer späteren Rekonstruktion des Ureters angezeigt
Isolierte Ureterverletzungen stammen gewöhnlich von **perforierenden Traumen,** oder sie sind Folge von unbeabsichtigten Nebenverletzungen bei operativen Eingriffen	Lokale entzündliche Prozesse sind gewöhnlich die Ursache für eine Harnleiterstenosierung mit der Folge des Harnrückstaus	
Fremdkörper: Hier sind an erster Stelle bei Operationen zurückgelassene Fremdkörper zu nennen, die sekundär zu Ureterstenosen mit konsekutiver Harnstauung über lokale, entzündliche Prozesse führen	Merke: Bei Patienten mit Koliken nach Eingriffen im kleinen Becken sind immer eine Übersichtsaufnahme und ein Urogramm anzufertigen, um nicht eine beim vorangegangenen Eingriff erfolgte Ureterverletzung oder einen zurückgelassenen Fremdkörper zu übersehen	
9.3 Harnblase Man unterscheidet die intraperitoneale von der extraperitonealen Blasenwandverletzung (Abb. 9.2)	Imperativer Harndrang bei Dysurie bis Harnverhaltung mit Blutabgang aus der Harnröhre (blutige Anurie nach *Kielleuthner*)	
	Abwehrspannung über dem Unterbauch bei intraperitonealer Ruptur	
	Hämatombildung und Schmerzen über Damm, Skrotum oder Regio pubis, meist kombiniert mit Verletzungen des knöchernen Beckenrings; Verschiebung des Beckenrings, gesichert durch	
	Übersichtsaufnahme: unregelmäßiger Verlauf der Linea terminalis!	
	Evtl. Schockzustand	
	Bei intraperitonealer Blasenruptur häufig Auftreten eines plötzlichen Schulterschmerzes	
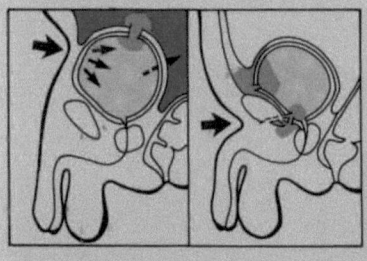 Abb. 9.2. Intra- und extraperitoneale Blasenruptur (Nach Eisenberger und Hofstetter 1983)	**Diagnostik** Beckenübersichtsaufnahme Urogramm, Sonographie Urethrozystogramm (unter sterilen Operationsbedingungen!)	Schockbekämpfung Sofortige Klinikeinweisung

Verletzung im Bereich	Symptomatik/Diagnostik	Sofortmaßnahmen/Therapie
	Merke: Keine Katheterungsversuche!	
	Rektale Untersuchung: Vorwölbung des Douglas'schen Raumes durch Hämatom- und Urinombildung	
Verletzungen durch Fremdkörper	Anamnese Beckenübersichtsaufnahme Urethrozystogramm	Sofortige Klinikeinweisung zur endoskopischen oder mit Hilfe einer Sectio alta durchzuführenden Entfernung des Fremdkörpers, evtl. Wundversorgung
	Merke: Jede akute komplette oder inkomplette Harnverhaltung ohne Steinanamnese oder organische Harnabflußbehinderung ist suspekt auf einen Fremdkörper in der Blase – dasselbe gilt für eine therapieresistente Zystitis	

9.4 Harnröhre

Verletzung im Bereich	Symptomatik/Diagnostik	Sofortmaßnahmen/Therapie
Harnröhren-Einriß	Hämatombildung entlang des Penisschafts oder des Skrotums, Blutung aus Urethra, Spontanmiktion möglich	Konservativ Evtl. vorübergehende suprapubische Harnableitung
Harnröhren-Abriß (Abb. 9.3) Abb. 9.3. Infra- und supradiaphragmaler Harnröhrenabriß. (Nach Eisenberger und Hofstetter 1983)	Spontanmiktion *nicht* möglich bei schmerzhaftem Harndrang und Gefühl der vollen Blase, Blutung aus Urethra, evtl. Schockzustand, zunehmende Schwellung über Damm, Zeichen der Beckenringfraktur **Diagnostik** Anamnese und Inspektion Urethrozystogramm (unter op. Bedingungen) Rektale, digitale Untersuchung Beckenübersichtsaufnahme Urogramm	Schockbekämpfung, sofortige operative Intervention, da sonst Gefahr der Harnphlegmone, suprapubische Harnableitung **Merke:** Keine Katheterungsversuche, da Gefahr von Infektion und vorgetäuschter Harnblasendrainage bei falscher Lage des Katheters
Verletzungen durch Fremdkörper	Anamnese Lokalbefund Übersichtsaufnahme Urethrogramm	Sofortige Klinikeinweisung zur Fremdkörperentfernung

Verletzung im Bereich	Symptomatik/Diagnostik	Sofortmaßnahmen/Therapie
9.5 Penis		
Fraktur = Zerreißung der Tunica albuginea der Schwellkörper	Hämatombildung Abknickung des Membrums	Sofortige Klinikeinweisung zur operativen Intervention Schockbekämpfung Bei offenen Verletzungen Kompressionsverband zur Blutstillung
Offenes und stumpfes Trauma	Lokalbefund Hämatombildung	dito
Luxation = zirkulärer Vorhautabriß um die Glans penis	Lokalbefund	dito
Partielle oder totale Amputation	Lokalbefund	dito
Skrotum-, Hoden-, Nebenhoden-, Samenstrangverletzungen	Lokalbefund Plötzlicher Vernichtungsschmerz mit Ausstrahlung in beide Leisten Schocksymptomatik	Sofortige Klinikeinweisung zur operativen Intervention Schock- und Schmerzbekämpfung

Merke:
Bei stumpfen Verletzungen des Skrotalinhalts ist differentialdiagnostisch immer an die Hodentorsion zu denken

9.6 Differentialdiagnostische Aspekte und Therapie bei verschiedenen Schockformen

B. LANDAUER

„Nicht Ignoranz, sondern die Ignoranz der Ignoranz ist der Tod des Wissens"
A. N. Whitehead

Definition
Unter dem Begriff Schock versteht man ein komplexes, durch eine kardiozirkulatorische Insuffizienz im weitesten Sinn hervorgerufenes und den Patienten akut bedrohendes Krankheitsbild.

Die **Symptomatik** wird im wesentlichen von den anfangs noch funktionellen, im weiteren Verlauf jedoch auch strukturellen Folgen des Sauerstoffmangels kreislaufabhängiger Zell- und Organsysteme bestimmt, wobei körpereigenen Kompensationsphänomenen eine besondere Bedeutung zukommt.

Woran muß gedacht werden?
Ihrer Häufigkeit entsprechend lassen sich die auf den ersten Blick vielfältig erscheinenden Ursachen eines Schockgeschehens für die Notfallpraxis auf drei große, pathophysiologisch klar definierte Hauptgruppen reduzieren:

- der hämodynamisch wirksame **Volumenmangel** (= **Volumenmangelschock**) sowie
- die **kardiale Insuffizienz** (= **kardiogener Schock**) ziehen primär die Makrozirkulation in Mitleidenschaft, wohingegen
- **bakteriotoxische Reaktionen** (= **septischer Schock**) sich bereits von Anfang an auf der mikrozirkulatorischen Ebene abspielen.

Es ist von Bedeutung, daß vor allem in fortgeschrittenen Schockstadien mit fließenden Übergängen gerechnet werden muß.

Störungen der Gefäßinnervation (= **neurogener Schock**) sowie **allergische Kreislaufreaktionen** (= **anaphylaktischer Schock**) spielen dagegen als Schockursachen eine nur untergeordnete Rolle.

9.6.1 Synopsis der diagnostischen Führungsgrößen

	Volumenmangelschock	Kardiogener Schock	Septischer Schock
Anamnese	Blut-, Volumenverluste, Trauma	Hypertonus, Herz- oder Koronarinsuffizienz, Infarkt	Vorausgehende Krankheit, Zustand nach invasivem Eingriff
Klinisches Bild	Kühle bis kaltschweißige Haut, blasses Kolorit, Zentralisation, fehlende Venenfüllung	Häufig sitzender, ängstlicher, blaß-zyanotischer Patient, dyspnoisch, gestaute Venen	Rosiges Aussehen, trockenwarme bis fiebrige Haut, Hyperventilation, Bewußtseinslage häufig eingeschränkt
Einfache Kreislaufgrößen			
Blutdruck	Erniedrigt	Normal bis erniedrigt	Normal bis erniedrigt
Pulsfrequenz	Beschleunigt	Beschleunigt, arrhythmischer Pulsdefizit	Bereits früh beschleunigt
Zentraler Venendruck	Erniedrigt	Erhöht	Normal bis erhöht
EKG	Sinustachykardie, sonst unauffällig	Rhythmusstörungen, Infarktzeichen	Sinustachykardie
„Invasive" Kreislaufgrößen			
Herzminutenvolumen	Erniedrigt	Erniedrigt	Initial häufig erhöht, später erniedrigt
„Wedge pressure"	Erniedrigt	Erhöht	Normal
Peripherer Widerstand	Erhöht	Erhöht	Erniedrigt
Blutgasverhalten			
pH-Wert	Erniedrigt	Erniedrigt	Initial erhöht, später erniedrigt
Artertielle Sauerstoffspannung (P_aO_2)	Normal bis erniedrigt	Erniedrigt	Meist erniedrigt
Venöse Sauerstoffspannung (P_vO_2)	Erniedrigt	Erniedrigt	Initial erhöht, später erniedrigt
Kohlensäurespannung (P_aCO_2)	Normal bis erniedrigt	Normal bis erhöht	Erniedrigt
Standardbikarbonat	Erniedrigt	Erniedrigt	Erniedrigt
Basenüberschuß (BE)	Erniedrigt	Erniedrigt	Erniedrigt
Arteriovenöse Sauerstoffdifferenz (Av-DO_2)	Erhöht	Erhöht	Erniedrigt

9.6.2 Behandlungsstrategie bei den wesentlichen Schockformen

Volumenmangelschock	Kardiogener Schock	Septischer Schock
Rascher Ausgleich des der Schocksymptomatik zugrunde liegenden Volumendefizits durch bedarfsorientierte Infusionstherapie	Normalisierung und Stützung der Herz-Kreislauf-Funktion durch gezielte Gabe von Antiarrhythmika bzw. Sympathikomimetika, wie Adrenalin und/oder Dobutamin	Normalisierung der Volumensituation durch bedarfsorientierte Infusionstherapie
Durchbrechen der die Akutsituation meist überdauernden sympathoadrenergen sympathoadrenergen Kreislaufzentralisation mit *Hydergin, Panthesin-Hydergin* oder *Dehydrobenzperidol*	Senkung des peripheren Widerstands (Afterload), soweit es die Blutdruckverhältnisse zulassen, mit Phosphodiesterasehemmern oder der Vorspannung (Preload) mit Nitroglycerin	Stützung des Kreislauffunktion durch Dopamin und/oder Dobutamin, wobei die zusätzliche Gabe von α-adrenerg angreifender Pharmaka wie *Arterenol* notwendig sein kann
Bei Bedarf flankierende Dopamin- und/oder Dobutaminmedikation	Ggf. zusätzliche Volumengabe (Starling-Kurve)	Sobald wie möglich gezielter (Blutkulturen! Wundabstriche) Antibiotikaeinsatz, bis dahin breite Abdeckung
Frühestmögliche Beseitigung bestehender Blutungsquellen	Bei Stauungssymptomatik zusätzlich Entwässerung mit Furosemid oder Etacrynsäure bei entsprechender Lagerung des Patienten	Frühestmögliche Beseitigung der Ursache durch operative Sanierung des Sepsisherdes
Sauerstoffzufuhr 4–6 l/min über Maske oder Nasensonde, Pulsoximetrie, wiederholte Blutgaskontrollen; **Azidosekorrektur** nur bei therapiepflichtigen blutgasanalytischen Befunden, **cave:** großzügige Blindpufferung; **Methylprednisolon** 30 mg/kg Körpergewicht 2mal im Abstand von 6–8 h sowie **bei Bedarf differenzierte Beatmung**		

9.6.3 Volumenersatzstoffe

Synoptische Darstellung von Pharmakocharakteristik, Dosierung und Nebenwirkungen der wesentlichen zur Schockbehandlung verwendeten Volumenersatzstoffe

Substanzen/Präparate	Molekulargewicht	Wasserbindungskapazität	Halbwertszeit	Dosierung	Nebenwirkungen	Pharmakokinetik	
Ringer-Lactat *Sterofundin*			Minuten	Nach Verlust bilanziert, zum Ersatz von 1 ml Blut sind 3–4 ml Ringer-Lactat erforderlich	Überwässerung („fluid lung"), jedoch mobilisierbar	Rasche Verteilung im gesamten Extrazellulärraum	**Kristalloide**
Gelatine *Haemaccel* 3,5 % *Physiogel* 4,2 % *Plasmagel* 3 % *Gelifundol* 5,6 %	30 000 –35 000	14 ml/g	3–4 h	Keine offizielle Dosisbeschränkung	Allergoide Reaktionen in 0,115 bzw. 0,038 %* Nur mäßig volumenstabilisierender Effekt	Vorwiegend renale Ausscheidung	Körperfremde **Kolloide****
Dextran 60–70 *Macrodex* 6 % *Longasteril* 75,6 %	60 000 –70 000	20–25 ml/g	6–8 h	1–1,5 g/kg	Gerinnungsbehindernd („coating"), allergoide Reaktionen in 0,032 bzw. 0,008 %*	40 % renale Elimination in 24 h, restliche 60 %: Abbau 70 mg/kg Tag	
Dextran 40 *Rheomacrodex* 10 % *Longasteril 40* 10 %	40 000	20–25 ml/g	3–4 h	1–1,5 g/kg	Dehydratation des Extrazellulärraums, Volumenbelastung	60 % renale Elimination, Rest: Abbau zu CO_2 und H_2O	

(Fortsetzung)

Substanzen/Präparate	Molekulargewicht	Wasserbindungskapazität	Halbwertszeit	Dosierung	Nebenwirkungen	Pharmakokinetik	
Hydroxyäthylstärke *Plasmasteril* 6%	450 000	14 ml/g	8–12 h	10–20 ml/kg	Lange intravasale Präsenz erfordert Umdenken im Volumenkonzept, allergoide Reaktionen in 0,085 bzw. 0,006%*	Enzymatische Spaltung der Makromoleküle in nierengängige Bruchstücke, „Nachbrenn-Effekt"	
Expafusin 6%	40 000	14 ml/g	3–4 h	10–20 ml/kg	Mäßiger Volumeneffekt	Vorwiegend renale Elimination	
Eiweißlösungen *Biseko* 5% *Seretin* 5% *Humanalbin* 5% *Humanalbumin* 20% *Fresh Frozen Plasma (FFP)*	50 000 –70 000	16–18 ml/g	17–27 Tage	Nach Bedarf	Allergoide Reaktionen in 0,014 bzw. 0,003%	Langsame Einschleusung in den Intermediärstoffwechsel; als Aminosäurenlieferant ungeeignet	Körpereigene Kolloide**
Erythrozytenkonzentrat			ca. 34 Tage	Nach Bedarf: Hb < 8 g% HK < 25%	Hepatitis-, HIV-Infektion Abnahme des Gerinnungspotentials (Faktor V, VIII)		Blut

 * Leichtere (z. B. Urtikaria) bzw. schwerere Reaktionen (z. B. Bronchospasmus oder Blutdruckabfall).
   Bei der Verwendung von Dextranen soll die Vorausgabe eines spezifischen Haptens *(Promit)* vor derartigen Reaktionen schützen.
** Bei Verdacht auf ein schockinduziertes „capillary leak" muß der Nutzen einer raschen Auffüllung des Intravasalraumes mit Kolloiden sorgfältig gegenüber dem Nachteil einer in der Regel schlecht wieder mobilisierbaren Extravasation der relativ großen Moleküle in das Interstitium, vorzugsweise der Lunge, abgewogen werden.

9.6.4 Typische Zeichen bei den wesentlichen Schockformen

	Volumenmangelschock	Kardiogener Schock	Septischer Schock
Anamnese und Begleitumstände	**Abnorme Flüssigkeitsverluste**, wie sie etwa im Zusammenhang mit längerem Erbrechen oder Durchfällen auftreten, sowie stattgehabte **Traumaereignisse**, die nicht immer mit einer sichtbaren Blutung einhergehen müssen (z. B. Milzruptur), führen vielfach bereits diagnostisch auf die richtige Spur	Der kardiogene Schock kommt nur selten „aus heiterem Himmel", meist gehen voraus: **Hypertonus, Myokardinsuffizienz**, durchgemachter **Infarkt** oder die Beschwerden einer **koronaren Herzkrankheit** Liegt dem Schockereignis ein Infarkt zugrunde, so geben **Schmerzen und Vernichtungsgefühl** wertvolle differentialdiagnostische Hinweise	Im allgemeinen geht dem Schockereignis ein **primäres Geschehen** (urogenitale Infektion, operativer Eingriff, Abort usw.) voraus
Klinischer Aspekt	**Aussehen**: blaß, verfallen **Haut**: meist kaltschweißig mit schlechter **Kapillardurchblutung** und fehlender **Venenfüllung** **Unruhe**, bisweilen spontaner Stuhl- und Urinabgang, nur in seltenen Fällen Bewußtlosigkeit	Patient **sitzt** vielfach **aufrecht**, häufig deutliche **Atemnot**, **Belastungshusten** mit blutig tingiertem Auswurf bis hin zum manifesten **Lungenödem** sind möglich Meist auffallende **Venenfüllung** (Vv. jugulares externae) als Ausdruck des kardialen Versagens	**Aussehen**: auf den ersten Blick gesund und rosig **Haut**: trocken und warm, normale Venenfüllung sowie gute Kapillarisierung; auffallend sind **Hyperventilation** sowie u. U. Fieber mit z. T. septischen Schüben **Haut- und Schleimhautblutungen** treten nur in weit fortgeschrittenen Schockstadien auf Das **Bewußtsein** ist meist stärker eingeschränkt, als es nach dem reinen Kreislaufbefund zu erwarten wäre (Multiorganversagen)
Einfache Kreislaufgrößen	**Puls**: rasch, fadenförmig und leicht unterdrückbar, wobei **Rhythmusstörungen** oder zentral-peripheres **Defizit** – im Gegensatz zur kardiogenen Schockauslösung – auch beim extremen Volumenmangel erst in den Finalstadien beobachtet werden; **Blutdruck**: in der Regel erniedrigt Normale Werte sind nur bei gleichzeitiger Blockade überschießender adrenerger Kompensationsvorgänge als verbindlich anzusehen **Zentral-venöser Druck**: entsprechend mengenmäßigem Defizit erniedrigt	**Puls**: unterschiedliche Qualität, **Arrhythmien** verschiedenster Art mit bisweilen zentralperipherem **Pulsdefizit**; **Blutdruck**: meist erniedrigt (forward failure), selten normal, wobei sich die Leistungsinsuffizienz des Herzens in einem erhöhten **zentralvenösen Druck** niederschlägt (backward failure)	**Puls**: rasch, häufig gut gefüllt **Blutdruck**: in der hyperdynamen Schockphase meist normal, beim späteren Übergang in die hypodyname Form Absinken auf pathologische Werte; **Zentraler Venendruck**: dementsprechend normal bis erniedrigt
Reaktion auf Volumenzufuhr	Rasche Zufuhr von 250 ml kolloidaler Volumenersatzlösung (z. B. höhermolekulares Dextran) führt zur meßbaren und diagnostisch verwertbaren Besserung der Kreislaufsituation	Normalerweise führt die rasche Zufuhr von 250 ml eines der üblichen Plasmasubstitute zu keiner Besserung des Zustandes	Die Reaktion auf rasche Volumengabe gibt keine eindeutig verwertbaren Aufschlüsse, da je nach Stadium alle Reaktionen möglich sind

9.6.5 Sofortmaßnahmen bei Volumenmangelschock

1. Rasches Vorgehen
ist bei jeder Schockbehandlung geboten, mit jeder unnötigen Verzögerung wächst die Gefahr eines Überschreitens des sog. „point of no return" und damit der Manifestation irreversibler morphologischer Schäden.

2. Sofortige Sicherung ausreichender Venenzugänge,
die, sobald es die Umstände zulassen, durch einen zentral-venösen Katheter ergänzt werden sollten.

3. Anlage eines Blasenkatheters und Kontrolle der Urinausscheidung,
deren unterer Grenzwert mit 0,5 ml/kg/h angegeben wird.

4. Abnahme von Arterienblut
zur Bestimmung der Blutgase, des Elektrolyt- und Gerinnungsstatus, des Hämoglobin-, Hämatokrit- und Blutzuckerwertes sowie bei größeren Blutverlusten der Blutgruppe des Patienten und zur Durchführung der Kreuzprobe.

Vorzug der frühzeitigen Blutentnahme ist, daß die Ergebnisse bereits rechtzeitig in das Behandlungsprogramm mit einfließen können.

5. Differenzierter und rascher Volumenersatz
Sind größere Blutverluste die Ursache des Schocks, so kann initial etwa $1/3$ des sich normalerweise auf ca. 70 ml/kg Körpergewicht belaufenden Blutvolumens durch **kristalloide** und **kolloidale** Lösungen im Verhältnis 3:1 in Form von

- Ringer-Lactat,
- höhermolekularem Dextran *(Macrodex, Longasteril 75)*,
- Hydroxyäthylstärke *(Plasmasteril, Expatusin)* oder ggf. entsprechenden
- Eiweißpräparaten *(Humanalbumin, Biseko, Fresh Frozen Plasma)* allerdings teuer und daher für einen Routineeinsatz ungeeignet

ersetzt werden.

Um unerwünschte **Nebenwirkungen***, die sich aus den jeweiligen pharmakokinetischen Eigenschaften der verwendeten Substanz ergeben, zu vermeiden, ist es ratsam, die Kolloiddosis auf 1000–1500 ml zu beschränken; Eiweiß ist als physiologische Ersatzlösung von dieser Empfehlung nicht betroffen.

---
* Leichtere (z. B. Urtikaria) bzw. schwerere allergische Reaktionen (z. B. Bronchospasmus oder Blutdruckabfall), Gerinnungsstörungen.
Bei der Verwendung von Dextranen soll die Vorausgabe eines spezifischen Haptens *(Promit)* vor derartigen Reaktionen schützen.

Bei Absinken von Hämoglobin und Hämatokrit unter 8 % bzw. 25 % ist neben reinem Volumen auch die **Zufuhr von Sauerstoffträgern** erforderlich.

Der **Infusionsumfang** hat sich – wie bei jeder Volumentherapie eines Schocks – mengenmäßig nach den indikativen Parametern von Blutdruck, zentralvenösem Druck und Pulsfrequenz zu richten; in diesem Zusammenhang ist ein Wiederingangkommen bzw. die **Normalisierung der Diurese** als wichtiger Hinweis für eine Restitution der Kreislauffunktion auch in den abhängigen Partien zu werten.

6. Durchbrechung der meist persistierenden kompensatorischen Zentralisation
ist – Hand in Hand mit dem Volumenersatz – angezeigt; dazu eignet sich die vorsichtige Gabe von

1–3 ml *Hydergin* (= 0,3–0,9 mg) oder
1–3 ml *Dehydrobenzperidol* (= 2,5–7,5 mg).

Für eine adäquate Auffüllung der durch die α-Rezeptorblockade rekrutierten Strombahnanteile ist dabei zu sorgen.

7. Ausgleich der im Zuge der Minderperfusion entstandenen Azidose
Bei schweren Schockformen ist eine **Blindpufferung** mit 100–150 mval hypertonem Natriumbikarbonat 8,4 % (= 100–150 ml der imolaren Lösung) angezeigt.

Die **endgültige Korrektur** sollte wegen der Gefahr einer überschießenden Alkalisierung nur aufgrund blutgasanalytischer Daten erfolgen, wobei sich die dazu notwendige Puffermenge wie folgt errechnet:

mval Natriumbikarbonat 8,4 % = negativer Basenüberschuß × kg Körpergewicht × 0,3

8. Sauerstoffzufuhr
(4–6 l/min) über Nasensonde oder Gesichtsmaske. Bei schweren oder persistierenden Schockzuständen.

9. Intubation und differenzierte Beatmung
Bei entsprechender Ausgangslage zur Sicherung eines ausreichenden Gasaustauschs.

10. Flankierende Pharmakotherapie
Die ausreichende analgetische Abschirmung bei begleitenden Schmerzen ist unverzichtbarer Bestandteil des Behandlungskonzepts.

Zur Anregung der Diurese und Prophylaxe der **Schockniere** können unter zentral-venöser Drucküberwachung schadlos 100–150 ml 20%iges Mannit infundiert werden; vor sonstigen „Nierenstarterlösungen" muß jedoch dringend gewarnt werden.

Ein **positiv-inotroper Effekt** läßt sich durch Gabe von **Dopamin** erzielen; in einer Dosierung von 2 bis höchstens 10 mcg/kg/min überwiegen die β-adrenergen Effekte, die von einer Stimulation dopaminerger Rezeptoren vor allem im Stromgebiet der Niere mit Verbesserung der renalen Situation begleitet werden.

Heparin: Die unkritische oder gar routinemäßige Behandlung postulierter Gerinnungsstörungen im Schock mit Heparin ist abzulehnen und im Akutstadium sehr selten berechtigt.

Die Gabe von **Methylprednisolon** in der Dosierung von 30 mg/kg Körpergewicht 2mal im Abstand von 6–8 h kann nicht nur bei anaphylaktischen Kreislaufreaktionen, sondern aufgrund seines plurifaktoriellen Wirkungsspektrums auch bei allen anderen Schockformen versucht werden, was allerdings heute eher ablehnend beurteilt wird.

11. Sonstige Maßnahmen

Durch die sog. Schocklagerung des Patienten läßt sich eine vorübergehende Besserung der Volumen- und damit der Kreislaufsituation erzielen.

Äußerliche Blutungen sollten bis zur endgültigen Stillung mittels Druckverband versorgt werden.

Bei Verdacht auf innere Blutungen (Sonographie!), wie etwa bei einer Milzruptur, muß frühzeitig **operativ interveniert** werden, in diesem Zusammenhang sollte auch ein fortbestehender Schock kein Argument dafür sein, den notwendigen Eingriff und die dazu erforderliche Anästhesie unnötig aufzuschieben.

9.6.6 Sofortmaßnahmen bei kardiogenem Schock

1. Zeitfaktor beachten!

2. Zentral-venösen Zugang schaffen,
der beim kardiogenen Schock ggf. durch einen Pulmonaliskatheter ergänzt werden sollte.

3. Lagerung
entsprechend der individuellen Symptomatik, wobei der Patient meist spontan eine halb sitzende bis sitzende Position einzunehmen versucht.

4. Stützung der myokardialen Kontraktionskraft
durch Gabe vorwiegend kardioselektiv angreifender Sympathikomimetika; heute kommen in erster Linie in Frage:

Dopamin *(Dopamin Giulini, Dopamin-Nattermann),*
Adrenalin *(Suprarenin)* und/oder
Dobutamin *(Dobutrex)*

Dosierung nach Wirkung, etwa 2–10 mcg/kg/min; **zusätzliche Digitalisierung** in der Akutsituation: Ihr Wert ist – von tachykarden Rhythmusstörungen abgesehen – umstritten und im Einzelfall sorgfältig abzuwägen.

Verbesserung der kardialen Situation durch periphere Umverteilung des sich vor dem Herzen stauenden Blutvolumens

ist bei hohen linksventrikulären Füllungsdrücken (über 15 mmHg) und bei eingeschränktem Herzminutenvolumen (HMV) bei noch stabilem Blutdruck (über 100 mmHg syst.) sinnvoll; besonders für diesen Zweck geeignet ist dabei der infusionsgesteuerte Einsatz von

Nitroglycerin *(Trinitrosan;* vorwiegend Preload-Senkung) oder des exzellent steuerbaren Natriumnitroprussid *(nipruss;* vorwiegend Afterload-Senkung), wobei normalerweise mit 1–3 mcg/kg/min die gewünschten therapeutischen Effekte erzielt werden. In entsprechenden Fällen lassen sich mit Phosphodiesterasehemmern (z. B. Lincoram, Perfan) ähnliche, durch eine positive Inotropie komplettierte Wirkungen erzielen.

Neben der zirkulatorisch entscheidenden Verbesserung des Herzminutenvolumens führen die verbesserte Koronarperfusion auf der einen und die so induzierte Abnahme der für den myokardialen Sauerstoffbedarf mitentscheidenden Nachbelastung (Afterload) auf der anderen Seite zu weitgehender Normalisierung der kardialen Situation.

Durch Kombination mit den unter 4. und 8. genannten Maßnahmen läßt sich eine weitere Optimierung des therapeutischen Vorgehens erzielen.

Ein zusätzlicher günstiger Effekt ist – vor allem bei Stauungszeichen – durch den gleichzeitigen Einsatz eines **rasch wirkenden Diuretikums** zu erwarten, wie

Furosemid *(Lasix)* 20–40 mg oder
Etacrynsäure *(Hydromedin)* 50–100 mg,

wobei durch kurzfristige Kontrollen des Serumkaliums ein entsprechender Mangel rechtzeitig zu erkennen und auszugleichen ist.

6. Rhythmisierung des Herzens,
falls diesbezügliche Störungen Ursache der Funktionseinschränkung sind.

7. Azidoseausgleich,
wobei eine kritische Zurückhaltung sowohl hinsichtlich „blind" als auch kontrolliert verabreichter Mengen angebracht ist.

8. Auffüllung des Intravasalraums
mit kristalloiden bzw. kolloidalen Lösungen, bei Hb-Werten unter 8 g% mit Blut, ist – bei gleichzeitigem Volumenmangel – selbstverständlich angezeigt.

9. In jedem Fall Sauerstoffzufuhr
(4–6 l/min) über Gesichtsmaske oder Nasensonde.

10. Nasotracheale Intubation und differenzierte Beatmung mit PEEP
bei schwerem oder protrahiertem Verlauf zur Sicherstellung des Gasaustauschs;
PEEP hat neben seinen sonstigen Vorzügen beim kardiogenen Schock den Vorteil, den venösen Rückstrom zum Herzen zu drosseln und damit zur entscheidenden Entlastung der kardialen Situation beizutragen; bei gleichzeitigem Lungenödem ist der Einsatz von PEEP zwingend.

11. Flankierende Pharmakotherapie
Schmerzbekämpfung durch kardiozirkulatorisch indifferente Analgetika, wobei wegen der Schmerzintensität beim Infarkt normalerweise auf Opioide nicht verzichtet werden kann; in dieser Situation als geeignet dürfen gelten:

Morphium (5–10 mg) oder das kurzwirkende Fentanyl (0,05–0,1 mg);

zur **zusätzlichen Sedierung** sind Diazepam *(Valium Roche)* 5–10 mg oder Midazolam *(Dormicum Roche)* 1–5 mg zu empfehlen. Eine entsprechende Überwachung des Patienten ist dabei unerläßlich.

9.6.7 Sofortmaßnahmen bei septischem Schock

1. Zeitfaktor beachten!
Sich keinesfalls vom vielfach „rosigen" Aussehen (u. U. Ikterus) und der initial hyperdynamen Kreislaufsituation des Patienten über den Ernst der Lage hinwegtäuschen lassen.

2. Anlegen eines sicheren, am besten zentralvenösen Zugangs,
der bei besonders schwer verlaufenden und therapieresistenten Fällen durch einen Pulmonaliskatheter ergänzt werden sollte.

3. Normalisierung der Kreislaufsituation
Bei **erniedrigtem zentral-venösen Druck** Kristalloide, ggf. kolloidale Volumenersatzstoffe, z. B.

1000–2000 ml Ringer-Lactat,
500–1000 ml kolloidaler Volumenersatzstoff, wobei ein Absinken von Hämoglobin und Hämatokrit unter 8 g% bzw. 25 g% die zusätzliche Gabe von Sauerstoffträgern erfordert;

bei **erhöhtem zentral-venösen Druck** Zufuhr vorwiegend β-selektiver Katecholaminderivate, wobei vor allem in Betracht kommen
Dopamin *(Dopamin-Nattermann)*, Adrenalin *(Suprarenin)* und/oder Dobutamin *(Dobutrex)*;
Dosierung: jeweils 2–10 mcg/kg/min.

Bei kritisch niedrigem peripheren Gefäßwiderstand und damit auch niedrigem Blutdruck muß zusätzlich auf Noradrenalin *(Arterenol)* 2–10 mcg/kg/min und mehr zurückgegriffen werden.

Eine **gleichzeitige Digitalisierung** ist heute nicht mehr Standard und damit nur in besonderen Fällen und unter Überwachung der Digitalisspiegel angebracht.

4. Sicherung eines ausreichenden Gasaustausches
durch **Sauerstoffzufuhr** (4–6 l/min) oder **nasale Intubation** und differenzierte Beatmung.

Man sollte sich durch die häufige Hyperventilation keineswegs über den Ernst der respiratorischen Situation hinwegtäuschen lassen (Multiorganversagen)!

5. Antibiotikabehandlung
Frühzeitig und wiederholt durchgeführte Blutkulturen sind für den Erfolg einer gezielten Antibiotikatherapie entscheidend, bis zum Vorliegen verwertbarer Ergebnisse jedoch ist eine **suffiziente und breitgefächerte Behandlung** etwa in Form einer Cephalosporin-Aminoglycosid-Kombination notwendig.

Dosierung: Cephalotin 6–12 g/24 h,
Gentamycin 160–240 mg/24 h.

Immunglobuline: Ihr therapeutischer Nutzen beim septischen Schock ist nach wie vor unsicher.

6. Die frühzeitige operative Sanierung
eines vorhandenen Sepsisherdes ist von vorrangiger Bedeutung; sie darf gerade bei schlechtem Allgemeinzustand nicht hinausgezögert werden.

7. Sonstige Maßnahmen
Fiebersenkung durch physikalische (Eisbeutel) und pharmakologische Maßnahmen (Antipyretika, Sedierung, vegetative Dämpfung),

vorsichtige Heparinisierung (250–500 E Heparin/h) bei gerinnungsanalytisch nachgewiesenen Zeichen einer Hämostaseentgleisung,

gezielter Ausgleich von Störungen des Wasser-, Elektrolyt- und Säure-Basen-Haushaltes und der **Einsatz von Steroiden** in unterschiedlicher Dosierung wird in sehr schwierigen Fällen immer noch diskutiert.

9.6.8 Was bei der Behandlung des Schocks vermieden werden sollte

1. Zeitfaktor
bei der Diagnosestellung und Einleitung der Behandlung nicht unterschätzen!

Erfahrungsgemäß ist ein Schockzustand mit zunehmender Dauer immer schwieriger erfolgreich zu therapieren, wobei die Gefahr morphologischer Manifestationen etwa in Form einer Schocklunge oder -niere erheblich zunimmt.

2. Nicht auf künstlich geschaffene Größen verlassen,
wie etwa den Schockindex;

Einzelwerte von Blutdruck, Pulsfrequenz, zentralvenösem Druck und Blutgasanalyse liefern eine nur beschränkt verwertbare Momentaufnahme vom augenblicklichen Zustand des Patienten, so daß der Verlaufs- und Trendbeobachtung die entscheidende Rolle zukommt.

3. Ausreichende Venenzugänge
– sowohl quantitativ als auch qualitativ – nicht vernachlässigen! Eine intramuskuläre oder gar subkutane Verabreichung von Pharmaka oder Infusionslösungen ist im Schock nutzlos und daher abzulehnen.

4. Orale Flüssigkeitszufuhr
in Form von Elektrolyttrinklösungen verbietet sich nicht nur wegen der in der Akutsituation häufig sich ergebenden Indikation zum operativen Eingreifen sowie der inkonstanten enteralen Resorption, sondern auch im Hinblick auf die dadurch erhöhte Aspirationsgefahr; nach wie vor stellt die rasche intravenöse Zufuhr geeigneter Substitute die beste Behandlung des Volumenmangelschocks dar.

5. Elektrolytfreie Lösungen
sind wegen ihrer interkompartimentellen Verteilungscharakteristik zum Ausgleich intravasaler Defizite ungeeignet.

6. Für Therapieversuche mit sog. Nierenstarterlösungen,
die ebenfalls mehr Schaden als Nutzen bringen, gilt ähnliches; beste Prophylaxe und Behandlung kreislaufbedingter renaler Funktionseinschränkungen stellen nach wie vor die suffiziente Schockbehandlung bzw. bei deren Wirkungslosigkeit die frühzeitige Hämofiltration bzw. Dialyse dar; insgesamt hat die Niere ihre Bedeutung als vital-limitierendes Schockorgan heute weitestgehend verloren, diesen Platz nimmt mittlerweile die Lunge ein, deren Funktionsausfall bis jetzt noch nicht zu überbrücken ist.

7. Der unkritische Einsatz vorwiegend α-adrenerg angreifender Sympathikomimetika
bei Schockzuständen aufgrund eines Volumenmangels ist nur als überbrückende Therapiemaßnahme indiziert und ansonsten als gefährliche Blutdruckkosmetik abzulehnen.

8. Lungenfunktionsstörungen
Die zu späte Berücksichtigung den Schockverlauf komplizierender Lungenfunktionsstörungen hat schon manchen Patienten das Leben gekostet, so daß man sich im Zweifel für den vorübergehenden therapeutischen Flankenschutz einer angepaßten Beatmungsbehandlung entscheiden sollte.

9. Beatmung
Die Wahl ungeeigneter Beatmungsparameter, wie zu hohe Frequenz, zu kleine bzw. zu große Beatmungsvolumina, negativ-endexspiratorisches Druckniveau sowie globale Hyperventilation, kann die Entstehung eines zusätzlichen Beatmungsschadens begünstigen; die Verwendung eines positiv-endexspiratorischen Beatmungsdrucks von 5–10 cm Wassersäule sowie eine an blutgasanalytischen Kontrollen orientierte Normoventilation beseitigen dieses Risiko.

10. Die unkritische Gabe von Heparin
führt bei blutungsgefährdeten Schockpatienten zu einer Behinderung der Hämostase und ist daher von Fall zu Fall sorgfältig zu überdenken.

> Insgesamt erfordert die sachgerechte Schockbehandlung viel Wissen um die pathophysiologischen Reaktionsabläufe und Zusammenhänge; entschlossenes therapeutisches Vorgehen unter Berücksichtigung der aufgezeigten Gesichtspunkte ist die erste Voraussetzung für eine erfolgreiche Primärversorgung derartig Erkrankter.
>
> Um das Erreichte zu festigen und nicht durch mögliche Spätkomplikationen in Frage zu stellen, empfiehlt es sich, jeden Schockpatienten einer sorgfältigen Weiterbehandlung und -beobachtung, am besten im Rahmen einer Intensivstation, zuzuführen.

10 Urologische Notfälle

A. G. HOFSTETTER, K. H. ROTHENBERGER

Der praktisch tätige Kollege sieht sich im allgemeinen mit zwei Arten von Notfallsituationen konfrontiert, nämlich mit solchen, in denen er umgehend handeln muß, bevor er eine Klinikeinweisung oder eine fachärztliche Weiterbehandlung veranlaßt (verzögerte Ein- bzw. Überweisung), und solchen, bei denen er unverzüglich die stationäre Aufnahme zu betreiben hat (Einweisung ohne Zeitverlust) (Tab. 10.1).

Für das Fachgebiet Urologie sind dies wenige, überschaubare Situationen, wobei zu der ersten Kategorie unter anderem die *akute Harnverhaltung*, die *Steinkolik*, die akute *primäre Pyelonephritis* und *Zystitis*, die *Nebenhodenentzündung* sowie die *Urethritis* und *Adnexitis* gehören, während zur zweiten Gruppe die schmerzlose *Makrohämaturie*, die *Anurie*, *Verletzungen* im Bereich des Urogenitaltraktes (UGT), die *sekundäre Pyelonephritis* und *Urosepsis*, die *Hodentorsion* und die *Blasentamponade* zu zählen sind.

Tabelle 10.1. Wichtigste Symptome und Art des urologischen Notfalls

Wichtigste Symptome*
• Bluthaltiger Urin
• Sistierende oder fehlende Urinausscheidung
• Schmerz (Kolik, „tiefer", anhaltender Organschmerz, Palpationsschmerz)
• Fieber, meist mit Schüttelfrost beginnend
• Schwellung des Skrotalinhaltes (schmerzlos/schmerzhaft)

Art des Notfalls
Einteilung nach dem erforderlichen Vorgehen:
• Diagnosestellung →
Behebung der Notfallsituation bzw. Einleitung der Therapie →
Überweisung zum Urologen bzw. in die Klinik (verzögerte Ein- bzw. Überweisung)
• Diagnosestellung →
allgemeine therapeutische Maßnahmen (z.B. Schock- und Schmerzbekämpfung) →
Klinikeinweisung (Einweisung **ohne** Zeitverlust)

* Diese Symptome treten häufig in Kombination auf.

Notfallsituationen (s. Tab. 10.2):

Fehlende Harnausscheidung
1. Akute Harnverhaltung (Harn kann nicht ausgeschieden werden), Tabelle 10.3
2. Anurie (fehlende Harnproduktion), Tabelle 10.4

Ursache der **akuten Harnverhaltung** sind gewöhnlich Abflußhindernisse im Bereich der unteren Harnwege, wobei der Häufigkeit nach das Prostataadenom und -karzinom, die Sphinktersklerose, die Harnröhrenstriktur evtl. mit Steineinklemmung sowie Traumen durch Fremdkörper zu nennen sind. Für die Diagnose typisch ist die Situation, in der man den Patienten vorfindet. Aufgrund der quälenden Schmerzen sind die Kranken unruhig und versuchen unter starkem Anspannen der Bauchpresse, die Harnblase, die meist bis in Nabelhöhe zu perkutieren ist, zu entleeren. Im Gegensatz zu dem subjektiv äußerst schmerzhaften, akuten Krankheitsbild ist der Zustand objektiv weniger gefährlich, da die Nierenfunktion in den meisten Fällen noch nicht gestört ist.

Wenn die rektale digitale Untersuchung das Vorliegen eines Adenoms oder Karzinoms der Prostata vermuten läßt, ist als erste therapeutische Maßnahme die transurethrale Katheterung der Harnblase erforderlich. Dazu ist die Vorhaut zurückzustreifen und die Glans penis mit Betaisodona®-Tinktur zu reinigen. Nach Instillation von sterilem Gleitmittel (z.B. Instillagel®) in die Harnröhre wird beim Erwachsenen am besten ein Katheter von 18 Charr ohne Anwendung von Gewalt durch die Harnröhre in die Blase eingeführt (Abb. 10.2). Sollte dies nicht möglich oder sollten Harnröhrenverletzungen oder -strikturen die Ursache des Harnverhaltes sein, ist die Blase durch suprapubische Punktion zu entleeren (Abb. 10.1).

Im Anschluß daran muß der Patient zur weiteren Behandlung und Abklärung zum Urologen überwiesen werden. Differentialdiagnostisch kommen die Blasentamponade und der supradiaphragmale Harnröhrenabriß in Frage, wobei die Anamnese die entscheidenden Hinweise geben dürfte. Bei diesen Notfallsituationen ist neben einer Schockbekämpfung die sofortige Klinikeinweisung indiziert.

Tabelle 10.2. Notfallsituationen

Notfallart a (verzögerte Einweisung)	Notfallart b (Krankenhaus)	
	Anurie (leere Blase)	
	Prärenal: Schock; Nierengefäßverschluß, -abriß (Kapitel 9); Exsikkose	
	Renal: Entzündungen (Glomerulonephritis, interstitielle Nephritis, Pyelonephritis); Toxisch-allergische Parenchymschädigung; Generalisierte Gefäßerkrankungen; Parenchymverlust (Hydro-, Pyonephrose, Tumoren); Ablagerung von Stoffwechselprodukten im Nierenparenchym (harnsaure Diathese!); Nierenverletzungen (Kapitel 9)	
	Postrenal: Verlegung der Harnwege (Tumoren, Steine, Fremdkörper, Strikturen, Mißbildungen, so daß Druck im NBKS und Nephron Filtrationsdruck übersteigt); Ureterverletzungen (Kapitel 9)	
Harnverhaltung (volle Blase)	**Harnverhaltung** (volle Blase)	
Bei Blasenhalstumoren (Adenom, Karzinom, Sarkom); Neurogene und psychogene Blasenentleerungsstörungen	Bei Blasenhals-, Urethraverletzungen	
Harnröhrenklappen, -strikturen, -mißbildungen; Meatusenge, Phimose, Paraphimose	Bei eingeklemmten Steinen und Fremdkörpern im Bereich der Urethra	
Entzündung (akut) (s. Kapitel 6)	**Entzündung** (akut) (s. Kapitel 6)	
Primäre Pyelonephritis (bei 1,7% aller Männer, bei 43,7% aller Frauen mit Pyelonephritis; n. Berning 1959 u. Fuchs 1967)	Sekundäre Pyelonephritis (bei 98,3% aller Männer, bei 56,3% aller Frauen mit Pyelonephritis; n. Berning 1959 u. Fuchs 1967)	
Zystitis der Frau	Paranephritischer Abszeß	
Adnexitis des Mannes	Urosepsis	
Urethritis	Prostataabszeß	
Balanitis/Posthitis	Nebenhodenentzündung (häufig); Hodenentzündung (selten); Kavernitis	
Hämaturie (s. Kapitel 3)	**Hämaturie** (s. Kapitel 3)	
Häufig mit Schmerzen und/oder Entzündungssymptomen	Schmerzlos: Tumoren, Anomalien, Blutgerinnungsstörungen (Medikamente!)	
Als Begleitsymptom bei:	Schmerzhaft: Verletzungen, Fremdkörper (s. Kap. 9)	
Entzündungen der Nieren, Ureteren, Blase, Adnexe des Mannes, Urethra (*Differenzierung:* 3-Gläser-Probe!)	Blutungen nach transurethralen Eingriffen (Blasentamponade)	
Nieren-, Ureter-, Blasen-**Steine**		
Marschhämaturie		
Kolik (s. Kap. 3)	**Priapismus** **Akutes Skrotum**	
Instrumentarium für die Notfalltasche		
Tiemann-Katheter, Charr 18, Blasenspülspritze (100 ml)	Punktionsnadel, Größe 1, 10–12 cm Länge, evtl. Cystofix®-System, steriles Kathetergleitmittel, z.B. Instillagel®, Einmalhandschuhe, -abdecktücher, Nahtmaterial, Nadelhalter	Ausrüstung zur Schock- und Schmerzbekämpfung

Tabelle 10.3. Diagnostik und Therapie der Harnverhaltung (= Unvermögen, die Harnblase zu entleeren)

Ursache	Symptomatik/Diagnostik	Sofortmaßnahmen/Therapie
Blasenhalstumoren (Adenom, Karzinom, Sarkom)	**Symptomatik** Plötzlich auftretener Miktionsstopp Rasch zunehmender, schmerzhafter Blasendruck	a) **Transurethrale Katheterung** mit *Tiemann*-Katheter; beachte Asepsis und Regeln für transurethrale Katheterung (Abb. 10.2)!
Blasenhalskontraktur	Sicht- und tastbarer „Unterbauchtumor"	b) **Suprapubische Blasenpunktion** (Punktionsstelle: 1 Querfinger über der Symphyse in der Linea alba; Abb. 10.1), Cystofix®
Blasenhalshypertrophie (*Marion's Disease*)	U. U. Subileuserscheinungen	
Blasenhalsverletzungen	U. U. septische Temperaturen mit druck- und klopfschmerzhaftem Nierenlager	**Indikationen für a):** Blasenhalstumoren, Blasenhalskontraktur, motorisch denervierte Blase
Harnröhrentumoren	**Merke:** Bei Unterbauchtumoren mit und ohne Subileus immer an eine volle Harnblase denken!	**Indikationen für b):** Blasenhalshypertrophie (Kinder!) Blasenhalsverletzung Harnröhrentumoren
Harnröhrenklappen, -strikturen, -divertikel		Harnröhrenklappen, -strikturen, -divertikel, -verletzungen
Harnröhrenverletzungen	**Diagnostik**	
Meatusenge	Anamnese	Meatusengen, Phimose, eingeklemmte Steine und Fremdkörper
Phimose	Ultraschall	
Eingeklemmte Steine und Fremdkörper im Bereich der Urethra	Bimanuelle Palpation und Perkussion der Harnblase	
Neurogene Blasenentleerungsstörungen (motorisch denervierte Blase, z. B. bei Poliomyelitis, Polyneuroradikulitis, Tumoren, Traumen, kongenitalen Fehlbildungen)	Rektale, digitale Untersuchung Urodynamik	**Merke:** Beim Auftreten geringster Widerstände während der Katheterung Katheterungsversuch abbrechen und suprapubische Blasenpunktion!

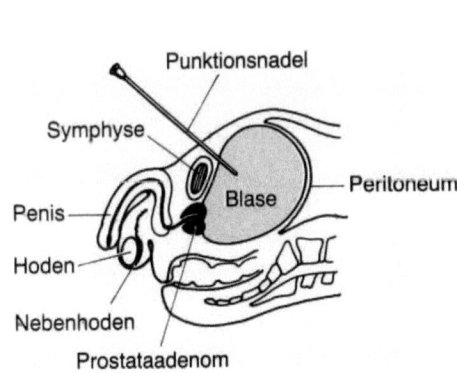

Abb. 10.1. Korrekte Lage der Punktionsnadel zur Entleerung einer vollen Harnblase

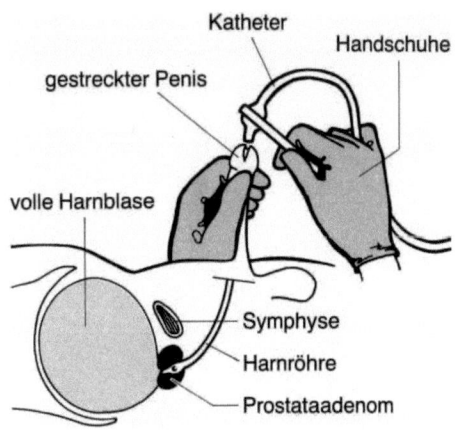

Abb. 10.2. Transurethrale Katheterung

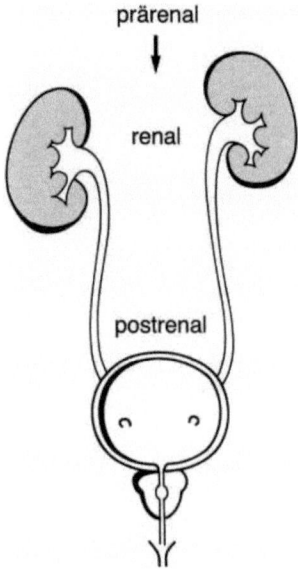

Abb. 10.3. Ursachen des Nierenversagens (Anurie)

Primäre Ursachen
Prärenal
Schock
Nierengefäßverschluß, -abriß
Exsikkose

Renal
Nierenparenchymerkrankungen
  Entzündungen (Glomerulonephritis, Pyelonephritis, interstitielle Nephritis)
  Toxisch-allergische Noxen
  Generalisierte Gefäßerkrankungen (z. B. Diabetes mellitus)
  Parenchymverlust durch Drucksteigerungen im Nierenbeckenkelchsystem, Ablagerung von Stoffwechselprodukten (z. B. harnsaure Diathese)

Sekundäre Ursachen
Postrenal
Beidseitiger Ureterverschluß
  (Tumor, Stein, Strikturen, periureterale Kompression, Verletzungen, evtl. iatrogen)
Blasenentleerungsstörungen mit und ohne Reflux
Blasenauslaßhindernisse (Adenom, Karzinom, Sphinktersklerose, Steine, Fremdkörper, Verletzungen, Anomalien)
Harnröhrenverengungen
  (Strikturen, Klappen, Mißbildungen, Tumoren, Fremdkörper, Verletzungen)
Hochgradige Phimose

Tabelle 10.4. Diagnostik und Therapie der Anurie

Ursache	Symptomatik/Diagnostik	Therapie
Prärenal **Schock** Volumenmangel kardiogen anaphylaktisch septisch	Tachykardie, schwach gefüllter Puls, blasse Haut, kalter Schweiß, Angst, Unruhe, Bewußtseinstrübung, Durstgefühl, Tachypnoe, Hyperventilation, Blutdruckabfall, Oligoanurie, zentraler Venendruck erniedrigt $$\text{Schockindex:} \frac{\text{Pulsfrequenz}}{\text{systolischer Blutdruck}} > 0{,}5$$ **Merke:** Beim anaphylaktischen Schock kommen zu den Hypovolämiezeichen: Flush, Urtikaria, Glottisödem, Bronchospasmus, Nausea und Diarrhö Der septische Schock ist zu Beginn hyperdynam! **Führende Symptome:** Hyperventilation bei gerötetem Gesicht und warmen Extremitäten; hohe zentral-venöse Sauerstoffsättigung, normales oder erhöhtes Herzminutenvolumen, Endotoxinämie (Limulus-Bioassay!) **Differentialdiagnose** Myokardinfarkt, Lungenembolie, Atelektase, Pneumonie **Übergang in die hypodyname Phase** (Spätphase) periphere Zyanose, Hauttemperaturabfall, Abfall des zentralen Venendrucks, Blutdruckabfall, Apathie, respiratorische Insuffizienz, Hypotonie, Azidose	s. Kapitel 9

(Fortsetzung)

	Symptomatik/Diagnostik	Therapie
Nierengefäßverschluß (Embolie, Thrombose, Tumor)	Anamnese (Arteriosklerose, fibromuskuläre Dysplasie, Hochdruck)	Schmerz- und Schockbekämpfung, Desobliteration, evtl. mit Gefäßplastik bzw. -ersatz, u. U. Nierenautotransplantation
Nierengefäßabriß	Unfall, Sturz auf beide Beine! Schmerzhaftes Nierenlager, Hämaturie, evtl. Schocksymptomatik Urogramm, Sonogramm, evtl. CT, Angiographie	
Exsikkose (Wasser- und Elektrolytverlust, z. B. bei Erbrechen, Durchfällen, Dünndarm-, Gallenfisteln, Salzmangelsyndrom, Diuretika, Hitzschlag usw.)	Anamnese; Hautturgor, Bulbustonus der Augen, Hämatokrit, Serumelektrolyte, pH, pCO_2, Standardbikarbonat, Base excess, EKG	Wasser- und Elektrolytersatz, Ausgleich des Säure-Basen-Haushaltes
Renal **Akute tubuläre Nekrose**	Elektrolyt- und Säure-Basen-Störungen, Erhöhung der harnpflichtigen Substanzen im Serum Harnstoff $\left(\dfrac{Urin}{Serum} < 4{:}1\right)$, Osmolalität $\left(\dfrac{Urin}{Serum} < 1{,}4{:}1\right)$, spezifisches Gewicht des Urins ~ 1010 Urin-Na > 40 mmol/l Urin-Harnstoff < 166 mmol/l	Hämo- oder Peritonealdialyse mit Ausgleich des Wasser-, Elektrolyt- sowie des Säure-Basen-Haushaltes
Renale Ischämie (Schock, Septikämie, Transfusionszwischenfälle, disseminierte intravasale Koagulopathie, ausgedehnte Muskelzertrümmerung, generalisierte Gefäßerkrankungen, Ablagerung von Stoffwechselprodukten im Nierenparenchym)	Anamnese, Schocksymptomatik **Labor:** harnpflichtige Serumsubstanzen; Serumelektrolyste; Blutgase **Röntgen:** Übersichtsaufnahme; IUG, wenn S-Cr unter 5 mg% (442 µmol/l); Sonographie, CT, Kamerafunktionsszintigraphie, Angiographie	Schockbekämpfung Dialyse
Toxisch-allergische Parenchymschädigung (Vergiftungen, Schwangerschaftstoxikosen, Hämolyse usw.)	Anamnese, neurologische Störungen, Koma, Schock, Giftreste, s. oben	Dialyse, spezifisches Antidot, Schockbekämpfung
Entzündliche Nierenparenchymerkrankungen (Glomerulonephritis, interstitielle Nephritis, akute Pyelonephritis, Papillennekrose, Sepsis, Pneumonie, Hepatitis und Cholezystitis, hepatorenales Syndrom)	Entzündungs-, Schocksymptomatik, druckschmerzhaftes Nierenlager, evtl. Ödembildung Lungen-, Abdomenübersichtsaufnahme, Blutkultur, s. oben Ureteropyelographie zum Ausschluß einer postrenalen Abflußbehinderung	Dialyse, Schockbekämpfung, antibakterielle Therapie
Postrenal **Verlegung der Harnwege** (Tumoren, Stenose, Blutkoagel, Fremdkörper, Strikturen, Mißbildungen)	**Labor:** s. oben Sonographie, Infusionsurogramm, falls Serumkreatinin nicht höher als 5 mg% (442 µmol/l). ansonsten Kamerafunktionsszintigraphie, präoperative Ureteropyelographie	Operative Entfernung des Abflußhindernisses Wenn Serumkalium über 6 mval/l (6 mmol/l) → präoperative Dialyse oder Gabe von 50 g Glucose + 20 E Altinsulin i. v., + 1 g Kalziumglucomat langsam i. v. + 50 ml 8,4%ges $NaHCO_3$ + 15 g *Resonium A* oral

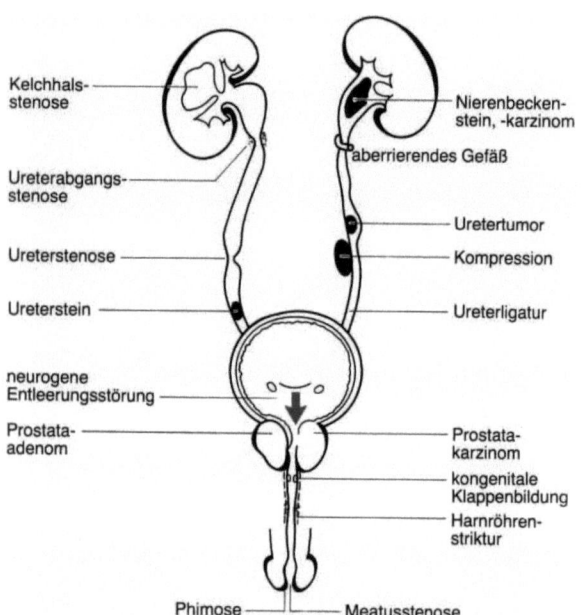

Abb. 10.4. Postrenale Störungen des Harntransports

Kolik (vgl. Kapitel 3.3.2)
Die Ureterkolik äußert sich in heftigsten, anfallsweisen Schmerzen im Bereich der Nierengegend oder des Harnleiterverlaufes. Zum klinischen Bild der Harnsteinkolik gehören Brechneigung, Erbrechen, Blähbauch, unter Umständen reflektorischer Subileus und Bradykardie. Im Sediment finden sich massenhaft Erythrozyten, zuweilen besteht eine leichte Makrohämaturie.

Differentialdiagnostisch ist bei rechtsseitigen Koliken an eine *Gallenkolik* zu denken. Hierbei kann man im allgemeinen zusätzlich eine Schmerzausstrahlung in die rechte Schulter und den Mittelbauch beobachten. In der Anamnese finden sich häufig Diätfehler. Weiterhin ist differentialdiagnostisch die *akute Appendizitis* abzuklären. Hier fehlen die typischen Koliken. Dafür finden sich ein leichterer Dauerschmerz im rechten Unterbauch sowie die üblichen bekannten Appendizitiszeichen.

Zu denken ist auch an die *akute Pankreatitis*. Hier finden sich ein ausgeprägter Oberbauchschmerz sowie peritonitische Abwehrspannung. Hochrotes Gesicht des Kranken!

Bei Frauen ist auch eine *stielgedrehte Ovarialzyste* oder *Tubargravidität* in Erwägung zu ziehen. Die abdominellen Erscheinungen des akuten, eingeklemmten Harnsteines bieten im freien Intervall zwischen den Koliken häufig das Bild eines akuten Abdomens, jedoch liegt der Patient mit einem akuten intraperitonealen Prozeß ruhig, während der Steinkranke motorisch unruhig ist. In Zweifelsfällen soll man nur kurzwirkende oder besser keine Analgetika geben, um das Krankheitsbild nicht zu verschleiern; dafür ist aber unverzüglich die Klinikeinweisung zu veranlassen.

Die Verdachtsdiagnose „Stein" muß durch Röntgen- oder Ultraschalluntersuchungen belegt werden. Ist mit diesen Untersuchungen ein Stein nicht nachweisbar, muß man andere Ursachen von Abflußstörungen mit der retrograden Ureteropyelographie oder Ureteroskopie abklären (Abb. 10.4). Ist jedoch ein Stein nachweisbar, so hängt die weitere Behandlung von seiner Größe und Lage im Hohlsystem und der Nierenfunktion ab (s. Kapitel 8).

Als **erste therapeutische Maßnahme** bei der Steinkolik kommt die intravenöse Verabreichung von Analgetika und Spasmolytika in Frage (s. Kapitel 17). Dazu bringen körperwarme bis heiße Vollbäder, wiederholte feuchtwarme Lendenganzpackungen sowie bei Stuhl- und Windverhaltungen hohe Einläufe zur Darmentleerung und -regulierung Erleichterung.

> Tabletten, Tropfen und Suppositorien sind bei der akuten Kolik kontraindiziert! Morphinpräparate verschlechtern die Subileussituation!

Die intravenös gegebenen Analgetika haben bei schweren Koliken oft nur eine begrenzte Wirkungsdauer, so daß es sich in der Praxis empfiehlt, dem Patienten noch zusätzlich Schmerzmittel mit Langzeiteffekt in Suppositorien- oder Tablettenform zu verordnen, z. B. Panergon®, Baralgin M®, Voltaren®.

Diese Therapie ist rein symptomatisch gegen die Kolik gerichtet, so daß nach Abklingen der Kolik unverzüglich der Urologe zur weiteren Behandlung einzuschalten ist.

Weitere Schmerzformen s. Kapitel 3.

Akute Entzündung im Bereich des Urogenitaltraktes s. Kapitel 6.

Hämaturie s. auch Kapitel 3
Die Hämaturie, vor allem die schmerzlose Hämaturie, ist ein äußerst wichtiges Krankheitssymptom, das unverzüglich einer klinischen Abklärung bedarf.

Blasentamponade, Priapismus, Paraphimose s. Tabelle 10.5.

Verletzungen s. Kapitel 9
Verletzungen im Bereich des Urogenitaltraktes erfordern immer sofortige Klinikeinweisung. *Keine transurethralen Katheterungsversuche!* Evtl. suprapubische Blasenpunktion. Rechtzeitig Schocktherapie einleiten (venösen Zugang schaffen → Infusion, Aufrechterhaltung von Herz-, Kreislauf- sowie Atemfunktion; im übrigen s. Kapitel 9.6.5).

Akutes Skrotum s. Tabelle 10.6.

Tabelle 10.5. Blasentamponade, Priapismus, Paraphimose

	Symptomatik/Diagnostik	Sofortmaßnahmen/Therapie
Blasentamponade = Harnverhaltung durch Koagelbildung bei Einblutung in das Harnblasenlumen *Häufigste Ursache:* Blutungen nach transurethralen Resektionen von Prostata- und Blasentumoren sowie Spontanblutungen bei Blasentumoren und „Strahlenblase"	Anamnese, schmerzhafter Unterbauchtumor, evtl. Schocksymptomatik	1. Schockbekämpfung 2. Sofortige Klinikeinweisung **Merke:** Keine Katheterungsversuche, da damit die Tamponade nicht zu beheben ist und zudem ein hohes Infektionsrisiko besteht
Priapismus = äußerst schmerzhafte Dauererektion, verursacht durch Blutzirkulationsstörungen, die auf die Corpora cavernosa penis beschränkt sind Priapismus wird häufig gefunden bei Leukämie, Sichelzellanämie, krankhaften Gefäßprozessen, Entzündungen, Traumen, Tumoren sowie neurologischen Erkrankungen (Querschnitt!). Komplikation bei SKAT-Therapie	Zunehmend schmerzhafte Gliedversteifung (Inspektion, Palpation) **Typisch:** Die Glans penis ist nicht wie bei der sexuellen Erektion prall-elastisch aufgetrieben, Spontanmiktion ist möglich!	1. Schmerzbekämpfung 2. Sofortige Klinikeinweisung Hier erfolgt nach Punktion der Schwellkörper eine Freispülung von thrombotischem Material und durch Schaffung glandokavernöser Shunts mit Hilfe der Tru-Cutnadel die Möglichkeit des Blutabflusses aus den Corpora cavernosa penis über das Corpus spongiosum penis, gleichzeitig erfolgt eine systemische antithrombotische Therapie. Die früher geübten, teilweise sehr langwierigen Shuntoperationen sind durch dieses neuere Verfahren weitestgehend abgelöst **Merke:** Beim Priapismus muß die fachgerechte Therapie innerhalb von 12 h erfolgen, da sonst die Gefahr der erektilen Impotenz gegeben ist
Paraphimose = strangulierende Einengung der Glans penis durch die Vorhaut, die nicht mehr über den Sulcus coronarius vorgeschoben werden kann	– Angeschwollene, livide verfärbte Glans penis – Präputialödem – Schnürringbildung im Sulcus coronarius – Starke Schmerzhaftigkeit	1. Manuelle Reposition (Abb. 10.5) 2. Falls dies nicht möglich ist, dorsale Inzision des Präputiums bis zum Abklingen des Präputialödems, dann Zirkumzision **Merke:** Bei zu langem Zuwarten besteht die Gefahr der Gangrän!

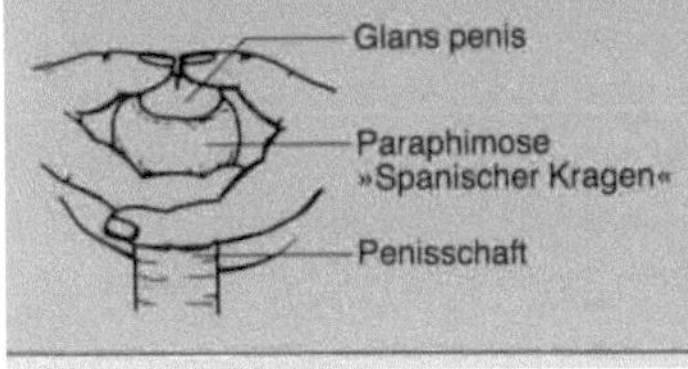

Abb. 10.5. Manuelle Reposition bei Paraphimose

Tabelle 10.6. Diagnostik und Therapie des akuten Skrotums

	Symptomatik/Diagnostik	Sofortmaßnahmen/Therapie
Samenstrangtorsion (Hydatidentorsion)	Schlagartiges Einsetzen stärkster Schmerzen, z. T. aus dem Schlaf heraus; der Hoden steht hoch, ist achsengedreht, hart und sehr berührungsempfindlich; das Anheben des Hodens verstärkt die Schmerzen *(Prehn'sches Zeichen)*, Übelkeit und Erbrechen sind häufig; Doppler-Sonographie (A. spermatica/Hoden)	Sofortige operative Detorquierung und prophylaktische Orchidopexie der Gegenseite
		Merke: Nach wenigen Stunden ist mit irreversiblen Schäden der Spermiogenese und nach 4–6 h mit dem Organverlust durch hämorrhagische Infarzierung zu rechnen
	Altersgipfel zwischen dem 13. und 17. Lebensjahr, allerdings in jedem Lebensalter möglich	Manuelle Detorquierung ist im Anfangsstadium möglich (vollständige Symptomfreiheit!), zur Vermeidung eines Rezidivs ist Orchidopexie nötig
	Merke: Auch Neugeborene können betroffen sein – nicht zu beruhigender, schreiender Säugling!	
Akute Nebenhodenentzündung	Rasch zunehmende Schmerzen, Fieber, z. T. mit Schüttelfrost, der Nebenhoden ist verdickt, derb, dolent, nur anfangs vom Hoden abgrenzbar	Bettruhe, Entfernen der Schambehaarung, Hochlagern des Hodens (Hodenbänkchen)
		Lokal: Umschläge mit Borwasser oder Rettersitz, Antiphlogistika, gegen gramnegative Keime wirksame Antibiotika und ggf. Kortikosteroide (s. Kapitel 6)
	Das Anheben des Hodens erleichtert im allgemeinen die Schmerzen *(Prehn'sches Zeichen)*	
	Vor dem 14. Lebensjahr selten (nur bei Mißbildungen der Harnröhre), in höheren Altersgruppen häufiger	Bei Abszedierung, fehlendem Ansprechen auf konservative Therapie (Tbc!) und bei nicht eindeutiger Diagnose ist eine operative Freilegung ggf. mit breiter Wunddrainage notwendig
	Sonographie (+ Doppler)	
Hodentrauma	Die Anamnese gibt Aufschluß über die Diagnose, Inspektion und Palpation zeigen, ob es sich lediglich um ein Hämatom der Skrotalhaut oder um ein Hämatom innerhalb der Hodenhüllen (Hämatozele) handelt. (Harnröhrenmitverletzung ausschließen durch Urethrozystogramm!)	Oberflächliche Hämatome mit unauffälligem Hodentastbefund bedürfen nur der symptomatischen Therapie
		Bei Hämatozele oder nicht sicherem Abgrenzen des Hodens empfiehlt sich die rasche operative Freilegung mit dem Ziel der Organerhaltung
	Sonographie (+ Doppler)	
Hodentumor	Altersgipfel zwischen dem 20. und 35. Lebensjahr	Inguinale Freilegung des Hodens; nach Sicherung der Diagnose (Schnellschnitt) Absetzen des Hodens und Entfernung der Samenstranggebilde bis zum Peritoneum
	Häufig schmerzlos, manchmal aber auch bei rasch wachsendem Tumor Schmerzen (15%)	
	Im bzw. am Hoden läßt sich ein derber Bereich tasten; eine Vergrößerung des Gesamthodens wird im Anfangsstadium nicht immer beobachtet, insbesondere, wenn es sich bereits um einen vorgeschädigten Hoden (Maldeszensus) handelt	Die weitere Therapie richtet sich nach dem histologischen Befund und nach dem Tumorstaging
		Merke: In fraglichen Fällen ist immer eine Hodenfreilegung durchzuführen
	Sonographie	
Hodeninfarkt	Akut einsetzende Schmerzen, ähnlich wie bei der Hodentorsion; die Diagnose ist nur operativ zu sichern	Operative Entfernung durch Teilresektion je nach Ausdehnung des infarzierten Areals; Therapie der Grundkrankheit
	Es handelt sich entweder um eine Begleiterkrankung im Rahmen einer Panarteriitis nodosa oder einer Purpura Schönlein-Henoch	
	Eine Thrombose des Plexus pampiniformis kann hämorrhagische Infarzierung verursachen	

(Fortsetzung)

	Symptomatik/Diagnostik	Sofortmaßnahmen/Therapie
Skrotalphlegmone	Skrotum, ggf. Penis, Unterbauch und Perinealregion sind äußerst druckdolent, infiltriert, rötlich-livide verfärbt Hohes Fieber und ausgeprägtes Krankheitsgefühl, Gefahr der Urosepsis Ursache ist eine Extravasation infizierten Urins, z. B. nach Via falsa beim Kathetern und bei nicht versorgten Harnröhrentraumen	Suprapubische Harnableitung, breite Drainagen des phlegmonösen Gebiets Kombinierte Antibiotikatherapie β-Lactam- + Aminoglycosid-Antibiotika Urosepsis → Intensivtherapie
Skrotalgangrän (Fournier-Krankheit)	Septisches Krankheitsbild → Endotoxinschock Skrotum: *anfangs:* geschwollen, gerötet, glänzend; subkutanes Emphysem *später:* ausgedehnte Hautnekrosen Prozeß breitet sich rasch in die Leisten, Penis und Damm aus	Infusionstherapie, Breitspektrumantibiotika in Kombination mit Metronidazol Wundinzisionen Nekrosenabtragung
Hydrozele	Im allgemeinen mäßige Beschwerden, prall-elastischer Skrotaltumor ist zu tasten, Hoden nicht abgrenzbar, Diaphanoskopie positiv Sonographie	Ursache bei sich rasch ausbildenden Hydrozelen mit Schmerzen können Entzündungen, Traumen, Hodentorsion oder auch Hodentumoren sein; deshalb inguinale Freilegung bei unklarem Sonographiebefund Bei längerdauernden Verläufen operative Revision von skrotal her
Varikozele	Manchmal ziehende Schmerzen im Skrotalbereich der betroffenen Seite, normalerweise entleert sich die Varikozele im Liegen; läßt sie sich im Liegen auch noch nachweisen, ist ein Nierentumor (Tumorthrombus) eine mögliche Ursache Doppler-Sonographie über V. spermatica	Bei Beschwerden, Kinderwunsch (Oligoasthenozoospermie) soll eine operative Therapie durchgeführt werden, z. B. Operation nach *Bernardi* (hohe Unterbindung der Vv. spermaticae mit Nebenästen) Ein Nierentumor muß ausgeschlossen werden (IUG oder Sonographie)
Inkarzerierte Skrotalhernie	Palpation des Leistenkanals, Kontrolle von Darmgeräuschen auch am Skrotum, eine dilatierte Darmschlinge mit wäßrigem Inhalt kann diaphanoskopisch eine Hydrozele vortäuschen; Sonographie	Unverzügliche operative Revision
In den Hoden bzw. das Skrotum projizierte Schmerzen	Unauffälliger Tastbefund des Leistenkanals, äußeren Leistenrings, Samenstrangs, der Hoden und Nebenhoden sowie der Skrotalhaut Differentialdiagnostisch kommen tiefe Harnleitersteine, akute Prostatovesikulitiden, Prostataabszeß und Neuralgien, z. B. des N. genitofemoralis, nach Leistenoperationen, WS-Erkrankungen, MS in Frage	Therapie des Grundleidens

11 Kinderurologie

M. Westenfelder
(vgl. hierzu auch Kapitel 1 und 12)

11.1 Anomalien des männlichen Genitales 184
11.2 Anomalien des weiblichen Genitales 186
11.3 Intersexformen 187
11.4 Anomalien des oberen Harntraktes 188
11.5 Anomalien des unteren Harntraktes 192
11.6 Urethraanomalien 192

11.7 Neurogene und funktionelle Blasenentleerungsstörungen 193
11.8 Harnsteine im Kindesalter 194
11.9 Tumoren im Kindesalter 194
11.10 Harnableitung im Kindesalter 195

11.1 Anomalien des männlichen Genitales

11.1.1 Phimose

Echte Vorhautenge von 1‰ aller Knaben.

Diagnose: Vorsichtiges Zurückstreifen.

Differentialdiagnose: Natürliche Verklebung, bis zum 4. Lebensjahr physiologisch.

Folgen: Retraktion und Reinigung unmöglich, Obstruktion, Balanitis, Ballonierung unter der Miktion, in Kombination mit Proteusbesiedelung und Harntraktanomalie Gefahr der Infektsteinbildung.
Durch forcierte Retraktion Einrisse, Vernarbung, Paraphimose.

Therapie:
- Beseitigung der Enge durch plastische Erweiterung oder radikale Zirkumzision nach Diagnosestellung.
Frühe Zirkumzision verhindert Penis-Karzinom!
- Balanitis: antibiotische Augensalben (Adapter) und Zirkumzision nach Infektsanierung.
- Paraphimose: Reposition, evtl. dorsale Spaltung und Zirkumzision nach Abschwellen.

11.1.2 Hypospadie

Entwicklungsstörung der Urethra, die je nach Schweregrad alle Peniskomponenten in sich und zueinander variabel beeinträchtigt: Urethra zu kurz, Corpus spongiosum dysplastisch, Penisschaft häufig krumm, torquiert und Skrotalansatz zu weit ventral, Meatusstenose.
3% bei geschlossener Vorhaut.

Diagnose: Traditionell nach Lokalisation des Meatus Einteilung in Hypospadia glandis, coronarea, penis, penoscrotalis, scrotalis und perinealis, ohne daß dies dem Schweregrad der Anomalie entsprechen muß. Häufig assoziiert mit Meatusstenose Maldescensus testis, (**cave:** Intersex!) und Harntraktanomalien (nur bei höhergradigen Anomalien).

Folgen: Auswirkungen der Anomalie und des Therapie-Traumas auf psychische und emotionale Entwicklung bis ins Erwachsenenalter hinein. Auswirkungen auf Miktion und Immissio. Beide können beeinträchtigt sein.

Therapie: Operative einzeitige Korrektur im 12. Lebensmonat, unter Umständen nach hormoneller Stimulation.
Wichtig: Kosmetisch befriedigende Glans penis mit Meatus in normaler Position mit geradem Penisschaft.

Komplikationen: Fisteln, Strikturen, Hypospadie-„Krüppel".

11.1.3 Isolierte Penisschaftanomalien, Verkrümmung, Torsion

Folgen: Ähnlich Hypospadie.

Therapie: Penisschaftaufrichtung bzw. Detorquierung.

Mikrophallus (Hypogonadismus)
Selten, meist vorgetäuscht bei präpubertären adipösen Knaben.

Folge: Funktionell und psychosexuell.

Technik: Versuch der hormonellen Stimulation mit Dihydrotestosteronsalbe.

11.1.4 Epispadie

Penisanomalie mit dorsaler Mündung der Urethra. Folge einer Entwicklungsstörung der Kloakenmembran, graduell geringer als bei Blasenekstrophie. Häufigkeit ca. 1:90 000 Lebendgeburten.
Einteilung nach Lokalisation in Epispadia glandis, coronara, penis, pubis, totalis (bei Blasenekstrophie).
Assoziierte Anomalien: Dorsalkurvatur des Penis, dorsal gespaltenes Präputium, bei Epispadia pubis gespaltener Sphinktermechanismus und Symphyse mit vollständiger Inkontinenz.

Folgen: Funktionell und kosmetisch, psychosexuell. Pars pendulans zu kurz, Schmerzen bei Erektion, bei hochgradiger Epispadie vollständige Inkontinenz.

Technik: Penisverlängerungs- und Abrichtungsplastik mit Harnröhrenplastik im 1.–4. Lebensjahr, Blasenhalsplastik im 3. Lebensjahr bei Inkontinenz, falls erfolglos, Harnableitung.

11.1.5 Blasenekstrophie

Ätiologie und Pathogenese: Schwerstes urologisches Fehlbildungssyndrom, Häufigkeit 1:50 000 Lebendgeburten, Folge der gestörten Embryonalentwicklung der Kloakenmembran.
Multiple assoziierte Anomalien: Ventral gespaltenes Becken, Fehlen des Nabels, Epispadia totalis, klaffende Symphyse, Rektusdiastase, gespaltener Beckenboden, evtl. Kryptorchismus, Leistenhernie und Analatresie.

Technik: In Zentren, entweder primäre Rekonstruktion oder primärer Verschluß mit späterer Kontinenzoperation oder Harnableitung.
Nach der Pubertät wird ein funktionstüchtiges und kosmetisch akzeptables Genitale sehr wichtig, soziale Kontinenz durch Blasenhalsrekonstruktion oder primäre Harnableitung tritt in den Hintergrund.

11.1.6 Maldescensus testis (s. Abb. 11.1)

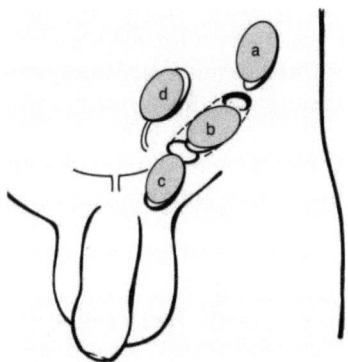

Abb. 11.1. Hodenposition und Inzidenz bei Maldescensus testis: **a** kryptorch, 10%. **b** intrakanalikulär, 20%. **c** inguinal, 44%. **d** suprafaszial, ektop, 26%. (Nach C. G. Scorer)

Perinatale Deszensusstörung unklarer Genese, Häufigkeit 0,7%.
Kryptorchismus = intraabdomineller Hoden, Retentio testis = intrakanalikulärer Hoden; Hodenektopie = distal des äußeren Leistenringes ektop verlagerter Hoden (meist über Externusaponeurose).
Assoziierte Anomalien: In 70–80% Leistenhernien bzw. offener Processus vaginalis.

Diagnostik Ungleich schwieriger als allgemein angenommen.
Wichtige Kriterien:
1. Lage unmittelbar nach der Geburt,
2. Lage bei der Untersuchung des ruhigen Kindes mit warmen Händen in warmem Zimmer, evtl. mehrfache Untersuchung,
3. Verhalten nach Auslösen des Kremasterreflexes.

Differentialdiagnose: Pendelhoden; dieser bleibt nach Auslösen des Kremasterreflexes im Skrotum.
Differentialdiagnose des nicht-palpablen Hodens: Hodenaplasie, Abklärung durch Laparoskopie.

Folgen:
1. Erhöhtes Entartungsrisiko (ca. um den Faktor 14,5),
2. frühzeitige Störung der Spermiogenese,
3. Kosmetik,
4. höhere Anfälligkeit gegen direkte Traumen.

Technik: Beginn zum 10. Lebensmonat, soll vor dem 2. Lebensjahr abgeschlossen sein:
1. durch hormonelle Stimulation. Indiziert, wenn keine anatomischen Hindernisse wie Leistenhernie oder ektope Lage (Kryptocur®-Nasenspray) vorliegen;
2. operativ auch bilateral einzeitig; wegen Devaskularisationsgefahr keine Anfängeroperation;

3. bei kryptorchem Hoden sind Ductus deferens und Gefäße meist zu kurz, daher laparoskopische Abklärung, danach zweizeitige Operation nach Stephens und Fowler: Zunächst laparoskopischer Verschluß (Clip) der Vasa spermatica, dann nach 6–8 Wochen risikoloses Durchtrennen der Vasa spermatica möglich. Ernährung über Kollateralen oder Autotransplantat (hohes Nekroserisiko);
4. bei einseitigem Kryptorchismus des Erwachsenen Orchiektomie wegen Entartungsgefahr.

11.1.7 Hydrocele testis, Hydrocele funiculi

Ätiologie: Folge des nicht verlöteten und proximal persistierenden Processus vaginalis.

Folgen: Kosmetik, Größenzunahme, Druck- und Temperaturschädigung, Entwicklung einer Leistenhernie.

Diagnose: Palpation, Diaphanie, Sonographie.

Differentialdiagnose: Hodentumor, Leistenhernie, Hodentorsion.

Therapie: Offen inguinale Operation (Winkelmann), Punktion bei Kindern obsolet.

11.1.8 Skrotumanomalien

Selten z. B. Skrotumtransposition, häufig in Kombination mit Hypospadia scrotalis und perinealis.

Virga palmata, die unzureichende häutige Trennung zwischen Penis und Skrotum.

11.2 Anomalien des weiblichen Genitales

11.2.1 Labiensynechie

Ätiologie und Pathogenese: Verklebung der kleinen Schamlippen mit kleiner Öffnung ventral.

Folgen: Echte oder vorgetäuschte Harnwegsinfektionen, Pruritus, Genitaldermatitis.

Differentialdiagnose: Hymenalatresie (liegt eine Etage tiefer, kleine Schamlippen dabei unauffällig).

Therapie: Mit Sonde in Ultrakurznarkose. Östrogenhaltige Salbe für 4 Wochen; falls erfolglos, lösen.

11.2.2 Hymenalatresie, Hydrometrokolpos

Vollständig verschlossenes Hymen, welches sich unter Umständen durch Sekretstau vorwölbt, bei Expansion zum Tumor sich obstruktiv auswirkt.

Differentialdiagnose: Labiensynechie (dabei keine Vorwölbung), prolabierte Ureterozele (bei Punktion klarer Urin und normaler Scheideneingang), Rhabdomyosarkom (derber Tumor).

Folgen: Retention, Obstruktion, evtl. Harnwegsinfektion, Vorspiegelung eines Unterbauchtumors.

Therapie: Inzision.

11.2.3 Hypospadie, Sinus urogenitalis

Sehr seltene Anomalie, Urethra mündet verborgen im Introitus oder Sinus urogenitalis. Ohne Spekulum Katheterisierung unmöglich.

Folgen: Harnwegsinfekt, bei schweren Formen Inkontinenz.

11.2.4 Epispadie, Ekstrophie

Bei Mädchen sehr selten, Häufigkeit unter 1:100 000 Lebendgeburten. Stets mit Inkontinenz und gespaltener Klitoris kombiniert, sonst ähnliche Probleme wie bei Knaben. Genitalkorrektur aber technisch einfacher. Rückverlagerung des Introitus und Fixation des Uterus.

11.3 Intersexformen

Definition: Gleichzeitiges Vorliegen männlicher und weiblicher Genitalstrukturen.

Ätiologie:
1. Chromosomenanomalien wie XO (Turnersyndrom), XX/XY (echter Hermaphrodit), Mosaike XO/XY, XO/XX, XX/XXY, XO/XY/XX (z.B. gemischte Gonadendysgenesie).
2. Gonadale Faktoren: Nichtansprechen auf Testosteron (Dihydrotestosteron) bzw. Mangel des MRF (Müllerian Regression Factor), der zur Persistenz der Gebilde des Müller'schen Ganges führt.
3. Endokrine Ursachen: genetisch bedingte Enzymdefekte in der Cortisolsynthese, die die exzessive Produktion von androgenwirksamen 17-Ketosteroiden verursachen. Häufigste Folge ist das adrenogenitale Syndrom (AGS).

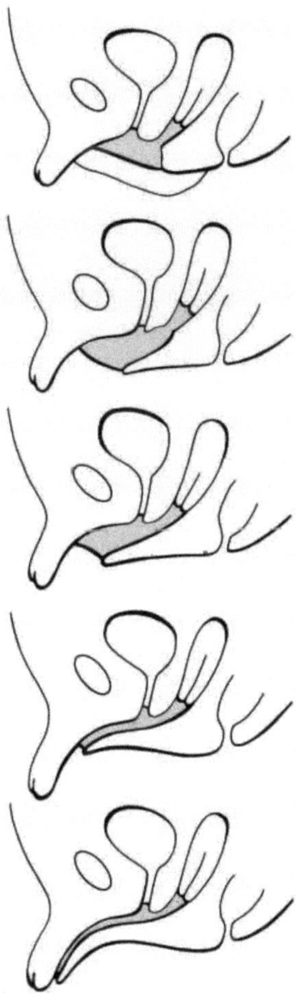

Klassifikationen der Genitalanomalien nach Prader (s. Abb. 11.2).

> *Grundsätze der Geschlechtszuordnung:*
> 1. So schnell wie möglich (Notfallsituation);
> 2. nach exakter chromosomaler endokrinologischer und endoskopischer Abklärung, evtl. mit Probelaparotomie;
> 3. funktionsfähige Genitalstrukturen berücksichtigen;
> 4. keine männliche Geschlechtszuweisung ohne funktionstüchtigen Phallus;
> 5. weibliches Genitale leichter zu rekonstruieren als männliches;
> 6. auf Fertilität braucht außer beim AGS keine Rücksicht genommen zu werden.

11.3.1 Pseudohermaphroditismus femininus

Weibliches Individuum mit maskulinisiertem äußeren Genitale durch zu hohe endogene bzw. exogene Androgenzufuhr. Gonaden = Ovarien, Chromosomen XX.

Adrenogenitales Syndrom (AGS): Häufigste Intersexform mit über 60 %, Häufigkeit 1:80 000 Lebendgeburten.

Virilisiertes Genitale, meist hypospadischer Phallus und leeres „Skrotum" mit Sinus urogenitalis, frühzeitiger Hirsutismus, Pigmentation und Steroidakne, evtl. Salzverlustsyndrom.

Therapie:
1. Cortisolsubstitution, Elektrolytausgleich.
2. Einzeitige Genitalkorrektur im 12. Lebensmonat (auch bei *Prader V*) durch Resektion der Corpora cavernosa, Belassen der Glans mit dorsalem Gefäßnervenstrang und ventralem Hautstreifen. Plastische Rekonstruktion der Labia minora aus Phallushaut, Scheideneingangsplastik.

11.3.2 Hermaphroditismus verus

Mit unter 10 % aller Intersexformen sehr selten. Chromosomen: XX/XY, Gonaden: Testis und Ovar bzw. Testovar. Sowohl Strukturen des Wolff'schen als auch des Müller'schen Ganges ausdifferenziert.

Intersexuelles äußeres und inneres Genitale, auch später Ausbildung sekundärer intersexueller Geschlechtsmerkmale, Brustentwicklung, Pubis etc.

Abb. 11.2. Klassifikation der Genitalanomalien nach A. Prader in die Typen I–V

Therapie: Abklärung und Geschlechtszuweisung in Neugeborenenperiode, spätere Genitalkorrektur mit Exzision der gegengeschlechtlichen Anteile.

11.3.3 Pseudohermaphroditismus masculinus

Sehr selten; Gonaden = Testes; Chromosomen: XY, Genitale weiblich.

Ursachen: Inadäquate Androgenproduktion (mit Salzverlust), inadäquate Androgenutilisation (testikuläre Feminisierung), Mangel des MRF (Müllerian Regression Factor), dysgenetische Hoden.

Therapie: Weibliche Geschlechtszuordnung, kein Phallus angelegt.

11.3.4 Gemischte Gonadendysgenesie

Zweithäufigste Intersexform: Chromosomen: XY/XO oder sonstige Mosaike, Vorliegen einer Gonade und eines Gonadenrudiments.

Äußerer Aspekt: Überall im Spektrum zwischen männlich und weiblich.

Therapie: Rasche Abklärung und Geschlechtszuweisung nach Verhältnissen des äußeren Genitales, später plastische Korrektur und Resektion kontrasexueller Strukturen.

11.4 Anomalien des oberen Harntraktes

11.4.1 Lageanomalien

Folge der gestörten Nierenaszension mit medianer Verschmelzung (Hufeisenniere), Abweichung vom normalen Aszensionsweg (Dystopie, gekreuzte Dystopie), zu kurzer oder zu langer Aszensionsweg (lumbale, thorakale Dystopie). Lageanomalien sind häufig kombiniert mit Malrotation. Nierenbeckenkelchsystem (NBKS) und Harnleiter folgen dem Aszensionsweg (s. Abb. 11.3).

Folgen der Lageanomalie:
1. Hufeisenniere: Hydronephrose, Steinbildung;
2. Beckenniere: leicht übersehbar; Differentialdiagnose: Aplasie, Tumor, bei Pyelonephritis Douglas-Abszeß;
3. gekreuzte Dystopie: häufig assoziiert mit vesikoureteralem Reflux;
4. Malrotation: Differentialdiagnose: Tumor;
5. thorakale Dystopie ohne Auswirkung auf Lungenfunktion.

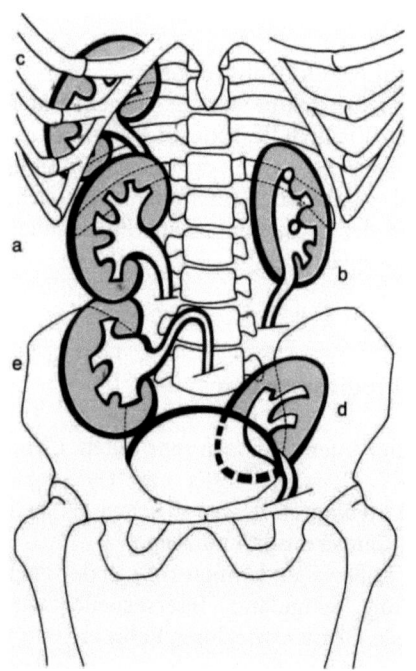
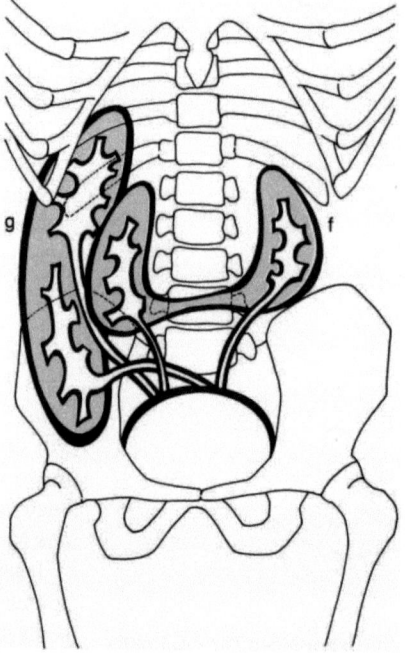

Abb. 11.3. Lageanomalien der Niere. **a** Normale Position. **b** Normal positionierte, aber malrotierte Niere. **c** Thoraxniere. **d** Beckenniere. **e** Abgesunkene Senkniere. **f** Hufeisenniere. **g** Gekreuzte Dystopie

11.4.2 Nierenparenchymanomalien

Entwicklungsstörung des Parenchyms und der Verbindungen zwischen Nephronen, Sammelrohren, Nierenbeckenkelchsystem. Keine kausale Therapiemöglichkeit.

> 1. Aplasie: fehlendes Organ. Differentialdiagnose: Beckenniere.
> 2. Hypoplasie: verkleinertes Organ. Differentialdiagnose: pyelonephritische Schrumpfniere.
> 3. Dysplasie: qualitativ minderwertiges Organ (Oligomeganephrome), meist mit Anomalien des Harntraktes wie Doppelniere, Megaureteren, Urethralklappen, Prune-Belly-Syndrom etc. assoziiert.
> 4. Zystische Anomalie:
> *Nierenzysten:* Differentialdiagnose: Tumor; Folge: Schmerzen, Ruptur.
> *Zystennieren:* Differentialdiagnose: Tumor; Folge: progressive Abnahme der Nierenfunktion.
> *Polyzystische Nierendegeneration:* Differentialdiagnose: Tumor; Folge: nicht lebensfähig.
> *Multizystische Niere:* Differentialdiagnose: Tumor; Folge: Abnahme der Nierenfunktion.
> *Markschwammniere:* Differentialdiagnose: Pyelonephritis; Folge: zunehmende Verkalkung und Steinbildung.

11.4.3 Hydronephrose

Überbegriff für alle abnormen Erweiterungen des Nierenbeckenkelchsystems (NBKS) mit und ohne Rarefizierung des Nierenparenchyms.

Primäre Hydronephrose

Obstruktion durch echte bindegewebige und kollagene Stenose (am häufigsten), kreuzende Gefäße bzw. bindegewebige Stränge, siphonartige Abknickung in bindegewebiger Scheide, multiple Stenosen und Klappen im oberen Harnleiterabschnitt (sehr selten).

Ursachen: Vermutlich frühembryonale Kompressionsschädigung durch kreuzende Gefäße.

Folgen: Obstruktion, Ektasie (Windkessel), Rarefizierung und Schädigung des Nierenparenchyms, Funktionsverlust.
Bei intermittierender Obstruktion kolikartige Schmerzen, bei Harnwegsinfektionen Pyonephrose, pyelonephritische Parenchymschädigung, Steinbildung.

Diagnostik: Ausscheidungsurogramm (AUR), Sonographie, Furosemid-Isotopennephrogramm, evtl. MCU und retrogrades Pyelogramm. Keine sichere Nachweismethode außer Verlauf.

Therapie: Operative Korrektur der Enge bei nachgewiesener klinischer Relevanz, z. B. kontralaterale Hypertrophie und Verschlechterung der Nierenfunktion. Hohe Spontanheilungsquote, ca. 70%, aber deutliche Besserung nur beim Säugling oder Kleinkind.

Sekundäre Hydronephrose

Durch Obstruktion distal des proximalen Harnleiters, z. B. primär und sekundär obstruktiver Megaureter, VUR, refluxive Megaureteren, neurogene Blasenentleerungsstörung etc.

Folgen: Harnwegsinfektionen, pyelonephritische Schädigung, zumal in Kombination mit dysplastischen Nieren.

Therapie: Beseitigung der Obstruktion, Infektsanierung, Langzeitprophylaxe.

11.4.4 Vesikoureteraler Reflux (VUR), vesikoureterorenaler Reflux (vgl. Kapitel 2)

Durch angeborene Klappeninsuffizienz der Harnleiter-Blasenmündung (primärer VUR) oder bei hochgradiger, langanhaltender infravesikaler Obstruktion, z. B. Urethralklappen, Urethralstenose/-striktur, neurogene Blasenentleerungsstörung etc. (sekundärer VUR).

Folgen: Druck- und Volumenüberlastung von Harnleiter und Nierenbeckenkelchsystem, Übertragung des Blasendruckes auf das Parenchym, Zurückpressen infizierten Urins in Sammelrohre bei refluxiven Papillen. Funktioneller Restharn, Pendelurin, Störung der natürlichen Abwehrmechanismen gegen Keime, d. h. erhöhte Disposition zu Harnwegsinfektionen, rezidivierende Harnwegsinfektionen, pyelonephritische Parenchymschädigung bei Kombination VUR, HWI, Obstruktion.

Diagnostik: AUR, MCU.
Refluxeinteilung in Stadien I–V nach Parkkulainen (Abb. 11.4) bzw. nach Dvorskin.

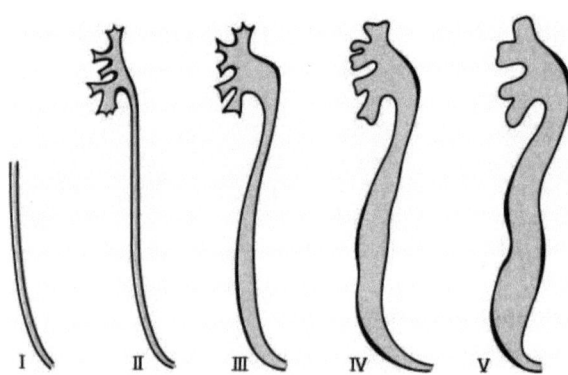

Abb. 11.4. Refluxgrade I–V nach K. Parkkulainen

Therapieprinzip: Infektsanierung und Refluxbeseitigung bis spätestens Pubertät, später praktisch keine Spontanheilung mehr zu erwarten, Gefahr bei Schwangerschaft.

Die Wahl der Therapieform (konservativ oder operativ) ist abhängig von Alter, Geschlecht, Refluxgrad, Ostiumkonfiguration, evtl. Schäden am oberen Harntrakt und Nierenfunktion.

Konservative Therapie:
- korrekte Indikationsstellung;
- Sicherstellung regelmäßiger Kontrolle und Mitarbeit (Compliance über Jahre);
- korrekte Medikamentenauswahl, Dosierung und Einnahme zur antimikrobiellen Langzeitprophylaxe (z.B. Co-trimoxazol, Tetroxoprim/SMZ, Oralcephalosporine, Nitrofurantoin) in $1/4$–$1/6$ der normalen Tagesdosis, gegeben nach dem letzten Wasserlassen, unmittelbar vor dem Zubettgehen, keine Unterbrechung zur Kontrolle für insgesamt 6–24 Monate. Langzeitprophylaxe garantiert hohe Urinkonzentrationen in der Nacht (Schutz vor Keiminvasion), keine Resistenzentwicklung, da Antibiotika nicht in Fäzes gelangen;
- evtl. Therapie funktioneller Blasenentleerungsstörungen durch Parasympathikolytika etc. (s. Kapitel 11.7.2);
- häufige regelmäßige Blasenentleerungen am Tag;
- bei Durchbruchinfektion Indikationsstellung überprüfen.

Indikation zur konservativen Therapie über ca. 1 Jahr bei Knaben mit vesikoureteralem Reflux 1.–3. Grades ohne Parenchymschädigung.

Bei Mädchen maximal bis zur Pubertät. Der Rest muß operativ saniert werden. Risiko des konservativen Vorgehens größer als die Operation in erfahrener Hand.

Ostiumunterspritzung mit Teflon, Kollagen oder Biogel umstritten. Hohe Rezidivquote – 40% – (noch im Versuchsstadium).

Operative Therapie: Antirefluxplastik, uni- oder bilateral, einzeitig.

Bildung eines langen submukösen Tunnels (Operationsmethoden: Cohen, Politano-Leadbetter, Lich-Gregoir). Im Anschluß an Operation 6 Monate Langzeitprophylaxe, dann radiologische Erfolgskontrolle durch AUR und MCU.

Therapieerfolge über 98%, bei refluxiven Megaureteren ca. 60–70%.

Primäre Operationsindikation bei fehlender Wahrscheinlichkeit der Spontanheilung, Golflochostium, Reflux 4.–5. Grades, refluxiven Megaureteren bei ausreichender Nierenfunktion bzw. Urinproduktion.

Kontraindikation zur Operation: Fehlende Harnleiterperistaltik, funktionslose Nieren.

11.4.5 Primär-obstruktive Megaureteren

Weite, qualitativ hochwertige Harnleiter mit primär guter Niere.

Prä- bzw. intramurale Ureterstenose durch vermehrtes Kollagen und zirkuläre Muskelfaser ohne longitudinale Muskulatur.

Obstruktion mehr funktioneller als anatomischer Art, in 3% mit refluxiven Ostien assoziiert. Der ektatische Harnleiter zeigt starke Peristaltik und Schlängelung.

Diagnose: AUR, MCU, Furesomid-Isotopennephrogramm. Obstruktion nur in einem geringen Teil klinisch und funktionell relevant. Der Großteil bildet sich langsam spontan zurück.

Folgen: keine; dann keine Therapie.
Selten kolikartige Schmerzen, HWI, Hämaturie, Steinbildung, Nierenfunktionsverlust.

Therapie: Resektion des engen Anteils, Antirefluxplastik und Langzeitprophylaxe für 6 Monate.

11.4.6 Doppelnieren und ihre Harntraktanomalien

0,7% meist klinisch inapparent. Entsprechend der Weigert-Meyer'schen Regel kreuzen die Harnleiter bei Doppelnieren, d.h., oberes Segment mündet kaudal, unteres Segment kraniolateral in Blase. Pathologische Veränderungen des kaudalen Harnleiterostiums wirken sich auf kraniales Nierensegment und umgekehrt aus.

Vesikoureteraler Reflux (VUR)
Mit wenigen Ausnahmen durch das kraniolaterale Ostium in das untere Nierensegment oder (selten) bei Ureter fissus bzw. gemeinsamer Mündung der Harnleiter in beide Nierensegmente. Klinik und Therapie entsprechend bei Einzelniere (s. Kapitel 11.4.4), solange keine weiteren assoziierten Anomalien (Ureterozele, ektope Harnleitermündung) vorliegen. Dann primäre Operation.

Ureter fissus, „Jojo"-Reflux
Die Harnleiterperistaltik wird auch beim Ureter fissus vom kranialsten Kelch des oberen Segmentes gesteuert. Synchronisationsstörungen zwischen oberem und unterem Segmentharnleiter können sich bei Ureter fissus obstruktiv auswirken und zum JoJo-Reflux führen.

Folge: Kolikartige Schmerzen.

Therapie: Hohe Anastomose, Resektion des unteren Segmentharnleiters.

Kaudale Harnleiterektopie
Betrifft ausschließlich das obere Segment. Lokalisation der ektopen Harnleitermündung von proximal nach distal: Blasenhals, proximale Urethra, dann Strukturen des Wolff'schen Ganges; bei Knaben: Colliculus seminalis, Samenblase, Ductus deferens, Nebenhoden; bei Mädchen: Blasenhals, Urethra, Meatus urethrae externus, Introitus, Scheidenvorderwand, Portio.

Je weiter ektop die Harnleitermündung, um so dysplastischer der Harnleiter und das Nierensegment, d. h. zunehmender Qualitätsverlust.

Folgen: Harnwegsinfektionen bei Knaben und Mädchen, solange Mündung proximal des Meatus urethrae externus. Bei Knaben rezidivierende Epididymitiden. Inkontinenz nur bei Mädchen zu erwarten. Harnaufstau, Hydronephrose.

Differentialdiagnose: Enuresis nocturna et diurna, Streß-, Urge-Inkontinenz, Tumoren.

Therapie: Operativ, Heminephrektomie bei funktionslosem Segment, sonst Implantation des ektopen Harnleiters in Blase.

Ektope Ureterozelen
Ähnliche Ätiologie wie ektope Harnleiter, d. h., sie gehören immer zum kranialen Segment. Harnleiter distal durch stenotisches Ostium und Wandschwäche kugelig aufgetrieben, obstruktives Element. In 50 % mit VUR (ipsi-, kontralateral) bzw. Obstruktion des unteren Segmentharnleiters assoziiert.

Folgen: Sehr frühe, hochfieberhafte Harnwegsinfektionen, evtl. Prolaps und Miktionsbeschwerden, Tumorbildung in Ureterozele beschrieben.

Therapie: Bei funktionslosem oberen Segment Heminephrektomie, Ureterozelenausschälung nur bei assoziierter Anomalie bzw. zu erwartenden Komplikationen.

Klinik und Therapie von ektopen Harnleitern und ektopen Ureterozelen sind im Vergleich zur Diagnostik unkompliziert. Man achte auf indirekte Röntgenzeichen im Ausscheidungsurogramm (s. Abb. 11.5).

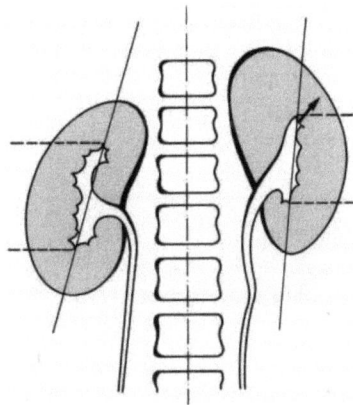

Abb. 11.5. Indirekte Röntgenzeichen bei Doppelniere mit nicht sichtbarem oberen Segment: Achsenabknickung nach lateral, verminderte Kelchzahl, nach außen gerichteter oberster Kelch, nach lateral verlagerte Niere, unmotivierte Harnleiterabknikkung

11.5 Anomalien des unteren Harntraktes

11.5.1 Blasendivertikel

Ausstülpung von Urothel und Submukosa durch Blasenmuskulatur ohne Beziehung zur Harnleitermündung.

Klinik: Wie Divertikel, nässender Nabel, zystischer Tumor (Plattenepithelkarzinombildung bei Erwachsenen).

Therapie: Exzision.

11.5.2 Hutch-Divertikel (paraureterale Divertikel)

Stülpen sich zwischen Harnleitermündung und Blasenmuskulatur aus, verstärken VUR (absolute Operationsindikation).

Folgen: Stase, Harnwegsinfektion, evtl. Stein- und Tumorbildung.

11.5.3 Urachusdivertikel, -fisteln, -zysten

Reste des unvollständig zurückgebildeten Allantoisganges zwischen Blasendach und Nabel entlang der Bauchdecke.

11.5.4 Blasenduplikaturen

Extrem selten, evtl. nur Septum.

11.5.5 Blasenekstrophie (s. Kapitel 11.1.5)

11.6 Urethraanomalien

11.6.1 Urethralklappen (s. Abb. 11.6)

Existieren nur bei Knaben, wirken sich über gesamten Entwicklungszeitraum des Harntraktes obstruktiv aus, bewirken proximal der Klappen schwerste Schädigung (Sphinkter, Blase, Harnleiter, Nieren). Pränatale Intervention kommt zu spät, Schaden tritt früher auf als sonographisch erkennbar.

Folgen: Blasenentleerungsstörung (volle Blase), Niereninsuffizienz, Urosepsis.

Diagnose: Prä- und postnatal sonographisch, dann AUR, MCU, Urethrozystoskopie.

Therapie: Frühzeitige Beseitigung der Obstruktion durch primäre „Klappenresektion" = kalte Durchtrennung der (ventral gelegenen) Klappen.

Sichere prognostische Voraussage nur schwer möglich.

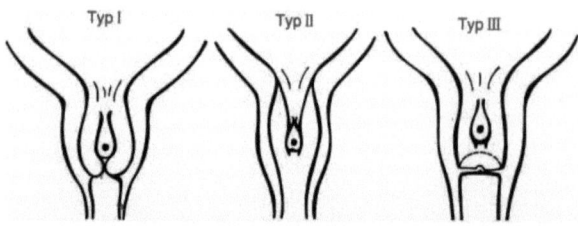

Abb. 11.6. Schematische Darstellung der Urethralklappen. (Nach H. H. Young 1919). **Typ I** Urethralklappen im klassischen Sinn. **Typ II** Werden heute nicht mehr akzeptiert. **Typ III** Quere Membran, distal und ohne Beziehung zum Colliculus seminalis

11.6.2 Urethralstenosen

Sehr selten, in Pars bulbosa (häufig am Meatus urethrae externus, z. B. bei Hypospadien). Die hochgradigen bulbären Stenosen wirken sich wie Urethralklappen aus, ihre Behandlung ist entsprechend. Meatusstenosen bedürfen der Meatotomie nur bei klinisch relevanter Obstruktion.

11.6.3 Meatusstenosen bei Mädchen

Entgegen weitverbreiteter Meinung sehr selten, kaum häufiger als Urethralklappen bei Knaben. Krankheitswert nur bei erheblicher Obstruktion gegeben. Die sehr häufig durchgeführte Meato- bzw. Urethrotomie bei Mädchen und Frauen hat keinen Einfluß auf die Rezidivhäufigkeit von Harnwegsinfektionen.

Durchschnittliches Kaliber der Harnröhren bei Mädchen und Knaben s. Tabelle 11.1.

11.6.4 Urethralduplikaturen, -divertikel

Sehr selten, für Urethritiden und Harnwegsinfektionen verantwortlich.

Tabelle 11.1. Meatusdurchmesser gesunder Kinder, Durchschnittswerte in Charrière

Knaben		Mädchen	
Jahre	Charr	Jahre	Charr
6 Wochen – 1 Jahr	8 – 10	2 – 4	14
1 – 3 Jahre	8 – 10	6 – 8	16
4 – 10 Jahre	10 – 12	10 – 12	16 – 20
11 – 12 Jahre	12 – 14	14 – 16	24 – 26

Auch bei Gesunden sind erhebliche Schwankungsbreiten normal.

11.7 Neurogene und funktionelle Blasenentleerungsstörungen

11.7.1 Neurogene Blasenentleerungsstörungen

Ätiologie und Pathogenese: Schädigung der Blasen- und Sphinkterinnervation, bei Kindern am häufigsten durch Myelomeningozele (Spina bifida cystica), ferner bei Poliomyelitis, Enzephalomyelitis und Tumoren des ZNS.

Die Art der Blasenentleerungsstörung ist abhängig von Lokalisation, Ausmaß und Grad der Läsionen des peripheren und zentralen Nervensystems. Allgemein gültige Klassifikationen haben sich nicht durchgesetzt. Einteilung beschreibend nach Detrusor-/ Sphinkterzustand und -funktion: spastisch, hypoton, hyperreflexiv, areflexiv, Grad der infravesikalen Obstruktion, Blasenfüllungsdrücke, funktionelle Kapazität, Restharn etc. Auch bei Myelomeningozelen ändert sich der Zustand in den ersten Lebensjahren noch erheblich, daher mehrfache Kontrollen in den ersten beiden Lebensjahren erforderlich.

Diagnose: Neurologischer Status, AUR, MCU und Zystomanometrie.

Therapieprinzip: Drucksenkung auf physiologisch niedere Werte, regelmäßige vollständige Blasenentleerung, Infektsanierung und -prophylaxe, Anstreben einer sozialen Kontinenz (für mindestens 1½ – 2 h).

Drucksenkung: Durch regelmäßige Entleerung und medikamentös. Nur ausnahmsweise Sphinkterotomie (Durchtrennung der Verschlußmechanismen), da sonst völlige Inkontinenz.

Vollständige Entleerung: Durch Triggerung der reflektorischen Blasenentleerung oder Kompression (Credé'scher Handgriff), führt nur selten zur restharnfreien Entleerung.

Intermittierende Katheterisierung, heute bevorzugt, wird sauber, nicht steril, 4 – 6mal täglich durchgeführt. **Wichtig:** Korrektes Erlernen unter stationärer Bedingung!

Intermittierende Katheterisierung ermöglicht häufig soziale Kontinenz, bringt Infekte unter Kontrolle, senkt Blaseninnendrücke, normalisiert oberen Harntrakt, zusätzliche Langzeitprophylaxe nur selten erforderlich.

> **Problemfälle**
> 1. Therapierefraktäre Detrusor- und Sphinkterspasmen mit Obstruktion des oberen Harntraktes.
>   *Therapie:* Vesikostomie für 3 – 4 Jahre, dann Procedere entsprechend dem aktuellen Zustand, medikamentös, Blasenerweiterungsplastik mit Dünndarm, Sphinkterotomie oder Harnableitung.
> 2. Inkontinenz bei spastischem Detrusor oder paretischem Sphinkter.
>   *Therapie:* Urinal, Scott-Sphinkter und Blasenaugmentation, kontinente Harnableitung.
> 3. Paretische Auslaufblase ohne funktionelle Blasenkapazität.
>   *Therapie:* Scott-Sphinkter.
> 4. Neurogene Blasenentleerung bei traumatischer oder neoplastischer Querschnittsparese.
>   *Therapie:* wie oben.
> 5. Temporäre neurogene Blasenentleerungsstörung bei Enzephalomyelitis. Hält meist 4 – 12 Wochen an, beginnt mit akutem Harnverhalt.
>   *Therapie:* Suprapubischer Katheter, bis Blasenfunktion normalisiert.

11.7.2 Funktionelle Blasenentleerungsstörungen

Bei Kindern häufige Ursache für Enuresis nocturna et diurna und rezidivierende Harnwegsinfektionen.

1. Habituell, zu seltene Miktion, unterdrückter Harndrang.
2. Mangelhafte Koordination willkürlicher und unwillkürlicher Blasen- und Sphinkteraktion, z. B. gleichzeitige Kontraktion von Detrusor und Sphinkter, mangelhafte Relaxation des Beckenbodens.

Folgen: Unvollständige Blasenentleerung, imperativer Harndrang, unphysiologisch hohe Miktionsdrücke, infravesikale Obstruktion, Restharn, erhöhte Disposition zu Harnwegsinfektionen, in Kombination mit VUR Gefährdung des oberen Harntraktes.

Diagnostik: Miktionsanamnese, evtl. AUR und MCU, Urodynamik.

Therapie: Je nach Art der Blasenentleerungsstörung:

1. Häufige Blasenentleerung (alle 1½–2 h).
2. Bei unkoordinierten Blasen relative Flüssigkeitsrestriktion, um unwillkürliche Detrusorkontraktionen durch schnelle Blasenfüllung zu vermeiden.
3. Parasympathikolytika zur Detrusordämpfung.
4. Bei rezidivierenden Harnwegsinfektionen Langzeitprophylaxe.
5. Bei Obstipation Sorge um regelmäßigen Stuhlgang.

11.8 Harnsteine im Kindesalter

Im Verhältnis zu Erwachsenen insgesamt selten, gehäuft aber z. B. in Südostasien, den Tropen, Süd- und Mittelamerika, Kleinasien, im Steingürtel der Vereinigten Staaten.

Zusammensetzung ähnlich wie bei Erwachsenen, aber anteilmäßige Verschiebung der Steinarten, so in Entwicklungsländern überwiegend Blasensteine von Harnsäuregemischen, in Industrieländern neben Kalziumoxalatsteinen bei älteren Kindern überwiegend Infektionssteine (Magnesium-, Ammonium-, Phosphat-, d. h. Struvitsteine).

Therapie: Abhängig von Steinart, Lokalisation, Masse und Obstruktion: ESWL, PLP, offene Operation.

Diagnostik und Abklärung: Wie bei Erwachsenen. Besonderheit bei männlichen Kleinkindern: Nach Besiedelung der Vorhaut mit Proteus, Eindringen und Aszension in den Harntrakt, Spaltung von Harnstoff mit Urease in Ammoniak und Bikarbonat. Dadurch extreme Alkalisierung und Ausfällen von Magnesium-, Ammonium-, Phosphationen in Steinmatrix. D. h. Vorsicht: Proteusinfekt bei Knaben bedeutet Gefahr der Steinbildung und hohe Wahrscheinlichkeit von Harnwegsanomalien.

11.9 Tumoren im Kindesalter

11.9.1 Nierentumor, Nephroblastom, Wilms-Tumor

Dritthäufigster Tumor im Kindesalter, Markertumor mit weltweiter Inzidenz von ca. 1:16 500 Lebendgeburten. Möglicherweise angeborener, früh und leicht metastasierender Tumor, der erst spät klinische Symptome bereitet.

Symptome: Palpabler Tumor, Hämaturie selten, Anämie, Tumorzerfallsfieber, symptomatische Varikozele (sehr selten).

Differentialdiagnose: Hydronephrose, zystische Nierenanomalie, Neuroblastom, Malrotationen.

Diagnostik: Sonographie, Ausscheidungsurogramm, evtl. Computertomogramm, Angiographie nicht mehr erforderlich. Einteilung in Stadien I–V (s. Tab. 11.2).

Therapie: Richtet sich nach Tumorstadium, interdisziplinäre Planung. Radikale Tumornephrektomie in Stadium I und II, kombiniert mit Chemotherapie und Bestrahlung in Stadium III und IV. In Stadium V (bilateraler Tumor) Ausschälung des kleineren Tumors, evtl. nach Chemotherapie und radikaler Tumornephrektomie des größeren Tumors.

Tabelle 11.2. Klinische Stadieneinteilung der Wilms-Tumoren (US National Wilms Tumor Study Group 1972)

Stadium	
I	Auf Niere begrenzt und völlig reseziert
II	Ausbreitung über Niere hinaus, aber völlig reseziert
III	Nicht-hämatogener Resttumor auf Abdomen beschränkt
IV	Hämatogene Metastasen (z. B. Lunge, Leber, Knochen, Gehirn)
V	Bilaterale Nierenbeteiligung

Heilungschancen: Erheblich verbessert, aber abhängig vom Tumorstadium.

11.9.2 Rhabdomyosarkom des Urogenitaltraktes

Seltener, von Blase, Prostata, Urethra, Samenstrang oder paratestikulär ausgehender Tumor, frühe Metastasierung, nach wie vor ungünstige Prognose.

Symptome: Blasenentleerungsstörung, Harnwegsinfektion, selten tumoröse Schwellung.

Therapie: Abhängig von histologischer Differenzierung extrem radikal oder organerhaltend durch Exzision des Tumors im Gesunden mit Chemotherapie und Nachbestrahlung. Therapieplanung in Hand des Onkologen.

11.9.3 Hodentumoren

Sehr selten, > 50% gutartig, sonst Dottersacktumoren, embryonale Rhabdomyosarkome, Teratokarzinome, leukämische Infiltrate.

Differentialdiagnose: Hodentorsion, Epididymitis, Hydatidentorsion, Leistenhernie, Hydrozele (in 40% assoziiert).

Therapie: Ähnlich wie im Erwachsenenalter, nach hoch-inguinaler Ablatio testis je nach Tumorart und -stadium retroperitoneale Lymphadenektomie, Chemotherapie, Bestrahlung der leukämischen Infiltrate.

11.10 Harnableitung im Kindesalter

Prinzipiell ähnliche Problematik wie bei Erwachsenen.

1. Perkutane ultraschallgesteuerte Nephrostomie und suprapubische Ableitung mit Cystofix®, geeignet für Akutstadium bis zu 3 Monaten.
2. Länger anwendbare temporäre Ableitungen, z.B. Vesikostoma, für bis zu 4 Jahre, z.B. bei neurogener Blasenentleerungsstörung (für ältere Kinder und Erwachsene ungeeignet), temporäre Ureterokutaneostomie (z.B. bei hochgradigen Megaureteren).
3. Permanente Harnableitung.

Indikationen: Sehr selten geworden, z.B. Blasenekstrophie, Rhabdomyosarkom und einige seltene Formen der neurogenen Blasenentleerungsstörung.

Bei erhaltener Analfunktion antirefluxive Ureterosigmoideostomie mit Sigmaerweiterung (Drucksenkung) = Mainz Pouch II. Sonst kontinente Harnableitung, Blasenersatz, Pouch, katheterisierbar durch Nabel. Äußere Harnableitung mit Beutel nur noch in Ausnahmen indiziert.

12 Urologische Erkrankungen der Frau

(vgl. hierzu auch die entsprechenden Spezialkapitel)

K. H. ROTHENBERGER

12.1 Harnwegsinfektionen 196
12.2 Supravesikale Harnabflußstörungen 198
12.3 Postaktinische Reaktion des Harntraktes 200
12.4 Urologische Folgeerscheinungen gynäkologischer Eingriffe 200

12.5 Schwangerschaft und urologische Komplikationen 201
12.6 Blasenentleerungsstörungen 202
12.7 Inkontinenz 203

12.1 Harnwegsinfektionen

Ätiologie (Tab. 12.1)

Die kurze weibliche Harnröhre mit ihrer Mündung in den Introitus vaginae und ihrer besonderen Nähe zum Anus disponiert zur Keimaszension in die Blase. Dies erklärt die Häufigkeit von Harnwegsinfektionen bei Frauen, die noch ein weiteres Maximum während der Schwangerschaft im Rahmen der hormonellen Umstellung und Gewebsauflockerung erfährt (s. dort). Fehlerhafte Intimhygiene, sei es bei der Reinigung post defaecationem oder die unkontrollierte Anwendung von Intimsprays oder gar Vaginalspülungen, führt durch mechanische Keimverschleppung und durch Veränderung des bakteriziden Milieus der Vagina zu Infektionen. Mechanische Irritationen der Harnröhre bei sexueller Betätigung können ebenfalls Wegbereiter einer Zystitis sein. Treffend weist hierauf der Begriff der Flitterwochenzystitis hin.

Distale Harnröhrenstenosen führen zu einem erhöhten Miktionswiderstand, der in der Regel über sehr lange Zeit durch vermehrte Aktivität des Detrusors überspielt wird, so daß der Harnfluß unverändert erscheint. Turbulente Strömungen können Keime, die das vordere Harnröhrendrittel als Kommensalen besiedeln, in die Blase zurückspülen und so eine Infektion auslösen. Diese Stenosen werden unabhängig vom Lebensalter beobachtet, d.h., sie können bei Kindern und jungen Frauen angeboren sein, oder sie entwickeln sich im Rahmen einer Gewebsschrumpfung in der Menopause (Craurosis vulvae).

Harnröhrendivertikel sind selten. Andererseits sind sie klassische Keimreservoire, die regelmäßig zu rezidivierenden Infektionen Anlaß geben.

Urethralkarunkel und Entzündungen der paraurethralen Drüsen können ebenfalls Wegbereiter für Harnwegsinfektionen sein.

Tabelle 12.1. Disponierende Faktoren für Harnwegsinfektionen der Frau

- Kurze Harnröhre mit ihrer Mündung in den Introitus vaginae, besondere Nähe zum Anus
- Vulvovaginitis
- Distale Harnröhrenstenose
- Harnröhrendivertikel
- Habituelle Harnverhaltung

Die **habituelle Harnverhaltung,** wie sie besonders bei berufstätigen Frauen beobachtet wird (keine Zeit zur Miktion, Ekelgefühl vor der öffentlichen Toilette), ist Wegbereiter einer chronisch-rezidivierenden Zystitis.

Der vesikoureterorenale Reflux ist bei Mädchen wesentlich häufiger als bei Knaben zu beobachten. Er führt zu chronisch-rezidivierenden Harnwegsinfektionen, häufig auch zu Pyelonephritiden. Die Pyelonephritis führt zur Destruktion und Parenchymreduktion der Niere und, nicht ausreichend behandelt, zur Niereninsuffizienz.

Ob die hormonelle Kontrazeption zu einer erhöhten Zystitisrate führt oder ob möglicherweise eine liberalisierte Sexualität die Ursache dafür ist, wird kontrovers diskutiert (s. auch Kapitel 6).

Der **iatrogene Harnwegsinfekt** nimmt im Rahmen gynäkologischer Operationen, bei denen häufig ein Dauerkatheter gelegt wird, einen breiten Raum ein. Je länger ein Dauerkatheter belassen wird, desto größer ist die Wahrscheinlichkeit einer Harnwegsinfektion. Nach 4 Tagen beträgt die Keimbesiedelungsrate nahezu 100%. Das Risiko einer Infektion nach Einmalkatheterung ist praktisch Null.

Als *Erreger* kommen insbesondere die Keime der

Darmflora in Betracht. Häufigster Keim ist E. coli. Bei iatrogenen Infektionen werden oft Proteus und Klebsiella sowie in zunehmendem Maße Staphylokokken beobachtet. Bei fehlendem Keimnachweis muß immer an eine Tuberkulose gedacht werden. In seltenen Fällen scheinen auch Mykoplasmen und Chlamydien, ähnlich wie Candida albicans oder Trichomonaden, eine Zystitis verursachen zu können. Bei der Zunahme des Reiseverkehrs muß auch an eine Bilharziose gedacht werden.

Symptomatik

Die akute Zystitis äußert sich durch eine in der Regel schmerzhafte Pollakisurie, ständigen Harndrang, retrosymphysäre Schmerzen und, nicht selten damit verbunden, eine Makrohämaturie. Lendenschmerzen, starkes Krankheitsgefühl mit Fieber weisen auf eine Beteiligung der oberen Harnwege (Pyelonephritis) hin.

Chronische Harnwegsinfektionen verlaufen oligosymptomatisch und führen in der Regel zur Mitbeteiligung der Nieren. Tbc, Bilharziose und die interstitielle Zystitis können zur Schrumpfblasenbildung führen.

Diagnostik (Tab. 12.2)

Die Untersuchung des Mittelstrahlurins bei Frauen ist problematisch, da hier Kontaminationen des Harnstrahls mit dem äußeren Genitale selten vermieden werden können. Nur der negative Urinbefund ist bei der Untersuchung des Spontanurins relevant. Notwendigerweise sollte man deshalb besser Katheterurin untersuchen.

Katheterurinentnahme: Die Patientin befindet sich in Rückenlage mit angezogenen Beinen und läßt diese auseinanderfallen. Die linke Hand des Untersuchers spreizt die Labien. Mit sterilem Wasser wird die äußere Urethralmündung von vorn nach hinten 3mal gereinigt und dann ein steriler Einmalkatheter mit Hilfe einer sterilen Pinzette (sterile Handschuhe!) vorsichtig in die Urethra geführt. Auf Verlagerungen der Harnröhre, etwa im Rahmen eines Deszensus, ist zu achten, um die Harnröhre nicht zu verletzen. Der Urin soll in ein steriles Auffanggefäß tropfen und unmittelbar verarbeitet werden, d.h., ein entsprechendes Nährmedium für den Probentransport oder für die Untersuchung im eigenen Labor muß unmittelbar beimpft werden.

Zur Basisdiagnostik gehören ferner die Urethrozystoskopie mit Bougie-à-boule-Messung der Harnröhre, Harnröhren-, Vaginal- und evtl. Analabstrich, gynäkologische Untersuchung, Beurteilung der Nieren (Sonographie, Ausscheidungsurogramm). Zur weiterführenden Diagnostik gehören das Miktionszystourethrogramm, das Refluxzystogramm und Clearanceuntersuchungen.

Bei fehlendem Keimnachweis (sterile Leukozyturie) und therapierefraktären chronischen Harnwegsinfekten muß man immer an eine Tuberkulose denken und entsprechende Kulturen anlegen. Evtl. schnellere Sicherung der Diagnose durch Biopsie der Blasenschleimhaut. Weiterhin gehört hierzu noch das Auffangen des Menstrualblutes mit der Untersuchung auf Tuberkelbakterien. Ein negativer Tuberkulintest beweist nicht das Fehlen einer Urogenitaltuberkulose, treten doch immer wieder anerge Verlaufsformen auf.

Differentialdiagnose

Von der Symptomatik ähnlich geschildert wird die sog. *Reizblase*, jedoch ohne Nachweis einer Infektion und morphologischer Veränderungen. Es handelt sich hier um eine Ausschlußdiagnose, die in der Literatur unter vielerlei Synonymen erscheint, wie beispielsweise Urethralsyndrom oder Trigonitis. Zur Diagnosestellung sind neben den oben erwähnten Untersuchungen eine urodynamische Messung sowie eine psychosomatische Untersuchung zu empfehlen.

Interstitielle Zystitis: Es handelt sich hier um ein Krankheitsbild, dessen Ätiologie nicht genau definiert ist. Die Blasenschleimhaut kann entzündliche Ulzerationen aufweisen, endoskopisch aber auch weitgehend unauffällig sein. Die Blasenmuskulatur zeigt histologisch Entzündungszellen. Die Diagnosestellung erfolgt über eine tiefe Biopsie bzw. aus der Beobachtung einer abnehmenden Blasenkapazität (Schrumpfblase) und einer Wandstarre. Blasenwandbiopsien sind zum Ausschluß eines Malignoms unbedingt erforderlich.

Radiozystitis: Neben der Frühschädigung der Blasenschleimhaut während der Bestrahlung, die innerhalb weniger Wochen unter symptomatischer Therapie abklingt, können Strahlenzystitiden auch Jahre nach einer Strahlentherapie unter den Zeichen einer hämorrhagischen Zystitis zu erheblichen Blutungen, Algurie, Pollakisurie und Blasenschrumpfung führen.

Zystostatikazystitis: Von den Beschwerden und der Morphologie her ähnelt die Zytostatikazystitis (z.B. nach Endoxan®) der oben beschriebenen Radiozystitis.

Therapie

Die banale Zystitis, d.h. die Blasenentzündung ohne faßbare weitere Ursache, wird möglichst testgerecht antibiotisch behandelt. Die Behandlungsdauer beträgt durchschnittlich 3 Tage, manche Autoren bevorzugen eine orale oder parenterale Einzeldosis eines entsprechenden Antibiotikums. Von großer Bedeutung ist die erhöhte Flüssigkeitszufuhr, wobei die Urinausschei-

Tabelle 12.2. Diagnostik bei rezidivierenden Zystitiden

1. Katheterurin, bei fehlendem Keimnachweis sind Tbc, Mykoplasmen und Chlamydien auszuschließen
2. Vaginal- und Harnröhrenabstrich (evtl. Analabstrich)
3. Urethrozystoskopie und Bougie-à-boule-Diagnostik, Blasenkapazität- und Restharnbestimmung
4. Bimanuelle Untersuchung
5. Ausscheidungsurogramm
6. Refluxzystogramm
7. Miktionszystourethrogramm

dung 2 l keinesfalls unterschreiten sollte (entspricht etwa einer Trinkmenge von 3 l). Bei Pyelonephritiden soll die testgerechte antibiotische Therapie über einen längeren Zeitraum durchgeführt werden (mindestens 10 Tage). Auch hier ist auf die notwendige Trinkmenge zu achten. Da schwerkranke Patienten diese Menge oft nicht bewältigen, sollten Infusionen verabreicht werden. **Cave: Herzinsuffizienz.**

In der Akutphase ist eine analgetische und spasmolytische Therapie (beispielsweise mit Novalgin®, Voltaren®) erforderlich. Bei der Pyelonephritis ist häufig eine stationäre Therapie angezeigt. Auf diätetische Maßnahmen wird heute verzichtet, allenfalls kann bei der Reizblase das Vermeiden saurer oder scharfer Speisen die Beschwerden lindern.

Chronisch rezidivierende Zystitiden können durch eine Immunstimulation, etwa mit Urovaxom®, günstig beeinflußt werden.

Distale Harnröhrenengen werden meatotomiert (Otis-Urethrotom bei 10 und 2 Uhr bis 40 Charr, bei Kindern: 20 + Lebensalter in Jahren = Charrière) oder plastisch operiert. Eine anschließende Kalibrierbehandlung (6mal in einwöchentlichen Abständen) verhindert Rezidive.

Frauen mit einem vesikoureterorenalen Reflux werden mit den hierfür üblichen Methoden behandelt (z. B. Ureterneueinpflanzung nach Politano-Leadbetter, Operation nach Gil-Vernet etc.), vgl. hierzu Kapitel 8.

Auch Harnröhrendivertikel bedürfen der operativen Therapie.

Die habituelle Harnverhaltung kann nur durch Gespräche mit der Patientin normalisiert werden. Ist es bereits zu einer wesentlichen Überdehnung und Restharnbildung der Blase gekommen, muß unter Umständen eine mehrwöchige Harndauerableitung über einen suprapubischen Katheter (Cystofix®) durchgeführt werden.

Bei Fluor vaginalis soll das Vulvovaginalmilieu saniert werden. Intrauterinpessare sind zu entfernen, auf Tampons soll verzichtet werden.

Die Behandlung der interstitiellen Zystitis stellt eine außerordentliche Crux dar: Eine antibiotische Therapie ist selbstverständlich, falls ein Keimnachweis möglich ist. Nd-YAG-Laser-Koagulation (20 W) von Hunner-Ulzera oder blutenden Arealen bei Vollfüllung der Blase in Narkose zeigen erstaunliche, sofort eintretende Besserungen der Schmerzen und der Kapazität. In einzelnen Fällen mit extremer Schrumpfblasenbildung müssen eine supravesikale Harnableitung oder eine Augmentationsplastik geschaffen werden.

Die Behandlung der immer wieder rezidivierenden Hämaturien bei der Radiozystitis ist ebenfalls sehr schwierig. Blaseninstillationen mit einem Lokalanästhetikum, einem Harndesinfizienz und Actihaemyl®, ggf. mit Cortison kombiniert, sind nützlich. Bei stärkeren Blutungen ist eine lokale Blutstillung notwendig (monopolarer Koagulationsstrom endovesikal). Vorteilhaft ist die Koagulation mit dem Neodym-YAG-Laser. Als Ultima ratio bei massiven, nicht stillbaren Blutungen gilt die Unterbindung oder die Vasookklusion der A. iliaca interna beiderseits.

Die Behandlung der inzwischen seltenen Zytostatikazystitis erfolgt ähnlich der Radiozystitis. Im Falle der Anwendung von Holoxan® empfiehlt sich die prophylaktische Alkalisierung des Harns, beginnend 2 Tage vor und während der Therapie sowie 1 Tag über die Therapiedauer hinaus, bei Endoxan® die zusätzliche Gabe von Uromitexan

12.2 Supravesikale Harnabflußstörungen

Neben Erkrankungen, die beide Geschlechter betreffen, wie die idiopathische retroperitoneale Fibrose (M. Ormond) kommen bei Frauen noch einige andere Ursachen in Betracht.

12.2.1 Vena ovarica-Syndrom

Ätiologie
Normalerweise kreuzt die rechte V. ovarica in Höhe der unteren Lendenwirbel die vordere Seite des Harnleiters und mündet in die V. cava. Abweichungen von der normalen Anatomie, abnorm großes Kaliber, etwa durch Klappeninsuffizienz, in der Schwangerschaft und bei Thrombosen der V. ovarica, können den benachbarten Ureter so einengen, daß es zu einer erheblichen Abflußbehinderung des Harns kommt. Häufig werden mehrfach gebärende Frauen betroffen.

Symptomatik
Dumpfe bis kolikartige Flankenschmerzen, manchmal auch als ziehende Beschwerden im Bereich des Sakrums mit Ausstrahlung in die Unterschenkel werden angegeben.

Diagnostik
Im Ausscheidungsurogramm zeigt sich die Erweiterung des rechten oberen Nierenhohlsystems, der Harnleiter erscheint in Höhe der unteren Lendenwirbelkörper von außen eingeengt, manchmal pelottenförmig. Beweisend ist die Simultandarstellung der V. ovarica, die über die V. cava sondiert und mit Kontrastmittel dargestellt wird.

Differentialdiagnose

Eine Differentialdiagnose während der Schwangerschaft zu erzwingen (Angiographie der V. ovarica), verbietet sich. Hier ist die Harnabflußbehinderung in der Regel mechanisch durch den vergrößerten Uterus bedingt, s. Kap. 12.5. Weitere differentialdiagnostische Punkte s. Kapitel 2.1.1, 3.1 und 14.

Therapie

Bei vermutetem V. ovarica-Syndrom in der Schwangerschaft und entsprechender Harnstauung kommt nur die perkutane Nierenfistelung in Frage. Bei gesicherter Diagnose ist in sonstigen Fällen die Resektion der V. ovarica aussichtsreich, ein Nachteil für das Ovar entsteht nicht, auch sind spätere Schwangerschaften ohne Schaden möglich.

12.2.2 Endometriose

Ätiologie

Versprengte dysontogenetische Endometriumherde folgen dem Menstruationszyklus. Diese Herde können sowohl den Harnleiter von außen komprimieren, als auch diesen bei Sitz im Urothel von innen einengen. Finden sie sich im Lumen des Harnleiters oder in der Blasenwand, können sie auch zu periodischen Hämaturien führen.

Symptomatik

Periodisch auftretende Ureterkoliken bzw. dumpfer Flankenschmerz, ggf. Makrohämaturie.

Diagnostik

Kann eine extraureterale Endometriose durch Laparoskopie nicht diagnostiziert werden, führt nur die operative Freilegung weiter.

Differentialdiagnose

Allenfalls die Periodizität kann Unterscheidungshilfe gegenüber Narbengewebe, Lymphknotentumoren oder anderen Malignomen geben. Auch soll hier noch einmal auf den klassischen M. Ormond verwiesen werden.

Therapie

Die „interne Endometriose" wird vorzugsweise hormonell behandelt (Danazol®). Bei ausgeprägten Fällen ist eine Ureterolyse, bei massivem prävesikalen Befall unter Umständen auch die Ureterneueinpflanzung in die Blase indiziert.

12.2.3 Gynäkologische Tumoren

Benigne Tumoren wie Ovarialzysten oder ein Uterus myomatosus können bei entsprechender Größe den Harnleiter verdrängen und von außen her komprimieren, ebenso die Harnblase. Von den malignen Tumoren führt das Kollumkarzinom am häufigsten zur ureteralen Harnabflußstörung. Diese Einengungen finden sich in der Regel im unteren Harnleiterabschnitt, Obstruktionen in den oberen Harnleiterabschnitten rühren oft von Lymphknotenmetastasen her. Besonders zu bedenken ist, daß es auch noch nach 10 und mehr Jahren trotz erfolgreicher Behandlung etwa von Mammakarzinomen zur Spätmetastasierung, ausgehend von retroperitonealen Lymphknoten, kommen kann.

Symptomatik

Zum Teil tritt als Erstsymptom der kolikartige Flankenschmerz auf. Symptome, auf die Grundkrankheit bezogen, werden häufig erst in der Folgezeit bemerkt. Liegen die Symptome der eigentlichen Tumorerkrankung im Vordergrund, kann es aufgrund der Abflußbehinderung schleichend zur Urämie, unter Umständen verbunden mit einer abszedierenden Pyelonephritis, kommen.

Diagnostik

Ausscheidungsurogramm, retrogrades Pyelogramm ggf. bei massiven Hydronephrosen auch antegrade Pyelographie nach Anlegen einer perkutanen Nierenfistel, gynäkologische Untersuchung, Sonographie, Computertomographie.

Differentialdiagnose

In der Differentialdiagnose des Flankenschmerzes muß neben Harnabflußbehinderungen durch die genannten Erkrankungen oder eine Nephrolithiasis auch an stielgedrehte Ovarialtumoren, Ruptur einer Ovarialzyste oder an eine Extrauteringravidität gedacht werden.

Therapie

Die Therapie richtet sich nach dem Tumorstadium bzw. nach der Frage einer möglichen kurativen Therapie. Bei der Exenteration des Beckens muß eine Harnableitung geschaffen werden, sei es durch Ileum-Conduit, einen kontinenten Pouch oder Ureter-Ureterotransversostomie. Die Wahl der optimalen Harnableitung muß individuell getroffen werden. Die Frage einer etwaigen Vorbestrahlung oder einer zu erwartenden Nachbestrahlung mit ihren möglichen Folgen auf den Darm muß in die Überlegungen miteinbezogen werden.

Bei infausten Krankheitsbildern besteht die Möglichkeit, die Harnleiterpassage durch Einlegen einer inneren Schiene (der Harnleiter wird z.B. durch einen Double J-Katheter intubiert) wiederherzustellen oder ein perkutanes Nephrostoma anzulegen. In beiden Fällen besteht je nach Erfolg der Tumortherapie die Möglichkeit eines späteren operativen Eingriffes oder bei erreichter freier Passage die Entfernung des alloplastischen Materials. Ansonsten müssen diese Kunststoffkatheter, die häufig aus Polyurethan bestehen, in 4–8wöchigen Abständen, je nach Neigung zur Inkrustation, gewechselt werden, was in der Regel keine Schwierigkeiten bereitet und ambulant durchgeführt werden kann.

12.3 Postaktinische Reaktion des Harntraktes (s. Kapitel 12.1.4 und 12.1.5)

Nach der Therapie mit ionisierenden Strahlen treten als Sofortreaktionen häufig Zystitiden, Proktitiden bzw. Enteritiden auf. Unter konservativer Therapie heilen diese Erscheinungen meist innerhalb einiger Wochen wieder ab. Mikrobiologische Kontrollen sind sorgfältig durchzuführen, da häufig Harnwegsinfektionen hinzukommen. Spätveränderungen der Blase mit Teleangiektasien, rezidivierenden Makrohämaturien und Schrumpfung sind außerordentlich schwierig zu behandeln (s. oben).

Als Strahlenspätschäden treten auch Harnleiterobstruktionen auf. Häufigkeitsangaben wechseln, da meist kein histologischer Befund vorliegt, so daß im Einzelfall zwischen einem Tumorrezidiv und einer Strahlenfibrose nicht mit Sicherheit unterschieden werden kann. Strahlenspätschäden können bis zu 15 Jahre nach der Bestrahlung auftreten. Es handelt sich um fibrosierende, zum Teil nekrotisierende Entzündungen des Harnleiters und des periureteralen Gewebes, die zu einer Okklusion führen. Therapeutisch kommt bei Patienten in reduziertem Allgemeinzustand nur eine perkutane Nierenfistel oder das Einbringen eines Harnleitersplints in Frage. Die Ureterneueinpflanzung in die Blase zur Überbrückung des meist prävesikal gelegenen, trophisch gestörten und obliterierten Harnleiters kann große Schwierigkeiten bereiten, da das strahlengeschädigte Gewebe eine deutlich schlechtere Heilungstendenz aufweist.

Die Bestrahlung hoher abdomineller Felder unter Einbeziehung der Niere führt zur Strahlennephritis mit möglichem Funktionsverlust der Niere oder Entwicklung eines renalen Hypertonus.

12.4 Urologische Folgeerscheinungen gynäkologischer Eingriffe

Ätiologie
Aufgrund der unmittelbaren anatomischen Nachbarschaft von Harnleiter, Blase und Ureter mit Ovarial- und Uterusgefäßen, Parametrium, Adnexen, Uterus und Vagina kann es im Rahmen von Operationen größerer Tumoren oder auch entzündlicher Erkrankungen zur Läsion benachbarter Strukturen kommen. Auch können aggressiv verlaufende Tumorerkrankungen selbst die urologischen Nachbarorgane in Mitleidenschaft ziehen.

Symptomatik
Starke Flankenschmerzen nach gynäkologischen Eingriffen lassen an die Möglichkeit einer Harnleiterobstruktion bzw. -ligatur mit folgender Stauung denken. Sind beide Harnleiter betroffen, gesellt sich zu den beidseitigen Flankenschmerzen die Anurie. Die Schmerzsymptomatik ist unmittelbar postoperativ gegenüber einem Wundschmerz schwer abzugrenzen.

Die unbemerkte Durchtrennung eines Harnleiters führt zu massivem Urinabstrom über die Wunddrainagen. Sollte dieser Abfluß nicht einwandfrei funktionieren, kommt es über die Rückresorption der harnpflichtigen Substanzen zu einer Erhöhung der entsprechenden Serumspiegel, zu Schmerzen durch Urinombildung bzw. ggf. Urinaszites und zu Fieber. Sind beide Harnleiter betroffen, wird zusätzlich zu den obengenannten Symptomen auch das der Anurie beobachtet.

Urinverlust über die Vagina weist auf **Blasen- bzw. Ureterscheidenfisteln** hin. Besteht zusätzlich eine Fistelbildung zum Rektum, kommt es zur Kloakenbildung. Diese Fisteln sind in 20 % auch postaktinischer Natur und in wenigen Fällen durch den Tumorzerfall direkt bedingt.

Diagnostik
Ultraschall, Ausscheidungsurographie, Zystoskopie, Harnleitersondierung, Blaufärbung des Urins durch intravenöse Gabe von Indigocarmin, Bestimmung des Kreatininspiegels aus einer Aszites- oder Wunddrainagenflüssigkeit.

Therapie
Durchtrennte prävesikale Harnleiter können in der Regel nicht reanastomosiert werden, da es aufgrund trophischer Störungen zu Fistel- oder erheblichen Strikturbildungen kommt. Die unmittelbare antireflu-

xive Ureterneueinpflanzung in die Blase ist die Methode der Wahl. Um längere fehlende Harnleiterstrecken zu überbrücken, muß die Blase mobilisiert und dem Harnleiter entgegengebracht (Psoas hitch procedure) oder zusätzlich eine Lappenplastik (Boari) durchgeführt werden.

Wird intraoperativ die Durchtrennung des Harnleiters nicht bemerkt, so ist nach Möglichkeit die sofortige operative Revision anzustreben.

Komplette Harnleiterobstruktionen (etwa durch Umstechung) erfordern ebenfalls die sofortige Revision. Ist dies nicht möglich, sollte man den Harn über eine perkutane Nierenfistel ableiten. Wurde die Umstechung des prävesikalen Harnleiters mit normalem Catgut durchgeführt, erholt sich der Harnleiter unter dem Schutz der perkutanen Fistel oft spontan nach Lyse des Fadens. Die Rekanalisierung des Harnleiters kann vollständig ohne Narbenbildung eintreten. Bei schlecht- oder nicht-resorbierbarem Nahtmaterial ist eine direkte operative Revision unumgänglich.

Bei frisch aufgetretenen Ureterfisteln kann ein konservativer Therapieversuch durch Splintung des Harnleiters mit einem dicken Ureterkatheter gelingen. Bei kleinen Blasenfisteln kann die Drainage der Blase durch einen Dauerkatheter in Einzelfällen ebenfalls zum Spontanverschluß führen. Ansonsten ist die operative Revision unumgänglich. Die Frage, ob sofort reinterveniert oder besser $1/4$ Jahr gewartet werden soll, wird kontrovers diskutiert und muß im Einzelfall entschieden werden. Die Möglichkeit des Spontanverschlusses ist selten gegeben. Die erhebliche Belastung der Patientinnen durch sich nicht schließende Fisteln spricht für die Sofortintervention.

12.5 Schwangerschaft und urologische Komplikationen

Ätiologie
Während die Nierenfunktion in der Schwangerschaft keine wesentliche Änderung erfährt, treten im Bereich der Harnwege einige charakteristische Veränderungen auf. Das Nierenbecken und der obere Harnleiteranteil zeigen häufig eine Dilatation, wobei die rechte Seite bevorzugt ist. Die Häufigkeitsangaben schwanken zwischen 50% und 90%. Neben mechanischen Faktoren (Kompression an der Linea terminalis, Dilatation des Venenplexus der V. ovarica) werden Hormoneinflüsse (Progesteron) als Ursache genannt.

Die zunehmende Größe des Uterus drängt die Blase nach kranial.

Entwickelt sich während der Schwangerschaft eine Zystitis oder Pyelonephritis, spricht man von *Gestosen* im weiteren Sinne. Es sind dies ernstzunehmende Krankheitsbilder, die unbedingt einer sorgfältigen Therapie bedürfen, da sonst die Gefahr einer EPH-Gestose besteht (E = Ödem, P = Proteinurie, H = Hypertonie).

Nierenanomalien wie Doppelnieren oder Einnierigkeit (auch erworben) bedeuten kein zusätzliches Risiko für Schwangerschaft und Geburt. Bei Frauen mit Bekkennieren rechnet man allerdings in 30% der Fälle mit einer Sectio caesarea. Eine dystope Niere, die etwa vor dem Promontorium liegt, kann ein Geburtshindernis darstellen, das die Sectio erfordert. Bei der heute üblichen Ultraschallüberwachung der Schwangeren ist dies aber bereits langfristig einzuplanen.

Symptomatik
Durch die Alteration der Blase kommt es in der Regel zur Pollakisurie. Eine sich während der Schwangerschaft entwickelnde Proteinurie wird bei einer Ausscheidung von unter 300 mg Eiweiß/24 h im allgemeinen noch als physiologisch angesehen, ausgeprägtere Proteinurien sind charakteristisches Symptom einer Gestose.

Fieber verbunden mit Flankenschmerz ist ein ernstzunehmendes Symptom, das am Anfang einer Entwicklung zur Pyonephrose oder Urosepsis stehen kann.

Diagnostik
Regelmäßige Urinkontrollen während der Schwangerschaft sind selbstverständlich. Eine Bakteriurie in der Schwangerschaft muß ernstgenommen werden, führt sie doch in 30% der Fälle zur Infektion, d.h. zur Pyelonephritis.

Zur Erkennung und Verlaufsbeobachtung eines Nierenstaus eignet sich die Sonographie hervorragend, da sie gefahrlos und beliebig oft wiederholbar ist. Bei speziellen Fragestellungen, insbesondere in lebensbedrohlicher Situation, wird eine Röntgenuntersuchung allerdings nicht zu vermeiden sein. In diesem Fall sind Urogramme unter Beschränkung auf die interessierende Region und unter maximaler Einblendung durchzuführen. Neben der entsprechend eingeblendeten Übersichtsaufnahme sollte versucht werden, mit einer einzigen Kontrastmittelaufnahme auszukommen. Ein Risiko für den Fetus besteht eher in den ersten Schwangerschaftswochen, obgleich die Gefahr teratogener Schäden durch die heute übliche Strahlendosis von vielen Autoren bezweifelt wird. Eine weitere Möglichkeit der verringerten Strahlenbelastung besteht in der Anfertigung weniger 100-mm-Bilder (ein 100-mm-Bild hat etwa $1/10$ der Strahlenbelastung einer Normalformataufnahme) oder digitaler Aufnahmetechnik.

12 Urologische Erkrankungen des Frau

Differentialdiagnose

Eine Harnstauung in der Schwangerschaft kann auch durch einen *Harnleiterstein* verursacht werden. Das Vorgehen beim Harnleiterverschluß durch einen Stein während des 1. Trimenons entspricht dem bei nicht schwangeren Patientinnen. Im letzten Trimenon ist eine passagere Entlastung über ein perkutanes Nephrostoma vorzuziehen, nach der Entbindung erfolgt dann die Steinsanierung möglichst mittels der ESWL und der perkutanen Litholapaxie (s. a. Kapitel 5).

Eklampsie, septischer Abort, vorzeitige Plazentalösung und atonische Nachblutung können zum akuten *Nierenversagen* führen. Verbrauchskoagulopathie, Hämolyse, Elektrolytentgleisungen und pulmonale Alterationen komplizieren das Krankheitsbild. Die Behandlung dieser Krankheitsbilder sollte in enger Zusammenarbeit mit dem Nephrologen erfolgen.

Therapie

Die asymptomatische Bakteriurie sollte in der Schwangerschaft antibiotisch nach Test behandelt werden, wobei Tetracycline, Chinolone und Trimethoprim nicht eingesetzt werden dürfen (Gelbverfärbung der Zähne des Feten, teratogene Schäden). Bei Aminoglycosiden besteht **auch** für das Kind die Gefahr der Innenohrschädigung. Zu bevorzugen sind daher β-Lactam-Antibiotika.

Stationäre Therapie und Überwachung der Patientin sind bei einer Pyelonephritis anzuraten. Sorgfältig ist nach einer Harnabflußbehinderung zu fahnden. Spricht die Patientin nicht sofort auf die nichtinvasive antibiotische Therapie an, muß an eine Harnableitung gedacht werden. Dies geschieht durch retrogrades Einbringen eines Ureterkatheters, der von der Blase in das Nierenbecken hochgeschoben wird (Double J-Katheter). Besteht bereits eine länger andauernde Dilatation und damit auch eine Verlängerung des Harnleiters mit siphonartigen Adhäsionen, ist es unter Umständen nicht mehr möglich, den Harnleiter bis zum Nierenbecken zu sondieren. In diesen Fällen muß eine perkutane Nierenfistelung durchgeführt werden. Nach der Geburt normalisieren sich die Harnabflußverhältnisse, und die genannten Harnableitungen können ersatzlos entfernt werden.

Indikationen zur Interruptio

- Die **fortgeschrittene Niereninsuffizienz** stellt eine Indikation zur Interruptio dar. Vereinzelt wird allerdings in der Literatur über ausgetragene Schwangerschaften von Dialysepatientinnen und auch von nierentransplantierten Patientinnen berichtet.
- **Zystennieren** bedeuten keine grundsätzliche Indikation zur Interruptio.
- Bei einer **Strahlenbelastung** von über 20 Rad (bei einem Infusionsurogramm rechnet man durchschnittlich mit 2 Rad) – insbesondere in der Phase der Organogenese (1. und 2. Woche nach der Empfängnis) – ist eine Interruptio u. U. anzuraten.

12.6 Blasenentleerungsstörungen (s. Kapitel 14 und Tab. 12.3)

Ätiologie

Blasenentleerungsstörungen können mechanisch bedingt sein. Die **distale Harnröhrenenge** wurde bereits in Kapitel 12.1 ausführlich beschrieben.

Ein **Prolaps** führt über die Dislokation des Trigonums und Verlagerung der Blase zur Restharnbildung. Durch die gleichzeitig verlagerten Ureteren entstehen in 5 % der Fälle beidseitige Hydronephrosen.

Die **hypertone Blase** ist die Antwort auf einen Dauerreiz etwa durch Blasensteine, Fremdkörper oder einen chronischen Infekt (s. Kapitel 14).

Nach ausgedehnten gynäkologischen Operationen und nach Rektumamputationen mit Skelettierung der Blase ist der Entleerungsmechanismus aufgrund der gestörten **nervalen Versorgung** und einer anatomischen Verlagerung der Blase, die in dem leeren Becken ohne Widerlager absinkt, gestört.

Sphinkter-Detrusor-Dyssynergie s. Kapitel 14.2.

Habituelle Harnverhaltung: Wiederholtes Überspielen des normalen Miktionsdranges führt, gewohnheitsmäßig ausgeführt, zur Restharnbildung. Im allgemeinen werden diese Mechanismen von der Patientin negiert. Erst in explorativen Gesprächen und bei Kenntnis der Persönlichkeitsstruktur wird dies deutlich (s. Kapitel 12.1.1).

Reizblase (Urethralsyndrom): Sind anatomisch-morphologische Veränderungen wie Urethralkarunkel, Vulvovaginitis etc; auszuschließen (s. Kapitel 12.1.1), und ist der Urin steril (auch Ausschluß einer Mykoplasmen-, Chlamydien-, Trichomonaden-, Hefen- oder spezifischen Entzündung), dann handelt es sich um ein psychosomatisches Krankheitsbild.

Tabelle 12.3. Blasenentleerungsstörungen

1. Distale Harnröhrenenge
2. Prolaps (in 5 % der Fälle mit Hydronephrosen kombiniert)
3. Hypertone Blase (Blasenstein, Fremdkörper, Infekt)
4. Denervierte Blase (nach gynäkologischen Operationen und Rektumamputationen)
5. Sphinkter-Detrusor-Dyssynergie (s. Kapitel 14.2)
6. Habituelle Harnverhaltung
7. „Reizblase" (Urethralsyndrom)

Symptomatik

Die Symptome der Störungen sind vielfältig, können andererseits aber auch über lange Zeit völlig fehlen. So kann eine Restharnbildung, die sich langsam entwickelt, erst bei zusätzlichen Komplikationen wie Infektion oder Rückstau in die Nieren mit Hydronephrose zu Beschwerden führen. Ansonsten wird über einen schmerzhaften oder schmerzlosen Harndrang, unter Umständen mit unkontrolliertem Urinabgang, eine Pollakisurie, diffuse supra- oder retropubische Schmerzen geklagt.

Diagnostik

Zur Differenzierung der Blasenentleerungsstörungen gehören die Grunduntersuchungen (Urin, Vaginal- und Harnröhrenabstrich, Zystoskopie und Bougie-à-boule-Diagnostik, s. auch Kapitel 12.1.3). Ergänzend kommen hinzu die komplette urodynamische Messung, evtl. mit Urethradruckprofil, Miktionszystourethrogramm und neurologische Untersuchung.

Therapie

Die Therapie der **distalen Harnröhrenenge** wird in Kapitel 12.1.5 beschrieben.

Der **Prolaps uteri** wird in der Regel operativ versorgt. Ist dies bei polymorbiden, sehr alten Patientinnen nicht mehr möglich, muß ein entsprechendes Pessar eingelegt werden. Während der Pessarbehandlung müssen die Abflußverhältnisse der Nieren und der Blase kontrolliert werden.

Bei der **hypertonen Blase** soll die auslösende Grunderkrankung behandelt werden, sonst sind Spasmolytika die Mittel der Wahl.

Die Therapie der **denervierten Blase** ist problematisch. Cholinergika haben häufig keinen ausreichenden Erfolg. Die Blase sollte nicht regelmäßig mit Bauchpresse und Credé'schem Handgriff entleert werden, sekundäre Refluxbildung könnte die Folge sein. Methode der Wahl ist der intermittierende Selbstkatheterismus. Die Patientinnen müssen hier entsprechend angelernt werden, um mit Hilfe eines Spiegels unter sterilen Kautelen die Sondierung der Blase selbst durchzuführen (3–4mal/Tag).

Die Therapie der **habituellen Harnverhaltung** wird in Kapitel 12.1.5 beschrieben.

Die Therapie der **Reizblase** ist komplex. Spasmolytika und psychosomatische Betreuung bringen zwar eine Verbesserung des Leidens, mit Rückschlägen muß jedoch gerechnet werden.

12.7 Inkontinenz

Die Inkontinenz, d. h. der unwillkürliche Harnabgang, ist ein Symptom, das viele Ursachen haben kann. Sie wird heute klassifiziert in Streß-, Urge-, Reflex-, Überlauf- und extraurethrale Inkontinenz (vgl. hierzu Kapitel 14).

12.7.1 Streßinkontinenz

Ätiologie und Diagnostik

Von einer Streßinkontinenz Grad I spricht man, wenn Urin beim Pressen in Ruhe abgeht, Grad II liegt vor, wenn Urin bei plötzlichen Bewegungen abgeht, und von Grad III spricht man, wenn Urin im Liegen und ohne Betätigung der Bauchpresse abgeht. Die Beckenbodeninsuffizienz mit Verkürzung der funktionellen Harnröhrenlänge steht als Ursache an erster Stelle.

Im seitlichen Miktionszystourethrogramm lassen sich zwei verschiedene Deszensusformen im Rahmen der Streßinkontinenz finden. Der *vertikale Deszensus* zeichnet sich durch ein Absinken von Blasenboden und Harnröhre aus, während der *rotatorische Deszensus* eine normale Harnröhrenlage und ein Absinken des Blasenbodens zeigt. Diese Unterscheidung ist für die zu wählende Therapie von Bedeutung. Der Blasenbodenurethralwinkel kann im Rahmen eines Kettchenzystogramms, besser im seitlichen Miktionszystourethrogramm, gemessen werden.

Neben der entscheidend wichtigen, sorgfältig zu erhebenden Anamnese ist es erforderlich, sich ein objektives Bild über Grad und tageszeitlichen Ablauf der Inkontinenz zu machen. Es bietet sich hier an, die Patientin anzuhalten, alle 2 h die Vorlage zu wechseln und diese zur Begutachtung zu bringen. Vorteilhafterweise verordnet man hierzu Pyridium, um die Urinspuren farblich besser sichtbar zu machen.

Therapie

Initial kann eine pharmakologische Therapie versucht werden. Hier sind das α-Sympathikomimetikum Midodrin (Gutron®, 3mal 5 mg) oder unter Umständen auch Cholinesterasehemmer (z. B. Ubretid®) zu nennen. Die lokale oder systemische Gabe von Östrogenen beeinflußt die urodynamischen Meßgrößen nicht, kann jedoch aufgrund der psychotropen Wirkung und der Verbesserung des vulvovaginalen Milieus subjektiv zur Verminderung der Beschwerden beitragen. Adjuvant kann ein Beckenbodentraining hilfreich sein. Biofeedback und Elektrostimulation der Beckenbodenmuskulatur machen bei einem Teil der Patientinnen operative Maßnahmen überflüssig.

An Operationen stehen für den vertikalen Deszensus Maßnahmen zur Verlängerung der funktionellen Harnröhre zur Verfügung. Dies kann durch Suspensionsoperationen wie z. B. Marshall-Marchetti-Krantz (bei der Harnröhre und Blasenhals an die Symphyse fixiert werden) und durch Schlingenoperationen (aus Dura, Nylon oder Faszienzügel) erreicht werden. Für wenige Rezidiverkrankungen steht die Möglichkeit einer alloplastischen Sphinkerprothese (z. B. Scott) zur Verfügung.

Bei rotatorischem Deszensus empfiehlt sich in der Regel eine vaginale Scheidenplastik. Eine Suspensionsplastik bzw. Schlingenoperation könnte Anlaß für Blasenentleerungsstörungen sein, die im weiteren Verlauf zur Urge-Inkontinenz führen. Ultima ratio kann eine supravesikale Harnableitung sein.

12.7.2 Urge-Inkontinenz

Es ist zwischen der motorischen Form mit unkontrollierten Detrusorkontraktionen und der sensorischen Form ohne nachweisbare Druckanstiege zu unterscheiden.

12.7.3 Reflexinkontinenz

Ursache sind meist Rückenmarksschädigungen mit Ausschaltung der zerebralen Kontrolle über den spinalen Miktionsreflex.

12.7.4 Überlaufinkontinenz

Bei überfüllter Blase, insbesondere bei dekompensierter Blasenmuskulatur, kommt es zum Urinabgang.

12.7.5 Extraurethrale Inkontinenz

Die Patientin beobachtet ständigen Harnabgang. Ursache hierfür kann eine ektope Uretermündung (z. B. in die Vagina oder die Urethra) oder eine Fistel zwischen dem ableitenden Harnsystem und der Vagina sein.

Bezüglich der Diagnostik, Differenzierung und Therapie der Inkontinenzformen – s. 12.7.1 bis 12.7.5 – sei auf das Kapitel 14 verwiesen.

13 Fertilitätsstörungen des Mannes

W.-B. Schill

13.1 Einleitung 205
13.2 Diagnostik 205
13.2.1 Klinische Untersuchung 205
13.2.2 Labordiagnostik 206
13.3 Therapie 213
13.3.1 Patientenselektion 214
13.3.2 Behandlungsprinzipien 214

13.3.3 Operative Therapie 214
13.3.4 Medikamentöse Therapie 215
13.3.5 Inseminationstherapie 218
13.3.6 Spermakonservierung 219
13.3.7 In-vitro-Fertilisation (IVF) 219
13.3.8 Therapie der Impotentia coeundi 219

13.1 Einleitung

Als interdisziplinäre medizinische Spezialität beschäftigt sich die **Andrologie** mit der Physiologie und Pathophysiologie der männlichen Fertilität, wobei die konservative Andrologie meist vom Dermatovenerologen und die operative Andrologie vom Urologen vorgenommen wird.

Da jede 5.–6. Ehe ungewollt kinderlos ist und die Ursache einer Ehesterilität etwa zu gleichen Teilen bei Mann und Frau liegt, besteht ein erheblicher Bedarf an andrologischen Untersuchungen. Damit kommt der Andrologie eine nicht zu unterschätzende bevölkerungspolitische Bedeutung zu, besonders im Hinblick auf den bedrohlichen Geburtenrückgang in den hochindustrialisierten Staaten Europas und den Vereinigten Staaten von Amerika. Schließlich beschäftigt sich die Andrologie auch mit Problemen der Potentia coeundi, da Störungen der Sexualfunktionen bis zu 10 % der betreuten Patienten ausmachen.

13.2 Diagnostik

Die andrologische Diagnostik besteht aus *klinischen und laboranalytischen Untersuchungsverfahren*, wobei die Spermaanalyse eine zentrale Stellung einnimmt. Hinzu kommt die klinische Untersuchung des Patienten, die essentieller Bestandteil jeder andrologischen Diagnostik ist und sich zusätzlich physikalischer Untersuchungsverfahren wie Thermographie, Doppler-Sonographie, Ultrasonographie, Phlebographie und Röntgendiagnostik (z. B. Sella-Aufnahme) bedient.

13.2.1 Klinische Untersuchung

Eine gründliche **anamnestische Befragung** des Patienten läßt häufig bereits Rückschlüsse auf die Ursache einer Fertilitätsstörung zu, z.B. ein zu spät deszendierter Leistenhoden. Wichtig sind insbesondere Erkrankungen, die in den letzten Monaten abgelaufen sind, wie Virusinfekte (Masern, Hepatitis) und hohes Fieber unterschiedlichster Genese, die zu einer vorübergehenden Bremsung der Spermatogenese führen können. Chronisch-entzündliche Adnexprozesse, Verletzungen, operative Eingriffe im Unterbauch und im Genitalbereich müssen erfragt werden, da sie Transport- und Entleerungsstörungen des Spermas bedingen können. Wichtig sind Hinweise auf Gefäßerkrankungen, schwere Allgemeinerkrankungen und Stoffwechselstörungen (Diabetes mellitus).

Die *Berufsanamnese* sollte nicht vernachlässigt werden, da überdurchschnittlicher Streß und Umweltschadstoffe (Strahlen, Isotope, Schwermetalle, organische Lösungsmittel, Kunststoffmonomere, chlorierte Kohlenwasserstoffe) die Spermaqualität negativ beeinflussen können.

Die *Sexualanamnese* sollte die sexuelle Entwicklung berücksichtigen (erste Rasur, erster GV) und auf das Sexualverhalten in der Ehe eingehen (Häufigkeit des GV, Potenzstörungen, Ejaculatio praecox). Außer Fragen nach der Dauer der Ehe und des Kinderwunsches interessiert, ob gezielte Kohabitationen zum Ovulationstermin unter Einbeziehung der Methode der Basaltemperaturmessung durchgeführt wurden. Auch vegetative Störungen und die psychische Situation des Patienten sowie dessen Beziehung zum Partner müssen berücksichtigt werden.

Wichtig ist die *Medikamenten- und Genußmittelanamnese* (Nikotin, Alkohol, Drogen, Arzneimittel), wobei insbesondere nach der Einnahme von Psychopharmaka, Antihypertensiva, Antibiotika, Zytostatika, Antiandrogenen, Hormonpräparaten, Schlaf- und Beruhigungsmitteln, Kopfschmerzmitteln und Antiepileptika gefahndet werden muß.

Schließlich muß nach dem gynäkologischen Befund und der bisher eingeschlagenen Therapie gefragt werden, wobei das Ergebnis des Postkoitaltests nach Sims-Huhner, das Alter der Partnerin, der Nachweis ovulatorischer Zyklen, Fehl- und Frühgeburten sowie bisher durchgemachte Schwangerschaften interessieren.

Bei der **körperlichen Untersuchung** werden die Körperproportionen (eunuchoider Hochwuchs), die Muskel- und Fettverteilung und die Kopf-, Gesichts- und Terminalbehaarung (Körper, Achseln, Pubes) beachtet. Eine Gynäkomastie darf nicht übersehen werden.

Bei der Inspektion des äußeren Genitales interessieren die Genitalhaarbegrenzung (horizontal, dreieckförmig) und die Größe, Lage und Form von Penis und Skrotum. Das Präputium wird von dem Patienten zurückgestreift, um eine Phimose, Balanitis oder Hypospadie nicht zu übersehen. Die Untersuchung des Skrotalinhaltes umfaßt die Palpation der Hoden (normale Größe 15–25 ml, gemessen durch Vergleichspalpation mit einem Orchidometer nach Hynie bzw. Prader, glatte Oberfläche, prall-elastische Konsistenz), der Nebenhoden und des Ductus deferens.

Von besonderer Wichtigkeit ist der Ausschluß einer Varikozele, bedingt durch eine Insuffizienz der V. spermatica interna, die zu einer korkenzieherartigen Erweiterung des Plexus pampiniformis bei stehendem Patienten (meist links) führt. Durch ein Valsalva-Preßmanöver läßt sich die V. spermatica-Insuffizienz deutlicher darstellen.

Zum Nachweis einer subklinischen (okkulten) Varikozele sind technische Hilfsmittel wie Thermographie, Ultraschalldiagnostik und selektive Phlebographie der V. spermatica interna erforderlich. So erlaubt die Kontaktthermographie den Nachweis hyperthermer Zonen bei Varikozele durch Auflegen von Kontaktstreifen. Eine andere Möglichkeit ist die **Kontaktthermometrie** (z. B. mit dem Kontaktthermometer „Digimed"), die eine Links/Rechts-Seitendifferenz (> 1°) erkennen läßt.

Am sichersten und objektivsten läßt sich ein venöser Reflux infolge Insuffizienz der V. spermatica interna im Rahmen eines Valsalva-Preßmanövers durch eine Ultraschalluntersuchung mit Hilfe einer **Doppler-Sonde** (z. B. mit dem unidirektionalen Pocket-Gefäßdoppler-Gerät P 208 der Firma Kranzbühler & Sohn, Solingen) durchführen, wobei der renotestikuläre Reflux des Blutes hörbar gemacht wird. Die Geräuschhöhe entspricht der Strömungsgeschwindigkeit, die Lautstärke dem Strömungsvolumen. Unter Verwendung der bidirektionalen Technik (z. B. Doppler 762, Firma Kranzbühler & Sohn, Solingen) kann zusätzlich die Strömungsrichtung aufgezeichnet werden.

Bei stehendem Patienten wird der Kopf der Doppler-Sonde in einem Winkel von 45° auf das Gefäßbündel des Funiculus spermaticus aufgesetzt. Die Pulsationen der A. spermatica dienen als topographische Marker. Ist das nicht möglich, kann durch pumpende Bewegung der tastenden Finger die Blutsäule des Venenplexus in Bewegung gesetzt werden. Die Sonde wird dort aufgesetzt, wo das Strömungsgeräusch am stärksten ist.

In zweifelhaften Fällen bzw. zur Sicherung der Diagnose einer okkulten Varikozele mit Darstellung eventueller Kollateralen ist die **transfemorale retrograde Phlebographie der V. spermatica interna** erforderlich.

Eine weiterführende urologische Diagnostik bei entsprechenden Fragestellungen wird an anderer Stelle (Kapitel 4) besprochen. Erwähnenswert sind hier Untersuchungsverfahren wie **Röntgenaufnahmen der Sella turcica** zum Ausschluß von Hypophysentumoren, Bestimmungen des **Knochenalters** zur Differentialdiagnose der Pubertas tarda und **internistische Durchuntersuchungen** (Röntgenthorax, Lungenfunktionsprüfungen, Abdominalsonographie und Schweißtest zum Ausschluß einer Mukoviszidose und des Kartagener-Syndroms).

13.2.2 Labordiagnostik (vgl. hierzu auch Kapitel 4)

Eine zentrale Stellung in der Diagnostik des männlichen Sterilitätsfaktors hat die **Spermaanalyse**, die morphologische, physikalisch-chemische und funktionelle Untersuchungen umfaßt. Zur Basisdiagnostik gehören auch **endokrinologische** und **mikrobiologische Untersuchungen**. In ausgewählten Fällen müssen **immunologische** und **zytogenetische Methoden** und die beidseitige **Hodenbiopsie** herangezogen werden.

Spermaanalyse

Die Ejakulatgewinnung muß unter standardisierten Bedingungen, besonders im Hinblick auf die sexuelle Karenzzeit (4–5 Tage), erfolgen. Das Ejakulat wird in einem sterilen Gefäß in unmittelbarer Nähe des Labors durch Masturbation gewonnen. Ausnahmsweise kann das Sperma auch auswärts gewonnen und körperwarm transportiert (innerhalb von 1–2 h) zur Untersuchung mitgebracht werden. In Ausnahmefällen muß das Ejakulat durch Coitus interruptus oder mit Hilfe eines Vibrators gewonnen werden. Kondome sind wegen spermizider Zusätze zu vermeiden.

Pro Patient müssen mindestens 2–3 Spermiogramme durchgeführt werden, da, bedingt durch die biologische Variationsbreite, erst mehrere Spermiogramme Aufschluß über den Fertilitätszustand eines Patienten geben.

Die Spermauntersuchungen bestehen aus dem normalen Spermiogramm und speziellen Zusatzuntersuchungen, die auch erweiterte Spermaanalyse genannt werden können, wobei letztere nur zur Beantwortung gezielter Fragestellung notwendig werden. Im Gegensatz dazu kommt der funktionellen Spermaanalyse eine zunehmende diagnostische Bedeutung zu, da sie im Einzelfall Aussagen über die Befruchtungsfähigkeit der Spermatozoenpopulation eines Individuums erlaubt.

Spermiogramm

Das Spermiogramm umfaßt die Bestimmung folgender Parameter: Volumen, Geruch, Farbe, pH-Wert, Verflüssigungszeit, Nativpräparat, Erythrozyten, Bakterien, Trichomonaden, Agglomerationen, Agglutinationen, quantitative und qualitative Spermatozoenmotilität, Spermatozoendichte, Spermatozoenmorphologie und Seminalplasmafruktose.

Ejakulatvolumen

Das Ejakulatvolumen stellt ein Maß für die sekretorische Aktivität der akzessorischen Geschlechtsdrüsen dar, die androgenabhängig sind.

Normalwert: 2–6 ml.

Wird keine Ejakulatflüssigkeit produziert, liegt eine Aspermie vor. Ejakulatvolumen unter 2 ml werden als Hypospermie, solche über 6 ml als Hyperspermie bezeichnet.

Ursachen einer *Aspermie* sind Emissionsstörungen (Transportaspermie), retrograde Ejakulation, Anorgasmie, Hypotestosteronismus.

Ursachen einer *Hypospermie* sind Androgenmangel, chronisch-entzündliche Prostatovesikulitis, Bläschendrüsenaplasie, Verschluß im Bereich der Ductus ejaculatorii, partielle retrograde Ejakulation, Allgemeinerkrankungen, Hungerzustände, Medikamente, fehlerhafte Ejakulatgewinnung, zu kurze Karenzzeit.

Als Ursache der *Hyperspermie* wird eine sekretorische Fehlregulation der akzessorischen Geschlechtsdrüsen diskutiert (z. B. bei entzündlichen Adnexprozessen und infolge sexueller oder vegetativ-parasympathischer Überstimulation).

Wasserstoffionenkonzentration

Die Bestimmung des pH-Wertes erfolgt mit Indikatorpapier (Merck, Darmstadt, Bereich 6,0–8,0) oder mittels einer Glaselektrode.

Normalwert: 7,0–7,8.

Verschiebungen des pH-Wertes (> 8,0) finden sich bei entzündlichen Adnexerkrankungen. Bei Verschlüssen im Bereich der Ductus ejaculatorii liegt der pH-Wert durch die Gewinnung von reinem Prostatasekret im sauren Bereich (pH 6,4).

Geruch und Farbe

Das Ejakulat ist eine milchig-weißliche Flüssigkeit, die bei Blutbeimengungen *(Hämospermie)* einen rötlich-bräunlichen, bei Eiterbeimengungen *(Pyospermie)* einen gelblich-gallertigen Farbton annimmt. Der Geruch wird mit dem Duft frischer Kastanienblüten verglichen.

Koagulation und Verflüssigung des Ejakulates

Unmittelbar nach der Ejakulation bekommt das Sperma eine gallertig-zähflüssige bis fadenziehende Konsistenz. Die Verflüssigung tritt innerhalb von 5–20 min ein und wird durch Prostataproteinasen („Fibrinolysin", Plasminogenaktivator, Seminin, Dipeptidasen, Aminopeptidasen) bewerkstelligt. Spätestens nach 30 min sollte die Verflüssigung des Spermas abgeschlossen sein.

Liegen eine Aplasie oder ein Verschluß der Bläschendrüsen bzw. ein pathologisches Prostatasekret vor, tritt keine Spermakoagulation ein.

Die Bestimmung der **Spermaviskosität** erfolgt mit Hilfe eines Glasstabes. Bei erhöhter Viskosität bildet sich zwischen Glasstab und Flüssigkeitsspiegel ein schleimiger Faden, dessen Länge (in cm) die sog. „Spinnbarkeit" ergibt.

Unter dem Begriff **Viskosipathie** werden alle Störungen der Spermaverflüssigung, meist bedingt durch chronisch-entzündliche Adnexerkrankungen oder vegetative Dysregulationen, zusammengefaßt. Die ungenügende Verflüssigung des Spermas bewirkt eine Fertilitätsstörung, da ein großer Teil der Spermatozoen in dem Spermakoagel festgehalten wird und nicht in den Zervixmukus eindringen kann. Der Zusatz von α-Chymotrypsin (5 mg) zu viskösem Sperma erlaubt die Durchführung der Samenanalyse und hat sich auch therapeutisch in Kombination mit der instrumentellen Insemination bewährt.

30 min nach der Ejakulatgewinnung wird ein Nativpräparat hergestellt. Unter dem Phasenkontrastmikroskop bei unterschiedlicher Vergrößerung (bis zu 400fach) verschafft man sich einen ersten orientierenden Eindruck. Spermatozoendichte und -beweglichkeit werden geschätzt. Besonders geachtet wird auf unspezifische Verklumpungsphänomene der Spermatozoen (Agglomerationen) bzw. spezifische Agglutinationen (Kopf-zu-Kopf, Schwanz-zu-Schwanz, gemischte Agglutination), Kontaminationen mit Erythrozyten, Epi-

thelien, Bakterien, Trichomonaden und Rundzellen (Leukozyten, Spermatogenesevorstufen).

Sind zahlreiche Rundzellen vorhanden, entscheidet der positive Ausfall semiquantitativer Tests zum Nachweis der alkalischen Leukozytenphosphatase (Cytur-Test, Boehringer), ob es sich überwiegend um Leukozyten oder Spermatogenesevorstufen handelt.

Bewährt hat sich neuerdings die direkte Identifizierung der neutrophilen Leukozyten im Ejakulat durch Peroxidasenachweis mittels Benzidinreaktion.

Motilitätsbestimmung
Der wichtigste Parameter für die Erfassung der Spermaqualität ist die Motilität der Spermatozoen, da sie am besten mit der Fertilität korreliert. 30 min nach der Ejakulatgewinnung wird die Beweglichkeit der Spermatozoen bei Zimmertemperatur oder bei 37 °C in mindestens 10 Gesichtsfeldern bei 400facher Vergrößerung geschätzt, was von einer erfahrenen medizinisch-technischen Assistentin durchgeführt werden sollte. Dabei wird zwischen **Globalmotilität** (Anteil der beweglichen Spermatozoen in %) und **Progressivmotilität** (Anteil lebhaft beweglicher Spermatozoen mit Raumgewinn in %) unterschieden. Eine andere Möglichkeit ist, die Zahl der beweglichen und unbeweglichen Spermatozoen auszuzählen oder die Zeit zu stoppen, die die Spermatozoen benötigen, um eine definierte Wegstrecke (Rastereinteilung) unter dem Mikroskop zurückzulegen.
Normalwerte: Globalmotilität $\geq 50\%$; Progressivbeweglichkeit $\geq 25\%$; mittlere Spermatozoengeschwindigkeit ≥ 30 µm/s.

Für wissenschaftliche Zwecke stehen computergesteuerte Bildanalyseverfahren zur objektiven Motilitätsbestimmung zur Verfügung (CASA, Hamilton-Thorn-Methode).

Die genannten Methoden sind für den Einsatz in der Praxis zur Zeit noch nicht geeignet.

Bestimmung der Spermatozoendichte
Verdünnung des Ejakulates mit Aqua dest. 1:10 oder 1:20, danach Bestimmung der Anzahl der Spermatozoen pro ml Ejakulat in einer Neubauer-Kammer. Die Gesamtzahl der Spermatozoen läßt sich aus dem Ejakulatvolumen und der Spermatozoendichte errechnen.
Normalwerte:
Spermatozoendichte: $20-250 \times 10^6$/ml;
Gesamtspermatozoenzahl:
$\geq 40-800 \times 10^6$/Ejakulat.

Eosintest
Durch Supravitalfärbung mit 0,5 % gelblichem Eosin in Aqua destillata (1 Tropfen Sperma + 1 Tropfen Eosinlösung) können nach 1–2 min tote (Eosin-positive) von vitalen (Eosin-negativen) Spermatozoen unterschieden werden. Der Test eignet sich zur Bestimmung der Spermatozoenvitalität.

Spermatozoenmorphologie
Die lichtmikroskopische Differenzierung der Spermatozoen in morphologisch normale und pathologische Formen ist mit Hilfe fixierter und gefärbter Ausstrichpräparate möglich, wobei nach Papanicolaou bzw. mit Hämatoxylin-Eosin, Giemsa oder Hämalaun gefärbt werden kann. Eine Vereinfachung des Färbevorganges ist durch Verwendung farbstoffbeschichteter Objektträger (Testsimplet, Boehringer) möglich.

Die morphologische Beurteilung erfordert Erfahrung und regelmäßige Qualitätskontrollen. Es werden 200 Spermatozoen unter der Ölimmersion ausgezählt und Kopf-, Mittelstück- und Schwanzveränderungen unterschieden. Besonders wird auf das gehäufte Vorkommen umschriebener Spermatozoendefekte geachtet (z.B. Rundkopfspermatozoen, kopflose Spermatozoen). Ein normales Spermatozoon besitzt einen längsovalen Kopf (3–5 µm Länge und 2–3 µm Breite), ein zartes Mittelstück (5–7 µm Länge, 1 µm Breite) und einen axial verlaufenden Schwanz (ca. 50 µm Länge).
Normalwert:
Mindestens 30 % morphologisch unauffällige Spermatozoen.

Daneben werden **Spermatogenesezellen** (= Gesamtzahl der Spermatiden, Spermatozyten, Spermatogonien bezogen auf 100 Spermatozoen), **Leukozyten** (Leukozyten/Gesichtsfeld), **Erythrozyten** und **Bakterien** erfaßt.

Fruktose
Die Bestimmung der Seminalplasmafruktose als biochemischer Basisparameter der andrologischen Diagnostik hat sich allgemein durchgesetzt. Die Fruktose wird von den Bläschendrüsen sezerniert und stellt daher eine Markersubstanz für die Charakterisierung der Bläschendrüsenfunktion dar. Fruktose wird nach dem Alles-oder-Nichts-Gesetz androgenabhängig produziert. Von pathologischer Bedeutung ist ausschließlich die erniedrigte Seminalplasmafruktose ($< 1,2$ mg/ml), da sie mit einer Subfertilität einhergehen kann und auf eine androgenrefraktäre Bläschendrüseninsuffizienz (akute und chronische Vesikulitis, postinflammatorische Schleimhautatrophie mit Narbenbildung, Verschluß, Aplasie, Enzymdefekt) hinweist. Eine androgensensitive Bläschendrüseninsuffizienz weist auf einen relativen oder absoluten Androgenmangel hin und findet sich bei einem primären oder sekundären Hypogonadismus. Aber auch eine fehlerhafte Ejakulatgewinnung kann der Grund für einen erniedrigten Fruktosespiegel sein. Die Abgrenzung der androgenrefraktären von der androgenempfindlichen Bläschendrüseninsuffizienz erfolgt durch einen **Androgentest** (75 mg Mesterolon für 4 Wochen).

Die Fruktosebestimmung erfolgt als sog. Initialfruktose unmittelbar nach Ablauf der Verflüssigungsphase des Spermas. Der Nachweis ist kolorimetrisch (Resorcin) oder enzymatisch (Hexokinase/Phosphoglucose-

isomerase/Glucose-6-Phosphat-Dehydrogenase) möglich.
Normalwert: 1,2–5,0 mg/ml (Mittelwert ~ 2,8 mg/ml).

Saure Phosphatase
Die saure Phosphatase stellt ein Markerenzym für die Charakterisierung der Prostatafunktion dar und ist bei Androgenmangel, entzündlichen Prostatopathien, Prostataatrophie und -karzinom im Spermaplasma erniedrigt. Meistens lassen sich die genannten Störungen bereits aufgrund klinischer, klinisch-chemischer oder histologischer Kriterien diagnostizieren, so daß die Bestimmung der sauren Phosphatase überwiegend von wissenschaftlichem Interesse ist.
Normalwert: 200–800 U/ml.

Alpha-Glukosidase
Alpha-Glukosidase ist für die Spermatozoenreifung im Nebenhoden von großer Bedeutung und eine Markersubstanz für die Charakterisierung der Nebenhodenfunktion.
Normalwert: > 60 mU/Ejakulat.

Komplementkomponente C' 3 und Granulozytenelastase
Bei entzündlichen Adnexerkrankungen findet man infolge erhöhter Durchlässigkeit der Blut-Spermaplasma-Schranke vermehrt Serumproteine im Sperma. Von diagnostischer Aussagekraft sind Proteine, die normalerweise nicht oder nur in Spuren im Spermaplasma vorkommen (Coeruloplasmin, Haptoglobin, α-Makroglobulin, Komplementkomponente C' 3). Besonders geeignet erscheint der quantitative Nachweis der Komplementkomponente C' 3 mittels radialer Immundiffusion (Ouchterlony-Technik). Diese erlaubt, funktionelle von chronisch-entzündlichen Adnexstörungen abzugrenzen.
Normalwert: Fehlt (bis Spur).

Ein außerordentlich empfindlicher und spezifischer **Entzündungsparameter** ist die Bestimmung der Leukozytenelastase mit Hilfe eines ELISA-Tests (Merck, Darmstadt). Messungen der Granulozytenelastase eignen sich sehr gut zur Abgrenzung chronisch-entzündlicher Genitalerkrankungen von vegetativ bedingten Störungen (anogenitaler Symptomenkomplex, vegetatives Urogenitalsyndrom). Auch die Differentialdiagnose der entzündlich bedingten Hämospermie gegenüber nichtentzündlichen Hämospermieformen ist möglich. Ein semiquantitatives Verfahren zum Nachweis einer Leukospermie ist die Bestimmung der alkalischen Leukozytenphosphatase mit Hilfe des Cytur-Tests (Boehringer).
Normalwert: < 500 ng/ml Granulozytenelastase.

Akrosin
Die im Akrosom der Spermatozoen lokalisierte Proteinase Akrosin stellt das Schlüsselenzym für die Penetration der Zona pellucida der Eizellen dar. Das aktive Enzym wird aus einer inaktiven Vorstufe (Proenzym) durch Autoaktivierung gebildet. Die Messung der Gesamtakrosinaktivität erfolgt nach Autoaktivierung durch Schockgefrieren der Spermatozoen mit nachfolgender essigsaurer Extraktion (pH 2,4) der Spermatozoen mit Hilfe des synthetischen Substrates BAEE.
Normalwert: 3,2–7,2 ml/10^6 Spermatozoen.

Die Akrosinbestimmung ist zur Bestätigung der Diagnose Globozoospermie (100 % akrosomenlose Rundkopfspermatozoen) erforderlich. Auch bei anderen Malformationen im Bereich des Spermatozoenkopfes (z. B. Stummelkopfspermatozoen) und bei einem funktionell defekten Akrosom (z. B. bei Polyzoospermie) ist die Akrosinaktivität stark erniedrigt oder nicht nachweisbar. Eine einfache Methode zur Akrosinbestimmung in der Praxis ist die Messung der gelatinolytischen Aktivität der Spermatozoen, wobei der Halodurchmesser und die Halobildung ein Maß für das proteolytische Potential der männlichen Gameten und damit für deren Befruchtungsfähigkeit darstellen.

Erweiterte Spermaanalyse
Unter der erweiterten Spermaanalyse versteht man weiterführende morphologische und biochemische Untersuchungen, die zur detaillierten Abklärung einer männlichen Fertilitätsstörung beitragen können. Dazu werden folgende, zum Teil sehr aufwendige morphologische und biochemische Untersuchungen gerechnet: **Analyse des Urinsediments** zum Ausschluß einer retrograden Ejakulation, **Zytogramm** zur Differenzierung von Spermatogenesevorstufen, **zytochemische, immunologische** und **elektronenmikroskopische Untersuchungen** an Spermatozoen und Hodenbiopsiepräparaten sowie Bestimmungen des DNS-Gehaltes der Spermatozoen mittels **Impulszytophotometrie** oder **Ultramikrospektrophotometrie**. Auch **spezielle biochemische Nachweisverfahren,** auf die hier nicht näher eingegangen werden kann, gehören dazu.

Funktionelle Spermaanalyse
Da die konventionelle Spermaanalyse keine eindeutige Aussage zur individuellen Fertilitätsprognose eines Mannes erlaubt, sondern lediglich die Spermaqualität zum Untersuchungszeitpunkt beschreibt, sind funktionelle Untersuchungstechniken von Bedeutung, insbesondere zur Diagnostik von Patienten mit idiopathischer Sterilität. Durch die zur Verfügung oder in Entwicklung stehenden In-vitro-Tests erhofft man sich Aussagen über die Befruchtungsfähigkeit einer Spermatozoenpopulation und die Interaktion der Spermatozoen mit der Eizelle.

Folgende *funktionelle Untersuchungsmethoden* stehen derzeit zur Verfügung:

- *Bestimmung der Überlebensfähigkeit.* In Abhängigkeit von der Zeit werden Motilität und Vitalität

(Eosintest) der Spermatozoen 30 min und 4 h post ejaculationem gemessen. Der Motilitätsabfall sollte nach 4 h nicht mehr als 15% betragen. Andernfalls weist dies auf einen männlichen Sterilitätsfaktor hin.

- *Zervixmukus-Penetrationstests.* Der Postkoitaltest nach Sims-Huhner gibt Informationen über das Penetrationsverhalten der Samenzellen zum Konzeptionsoptimum in vivo. Der Test wird als positiv bewertet, wenn 6–10 h nach dem Geschlechtsverkehr mehr als 10 bewegliche Spermatozoen pro Gesichtsfeld bei 400facher Vergrößerung im ovulatorischen Zervixmukus beobachtet werden können. Bei einem negativen Test sollte spätestens jetzt eine weiterführende andrologische Diagnostik stattfinden, einschließlich der Durchführung von In-vitro-Zervixmukus-Penetrationstests nach Kurzrok-Miller bzw. Kremer und des Ausschlusses immunologischer Sterilitätsfaktoren.

- *Spermatozoenstimulationstest und Splitejakulatuntersuchung.* Durch Zusatz motilitätsstimulierender Faktoren, z. B. 5 E Kallikrein oder 1 mg Pentoxifyllin pro ml Ejakulat, ist es möglich, die Frage der Verbesserung der Spermatozoenmotilität aus therapeutischer Sicht für Inseminationszwecke zu überprüfen.

  Eine Qualitätsverbesserung des Spermas für Inseminationszwecke kann auch durch die Gewinnung von mindestens zwei Spermafraktionen erreicht werden. Im allgemeinen wird so vorgegangen, daß die ersten drei Ejakulatstöße in einem Gefäß aufgefangen und die restlichen Ejakulatfraktionen in einem zweiten Gefäß gesammelt werden. Bei 95% der Patienten erfolgt eine Konzentrierung der Spermatozoen in der ersten Splitfraktion. Bei einem Teil der Patienten ist die Motilität in der ersten Fraktion auch besser als im Gesamtejakulat. Die spermatozoenreiche Fraktion des Splitejakulates eignet sich ganz besonders für die intrauterine Insemination, wobei allerdings nicht mehr als 0,3 ml Ejakulat intrakavitär wegen des hohen Prostaglandingehaltes inseminiert werden dürfen.

- *Beurteilung der Gefrierfähigkeit.* Die Überprüfung der Gefrierfähigkeit von Spermaproben ist insbesondere vor Anlegen von Kryospermadepots erforderlich, wenn die Langzeiteinlagerung von Sperma bei Tumor- und Risikopatienten erwogen wird. Der durchschnittliche Motilitätsverlust nach dem Einfrieren und Auftauen beträgt 40%.

- *Beurteilung der Befruchtungsfähigkeit.* Mit großem personellen und apparativen Aufwand verbunden sind Verfahren zur Erfassung der Befruchtungsfähigkeit von Spermatozoen, wie z. B. die Überprüfung des Eindringverhaltens von kapazitierten Spermatozoen in Zona pellucida-freie Hamstereizellen [= heterologer Ovumpenetrations- (HOP)-Test] bzw. bei der In-vitro-Fertilisation.

  Neuerdings wird die Bestimmung der **Chromatinkondensation** mit Hilfe der Anilinblaufärbung für die Charakterisierung der Fertilisationsfähigkeit der Spermatozoen empfohlen.

  Dabei werden Spermatozoen in einem hypoosmotischen Medium inkubiert, was zu Schwellungen und Auftreibungen im Schwanzbereich führt. Der Test gilt als Maß für die funktionelle Integrität der Plasmamembran und korreliert gut mit dem Fertilitätsverhalten der Spermatozoen bei der In-vitro-Fertilisation. Kernproteine spielen eine wichtige Rolle für die Chromatinkondensation. Während der Spermatohistogenese werden lysinreiche Histone durch Protamine ersetzt. Bei einer Störung der Chromatinkondensation werden die Histone nicht durch Protamine ersetzt, so daß sie durch Anfärbung mit Anilinblau identifiziert werden können. Mindestens 75% der Spermatozoen sollten im Normalfall ungefärbt bleiben. Vorläufige Befunde weisen auf eine enge Korrelation zwischen einer normalen Chromatinkondensation und der Fertilisationsrate hin. Die Anilinblaufärbung ist einfach und ohne großen Aufwand durchzuführen und eignet sich daher für die andrologische Basisdiagnostik.

  Weitere Testverfahren zur Erfassung von Dysfunktionen der Gameteninteraktion stehen heute in dafür spezialisierten Labors zur Verfügung, z. B. zur Bestimmung von Kapazitation, akrosomaler Reaktion, Zonapellucida-Bindung und Zona-pellucida-Penetration.

Diagnostische Ziele und Wertigkeit der Spermaparameter

Ziel der andrologischen Diagnostik ist die Erstellung einer Fertilitätsprognose auf individueller Basis, mit Zuordnung des Patienten zu einer der folgenden Gruppen: offenbar **normale Fertilität**, **subfertil** bei reduzierter Fertilität oder **infertil** bei Unfähigkeit, ein Kind zu zeugen.

Das Spermiogramm beschreibt aber letztlich nur ein Symptom (vergleichbar dem der Anämie in der inneren Medizin) und erlaubt selten die Diagnose eines Krankheitsbildes (z. B. Immotile-Cilia-Syndrom, Globozoospermie). Letztlich existieren keine diskriminierenden Grenzwerte, die ein normales von einem pathologischen Spermiogramm abgrenzen. Die Übergänge sind vielmehr fließend, nur bei einer Azoospermie (Fehlen von Spermatozoen im Ejakulat) kann die Fertilität ausgeschlossen werden. Andererseits steigt die Fertilitätschance mit Zunahme der Zahl beweglicher, morphologisch intakter Spermatozoen.

Da die Aussagekraft der morphologischen und biochemischen Spermaparameter begrenzt ist, stellt letzt-

Tabelle 13.1. Andrologische Nomenklatur und Normalwerte des Spermiogramms

Nomenklatur des Ejakulatbefundes			
Spermie	= Volumen des Spermas		
		Aspermie	= kein Sperma
		Hypospermie	= zuwenig Sperma (< 2 ml)
		Hyperspermie	= zuviel Sperma (> 6 ml)
Zoospermie	= Spermatozoen im Samen		
		Azoospermie	= keine Spermatozoen im Samen
		Oligozoospermie	= < 20 Mio. Spermatozoen/ml
		Polyzoospermie	= > 250 Mio. Spermatozoen/ml
		Asthenozoospermie	= herabgesetzte Motilität (< 50 % bei normaler Morphologie)
		Teratozoospermie	= > 50 % abnormale Spermatozoen
		Nekrozoospermie	= nur tote Spermatozoen (durch Eosintest gesichert)
		Kryptozoospermie	= nur vereinzelt Spermatozoen im Samen(-zentrifugat)
Normalwerte des Spermiogramms:			
Normales Spermiogramm	= > 20–250 Mio. Spermatozoen/ml		
	≥ 50 % Motilität		
	≥ 30 % normale Morphologie		
Qualitative Motilität	= sehr gut beweglich ≥ 25 %		
Verflüssigungszeit des Ejakulates	< 30 min		
pH-Messung	= sofort (7,0–7,8)		
Initialfruktose	≥ 1,2 mg/ml		
Sexuelle Karenz	= 4–5 Tage		

lich der Eintritt einer Schwangerschaft das entscheidende Kriterium für die Beurteilung der Fertilität eines Mannes dar.

Unabhängig davon ist es im klinischen Alltag erforderlich, die Richtlinien für Normalwerte genauso zu beachten wie die Empfehlungen zur andrologischen Nomenklatur (Tab. 13.1).

Hormondiagnostik

Die Spermatogenese unterliegt der hormonellen Steuerung durch Hypothalamus und Hypophyse, wobei durch das aus dem Hypothalamus stammende Gonadotropin-Releasing-Hormon (GnRH) aus dem Hypophysenvorderlappen (HVL) LH und FSH freigesetzt werden. LH stimuliert und reguliert die Testosteronbiosynthese der Leydigzellen, während FSH in den Hodentubuli die Sertolizellfunktion und damit die Spermatogenese gemeinsam mit dem intratestikulär gebildeten Testosteron kontrolliert. Zwischen Gonaden und den übergeordneten Regulationszentren besteht ein negativer Rückkopplungsmechanismus, wobei der LH-Spiegel durch Testosteron bzw. Östradiol und der FSH-Spiegel durch ein von den Sertolizellen produziertes nichtsteroidales Protein (Inhibin) reguliert wird.

Es steht heute außer Zweifel, daß die **endokrinologischen Untersuchungen,** die bei Vorliegen eines pathologischen Spermiogrammbefundes (Spermatozoendichte < 5 Mio./ml) einen essentiellen Bestandteil der **andrologischen Basisdiagnostik** darstellen, von großer diagnostischer, therapeutischer und prognostischer Bedeutung sind.

Folgende Sexualhormone werden radioimmunologisch im Serum bestimmt: Testosteron, LH, FSH und Prolaktin. Die Sexualhormonbestimmungen erlauben, Störungen des Leydigzell- (T, LH) und des Tubuluskompartiments (FSH) zu differenzieren und einen primären von einem sekundären Hypogonadismus zu unterscheiden. Bei Impotentia coeundi und sekundärem Hypogonadismus ist die zusätzliche Messung des Prolaktinspiegels im Blut erforderlich, um eine Hyperprolaktinämie als Ursache einer Potenzstörung bzw. eines tertiären hypogonadotropen Hypogonadismus auszuschließen.

Normalwert:
Testosteron 3–10 ng/ml;
LH 0,8–9,0 mIU/ml;
FSH 0,9–10,0 mIU/ml;
Prolaktin < 20 ng/ml.

Erniedrigte Gonadotropin- und Testosteronspiegel finden sich beim sekundären Hypogonadismus, der mit Azoospermie einhergeht. Bei einer Azoospermie mit normalen Gonadotropinwerten liegt der Verdacht auf einen Verschluß im Bereich der ableitenden Samenwege nahe. Die Keimepithel- bzw. Leydigzellinsuffizienz bedingt einen signifikanten Anstieg des Basiswertes für FSH bzw. LH.

In Einzelfällen kann die Überprüfung der funktionellen Reservekapazität der Hypothalamus-Hypophysen-Gonadenachse mit Hilfe dynamischer **Funktionstests** wichtige differentialdiagnostische Hinweise ergeben. Man unterscheidet den Antiöstrogentest, den GnRH-Test und den HCG-Test.

Antiöstrogentest

Durch Antiöstrogene (Clomifen, Tamoxifen) werden

Steroidrezeptoren im Hypothalamus blockiert. Dadurch wird gegenregulatorisch vermehrt Releasing-Hormon freigesetzt, was zu einem signifikanten Anstieg des Serumspiegels von LH, FSH und Testosteron führt. Bei einer Störung auf hypothalamischer Ebene unterbleibt die GnRH-Freisetzung.

GnRH-Test
Die intravenöse Bolusinjektion von 100 µg GnRH bewirkt eine Freisetzung von LH und FSH aus dem Hypophysenvorderlappen.

Normalwert: Stimulationsfaktor für LH nach 30 min: 2–5, für FSH: 1,5–2,0.

Eine überschießende Reaktion (insbesondere von FSH) weist auf eine gesteigerte funktionelle Reservekapazität des Hypophysenvorderlappens hin und findet sich bei einer beginnenden gonadalen Insuffizienz. Sind die Stimulationswerte erniedrigt, liegt eine hypophysäre Störung vor.

HCG-Test
Die Verabreichung von Choriongonadotropin (3 Tage 5000 IE HCG i.m.) erlaubt, die funktionelle Reservekapazität der Leydigzwischenzellen zu erfassen.

Normalwert für den Testosteronstimulationsfaktor: 2–2,5 (nach 4 Tagen).

Ein erniedrigter oder fehlender Testosteronanstieg findet sich bei einer latenten oder manifesten Leydigzellinsuffizienz. Außerdem ist eine Differenzierung zwischen Anorchie (kein Anstieg des Testosteronspiegels bei erniedrigtem Basiswert) und Kryptorchismus (Anstieg des Testosteronspiegels) durch den HCG-Test möglich.

Die **Hormondiagnostik** erlaubt folgende Gliederung des Patientengutes:

- Hypergonadotroper Hypogonadismus (primärer Hodenschaden).
- Hypogonadotroper Hypogonadismus (sekundärer Hodenschaden). Die Gonadotropinbasissekretion ist erniedrigt oder grenzwertig normal.
- Eugonadotrope Störung (endokrinologisch unauffällig). Überwiegend extratestikuläre Fertilitätsstörungen (z.B. Varikozele, Verschlußazoospermie, retrograde Ejakulation, vegetativ-funktionelle Störungen) einschließlich der idiopathischen Oligozoospermie.

Hodenbiopsie
Die Hodenbiopsie ist in vielen Fällen durch die Hormondiagnostik abgelöst worden. Eine absolute Indikation zur Durchführung einer beidseitigen Hodenbiopsie besteht bei Verdacht auf Verschlußazoospermie (Azoospermie, normale Hormonwerte, unauffälliger Hoden und Nebenhoden). Auch eine hochgradige Oligozoospermie (< 5 Mio./ml) bei normalen FSH-Basiswerten stellt eine Indikation zur Hodenbiopsie dar, um einen inkompletten Verschluß gegenüber einem inkompletten Spermatogenesestopp abzugrenzen.

Die Hodenbiopsie wird in Lokal-, Leitungs- bzw. Spinalanästhesie unter Beachtung strenger Asepsis und exakter Blutstillung durchgeführt. Nach Eröffnung der Hodenhüllen (3 cm langer Schnitt) an der Vorderseite der Testes wird ein reiskorngroßes Stück Hodenparenchym durch Scherenschlag abgetrennt und unter Vermeidung von Quetschartefakten in das Fixiermedium eingebracht (Bouin'sche Lösung, Stieve- oder Zenker-Lösung). Formalinlösung darf nicht benutzt werden, da sie zu Artefakten führt und die histologische Begutachtung unmöglich macht!

Das **histopathologische Ergebnis** unterscheidet folgende Befunde:

- Normale **Spermatogenese** mit zarten Tubuluswandungen und unauffälligem Interstitium. Bei einer Azoospermie nach Ausschluß einer Emissions- und Ejakulationsstörung beweist dieser Befund einen Verschluß der ableitenden Samenwege.
- **Spermatogenesehemmung** (Hypospermatogenese). Ejakulatbefund: Oligozoospermie.
- **Desorganisation und Desquamation** des Keimepithels mit Abschilferung (Exfoliation) von Frühformen der Spermatogenese. Im Ejakulat lassen sich vermehrt Spermatogenesezellen nachweisen. Endogene (Varikozele) wie exogene Noxen (Arzneimittel, Virusinfekte) können Ursache dieser Veränderung sein.
- **Spermatogenesestopp.** Bei einem kompletten oder inkompletten Stopp der Spermatogenese handelt es sich um einen meist genetisch bedingten Block in der Differenzierung der Spermatogenese auf der Ebene der Spermatiden, Spermatozyten oder Spermatogonien. Ejakulatbefund: Azoospermie bzw. hochgradige Oligozoospermie.
- **Sertoli-Cell-Only-Syndrom** (Del Castillo). Es finden sich ausschließlich kranzförmig angeordnete Sertolizellen in den Tubuli bei völligem Fehlen des Keimepithels. Da es sich um eine angeborene oder perinatal erworbene Störung handelt, sind die Tubuluswandstrukturen zart. Ejakulatbefund: Azoospermie.
- **Depopulationssyndrom.** Erworbene irreversible Störung unterschiedlicher Genese (z.B. Mumpsorchitis, Autoimmunorchitis, Varikozele, Zytostatika), die zu einem vollständigen Verlust des Keimepithels meist in Kombination mit einer Tubuluswandfibrose führt. Ejakulatbefund: Azoospermie.
- **Inhomogene Tubulusschädigung.** Erworbene, herdförmige Schädigung der Hodentubuli, die mit Arealen normaler Spermatogenese abwechseln. Im Interstitium mehr oder weniger ausgeprägte Fibrose. Ejakulatbefund: hochgradige Oligozoospermie.

- **Tubulussklerose, -fibrose, -hyalinose.** Bindegewebige Verdickungen der Tubuluswände, die zum Verlust des Keimepithels führen. Meist Kombination mit Leydigzellhyperplasie. Typisch für Klinefelter-Syndrom. Auch bei **Orchidopathia e varicocele** zusammen mit venöser Stase und adventitieller Verdickung der Gefäßwandstrukturen anzutreffen.
- **Interstitielle (peritubuläre) Fibrose** als Folge einer narbig abheilenden Orchitis (z. B. nach Mumps).

Für die Interpretation des hodenbioptischen Befundes müssen klinische und spermatologische Befunde mit herangezogen werden.

Mikrobiologische Untersuchungen

Bei Verdacht auf einen entzündlichen männlichen Adnexprozeß bzw. eine blande verlaufende asymptomatische Samenwegsinfektion (Symptome: pH > 8,0, Agglomerationen, Leuko-, Hämo-, Bakteriospermie, Viskosipathie, Asthenozoospermie, positiver Cytur-Test, Fruktoseerniedrigung) sind **bakteriologische Untersuchungen** des frisch gewonnenen Ejakulates erforderlich.

Bei Keimnachweis gibt die **Resistenzbestimmung** Hinweise für eine gezielte antibiotische Therapie.

Eine **Bakteriospermie** wird als pathologisch eingestuft, wenn $> 1 \times 10^5$ pathogene Keime pro ml Ejakulat (E. coli, Streptococcus faecalis, Bacillus proteus) nachgewiesen werden bzw. die Zahl nicht-pathogener Keime (Staphylococcus epidermidis, Corynebacteriumspezies, Actinobacter calcoaceticus) 1×10^6/ml überschreitet. Spezielle Verfahren sind zum Nachweis von *Mykoplasmen* (Ureaplasma urealyticum, Mycoplasma hominis), *Chlamydien* und *Anaerobiern* erforderlich.

Trichomonaden können mikroskopisch oder mit Hilfe von Kulturmedien nachgewiesen werden.

Immunologische Untersuchungen

Spermatozoenautoantikörper können agglutinierende und immobilisierende Eigenschaften haben und spielen als Infertilitätsursache eine Rolle, wenn sie in hohen Titern vorkommen und mit der Zervixmukus-Penetration der Spermatozoen interferieren.

Der direkte Nachweis der Antikörper in den Genitalsekreten ist im Hinblick auf ihre klinische Relevanz von Bedeutung. Aus diesem Grund sollte nicht nur im Serum, sondern insbesondere im Seminalplasma und im ovulatorischen Zervixmukus nach Antikörpern gefahndet werden. Zum Nachweis von Spermatozoenantikörpern verwendet man als einfaches klinisches Screeningverfahren den Sims-Huhner-Test, den Kurzrok-Miller-Test und den von Kremer und Jager beschriebenen **Spermatozoen-Zervixmukus-Kontakttest** (SCMC-Test), bei dem das „Shaking"-Phänomen auf das Vorliegen von Spermatozoenantikörpern hinweist. Andererseits stehen **spezifische Testverfahren** (Agglutinationstest nach Kibrick und Immobilisationstest nach Isojima) zur Verfügung, um den Antikörpertyp und -titer festzustellen. Weit empfindlichere und reproduzierbarere Methoden sind ELISA-Techniken und der von der WHO empfohlene MAR („mixed agglutination reaction")-Test, die neuerdings für den Antikörpernachweis in Serum und Genitalsekreten zur Verfügung stehen.

Zytogenetische Untersuchungen

Ein überzähliges X-Chromosom (z. B. Klinefelter-Syndrom, XX-Mann) kann durch die Kerngeschlechtsbestimmung (Chromatintest) erfaßt werden.

Normalwert: Mundschleimhautabstrich bei Männern 0–3% Barrkörperchen.

Die Chromosomenanalyse erlaubt eine exakte Bestimmung chromosomaler Aberrationen und ermöglicht die Aufklärung von numerischen Aberrationen sowie **Strukturanomalien der Chromosomen.**

20% aller infertilen Männer haben eine kongenitale Chromosomenaberration. Patienten mit Oligozoospermie weisen in 6–12% Chromosomenaberrationen auf, bei Azoospermie steigt der Prozentsatz auf 15–20%.

13.3 Therapie

Die Therapie des männlichen Sterilitätsfaktors soll eine Verbesserung der männlichen Fertilität bewirken und dadurch die Zeit bis zum Eintritt einer Schwangerschaft verkürzen. Problematisch ist dabei, daß die Ursache der Fertilitätsstörung trotz einer sorgfältigen Diagnostik häufig unbekannt bleibt und daher einer kausalen Therapie nicht zugänglich ist. Dies bedingt fehlende Selektionskriterien und das Ausweichen auf eine empirische Behandlung, deren Erfolg nicht voraussagbar und bei der häufig Therapieresistenz zu beobachten ist. 20–30% der Patienten weisen Fertilitätsstörungen idiopathischer Natur auf, ohne daß anamnestische, klinische oder laboranalytische Hinweise auf Ursache und Natur der Störung bestehen.

Nur bei ca. 1% der Patienten liegt eine hormonelle Insuffizienz vor, die erfolgreich mit Gonadotropinen substituiert werden kann. Eine besondere Problematik stellen Ehepaare dar, die einen kombinierten männlich-weiblichen Sterilitätsfaktor als Ursache der Kinderlosigkeit aufweisen.

Für die richtige Führung des Ehepaares sind ausführliche Gespräche mit beiden Partnern erforderlich, wobei die Besprechung der vorgesehenen diagnostischen und therapeutischen Maßnahmen einen besonderen Stellenwert hat.

13.3.1 Patientenselektion

Die endokrinologische Zuordnung der Patienten stellt die Basis für die Therapie dar.

Folgende Gruppen werden unterschieden:

a) **Primäre testikuläre Störungen** (erhöhte Gonadotropinspiegel, insbesondere FSH). Eine Behandlung ist meist erfolglos. In seltenen Fällen ist die Verbesserung der Spermaqualität durch Splitejakulattechnik oder Spermatozoen-stimulierende Substanzen möglich. In einigen Fällen führen Spermaaufbereitungsverfahren, kombiniert mit Methoden der assistierten Reproduktion (z. B. IVF, Mikroinjektion), zu der gewünschten Schwangerschaft.
b) **Sekundäre testikuläre Störungen** (Gonadotropinmangel). Eine Gonadotropinsubstitutionstherapie ist fast immer erfolgreich.
c) **Eugonadotrope Fertilitätsstörungen** (normogonadotrope Hormonsituation) beinhalten die verschiedenartigsten andrologischen Krankheitsbilder (Verschlüsse im Bereich der ableitenden Samenwege, Varikozele, retrograde Ejakulation, akute und chronische männliche Adnexprozesse, funktionelle Störungen der akzessorischen Geschlechtsdrüsen, Störungen der Spermatozoenlagerung und -reifung im Nebenhoden, idiopathische Fertilitätsstörungen). Je nach Ätiologie wird eine operative oder medikamentöse Therapie durchgeführt. Der Behandlungserfolg ist gut bis zufriedenstellend.

13.3.2 Behandlungsprinzipien

Wichtig ist der Ausschluß der Patienten von der Therapie, bei denen eine irreversible Fertilitätsstörung vorliegt (z. B. Chromosomenaberrationen oder ein Depopulationssyndrom). Ein kleiner Teil des Patientengutes wird der operativen Behandlung zugeführt (z. B. Verschlußazoospermien, Varikozelen), während alle übrigen Patienten medikamentös behandelt werden, und zwar je nach Ursache der Fertilitätsstörung entweder kausal oder empirisch. In ausgewählten Fällen kann mit Hilfe von **In-vitro-Methoden** eine Verbesserung der Spermaqualität versucht werden, um instrumentelle Inseminationen durchzuführen.

Schließlich stehen heute die Methoden der **In-vitro-Fertilisation** (z. B. Mikroinjektion) für die Therapie des männlichen Sterilitätsfaktors im Vordergrund der therapeutischen Bemühungen.

13.3.3 Operative Therapie

Im Rahmen dieses Kapitels sollen nur die wichtigsten operativen Eingriffe erwähnt werden, die zu einer Verbesserung der männlichen Fertilität führen können.

Maldescensus testis

Der Maldescensus testis kann sowohl operativ als auch konservativ-medikamentös behandelt werden. Ist der Hoden narbig fixiert, oder liegt ein Leistenbruch bzw. eine Hodenektopie vor, ist die Behandlung primär chirurgisch (Funikuloorchidolyse und nachfolgende Orchidopexie). Andernfalls wird der Leistenhoden zunächst einer HCG-Therapie bzw. einer Behandlung mit GnRH-Nasenspray unterzogen. Von erheblicher Bedeutung für die spätere Existenz einer normalen Fertilität ist das **Prinzip der Frühbehandlung** bis zum Abschluß des 2. Lebensjahres.

> Die medikamentöse Therapie mit HCG wird folgendermaßen durchgeführt:
> *Säugling:* 2mal 250 IE HCG/Woche.
> *Kleinkind bis 6 Jahre:* 2mal 500 IE HCG/Woche.
> *Schulkind:* 2mal 1000 IE HCG/Woche.
> Behandlungsdauer 5 Wochen, ggf. ist eine 2. HCG-Kur möglich.

Die Therapie mit Gonadotropin-Releasing-Hormon als Nasenspray schreibt die tägliche Gabe von 1,2 mg Gonadorelin in Form von 6 Sprühstößen von je 200 µg vor, entsprechend 3mal täglich je 1 Sprühstoß in jedes Nasenloch bei einer Behandlungsdauer von 1 Monat. Eine Wiederholung der Behandlung kann nach 3 Monaten erfolgen. Neuerdings wird eine kombinierte GnRH/HCG-Therapie nach folgendem Schema empfohlen: täglich 3mal 2 Sprühstöße à 0,2 mg GnRH intranasal für 4 Wochen. Unmittelbar danach 1500 IE HCG pro Woche i. m. für 3 Wochen.

Bei **Kryptorchismus** muß der retroperitoneal gelegene Hoden wegen erhöhten Tumorrisikos und infolge fehlender Kontrollierbarkeit exstirpiert werden. Im Erwachsenenalter wird bei einem Leistenhoden die Orchidopexie durchgeführt. Da ein maldeszendierter Hoden ein erhöhtes Risiko zur Ausbildung eines Hodentumors besitzt, werden die Patienten zur Selbstkontrolle angehalten bzw. jährliche sonographische Kontrollen empfohlen. Bei Hodenatrophie empfiehlt sich die Beseitigung des funktionell minderwertigen Hodens mit Einsetzen einer Hodenprothese.

Hydro- und Spermatozele
Die operative Beseitigung von Spermatozelen im fortpflanzungsfähigen Alter sollte mit großer Zurückhaltung und nur bei Tumorverdacht durchgeführt werden, da durch die Abtragung der Spermatozele meist ein Verschluß des Nebenhodenganges mit Sub- bzw. Infertilität resultiert.

Varikozele
Die operative Behandlung der Varikozele erfolgt durch hohe Ligatur der V. spermatica interna nach Bernardi-Invanissevich. In 40–80% der Fälle kommt es zu einer Verbesserung oder Normalisierung der Spermaqualität mit Schwangerschaftsraten zwischen 25 und 55%. Eine neue Behandlungsmöglichkeit besteht in der **Okklusion des insuffizienten Gefäßes durch retrograde oder antegrade Sklerosierung** (Aethoxysklerol) oder Verwendung eines **Kunststoffimplantats** (Embolisation). Die Ergebnisse der Okklusionstherapie sind zufriedenstellend. Der Eingriff wird ambulant durchgeführt und stellt eine echte Alternative zur Operation dar.

Verschlüsse im Bereich der ableitenden Samenwege
Bei Verschlüssen im Bereich der ableitenden Samenwege wird die anatomische Wiederherstellung der Durchgängigkeit angestrebt, wobei zwischen einer **Epididymovasostomie** und der **Vasovasostomie** unterschieden wird. Dabei hat sich die Verwendung mikrochirurgischer Techniken bewährt, die den herkömmlichen operativen Verfahren überlegen sind. Nach Epididymovasostomie wird die Durchgängigkeitsquote innerhalb eines Jahres mit bis zu 50% angegeben. Der Prozentsatz der erreichten Schwangerschaften liegt bei maximal 15%. Wesentlich günstigere Resultate weist die Vasovasostomie auf. Die Durchgängigkeitsquoten liegen zwischen 80 und 90%, die Schwangerschaftsquoten bei maximal 50%.

Besteht eine Agenesie des Ductus deferens, stellt die **alloplastische Spermatozele** die einzige Möglichkeit der Gewinnung von Spermatozoen dar. Dieses Verfahren erlaubt, im Bereich des Nebenhodens in einem begrenzten Zeitraum (3–28 Wochen) Nebenhodenspermatozoen perkutan zu gewinnen und der entsprechend vorbereiteten Ehefrau zu inseminieren. Die alloplastische Spermatozele kann auch bei langstreckigen Stenosen des Ductus deferens, bei Obstruktionen der Ductus ejaculatorii und bei Spermatozoentransportstörungen bei Paraplegikern angelegt werden.

Faszinierende Ergebnisse mit hohen Befruchtungs- und Schwangerschaftsraten zeigt die neuerdings durchgeführte mikrochirurgische Gewinnung von Nebenhodenspermatozoen (SMART = „spermatozoa microaspiration retrieval technique") in Kombination mit der intrazytoplasmatischen Spermatozoeninjektion in reife Eizellen.

13.3.4 Medikamentöse Therapie

Die medikamentöse Therapie männlicher Fertilitätsstörungen unterscheidet kausale und empirische Behandlungsverfahren. Die *kausalen Behandlungsverfahren* beruhen auf einem pathophysiologischen Konzept und bedingen daher eine strenge Patientenauswahl. Die Voraussagbarkeit des Behandlungserfolges ist ausgezeichnet. Im Gegensatz dazu existieren für die *empirischen Behandlungsmethoden* keine Selektionskriterien. Damit ist eine Voraussagbarkeit des Behandlungserfolges nicht gegeben. In diesen Fällen wird das individuelle Ansprechen des Patienten auf eine der verfügbaren pharmakologischen Substanzen überprüft.

Unter den kausalen Therapieformen wird die Substitutionsbehandlung bei hormonaler Insuffizienz mit Humangonadotropinpräparaten bzw. in speziellen Fällen mit Gonadotropin-Releasing-Hormon erfolgreich durchgeführt.

Ein weiteres kausales Prinzip zielt auf die **Hemmung einer erhöhten Prolaktinsekretion** durch Bromocriptin. Bei akuten oder chronischen Entzündungen im Bereich des männlichen Genitaltraktes ist eine **antibiotisch-antiphlogistische** Behandlung erfolgversprechend. Beim Nachweis von Autoantikörpern ist ein Behandlungsversuch mit **immunsuppressiven Substanzen** (Kortikosteroiden, Azathioprin) sinnvoll. Schließlich ist bei Emissions- und Ejakulationsstörungen eine Therapie mit α-**Sympathomimetika** oder **Anticholinergika** meist erfolgreich.

Die auf Empirie beruhenden therapeutischen Möglichkeiten gehen u. a. davon aus, daß bei infertilen Männern eine intakte Hypothalamus-Hypophysen-Gonadenachse existiert und eine Verbesserung der Gonadenfunktion durch eine Erhöhung des intratestikulären Testosteronspiegels möglich wird.

Diese „Stimulationstherapie" genannte Behandlungsform wird vorwiegend mit Antiöstrogenen und Humangonadotropinen durchgeführt, aber auch Gonadotropin-Releasing-Hormon, Androgene und Testosteronaromatase-Hemmstoffe können hierzu gerechnet werden. Die Stimulationstherapie geht von einem relativen Mißverhältnis des Geschlechtshormonspiegels und seiner Zielzellen aus, so daß eine Erhöhung des intratestikulären Testosteronspiegels zu einer verbesserten Funktion des Keimepithels mit weiterer Stimulation der Spermatogenese führen könnte.

Ein inzwischen weitgehend verlassenes therapeutisches Prinzip ist die Induktion eines Rebound-Phänomens, wobei durch Applikation hoher Dosen von Androgenen bei Oligozoospermie zunächst eine Suppression der Gonadotropinsekretion und damit eine unvollständige Hemmung der Spermatogenese bewirkt wird. Nach Absetzen des Androgenpräparates kann es zu einer überschießenden Produktion von Spermatozoen kommen. Da gelegentlich eine weitere Verschlechterung der tubulären Hodenfunktion beobachtet wird, ist diese Therapie nicht ohne Risiko für den Patienten und wird daher nur noch selten angewandt. Ein anderes Behandlungsprinzip beruht auf der Freisetzung von Gewebshormonen (Kininen) durch systemische Verabreichung der Pankreasproteinase Kallikrein, die aus ubiquitären Kininogen Kinine freisetzt. Diese Therapie bewirkt in erster Linie eine Verbesserung der Spermatozoenmotilität, scheint aber auch die Spermatogenese zu begünstigen. Die Resorptionsrate von Kallikrein im Magen-Darm-Trakt liegt allerdings nur bei 1%! Ein weiteres therapeutisches Prinzip beruht auf der Verbesserung der testikulären Blutmikrozirkulation durch Pentoxifyllin. Unterstützende therapeutische Maßnahmen stellen psychotrope und spasmolytische Medikamente dar, die die Emissionsphase des Ejakulationsprozesses begünstigen können.

Therapeutische Richtlinien

Antibiotisch-antiphlogistische Behandlung

Entzündliche Veränderungen im Bereich des männlichen Genitaltraktes werden mit Antibiotika allein oder in Kombination mit Antiphlogistika behandelt.

Die Wahl des Antibiotikums richtet sich nach dem Antibiogramm, wobei Tetracycline Mittel der ersten Wahl darstellen. Aber auch Doxycyclin, Erythromycin, Trimethoprim und Gyrasehemmer sind zur Therapie der männlichen Adnexitis besonders geeignet. Bei den Antiphlogistika haben sich Diclofenac (Allvoran, täglich 2mal 50 mg) und Indometacin (Amuno, täglich 100-150 mg) bewährt. Bei chronischer, nicht erregerbedingter Orchitis sind 30 mg Prednisolon für 2 Wochen mit anschließendem stufenweisen Abbau über 4 Wochen erfolgreich.

Hormonpräparate

- *Gonadotropin-Releasing-Hormon.* Das hypothalamische Gonadotropin-Releasing-Hormon ist als synthetisches Produkt im Handel erhältlich und kann intravenös, intramuskulär und intranasal verabreicht werden. Die biologische Halbwertszeit nach intravenöser Gabe beträgt ca. 4-9 min, was die mehrfache tägliche Verabreichung nötig macht. Die pulsatile niedrigdosierte GnRH-Behandlung erfolgt durch Einsatz kleiner, tragbarer, automatischer Infusionspumpen und scheint besonders für Männer mit Pubertas tarda, idiopathischem hypogonadotropen Hypogonadismus und Kallmann-Syndrom geeignet zu sein.
    Behandlungsdosis: 1-5 µg/90-120 min.
    Behandlungsdauer: ½-1 Jahr.

- *Antiöstrogene.* Antiöstrogene (Clomifen, Tamoxifen) führen über eine kompetitive Hemmung von Steroidrezeptoren im Bereich des Hypothalamus zu einer Erhöhung des GnRH-Spiegels und der Serumspiegel von FSH, LH und Testosteron. Clomifen sollte wegen zusätzlicher östrogener Potenzen nur in niedriger Dosierung (25-50 mg täglich) verwendet werden. Bessere Erfahrungen, auch bezüglich der Nebenwirkungen, liegen mit dem Antiöstrogen Tamoxifen (20 mg täglich) vor, das zu einer signifikanten Verbesserung der Spermatozoenzahl und -motilität bei idiopathischer Oligozoospermie führt.
    Behandlungsschema:
    Clomifen: 25-50 mg täglich für 3-6 Monate.
    Tamoxifen: 20 mg täglich für 3-12 Monate.
    Nebenwirkungen: Unter Tamoxifentherapie sind außer Gewichtszunahme keine Nebenwirkungen bei der zugrundeliegenden niedrigen Dosierung bekannt. Nebenwirkungen der Clomifentherapie sind Übelkeit, Schwindel, Allergie und Sehstörungen.

- *Humangonadotropine.* Das Glykohormon LH steuert die Testosteronsekretion der Leydigzellen, während FSH die Funktion der Sertolizellen kontrolliert. Für klinische Zwecke wird LH aus Schwangerenurin gewonnen (HCG), während FSH aus dem Postmenopausenurin (HMG) extrahiert wird.
    Kontraindikationen stellen tubuläre Störungen mit erhöhter FSH-Basissekretion bzw. Fertilitätsstörungen dar, deren Ursache außerhalb der Hoden liegt (z.B. inkompletter Verschluß).
    Für eine kombinierte HMG/HCG-Therapie eignen sich Patienten mit folgenden Krankheitsbildern:

a) hypogonadotroper Hypogonadismus mit erniedrigten Serumspiegeln von Testosteron, LH und FSH;
b) idiopathische normogonadotrope Oligozoospermie bei relativem FSH-Mangel;
c) Oligozoospermie mit histologisch gesicherter Störung auf der Stufe der Spermatiden;
d) Oligoasthenozoospermie und Asthenozoospermie infolge relativen Androgenmangels bei latenter Leydigzellinsuffizienz.

Behandlungsschema: Substitutionsbehandlung: zunächst Leydigzellreifung durch HCG-Gaben (5000 IE/Woche), nach 4-6 Wochen Kombination mit HMG (2-3mal 75 IE FSH/Woche). Die Behandlungsdauer kann zwischen 3 und 24 Monaten betragen. Bei Schwangerschaftseintritt umsetzen auf ein Testosteron-Depotpräparat.

Behandlungsschema bei der idiopathischen normogonadotropen Oligozoospermie: wöchentlich 5000 IE HCG und täglich 1 Ampulle HMG oder 2 Ampullen HMG 3mal wöchentlich für 3 Monate.

Bei der Oligozoospermie mit histologisch gesicherter Störung der Spermatogenese auf der Stufe der Spermatiden wird eine Behandlung mit 3mal wöchentlich 1 Ampulle HMG für mindestens 1 Monat empfohlen.

Bei Oligoastheno- und Asthenozoospermie (meist infolge eines relativen Androgenmangels) empfiehlt sich eine Therapie mit 2mal wöchentlich 2500 IE HCG.

Nebenwirkungen: Gelegentlich Ausbildung einer Gynäkomastie; Überempfindlichkeit der Brustwarzen; Zunahme des Körpergewichtes; Steigerung von Libido und Potenz, Bildung von HCG-Antikörpern.

- *Androgene.* Oral verabreichte Androgene werden in der Leber sofort inaktiviert und eignen sich nicht für die Therapie. Daher empfiehlt sich die Gabe von Testosteronundecanoat, das mit den Chylomikronen über den Ductus thoracicus in den Blutkreislauf gelangt und die Zielorgane ohne vorherige Inaktivierung erreichen kann.

Bewährt hat sich die parenterale Verabreichung von intramuskulären Testosteron-Depot-Injektionen (Testosteronpropionat, Testosteronönanthat, Testosteroncypionat), z.B. 250 mg Testosteronönanthat alle 3 Wochen. Diese Behandlung eignet sich ausschließlich zur Substitutionstherapie bei Leydigzellinsuffizienz.

Bei Oligo- und Asthenozoospermie wird zur Verbesserung der Spermiogrammparameter das synthetische Androgen Mesterolon (3mal 25 mg oral) eingesetzt, was zu einer Steigerung der funktionellen Aktivität der akzessorischen Geschlechtsdrüsen und des Nebenhodens führt.

> Eine Testosteronbehandlung ist angezeigt bei
> - Leydigzellinsuffizienz,
> - normogonadotroper und hypergonadotroper Oligozoospermie,
> - Asthenozoospermie infolge relativen Androgenmangels,
> - funktionellen Störungen im Bereich des Nebenhodens und der akzessorischen Geschlechtsdrüsen.

Behandlungsschema: Substitutionstherapie: alle 2–4 Wochen intramuskulär 200–250 mg Testosteron-Depot oder täglich oral 120–160 mg Testosteronundecanoat.

Niedrigdosierte Androgentherapie: 75 mg Mesterolon täglich für 3–6 Monate.

Hochdosierte Testosterontherapie zur Induktion eines Rebound-Phänomens: Verabreichung von 2mal wöchentlich 250 mg Testosteron-Depot für 3 Monate unter häufigen Spermiogrammkontrollen bis zur Azoospermie, danach Absetzen des Testosteronpräparates.

Nebenwirkungen: Nur bei hochdosierter Testosterontherapie muß mit einer Zunahme des Körpergewichtes, Akne vulgaris, Zunahme der Erythrozytenzahl und des Hämoglobins gerechnet werden. In Einzelfällen kann es zur Ausbildung einer Tubulusfibrose kommen.

Die Langzeittherapie mit Androgenen erfordert regelmäßige Prostatakontrollen.

- *Prolaktinhemmer.* Bei einer Oligozoospermie infolge Hyperprolaktinämie führt die tägliche Gabe von 2,5–10 mg Bromocriptin zur Normalisierung des Prolaktinspiegels.

Bei normoprolaktinämischer Oligozoospermie ist die Bromocriptinbehandlung nicht indiziert.

Nebenwirkungen: Schwindel, Übelkeit und Erbrechen während der Initialphase der Bromocriptintherapie.

- *Testosteron-Aromatasehemmer.* Ein neues, immer noch experimentelles Behandlungsprinzip ist die Blockade der Testosteron-Aromatisierung von Testosteron zu Östradiol. Es wird postuliert, daß Östradiol bei der lokalen Regulation der menschlichen Spermatogenese von Bedeutung ist, da es bei Ratten die Spermatogenese hemmt. Die Hemmung der testikulären Östradiolbildung soll daher die Spermatogenese bei Oligozoospermie begünstigen. Empfohlen wird die tägliche Gabe von 1 g Testolacton über mindestens 3 Monate.

Nebenwirkungen sind nicht bekannt.

Vasoaktive Substanzen
- *Kallikrein.* Unterschieden wird die systemische Kallikreinbehandlung und der direkte Zusatz von Kallikrein zum Ejakulat für Inseminationszwecke.

Für die systemische Kallikreintherapie kommen folgende Patientengruppen in Frage: Patienten mit idiopathischer normogonadotroper Oligozoospermie, Oligozoospermie mit leicht erhöhtem FSH-Spiegel, idiopathischer Asthenozoospermie, Polyzoospermie, mäßiggradiger Teratozoospermie.

Behandlungsschema: Täglich 600 E Kallikrein oral für 3–6 Monate oder wöchentlich 3mal 40 E Kallikrein intramuskulär.

Nebenwirkungen: Gelegentlich werden Schwindel, Diarrhö und Arzneimittelexantheme beobachtet.

Kallikrein darf nicht bei chronischer männlicher Adnexitis verabreicht werden, da die Gefahr der Exazerbation mit Entwicklung einer Epididymitis durch Freisetzung vasoaktiver Kinine besteht.

- *Methylxanthine.* Der Phosphodiesterasehemmer Pentoxifyllin soll zu einer Verbesserung der peripheren Durchblutung durch Beeinflussung der Fließeigenschaften des Blutes führen. Durch eine Begünstigung der Mikrozirkulation im Bereich der Hoden und Nebenhoden können die Spermaparameter, insbesondere die Spermatozoenmotilität, positiv beeinflußt werden.

Besonders geeignet für die Therapie sind Patienten mit idiopathischer Asthenozoospermie und Oligozoospermie infolge einer reduzierten testikulären Mikrozirkulation.

Behandlungsschema: 1,2 g Pentoxifyllin täglich für 3–6 Monate.

Nebenwirkungen: Gelegentlich Schwindel, Kopfschmerzen, Übelkeit und Meteorismus. Selten auch Exazerbation eines chronisch verlaufenden männlichen Genitalinfektes.

Immunsuppressiva

Bei Vorkommen von Spermatozoenautoantikörpern erscheint eine immunsuppressive Behandlung nur sinnvoll, wenn der Spermatozoenantikörperspiegel im Serum einen Agglutinationstiter von 1:64 und mehr aufweist.

Behandlungsschema: Behandlung des Ehemannes mit 96 mg Methylprednisolon vom 21.–28. Zyklustag der Ehefrau. Behandlungsdauer: 3 aufeinanderfolgende Monate.

Nebenwirkungen: Die für Glukokortikoide geltenden Vorschriften sind zu beachten.

Neuerdings wird beim Vorliegen von Spermatozoenautoantikörpern die In-vitro-Fertilisation bzw. Mikroinjektion als Therapie der Wahl angesehen.

Emissions- und ejakulationsfördernde Pharmaka

Bei retrograder Ejakulation bzw. Transportaspermie ist der Einsatz von α-Sympathomimetika oder Anticholinergika indiziert.

Behandlungsschema: Midodrin: 5–15 mg i.v. bzw. orale Therapie mit Imipramin: 25–75 mg/Tag.

Durch Diabetes mellitus bedingte Ejakulationsstörungen sprechen auf das Anticholinergikum Brompheniramin (täglich 3mal 8 mg) an.

Nebenwirkungen: α-Sympathomimetika können zur Blutdruckkrise und Bradykardie führen (Antidot: 10 mg Phentolamin).

Psychopharmaka

Positive Effekte auf Spermatozoenzahl und Ejakulatvolumen bei Oligozoospermie soll das Antidepressivum Amitriptylin (3mal 10 mg für 4–6 Wochen) haben. Spasmolytika und Tranquilizer eignen sich zur adjuvanten Therapie bei Patienten mit Störungen im Bereich des vegetativen Nervensystems und funktionellen Störungen, bedingt durch Streß.

13.3.5 Inseminationstherapie

Eine instrumentelle Insemination („Befruchtungshilfe") ist nur sinnvoll, wenn die Qualität des Spermas gegenüber dem Nativsperma in vitro verbessert werden kann, z.B. mit Hilfe der Splitejakulattechnik und/oder durch Zusatz motilitätsstimulierender Substanzen. Die Insemination hat den Vorteil, daß das spermatozoenfeindliche saure Vaginalsekret umgangen und ein Spermareflux vermieden wird und alle Samenzellen die Chance haben, in den weiblichen Genitaltrakt einzudringen. Von entscheidender Bedeutung ist das exakte Ovulationstiming im Rahmen einer gezielten Inseminationstherapie.

Es wird zwischen der *homologen Insemination* – instrumentelle Übertragung von Sperma des Ehemannes auf die Ehefrau – und der *heterologen Insemination* – Übertragung von Spendersperma bei einem Ehepaar mit irreversibler männlicher Sterilität – unterschieden.

Die Insemination erfolgt intrauterin mit seminalplasmafreien Spermatozoen, die zuvor durch Aufbereitungsverfahren (Swim-up, Glaswolle, Minipercoll) angereichert werden. Intrauterine Inseminationen sind vor allem beim Vorliegen eines therapieresistenten Zervixfaktors angezeigt. Eine Qualitätsverbesserung des Inseminationsspermas ist in geeigneten Fällen mit Hilfe der Splitejakulattechnik und durch Spermazusätze wie Kallikrein, Pentoxifyllin, α-Chymotrypsin, Fruktose und Glukose möglich. Auch die Selektion motiler Spermatozoen mittels Filtration über Glaswolle oder die Präparation seminalplasmafreier Spermatozoen ist durchführbar, hat sich allerdings aus Zeitgründen in der Praxis bisher nicht durchgesetzt.

Splitejakulat

Beim Splitejakulat macht man sich zunutze, daß in der ersten Hälfte des in zwei bis drei Fraktionen aufgefangenen Ejakulates etwa 1/3 aller Spermatozoen zu finden sind. Das fraktionierte Sammeln des Ejakulates führt zur Spermatozoenanreicherung. In einigen Fällen ist die qualitative Motilität in der spermatozoenreichen Fraktion besser als im Gesamtejakulat. Die Splitejakulation ermöglicht bei Oligo- und Asthenozoospermien, ein qualitativ verbessertes Ejakulat für Inseminationszwecke zu gewinnen.

Spermazusätze

Bei einem Teil der Ejakulate kann eine Motilitätssteigerung der Samenzellen in vitro durch Zusatz von Kallikrein (5 E/ml) oder Pentoxifyllin (1 mg/ml) erreicht werden. Zunächst wird in einem Stimulationstest überprüft, ob eine solche Motilitätssteigerung möglich ist. Bei der Asthenozoospermie erscheint die Insemination mit Kallikreinzusatz sinnvoll. Der Zusatz von Koffein ist umstritten, da toxische Wirkungen auf die Spermatozoenmembran nicht auszuschließen sind. Wenig Erfahrung besteht mit Spermazusätzen wie Blutserum, Arginin und Actovegin. Im Gegensatz dazu existieren günstige Erfahrungen mit dem Zusatz von α-Chymotrypsin (5 mg) zum Sperma bei ausgeprägten Verflüssigungsstörungen.

13.3.6 Spermakonservierung

Die Konservierung von Sperma mit Hilfe flüssigen Stickstoffes (–196 °C) ermöglicht, Humansperma zu sammeln und zu einem späteren Zeitpunkt für Inseminationszwecke zur Verfügung zu stellen. Vor Anlegen der Spermakonserven muß die individuelle Gefrierfähigkeit des Spermas überprüft werden. Als Kryoprotektivum wird Glycerin-Eidotter-Verdünner zugegeben, um die extra- und intrazelluläre Eiskristallbildung zu verhindern. Das Spermagemisch wird in Kunststoffröhrchen (0,25 ml) aufgenommen, luftdicht verschlossen, abgekühlt und kann in tiefgefrorenem Zustand über Monate und Jahre gelagert werden.

Ein Nachteil der Spermakonservierung ist die Qualitätsminderung des Spermas, da der durch den Konservierungsprozeß bedingte Motilitätsverlust durchschnittlich 30–50 % beträgt. Diese Qualitätsminderung kann bei hochfertilem Sperma in Kauf genommen werden, bei ausgeprägten Oligozoospermien allerdings nicht. Kommt es zu einem starken Motilitätsverlust, ist bei Verwendung von Spermakonserven nur die Kombination mit der Mikroinjektion erfolgreich.

Indikationen für die Anlage von Spermakonserven sind die Konservierung von Spendersperma im Rahmen einer Samenbank und die prophylaktische Spermakonservierung als Vorsorge bei absehbarem Verlust der Zeugungsfähigkeit durch Entzündungen, Tumoren, Zytostatika, Röntgenbestrahlung, gefährdete Berufe und vor Vasektomie. Kryosperma bietet sich auch unter besonderen Umständen für die Familienplanung an, wenn Eheleute örtlich getrennt leben müssen und trotz dringenden Kinderwunsches zum optimalen Konzeptionstermin nicht kohabitieren können (Fernfahrer, Entwicklungshelfer, Seeleute).

13.3.7 In-vitro-Fertilisation (IVF)

In jüngster Zeit besteht die Möglichkeit der extrakorporalen Befruchtung nicht nur zur Behandlung der tubarbedingten Sterilität bei der Frau und bei schweren Formen von Endometriose, sondern auch zur Therapie der idiopathischen Sterilität und eines ungünstigen andrologischen Befundes. Für die erfolgreiche Durchführung der IVF müssen mindestens 1 Mio. progressiv motiler Spermatozoen pro ml Ejakulat nach Spermaaufbereitung zur Verfügung stehen. Können nur wenig motile Spermatozoen gewonnen werden, kann das Verfahren der intrazytoplasmatischen Spermatozoeninjektion (ICSI) herangezogen werden. Die Fertilisationsraten liegen zwischen 65 und 70 %, die Schwangerschaftsraten bei 30–40 % und die Mißbildungsraten mit 2–3 % im Normbereich.

Andrologische Indikationen für eine IVF sind nach Ausschöpfen aller bisherigen therapeutischen Möglichkeiten

- hochgradige Oligozoospermie bei erworbenen Fertilitätsstörungen (z. B. durch einen subtotalen Verschluß, Varikozele, Mumpsorchitis, idiopathische Oligozoospermie),
- Kryosperma,
- Ductus deferens-Aplasie mit Anlage einer alloplastischen Spermatozele bzw. die direkte Punktion des Nebenhodens zur Gewinnung vitaler Samenzellen.

Da unter idealen Umständen 1–2 Mio. Spermatozoen pro ml für eine erfolgreiche IVF ausreichen, läßt sich leicht ableiten, daß sich die IVF zur Therapie schwerer therapieresistenter Oligozoospermien in Zukunft anbietet.

13.3.8 Therapie der Impotentia coeundi

Bei organisch bedingten Sexualstörungen wird die Beseitigung der zugrundeliegenden somatischen Störung (z. B. Blutdruckregulation, Einstellung eines Diabetes, Verbesserung der peripheren arteriellen Durchblutung, Tumorentfernung, Vermeidung von Arznei- und Genußmitteln) angestrebt. Bei Androgenmangel muß eine Substitutionsbehandlung mit Androgenen bzw. eine HCG-Therapie erfolgen. Folgende Möglichkeiten sind dafür gegeben: täglich 40–120 mg Testosteronundecanoat oral oder 100–250 mg Testosteronönanthat i.m. alle 2–4 Wochen bzw. 1mal wöchentlich 5000 IE HCG. Als Nebenwirkungen werden Gewichtszunahme und Akne gesehen, außerdem ist die regelmäßige Kontrolle der Prostata ($1/4$–$1/2$ jährlich) erforderlich.

Bei angeborenen oder erworbenen Durchblutungsstörungen in der Peripherie kann in geeigneten Fällen eine operative Verbesserung der örtlichen Blutversorgung Methode der Wahl (Revaskularisationsoperationen) sein. Ist ein solcher Eingriff nicht möglich, z. B. bei diabetischer Mikroangiopathie, Paraplegie und amyotropher Lateralsklerose, so kann durch Einsetzen von Penisprothesen in die Corpora cavernosa (z. B. Small-Carrion-Prothese) ein befriedigendes Resultat erzielt werden. Neuerdings lassen sich bei erektiler Dysfunktion durch eine Schwellkörper-Autoinjektions-Therapie (SKAT; Verwendung von 10–20 µg Prostaglandin E_1) ausreichend lange Erektionen erzielen.

Unterstützende Maßnahmen zur symptomatischen Therapie von Potenzstörungen sind:

- Verbesserung der zerebralen Durchblutung mit Anhebung der Vigilanz (3mal 800 mg Piracetam); Tranquilizer und Belladonna-Präparate wirken entkrampfend und begünstigen damit das Sexualverhalten.

- Hyperämisierende Maßnahmen (Sitzbäder, Zäpfchen).
- Proteinreiche Kost.
- Bewegung und gesunde Lebensweise.

Auch die Gabe von Aphrodisiaka (Yohimbin, Strychnin) ist möglich, da sie zu einer Hyperämie im Bereich der Genitalorgane bzw. einer generellen Steigerung der Reflexe mit Tonisierung der Muskulatur führen und dadurch Libido und Erektion zu steigern vermögen.

Bei psychogen bedingten Sexualstörungen steht die Sexualberatung und -therapie unter Einbeziehung des Partners im Vordergrund. Diese kann eine Partnertherapie, Psychoanalyse oder Verhaltenstherapie nach Masters und Johnson mit einschließen. Spezielle Verfahren sind die Squeezing-Technik bei Ejaculatio praecox und die Stimulation mit dem Elektrovibrator bei primärer Anorgasmie.

Die Therapie der Impotentia coeundi erfordert spezielle Kenntnisse; unter diesen Voraussetzungen sind zufriedenstellende Ergebnisse zu erwarten.

14 Blasenentleerungsstörungen

M. Stöhrer

14.1 Mechanische Störungen 221
14.1.1 Prostataadenom 221
14.1.2 Prostatakarzinom 222
14.1.3 Blasenhalsenge 222
14.1.4 Blasensteine 222
14.1.5 Harnröhrenstriktur 223
14.1.6 Harnröhrenstenose 223
14.1.7 Blasendivertikel 223

14.1.8 Angeborene Veränderungen 224
14.2 Neurogene Blasenentleerungsstörungen 224
14.2.1 Medikamentöse Therapie der neurogenen Blasenentleerungsstörung 227
14.2.2 Nicht-medikamentöse „konservative" Maßnahmen 228
14.2.3 Operative Therapie 229

Die Behandlung der mechanischen Blasenentleerungsstörung ist heute mit relativ wenig aufwendigen transurethralen Operationstechniken möglich. Urodynamische Diagnostik ist in diesen Fällen sinnvoll. Sie ist bei **neurogener Störung** der Blasenentleerung essentiell, da sich die gesamte Therapie auf eine umfassende Bestandsaufnahme der Miktion stützt. Die damit mögliche Einordnung der jeweiligen Blasenentleerungsstörung läßt sehr gezielte Einzelmaßnahmen zu. Die Tendenz geht eindeutig dahin, bereits vor dem Auftreten morphologischer Veränderungen an den ableitenden Harnwegen kleine, an den Erfordernissen des speziellen Falles orientierte, meist transurethrale Eingriffe durchzuführen, um die Druck-Flußrelation der Miktion auszugleichen.

Symptomatik: Klinische Einteilung des Prostataadenoms:

- **Stadium I:**
  Kompensation mit geringer Dysurie und Nykturie, kein Restharn.
- **Stadium II:**
  Beginnende Dekompensation; kompensatorische Detrusorhypertrophie, gehäufter Harndrang, deutliches Abnehmen des Harnstrahls, erhöhte Miktionsfrequenz, Restharn ca. 100 ml.
- **Stadium III:**
  Überlaufblase oder totale Harnverhaltung. Stauung der oberen Harnwege mit beginnender oder progredienter Niereninsuffizienz.

14.1 Mechanische Störungen

Diese verursachen entweder eine Verlegung des Blasenausganges oder eine Abflußbehinderung im Harnröhrenverlauf.

14.1.1 Prostataadenom

Ursache: Häufigste Ursache von Blasenentleerungsstörungen ist beim Mann das gutartige Prostataadenom. Je nachdem, ob der Mittel- oder die Seitenlappen betroffen sind, stehen das eingeengte Harnröhrenlumen oder ein intermittierender ventilartiger Verschluß des Blasenauslasses im Vordergrund. Mit zunehmender Abflußbehinderung kommt es durch den ansteigenden infravesikalen Widerstand zu einer kompensatorischen Detrusorhypertrophie. Es besteht vermehrter Harndrang bei gleichzeitiger Abnahme der Harnportionen und der Harnflußrate und zunehmende Erhöhung des Restharns. Mit fortschreitender Dekompensation kommt es zu einem Aufstau der oberen Harnwege mit möglicher Ausbildung einer Niereninsuffizienz.

Diagnostik:
1. Anamnestische Angaben;
2. Harnbefund;
3. PSA;
4. rektaler Tastbefund (Konsistenz unterschiedlich – Verhältnis von Drüsengewebe zu bindegewebig mus-

kulärem Anteil differiert –, aber einheitlich);
5. Uroflowmetrie;
6. sonographische Restharnbestimmung und sonographische Kontrolle der oberen Harnwege;
7. ggf. Urographie und Urethrozystoskopie.

Therapie:

Im **Stadium I** gelegentlich Beeinflussung der Symptomatik mit konservativen Maßnahmen. *Wichtig:* Adenomgröße durch medikamentöse Maßnahmen nicht wesentlich beeinflußbar. Phytopharmaka bringen weniger eine objektive als eine subjektive Linderung der Beschwerden. Alpha-1-Blocker sowie Hormonpräparate sind teilweise wirksam, häufig jedoch durch Nebenwirkungen limitiert.

Stadium II: Bei ausreichendem Allgemeinzustand operative Entfernung der Drüse Methode der Wahl. Es wird heute trotz zahlreicher Neuerungen (Laserapplikationen, Ultraschall, Stent, Vaporisation etc.) noch immer überwiegend der transurethralen Resektionstechnik der Vorzug gegeben. Ist in seltenen Fällen ein operativer Eingriff nicht durchführbar, muß die Blasenentleerung konservativ gesichert werden (z. B. suprapubische Ableitung).

Stadium III: Zunächst Sicherung der Harnableitung durch, wenn möglich, suprapubische Drainage bis zur Rückbildung der Ektasie der oberen Harnwege und der harnpflichtigen Substanzen auf Normalwerte. Bei liegendem suprapubischen Katheter (selbstverständlich auch bei transurethralem Katheter) ist zur Infektprophylaxe eine Reihe von Maßnahmen erforderlich: erhöhte Flüssigkeitszufuhr (ca. 2,5 l täglich) und medikamentöse Desinfizierung des Harns, z. B. mit Methenamin-Hippurat oder -Mandelat (Hiprex bzw. Mandelamine). Ein günstiger Effekt, insbesondere auch zur Vermeidung von Inkrustationen, wird mit einem zusätzlichen Ansäuern des Harns (z. B. mit L-Methionin) auf einen pH-Bereich zwischen 5 und 6 erreicht. Einerseits bleiben Kalziumphosphatkristalle in diesem pH-Bereich gelöst, andererseits werden die Lebensbedingungen für eine Reihe von Bakterien (besonders diverse Proteusarten) ungünstig. Auch die abendliche Einnahme von Nitrofurantoin oder Trimethoprim kann zur Reduzierung der Harnwegsinfektgefahr entscheidend beitragen.

14.1.2 Prostatakarzinom

Als weitere Ursache einer mechanischen Blasenentleerungsstörung kommt das Prostatakarzinom in Frage, worauf in Kapitel 7 ausführlich eingegangen wird.

14.1.3 Blasenhalsenge

Symptomatik: Obstruktiv wirksam mit ähnlichen Symptomen wie ein Prostataadenom ist die sog. Sphinktersklerose. Der Blasenhals hat sich dabei durch eine Fibrosierung der zirkulären Fasern eingeengt, zusätzlich kommt es zu einem Verlust der Elastizität. Während der Miktion ist eine ausreichende Trichterung des Blasenhalses nicht mehr möglich. Häufig ist eine Blasenhalsverdickung mit Abflußbehinderung bei „Low-compliance"-Blase auch Ergebnis einer kompensatorischen muskulären Hypertrophie bei infravesikaler Obstruktion. Der rektale Tastbefund ergibt sehr häufig nur ein kleines Adenom.

Diagnostik: Die Diagnose sollte durch Harnflußmessungen, ggf. durch Endoskopie, im Zweifelsfall auch durch eine Zystometrie gesichert werden.

Therapie: Ein konservativer Therapieversuch mit Alpha-1-Blockern kann zu einer zumindest vorübergehenden Besserung der Situation führen. Bei nachweisbarer Abflußbehinderung ist eine Resektion des sklerotischen Blasenhalses sowie eine bilaterale Kerbung bei etwa 5 und 7 Uhr zur besseren Trichterung des Blasenhalses die Methode der Wahl.

Alle drei genannten Erkrankungen (Prostataadenom, Prostatakarzinom, Blasenhalsenge) können im klinischen Ablauf ähnlich aussehen. Die bei länger anhaltenden Beschwerden bestehende kompensatorische Detrusorhypertrophie mit vermehrtem Harndrang bildet sich nach Beseitigung ihrer Ursache nur langsam zurück, so daß je nach Ausgeprägtheit des Befundes die Patienten noch bis zu einem halben Jahr erhebliche dysurische Beschwerden aufweisen können. Zur Reduzierung dieser postoperativen Dysurie kann ein Versuch mit niederdosierten Spasmolytika oder speziell detrusordämpfenden Medikamenten, wie z. B. Emeproniumbromid (Uro-Ripirin) oder Flavoxat (Spasuret) gemacht werden. Auch anticholinerge Substanzen wie Oxybutynin (Dridase), Trospiumchlorid (Spasmolyt, Trospi-forte, Spasmex) oder Propiverin Hydrochlorid (Mictonorm) kommen hier zum Einsatz, wobei ihre intensive Wirkung zu einer erhöhten Restharnbildung führen kann und dieser in der Anfangszeit sorgfältig kontrolliert werden muß. Als Effekt tritt eine deutliche und baldige Dämpfung des gehäuften Harndranges auf.

14.1.4 Blasensteine

Blasensteine, die sowohl infektbedingt als auch restharnbedingt auftreten können, sind meist nur die Folge einer Abflußbehinderung, so daß ihre alleinige Beseitigung sehr häufig zum Rezidiv führt. Es ist daher bei Vorliegen von Blasensteinen immer eine infravesikale Obstruktion auszuschließen (Uroflowmetrie, Röntgenkontrolle, Sonographie, Endoskopie). Die Steinbeseitigung erfolgt am günstigsten gleichzeitig mit der Beseitigung der primären Abflußbehinderung. Die meisten Steine können endoskopisch (elektrohydraulische Stoßwellen, Ultraschall, Laser usw.) zertrümmert und ausgespült werden. Nur in seltenen Fällen ist eine Eröffnung der Blase durch Schnitt erforderlich.

14.1.5 Harnröhrenstriktur

Ursachen: Als Ursachen von Harnröhrenstrikturen kommen eine abgelaufene Urethritis, eine traumatische Schädigung (z. B. Beckenfraktur mit Symphysensprengung) sowie ein endoskopischer Eingriff mit thermischer oder mechanischer Schädigung der Urethralschleimhaut in Frage.

Symptomatik: Hauptsymptom ist neben häufigem Harndrang ein deutlich abgeschwächter Harnstrahl. Bei längerfristiger Abflußbehinderung kommt es zu ähnlichen Symptomen wie bei längerbestehendem Prostataadenom (kompensatorische Detrusorhypertrophie mit hohen intravesikalen Blasendrücken, verstärktem Harndrang und Nykturie). Harnwegsinfekte können gehäuft auftreten.

Eine weitere Ursache der Harnröhrenstriktur, die allgemein zu wenig beachtet wird, ist der **transurethrale Verweilkatheter,** der häufig noch immer auf Intensivstationen routinemäßig eingelegt wird, auch wenn keine Harnröhrenverletzung zugrunde liegt. Nachuntersuchungen an Patienten, die mehrere Wochen auf der Intensivstation verbracht hatten und zur Bilanzierung einen transurethralen Katheter erhielten, haben ergeben, daß mehr als 50 % dieser Patienten im späteren Verlauf an einer Harnröhrenstriktur erkrankten, so daß als alternative Behandlungsmaßnahme für derartige Fälle die **suprapubische Drainage** obligat ist, sofern keine gesteigerte Blutungsneigung besteht (Antikoagulantien!).

Diagnostik: Die Diagnose der Harnröhrenstriktur erfolgt röntgenologisch (Miktionszystourethrogramm, evtl. auch retrograde Kontrastmittelfüllung der Harnröhre), durch Uroflowmetrie (s. Kap. 4) sowie durch sonographische Restharnkontrolle.

Therapie: Die transurethrale **Urethrotomie** unter Sicht ist heute die am weitesten verbreitete therapeutische Methode. Sie bringt zufriedenstellende Ergebnisse, wenn auch häufig Rezidive auftreten. Bei mehrmaligen Rezidiven empfiehlt sich die Implantation einer Metall-Plastik-Spirale (z. B. Wall-Stent usw.) oder ggf. eine plastische Korrektur nach einem der zahlreichen ein- oder zweizeitigen Operationsverfahren, auf die im Rahmen dieses Buches nicht weiter eingegangen werden kann.

14.1.6 Harnröhrenstenose

Ursachen: Harnröhrenstenosen haben letztlich dieselben Ursachen wie Harnröhrenstrikturen. Sie sind allerdings weniger stark ausgeprägt. Ihre funktionelle Wirksamkeit ist daher wesentlich geringer als bei Vorliegen einer hochgradigen Striktur.

Symptomatik: Nach längerem Bestehen sind ähnliche Folgen wie bei einer Striktur zu erwarten, wobei der Harnstrahl über lange Zeit im Normbereich sein kann, da die Blase eine mäßiggradige Abflußbehinderung durch Erhöhung des intravesikalen Miktionsdruckes kompensiert.

Diagnostik: Die Diagnose der Harnröhrenstriktur erfolgt durch die retrograde Kontrastmitteldarstellung der Harnröhre bzw. das Miktionszystourethrogramm (MCU). Die Uroflowmetrie ist aus den oben erwähnten Gründen nur in Verbindung mit der Messung des Blasendruckes während der Miktion aussagekräftig.

Therapie: Bei funktioneller Wirksamkeit der subvesikalen Abflußbehinderung ist die Sichturethrotomie die Methode der Wahl. Handelt es sich lediglich um eine gering angedeutete Enge ohne Auswirkung auf Harnflußrate und Miktionsdruck, so ist ein operativer Eingriff unter Umständen nicht erforderlich. Es sollte dann allerdings kurzfristig eine Kontrolluntersuchung erfolgen, um eine Progredienz der vorgefundenen Situation rechtzeitig zu erkennen.

14.1.7 Blasendivertikel (s. auch Abb. 14.3)

Symptomatik: Divertikel der Blasenwand können angeboren (s. Kapitel 11) und erworben sein. Da sie meist als Folge einer chronischen Überbeanspruchung des Detrusors, z. B. bei erheblicher subvesikaler Obstruktion, auftreten, ist die Symptomatik von Blasendivertikeln meist nicht spezifisch, sondern durch die Abflußbehinderung geprägt. In einzelnen Fällen bestehen das subjektive Empfinden einer unvollständigen Blasenentleerung sowie ein erneuter Harndrang nach Miktion und gelegentliches Nachtröpfeln. Harnwegsinfektionen treten bei Patienten mit Blasendivertikeln gehäuft auf, da einmal in den Harntrakt eingedrungene Bakterien aufgrund der unzureichenden Selbstreinigung der Divertikel gute Ernährungsbedingungen haben.

Grundsätzlich können alle Abflußbehinderungen, die längere Zeit wirksam sind, zur Ausbildung eines großen oder zahlreicher kleiner Divertikel führen.

Urodynamisch gesehen sind Divertikel „Energievernichter", d. h., durch Absorption eines Teiles der intravesikalen Energie können die gemessenen Drücke erheblich unter den tatsächlichen liegen. Eine videographische Beobachtung des Miktionsvorganges ist in diesen Fällen nützlich.

Therapie: Nach Beseitigung der Ursache (subvesikale Obstruktion) ist in vielen Fällen eine deutliche Rückbildung der Divertikel zu verzeichnen (insbesondere bei neurogenen Blasenentleerungsstörungen). Sollte es sich lediglich um ein einzelnes größeres Divertikel nach beseitigter Obstruktion handeln, kann bei Bestehen der Symptomatik die Resektion erwogen werden.

Bei mehreren Divertikeln ist eine operative Korrektur nicht empfehlenswert, da die durch den Eingriff zu erwartenden Schäden an der Blasennervenversorgung unter Umständen in keiner vernünftigen Relation zum Ergebnis stehen.

Es ist sinnvoll, bei Patienten mit behobener Abflußbehinderung und fortbestehenden Divertikeln eine konsequente Harnansäuerung zur Infektprophylaxe sowie entsprechend dem klinischen Bild ggf. eine antibiotische Therapie durchzuführen.

14.1.8 Angeborene Veränderungen s. Kapitel 11.

14.2 Neurogene Blasenentleerungsstörungen (s. auch Kapitel 3)

Entscheidend für eine *koordinierte* Miktion ist die intakte Steuerung durch das Nervensystem. Mit dem Einsetzen einer Detrusoraktion tritt eine Erschlaffung im Blasenhals- und hinteren Harnröhrenbereich ein, deren Koordination durch das sog. sakrale Miktionszentrum ($S_2 - S_4$) erfolgt. Die willentlichen Impulse werden in Form eines kontrollierten Reflexes aus der Hirnrinde über die Formatio reticularis zum sakralen Miktionszentrum weitergeleitet. Die willkürliche Auslösung des Reflexes ist bei Kleinkindern noch nicht möglich. Auch die von der Blase ausgehenden sensorischen und afferenten Impulse laufen über die hinteren Wurzeln in das Sakralmark.

Tabelle 14.1. Einteilung neurogener Blasenentleerungsstörungen

Erkrankung	Art der Störung
Angeboren:	
Myelomenigozele Spina bifida Sakralagenesie	**unterschiedlich**; jede Form von supra-, infranukleärer und gemischter Läsion möglich (komplett und inkomplett)
Erworben:	
1. **Erkrankungen:** Querschnittlähmung	s. Tab. 14.3
MS (Multiple Sklerose)	**meist inkomplete** motorische oder sensorische supra- oder infranukleäre Läsion
Poliomyelitis	**rein motorische Läsion** (Ursache: Lähmung der motorischen Vorderhornganglienzellen)
Tabes dorsalis	**sensorisch**, unterschiedliche Höhe
Kaudaläsion (Bandscheiben) Toxische Neuropathie	infranukleäre Läsion
Diabetes mellitus	infranukleäres Überwiegen der sensorischen Läsion
2. **Iatrogen: pharmakologisch**, Antihypertonika, Akinetika, Narkotika, Psychopharmaka	unterschiedliche Angriffspunkte
Zustand nach ausgedehntem OP im kleinen Becken (Wertheim, Rektumamputation)	komplette oder inkomplette infranukleäre Läsion möglich

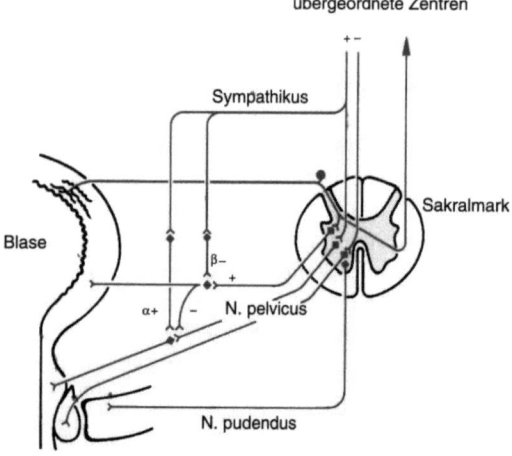

Abb. 14.1. Mögliche Organisation der peripheren Innervation des unteren Harntraktes. (Nach Stanton 1982)

Die *Blasenentleerung* wird vom autonomen Nervensystem gesteuert (Abb. 14.1), wobei die **sympathische Innervation** über den Nervus hypogastricus und den Plexus hypogastricus läuft. Die vermehrt im Blasenhalsbereich anzutreffenden α-Rezeptoren sorgen zum einen für den Verschluß des Blasenhalses während der Ejakulation, zum anderen für ein Relaxieren und Öffnen des Blasenhalses bei Miktion. Im Fundus überwiegen die β-Rezeptoren. Die **parasympathische Innervation** erfolgt über das sog. sakrale Miktionszentrum ($S_2 - S_4$), den N. pelvicus, der für die motorische Aktivität des Detrusors und der hinteren Harnröhre verantwortlich ist. Die willentliche Sphincter-externus-Aktion erfolgt über den N. pudendus.

> Entfällt ein Teil dieses komplexen Koordinationsvorganges, kommt die Blasenentleerung gar nicht oder in sehr unterschiedlich effizienter Form zustande.

Symptomatik: Erworbene Formen der neurogenen Blasenentleerungsstörung haben je nach Sitz der Schädigung völlig uneinheitliche Symptome (Tab. 14.1). Als *Hauptsymptome* gelten primär unvollständige bis fehlende Entleerung und/oder eine Inkontinenz.

Es sei ausdrücklich darauf hingewiesen, daß hoher Restharn **immer ein zuverlässiges Symptom einer Abflußstörung darstellt,** *fehlender Restharn* andererseits

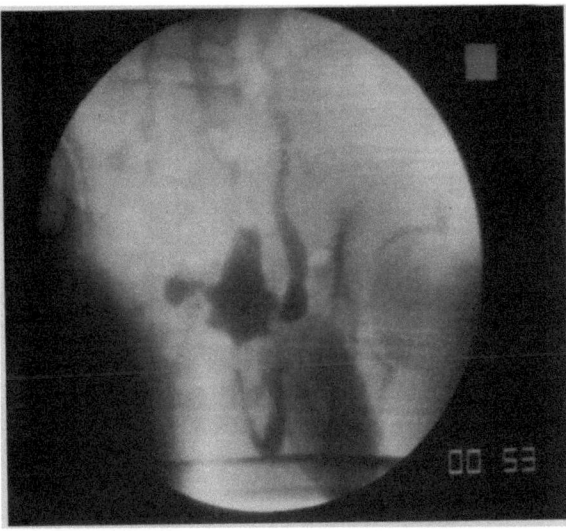

Abb. 14.2. Fast restharnfreie Blasenentleerung mit massivem Reflux und Divertikel bei Reflexblase

aber kein Hinweis auf eine intakte Entleerungssituation sein muß. So sind die eindrucksvollsten neurogenen Blasenentleerungsstörungen häufig restharnfrei, wie z. B. Reflexblasen mit aggressiv hohen Blasendrücken, massiven frühzeitigen Zeichen der Detrusorüberdehnung und Stauung der oberen Harnwege (Abb. 14.2, 14.3).

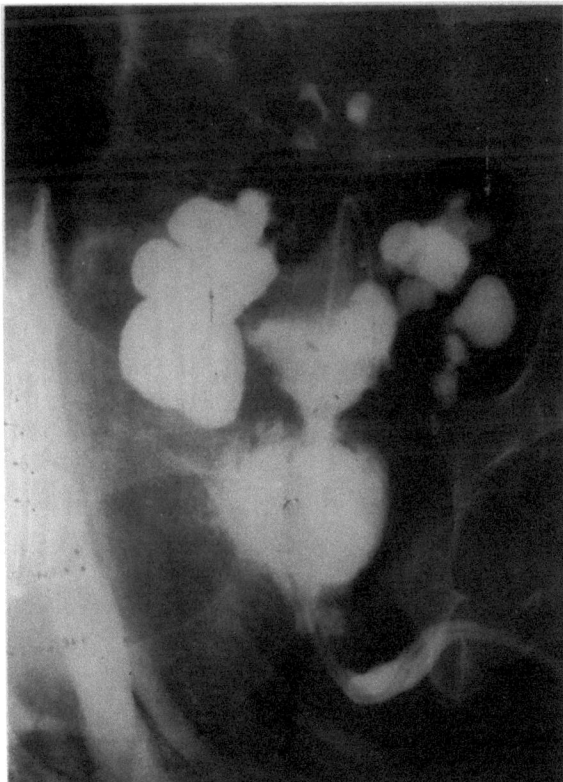 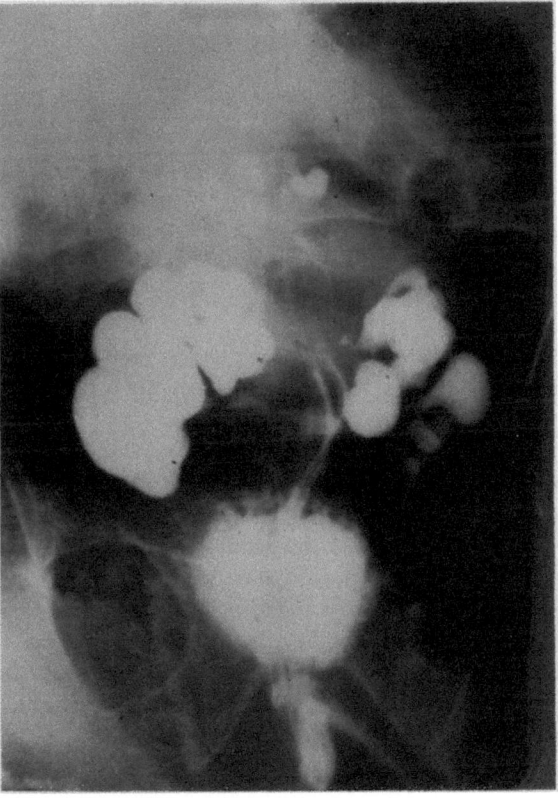

Abb. 14.3. Reflexblase mit restharnfreier Entleerung. **Links:** geringe Kontrastmittelmenge noch in der Blase. **Rechts:** Die Blase ist entleert; noch Kontrastmittelreste in Divertikeln und in der Prostata

Tabelle 14.2. Formen der Inkontinenz

	Ursache	Symptomatik
Streßinkontinenz	**Mechanisch** (z. B. Beckenbodenschwäche)	Harnabgang **belastungsabhängig** (Husten, Lachen etc.)
	Neurogen (z. B. Sympathikusläsion mit mangelhaftem Verschlußdruck der Harnröhre)	**Ohne Drang**
Urge-Inkontinenz	Mangelhafte zentrale Hemmung des spinalen Zentrums	Zwanghafter Harnabgang **mit Harndrang**; primär nicht unterbrechbar
Reflexinkontinenz	Aktive reflektorische Detrusorkontraktion bei Läsion des oberen motorischen Neurons (z. B. Querschnittslähmung oberhalb L_1)	**Unwillkürliche** Spontanentleerung meist in **spritzerartigen** kleinen Portionen; Provokation z. B. durch Beklopfen des Unterbauches möglich („Triggern")
Überlaufinkontinenz	Fehlende oder unzureichende Detrusorkontraktion Läsion des unteren motorischen Neurons	**Hoher Restharn** Abgang mehr tröpfelnd
	Blasendruck übersteigt bei Füllung Harnröhrenverschlußdruck	

Tabelle 14.3. Klinische Einteilung der neurogenen Blase

Höhe der Schädigung	Ursache	Symptomatik
Supranukleär	Oberhalb des sog. sakralen Miktionszentrums ($S_2 - S_4$) (= Verletzung oberhalb des 1. LWK)	**Zentrale Steuerung entfällt** **Reflexentleerung** über das sakrale Miktionszentrum Koordination Detrusor – Sphincter externus gestört **(Detrusor-Sphinkter-Dyssynergie)** Reflexinkontinenz Restharn kann fehlen
Infranukleär	Zerstörung des sog. sakralen Miktionszentrums oder unterhalb davon (auch peripher)	**Zentrale und spinale Steuerung entfällt** Areflexer, „schlaffer" Detrusor, fehlende Aktivität auch im Blasenhals (→ Verschluß) Überlaufinkontinenz **Hoher Restharn**

Merke: Restharnfreie Entleerung ist kein ausreichender Hinweis auf eine effiziente Blasenentleerung!

Das Symptom der **Inkontinenz** ist am häufigsten vertreten. Wir unterscheiden vier Formen der Inkontinenz (Tab. 14.2).

Da die Inkontinenz fast immer nur ein Symptom darstellt, ist ihre alleinige Therapie mit Ausnahme der mechanisch bedingten Streßinkontinenz wenig sinnvoll.

Die Inzidenz von **Harnwegsinfektionen** als Symptom einer nicht ausgeglichenen Blasenentleerung läßt sich, wie auch sekundäre Veränderungen der Harnwege wie Reflux, Stauung des oberen Harntraktes und Formveränderungen der Blase, erst durch eine nachdrückliche Verbesserung der Blasenentleerung günstig beeinflussen oder beseitigen.

Diagnostik: Die meßtechnische Abklärung einer Blasenentleerungsstörung ist in Kapitel 4 ausführlich beschrieben. Die **Urodynamik** gibt in erster Linie Aus-

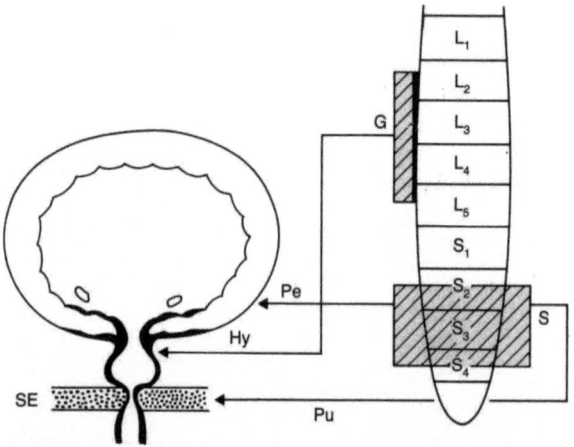

Abb. 14.4a. Supranukleäre Läsion. Reflexbogen des sakralen Miktionszentrums *(S)* intakt. Koordination der Sphinkter- und Detrusoraktivität aufgrund der Unterbrechung der übergeordneten Zentren nicht mehr möglich. *G* Grenzstrang; *Pe* N. pelvicus; *Pu* N. pudendus; *Hy* Plexus hypogastricus; *SE* Sphincter externus

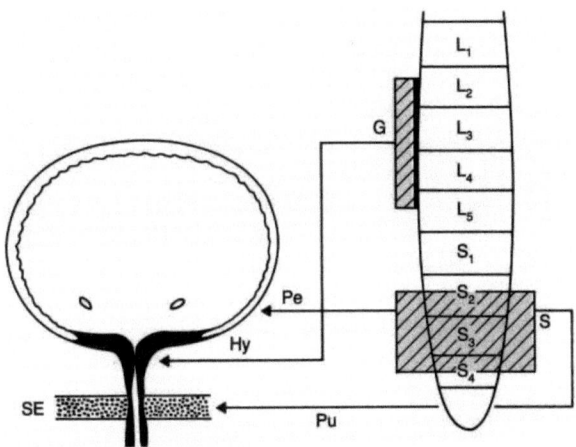

Abb. 14.4b. Infranukleäre Läsion. Reflexbogen unterbrochen. Engstellung des Blasenhalses durch den Hypogastricus (*Hy*). Dezentralisierter Detrusor ohne Kontraktilität. *S* Sakralmark; *G* Grenzstrang; *Pe* N. pelvicus; *Pu* N. pudendus; *SE* Sphincter externus

kunft über das qualitative und quantitative Detrusorverhalten (Viszeromotorik), in zweiter Linie über die Wirksamkeit des Beckenbodens und des äußeren Schließmuskels (Somatomotorik) sowie über sensorische Störungen. Entscheidend für die Klassifikation ist die Höhe der Schädigung (Tab. 14.3). Es wird unterschieden zwischen einer **supra- und infranukleären** (Abb. 14.4) sowie einer **gemischten Läsion.** Zusätzlich muß geklärt werden, ob die Neurone komplett oder inkomplett ausgefallen sind.

14.2.1 Medikamentöse Therapie der neurogenen Blasenentleerungsstörung

Die Problematik der medikamentösen Therapie der neurogenen Blasenentleerungsstörung besteht darin, daß die meisten Medikamente erhebliche Nebenwirkungen aufweisen, wenn sie in wirksamer Dosierung verabreicht werden. Hinzu kommt, daß eine dauerhafte Behandlung über längere Zeiträume erforderlich wäre (Tab. 14.4).

Man sollte daher derartige Medikamente überwiegend zur Überbrückung bis zum Zeitpunkt der Operation oder zur Nachbehandlung für einen bestimmten Zeitraum einsetzen.

Ein echter therapeutischer Effekt über einen längeren Zeitraum ist praktisch ohne erhebliche Nebenwirkungen eher selten zu erreichen.

Tabelle 14.4. Medikamentöse Beeinflussung der Harnblase (modifiziert nach Kiesswetter) (Bethanechol = Urecholine, L-Hyoscin = Buscopan, Propantheline = Probanthin, Emeproniumbromid = Cetiprin, Flavoxat = Urispas, Oxybutinin = Dridase, Trospiumchlorid = Spasmolyt, Trospiforte, Spasmex, Propiverinhydrochlorid = Mictonorm, Drazepam = Valium, Midodrin = Gutron, Imipramin = Tofranil, Phenoxybenzamin = Dibenzyran, Doxazosin = Diblocin, Terazosin = Flotril, Phentolamin = Regitin)

		Mimetika	Blocker
	Wirkung	Kontraktion	Lähmung
Detrusor *Parasymphatikus* *cholinerg*		Carbachol Bethanechol	(Atropin) L-Hyoscin Propantheline Emeproniumbromid
		Prostigmin Ubretid Mestinon	Papaverin Flavoxat Oxybutinin Trospiumchlorid Propiverinhydrochlorid
			Diazepam
	Wirkung	Dilatation	Keine
Detrusor *β-adrenerg*		Aludrin Alupent	
		Ipradol Bricanyl Gynipral usw.	
	Wirkung	Kontraktion	Lähmung
Blasenauslaß *α-adrenerg*		Noradrenalin Sympatol Midodrin Imipramin Amitryptilin Amiphetamin	Hydergin (DHE) Phenoxybenzamin Doxazosin Terazosin Alfuzosin Phentolamin Diphenylhydantoin Reserpin

14.2.2 Nicht-medikamentöse „konservative" Maßnahmen

Harnableitung

Der **transurethrale Verweilkatheter** ist nur postoperativ zum Offenhalten der Harnröhre zu akzeptieren oder bei der Unmöglichkeit einer suprapubischen Punktion. Die Methode der Wahl zur Sicherung der Harnableitung ist der sterile intermittierende Einmalkatheterismus, wie er von Sir Ludwig Guttmann eingeführt wurde. Die Methode kann auch – bei erhaltener Gebrauchsfähigkeit der Hände – vom Patienten selbst durchgeführt werden. Beim intermittierenden Katheterismus soll die Blasenfüllung möglichst 400–500 ml nicht überschreiten (Abb. 14.5). Ist der intermittierende Katheterismus aus personellen oder sonstigen Gründen nicht durchführbar, ist die **suprapubische Punktion** der Harnblase mit Einlegen einer entsprechenden Ableitung die Methode der Wahl. Die suprapubischen Einmalsysteme (z. B. Cystofix®) haben sich für derartige Blasenpunktionen gut bewährt.

Bezüglich der Infektionsrate ist der intermittierende Katheterismus auch über längere Sicht die am wenigsten gefährliche Methode. Dies ist im internationalen Schrifttum an großen Kollektiven ausführlich belegt. Die Infektionsrate des suprapubischen Punktionskatheters ist gegenüber der des transurethralen Verweilkatheters in den ersten Wochen zwar deutlich herabgesetzt, steigt aber ab der 6. Woche auch beim suprapubischen Katheter durch Reizung der Blasenschleimhaut durch den einliegenden Fremdkörper erheblich an, so daß auch diese Form der Harnableitung als Dauerlösung nicht ideal erscheint.

Für *Intensivstationen* zur *Bilanzierung* ist der suprapubische Katheter allerdings wesentlich besser geeignet als der transurethrale Verweilkatheter, zumal letzterer in einer hohen Prozentzahl zu späteren Harnröhrenstrikturen führen kann, wie dies an einem großen Kollektiv von uns nachuntersuchter Intensivpatienten ohne urologische Verletzung nachgewiesen werden konnte.

Blasentraining

Das sog. Blasentraining ist eine Möglichkeit, bei zu erwartender Reflexblase die Detrusorkontraktion zu provozieren und zu trainieren. Bei Patienten mit einer hypo- bis inaktiven Blase kann, vorausgesetzt der Blasenhals öffnet ausreichend gut, der Harn durch Ausdrücken aus der Blase entfernt werden, wobei es zu unterschiedlich hohen Restharnmengen kommen kann.

Die Behandlung der begleitenden Inkontinenz erfolgt heute meist mit einem der modernen Kondomurinale (Abb. 14.6). Zudem existiert eine Reihe saugfähiger Einmalmaterialien, die gut zu handhaben und technisch relativ sicher sind.

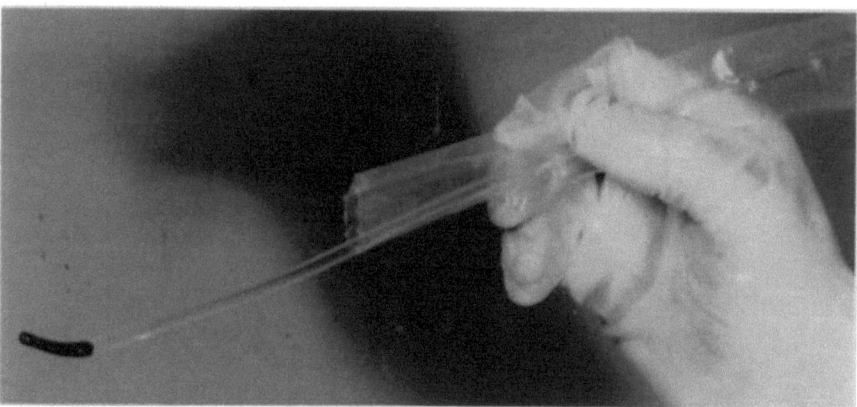

Abb. 14.5. Geeigneter Katheter zum intermittierenden Katheterismus: weiche, schlanke Spitze, sterile innere Hülle mit Perforation am vorderen Katheteranteil

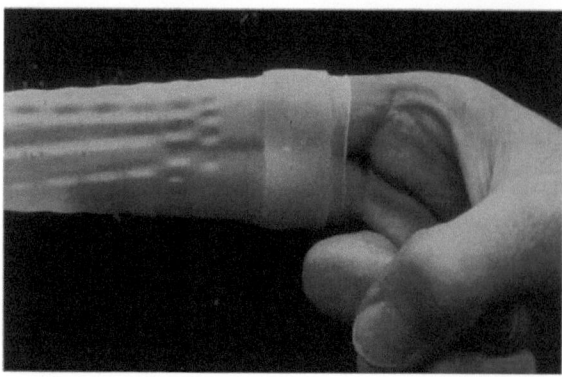

Abb. 14.6. Kondomurinal, in zahlreichen Versionen erhältlich

14.2.3 Operative Therapie (s. auch Kapitel 8)

Tabelle 14.5. Operative Behandlungsmöglichkeiten der neurogenen Blase

Ausschaltung der Blase	Harnleiterauspflanzung Nephrostomie Enterozystoplastik Erweiterung der Blase durch Autoaugmentation (partielle Detrusormyektomie)
Senkung des Blasenauslaßwiderstands	Sphinkterotomie Implantation einer Spirale im Sphinkterbereich (Wall-Stent) Botulinusinjektion des Sphinkter externus Blasenhalsresektion
Deafferentation der motorischen Wurzeln S_2 bis S_4	
Deafferentation plus Elektrostimulation	
Schließmuskelersatz bei normo- oder hypokontraktiler Blase	

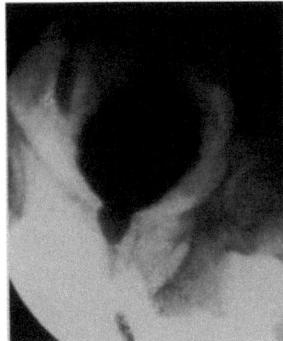
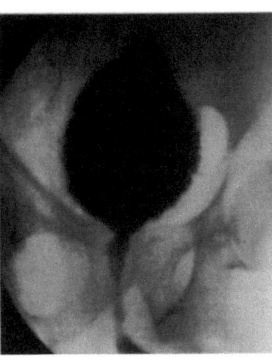

Abb. 14.7. Zustand nach Inzision des Sphincter externus bei Reflexblase mit Detrusor-Sphinkter-Dyssynergie.
Links: präoperativ, mittelgradige Ballonierung der prostatischen Harnröhre und Reflux in den rechten Harnleiter.
Rechts: postoperativ, gute Abflußsituation, Ballonierung und Reflux beseitigt

Ein Ersatz der Blase durch Darm ist heute bei rechtzeitigem Einsatz moderner urodynamischer Untersuchungsmethoden und einer gezielten konservativen Therapie fast immer vermeidbar.

Reduktion des erhöhten Auslaßwiderstandes

Ergibt die urodynamische Untersuchung eine eindeutige Erhöhung des Auslaßwiderstandes, so kann die entsprechende Stelle heute gezielt transurethral angegangen werden. Die Eingriffe sind aufgrund der vorangegangenen urodynamischen Untersuchung so zu wählen, daß ein Maximum an Blasenentleerung mit einem Minimum von Schäden an den ableitenden Harnwegen erkauft wird.

Der bei Patienten mit **Detrusor-Sphinkter-Dyssynergie** meist durchgeführte Eingriff ist die **Inzision des Sphincter externus urethrae** bei 12 Uhr. Der Eingriff ist in den meisten Fällen problemlos. Es gelingt damit, den Blasenauslaßwiderstand deutlich zu senken und die Entleerung erheblich zu erleichtern. Die Sphinkterotomie im äußeren Schließmuskelbereich bringt, richtige Indikation und technische Durchführung vorausgesetzt, ausgezeichnete Ergebnisse (Abb. 14.7, 14.8), so daß man heute dazu neigt, die Indikation zu diesem Eingriff bereits wenige Monate nach einer Querschnittslähmung zu stellen, falls negative Blasendrücke eine schlechte Prognose für die oberen Harnwege erwarten lassen. Entscheidend für die Indikation zu diesem Eingriff sind mehrere Faktoren: Höhe des maximalen Blasendruckes > 100 cm H_2O, Compliance < 20 ml/cm H_2O, Ballonierung der prostatischen Harnröhre als morphologisches Zeichen einer bestehenden Detrusor-

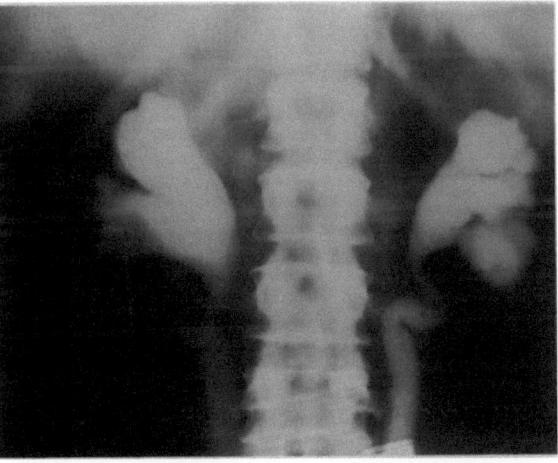
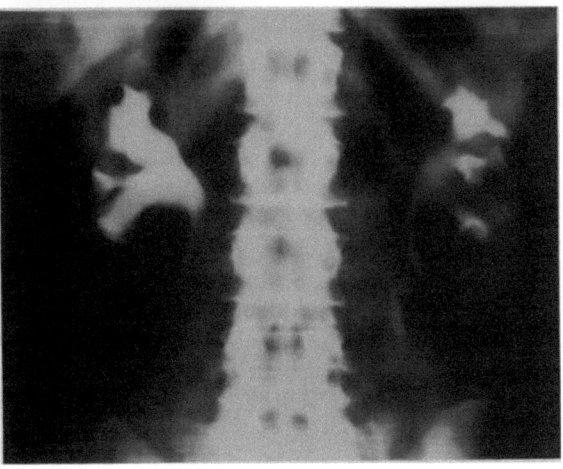

Abb. 14.8. Oben: Aufstau der oberen Harnwege bei Detrusor-Sphinkter-Dyssynergie. **Unten:** 6 Monate nach Inzision des Sphincter externus. Gute Abflußsituation der oberen Harnwege

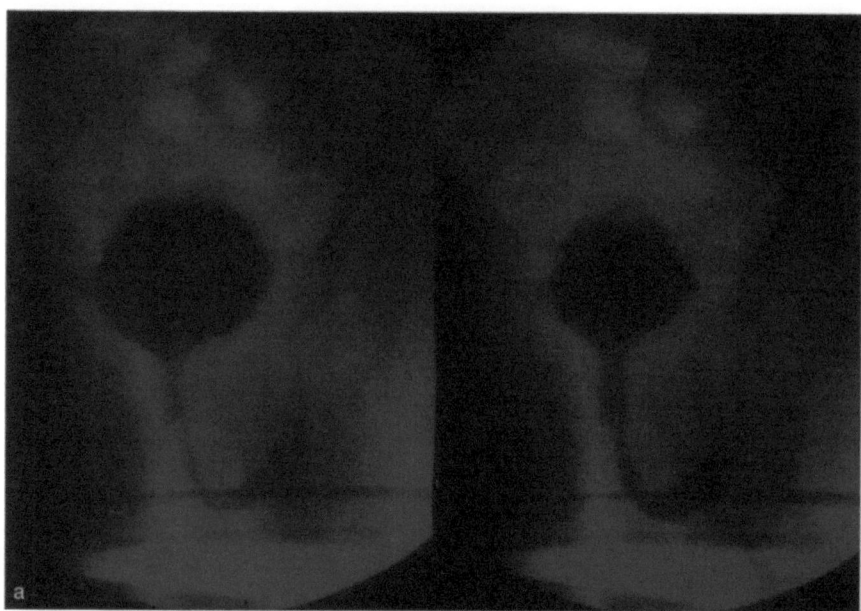
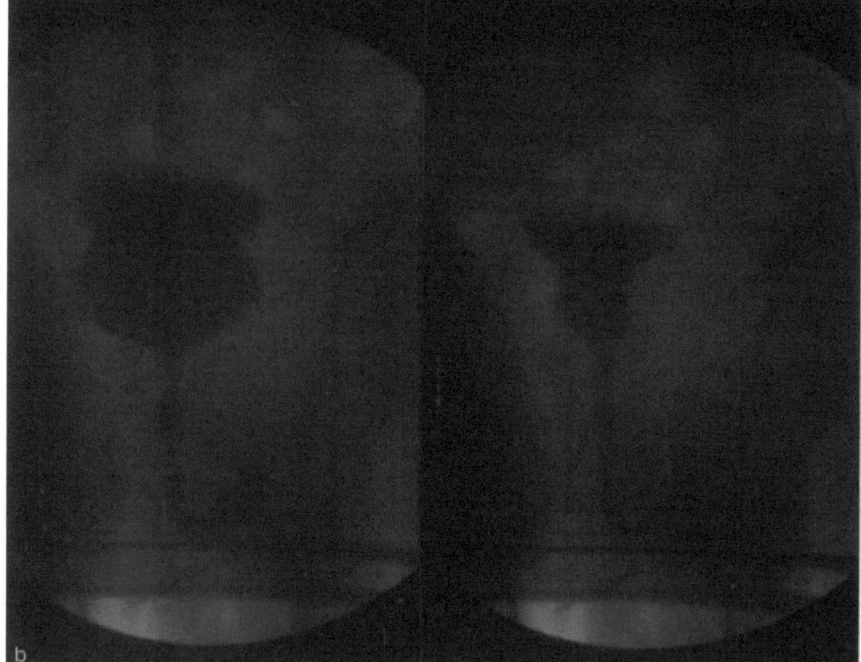

Abb. 14.9a Kleinkapazitäre „Low compliance"-Blase präoperativ (Kap. 120 ml); **b** 7 Monate nach Autoaugmentation; am Blasendach zeigt sich das in Ausbildung begriffene Divertikel.

Sphinkter-Dyssynergie sowie Häufigkeit des Auftretens von Harnwegsinfekten und Zustand der oberen Harnwege.

Die befürchtete Verschlechterung der bestehenden Inkontinenz tritt meist nicht auf. Die Hauptursache dafür dürfte sein, daß der bei Detrusor-Sphinkter-Dyssynergie maximal aufgeschaukelte Detrusordruck nach dem Rückgang der Spastik im äußeren Schließmuskelbereich absinkt, da der Miktionsdruck abfällt. Die Sphinkter externus-Inzision (Sphinkterotomie) ist in den letzten Jahren in ihrer Bedeutung etwas zurückgetreten, da die Methode der Wahl auch bei diesen Patienten der intermittierende Katheterismus ist. Durch die modernen anticholinergen Substanzen ist häufig eine Ruhigstellung des Detrusor möglich, sodaß man den Patienten diesen irreversiblen operativen Eingriff nicht selten ersparen kann.

Eine Indikation zur Sphinkterotomie besteht auch

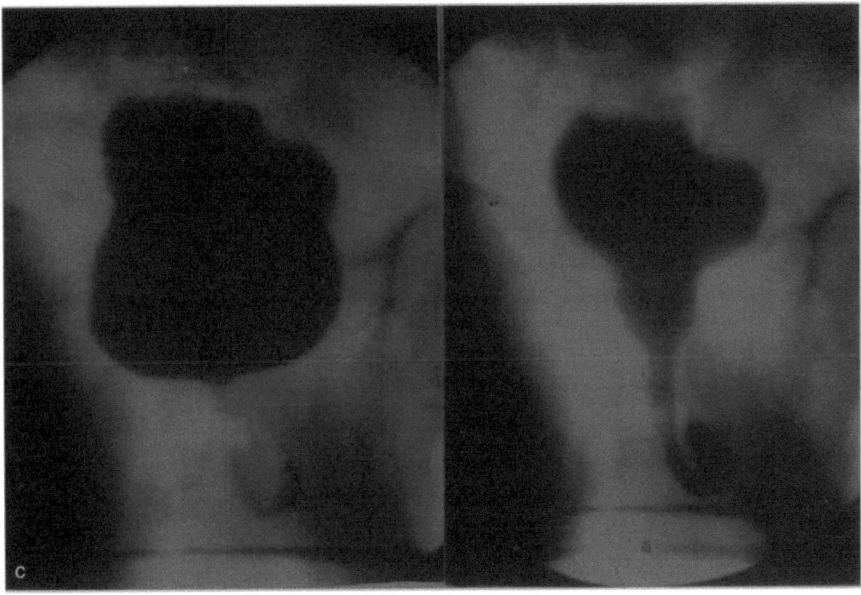

Abb. 14.9 c 2½ Jahre später ist das Divertikel gut ausgebildet (Kap. > 500 ml). Ergebnis auch nach > 5 Jahren konstant

dann, wenn der Patient aus beruflichen oder sonstigen Gründen eine zusätzliche Immobilität durch die zeitliche und räumliche Abhängigkeit beim intermittierenden Selbstkatheterismus nicht akzeptieren kann oder möchte.

Die **Resektion des Blasenhalses** und die **bilaterale Blasenhalskerbung** bei sog. schlaffer Blase bringen insofern Probleme, als der unterhalb der Blase gelegene Widerstand sehr weit reduziert werden muß, um eine ausreichend gute Abflußsituation zu erhalten. Damit besteht die Gefahr einer verstärkten Streßinkontinenz, so daß wir unseren Patienten den **intermittierenden Selbstkatheterismus** als Alternative empfehlen. Er setzt allerdings eine gewisse Kooperationsbereitschaft und Sorgfalt voraus. Die Resultate mit dieser Methode der Harnableitung sind als sehr gut zu bezeichnen. Bei sorgfältiger Auswahl des eingesetzten Materials und gewissenhafter Durchführung ist die Infektionsgefahr gering.

Autoaugmentation

Die Erweiterung der Blase durch die Schaffung eines künstlichen Divertikels durch Resektion eines Teiles des Blasenmuskels am Blasendach bei Belassung der Schleimhaut wurde 1989 erstmals mit zwei verschiedenen Methoden versucht (Cartwright et al., Stöhrer et al.) Die Ergebnisse über bisher 5 Jahre sind gut (Abb. 14.9). Die Methode zeichnet sich durch geringe Morbidität und Mortalität aus. Eine Option zu weitergehenden Eingriffen, wie der Ersatz der Blase durch eine Enterozystoplastik werden offengehalten, so daß dieses Verfahren sicherlich als Vorstufe angesehen werden kann, das in vielen Fällen eine ausreichende Entlastung des oberen Harntraktes durch Normalisation der Compliance und eine erhebliche Erweiterung der Speicherkapazität ermöglicht.

Elektrostimulation

Die Elektrostimulation eines hypo- oder inaktiven Detrusors oder auch des Schließmuskelbereiches ist problematisch, da in der Regel auch Muskelgruppen aktiviert werden, die dem Zielorgan benachbart sind. Dadurch kommt es zum Beispiel bei Detrusoraktivierung zu einem erhöhten Widerstand im Verschlußbereich der hinteren Harnröhre. Verschiedene Prinzipien sind möglich. Eine direkte Stimulation durch Elektroden auf der Blase wurde bereits in den 70er Jahren versucht (Katona). Sie wurde wieder verlassen, da mit der Detrusorstimulation auch eine erhebliche Stimulation des gesamten Verschlußapparates erfolgte. Die neueren Verfahren (Brindley, Tanagho) bringen wesentlich bessere Voraussetzungen. Eine effizientere Stimulation nach Brindley erfordert eine gleichzeitige Deafferentation der entsprechenden motorischen Hinterwurzeln, so daß die spastische Blase in eine schlaffe (areflexive) Blase umgewandelt wird. Verschiedene Formen der Elektromodulation und neuere Varianten eines Stimulators mit noch geringerer Auswirkung auf den Sphincter externus sind in Erprobung.

Über die Methode nach Brindley liegen derzeit die umfassendsten klinischen Erfahrungen vor (Sauerwein). Die Methode ist geeignet für komplette, hohe Querschnittläsionen mit ausgeprägter Spastik, insbesondere bei jungen Patientinnen, deren Harninkontinenz nicht mit einem Urinal, wie z. B. bei männlichen Patienten, versorgt werden kann.

Schließmuskelprothesen

Bei fehlendem Verschlußdruck der hinteren Harnröhre und bei norm- oder hypoaktiver Blase kann der Einsatz einer Schließmuskelprothese erwogen werden. Die heutigen Modelle einer hydraulischen Prothese nach Scott sind in bezug auf ihre Störanfälligkeit wesentlich verbessert. Insbesondere besteht neuerdings die Möglichkeit, derartige, um die Harnröhre herumgelegte hydraulische Manschetten über Nacht zu deaktivieren und damit den permanenten Druck vom Harnröhrengewebe zu nehmen. Die Gefahr einer Ernährungsstörung der Urethralschleimhaut mit Nekrose dürfte damit erheblich reduziert sein.

Zur Therapie einer Reflexinkontinenz ist eine solche Prothese kontraindiziert.

15 Erkrankungen der Nebenniere

F. Eisenberger, J. Rassweiler

15.1 Nebennierenrinde 233
15.1.1 Hyperaldosteronismus 234
15.1.2 Hypercortisolismus 235
15.1.3 Adrenogenitales Syndrom 236
15.1.4 Unterfunktion der Nebennierenrinde (M. Addison) 238

15.2 Erkrankungen des Nebennierenmarkes 239
15.2.1 Phäochromozyten 239
15.2.2 Neuroblastom 239

Anatomie

Die Nebenniere fügt sich rechts auf der Höhe der 11. und 12. Rippe in den Winkel zwischen Niere, Vena cava inf. und Area nuda der Leber. Links liegt sie am medialen kranialen Rand der Niere hinter der Bursa omentalis. Sie wird von drei Arterien versorgt, der A. suprarenalis superior (aus der A. phrenica inferior), der A. media (aus der Aorta) und der A. inferior (aus der A. renalis). Makroskopisch unterscheidet man Nebennierenrinde und -mark. Mikroskopisch läßt sich die Rinde in drei Zonen, Zona glomerulosa (Mineralocorticoidsynthese), Zona fasciculata (Glucocorticoidsynthese) und Zona reticularis (Geschlechtshormonsynthese), teilen.

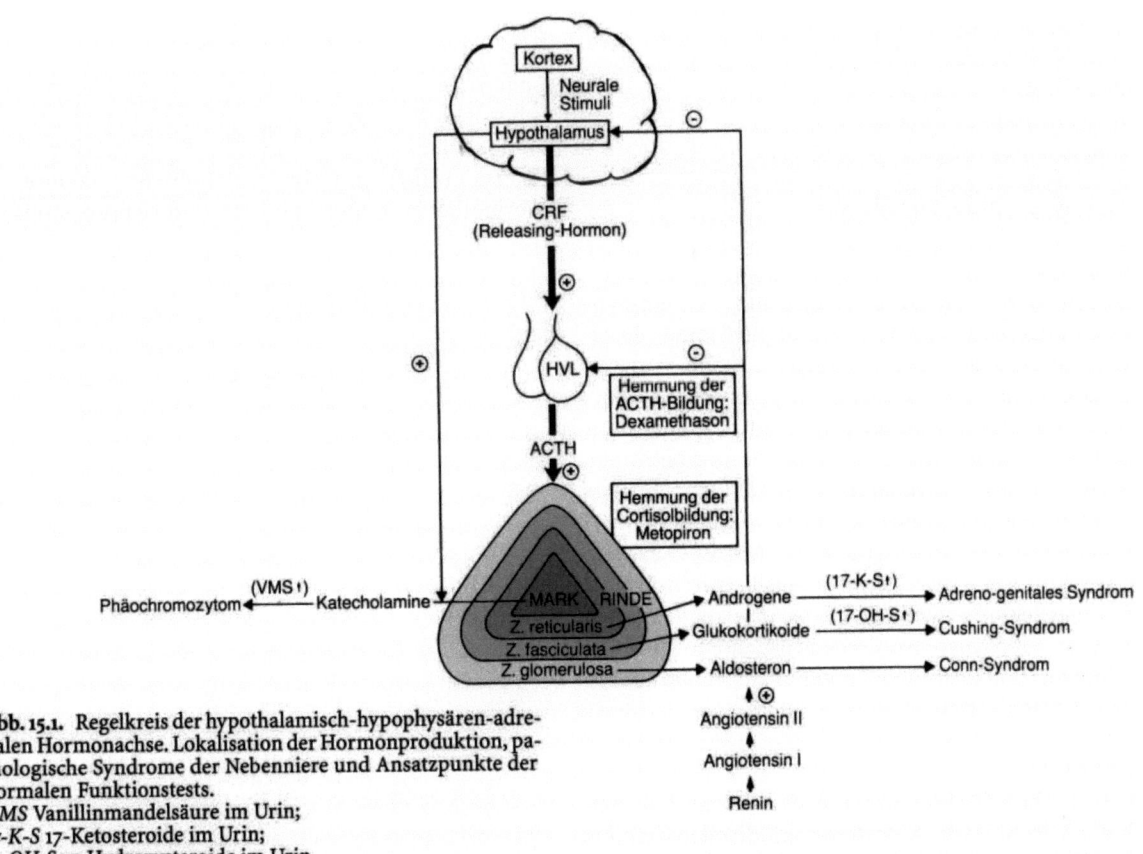

Abb. 15.1. Regelkreis der hypothalamisch-hypophysären-adrenalen Hormonachse. Lokalisation der Hormonproduktion, pathologische Syndrome der Nebenniere und Ansatzpunkte der normalen Funktionstests.
VMS Vanillinmandelsäure im Urin;
17-K-S 17-Ketosteroide im Urin;
17-OH-S 17-Hydroxysteroide im Urin

Die Nebennierenrindenhormone werden unter Kontrolle des Regelkreises NNR – Hypophysenvorderlappen (basophile Zellen, ACTH) – Hypothalamus (Releasing-Hormone) synthetisiert (Abb. 15.1).

In dem zu den Paraganglien gehörenden Nebennierenmark werden die Katecholamine **Noradrenalin** und **Adrenalin** gebildet. Das Hauptabbauprodukt der Katecholamine ist die Vanillinmandelsäure (VMS).

15.1 Nebennierenrinde

Als endokrines Organ manifestieren sich Erkrankungen der Nebennierenrinde (NNR) in Form einer hormonellen Über- oder Unterfunktion.

Bei einer krankhaften **Überfunktion der NNR** muß diagnostisch und terminologisch differenziert werden, ob die Ursache **primär** in einer Erkrankung der Nebenniere (Adenom, Karzinom) liegt oder **sekundär** auf einen gestörten Regelkreis NNR – HVL – Hypothalamus (Hypophysentumor, paraneoplastisches Syndrom, Ovarialtumor, medikamentös) zurückzuführen ist (Abb. 15.1). Entsprechend der Lokalisation der hormonproduzierenden Zellen lassen sich Krankheitsbilder mit einer Überfunktion der NNR
- Conn-Syndrom, primärer Hyperaldosteronismus,
- Cushing-Syndrom, primärer Hyperkortisolismus,
- adrenogenitales Syndrom, primärer Hyperandrogenismus,

von denen mit einer Unterfunktion der NNR
- M. Addison, Hypokortizismus

unterscheiden.

15.1.1 Hyperaldosteronismus

Pathologie

Beim primären Hyperaldosteronismus (Conn-Syndrom) findet man in über 90% benigne Glomerulozelladenome, die in 20% bilateral auftreten (Abb. 15.1), selten Karzinome. Die Häufigkeit liegt unter 0,5% bei nichtselektionierten Hochdruckpatienten, Manifestationsalter 3.–5. Jahrzehnt. Zu 75% sind Frauen betroffen. Ursachen eines **sekundären** Hyperaldosteronismus können renale Hypertonie (über den Renin-Angiotensin-Mechanismus), Leberzirrhose mit Aszites (verzögerter Abbau in der Leber, Natriumverluste), nephrotisches Syndrom (Reninstimulation), kardiale Dekompensation, basophile Hypophysenvorderlappenadenome (ACTH-Produktion) und überhöhte Zufuhr analoger Substanzen (Carbenoxolon, Lakritze) sein (Tab. 15.1).

Symptomatik

Das klinische Bild des Hyperaldosteronismus läßt sich aus der Wirkung von **Aldosteron** am distalen Tubulus ableiten:

Erhöhung der Natriumrückresorption →
  Hypernatriämie, Hypervolämie, Hypertonie, Polyurie, Nykturie, Retinopathie, Kardiomegalie
Vermehrte Kalium- und Magnesiumausscheidung →
Renaler Protonenverlust
  Hypokaliämie, Hypokalzämie, metabolische Alkalose, Muskelschwäche, Parästhesien, Tetanie, EKG-Veränderungen.

Ödeme finden sich im Gegensatz zum sekundären Hyperaldosteronismus nicht, der Verlauf der Krankheit erstreckt sich häufig über Jahre.

Diagnostik

Laborchemisch finden sich neben der pathognomonischen Aldosteronerhöhung in Blutserum und Urin eine Hypokaliämie (1,4–3,5 mval/l), Hypernatriämie (145 bis 152 mval/l) und eine metabolische Alkalose. K^+-Werte über 30 mmol/24 h Urin sind richtungsweisend.

Tabelle 15.1. Ursachen des sekundären Hyperaldosteronismus

1. *Organisch*		
	• mit Hochdruck	Renovaskuläre Hypertonie (Nierenarterienstenose) Renoparenchymatöse Hypertonie (Chronische Glomerulonephritis/ Pyelonephritis) Reninome Maligne Hypertonie Phäochromozytom
	• ohne Hochdruck	Nephrotisches Syndrom Tubuläre Nephropathien
	• mit gestörtem Aldosteronabbau	Leberzirrhose Herzinsuffizienz
2. *Funktionell*		Laxanzienabusus Diuretikaabusus Östrogene
3. *Pseudoaldosteronismus*		Lakritze Ulkustherapeutika (Carbenoxolon)

Abb. 15.2. M. Conn mit primärem Hyperaldosteronismus bei Glomerulozelladenom links – Computertomogramm

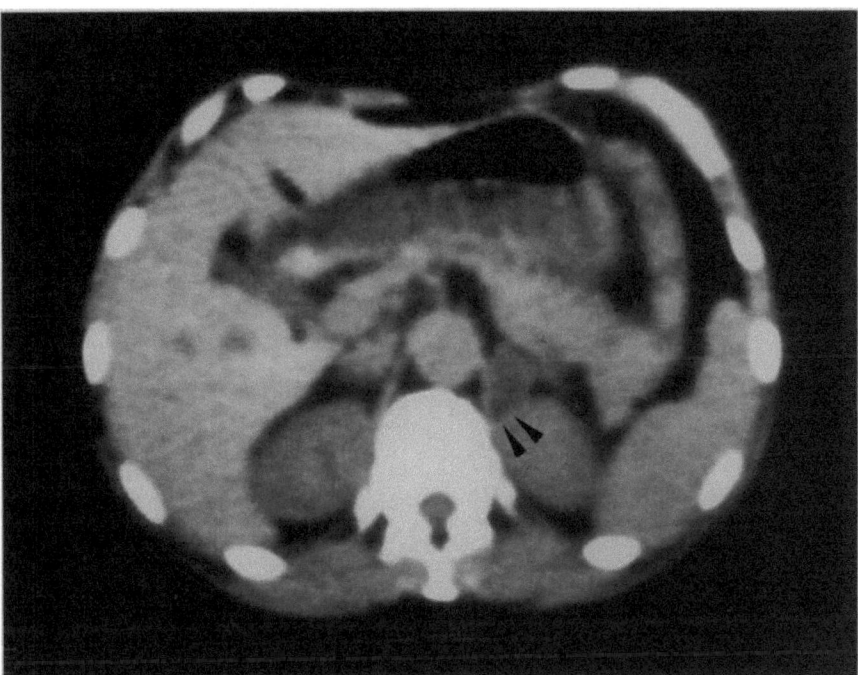

Gleichzeitig besteht eine Polyurie mit Iso- oder Hyposthenurie und verminderter Glucosetoleranz. Beim primären Hyperaldosteronismus sind ACTH und Plasmarenin erniedrigt.

Besteht laborchemisch der Verdacht auf ein Conn-Syndrom, bieten sich folgende bildgebende Verfahren zur Seitenlokalisation an: als Screeningverfahren die Sonographie, während Computertomographie, Kernspintomographie, NNR-Szintigraphie mit Jodaldosteron und Nebennierenphlebographie (evtl. mit seitengetrennter Aldosteronbestimmung) meist eine exakte präoperative Diagnosestellung gewährleisten (Abb. 15.2).

Therapie
Nach präoperativem Ausgleich des Elektrolythaushaltes (Aldosteronantagonist Spironolacton) erfolgt die Adenomektomie retro- oder transperitoneal (bei unklarer Seitenlokalisation oder bilateralem Befall). Ein unklarer makroskopischer Befund (Rindenhyperplasie, Karzinomverdacht) kann eine intraoperative Schnellschnittuntersuchung erforderlich machen. Im Falle eines Karzinoms erfolgt die ipsilaterale Lymphadenektomie entlang der großen Gefäße in gleicher Sitzung (schlechte Prognose). Das Conn-Adenom hat eine günstige Prognose, fast 90% der Patienten sind postoperativ von ihren Symptomen befreit. Eine bilaterale Hyperplasie ist medikamentös (antihypertensiv, Aldosteronantagonisten) zu behandeln.

15.1.2 Hypercortisolismus

Pathologie
Bei 25% der Cushing-Syndrome liegt die Ursache in einer adenomatösen oder selten karzinomatösen Geschwulst der faszikulären NNR (bei Kindern in 50% ein NNR-Karzinom). Bei 70% ist das Cushing-Syndrom auf eine bilaterale Nebennierenrindenhyperplasie wegen einer gesteigerten ACTH-Produktion (HVL-Adenome [80%], paraneoplastisches Syndrom bei Bronchialzellkarzinom, Inselzellkarzinom, Nierenzellkarzinom, Phäochromozytom) zurückzuführen. Seltene Ursachen sind versprengtes Nebennierengewebe oder eine Cortisonmedikation.

Symptomatik
Das klinische Bild ist bestimmt durch die katabole Wirkung des Cortisols beim Fett-, Kohlehydrat- und Eiweißstoffwechsel. Typischerweise finden sich Stammfettsucht, Vollmondgesicht, Büffelnacken, Striae rubrae (Abb. 15.3) sowie Muskelschwäche, Osteoporose und Hypertonie. Bei gleichzeitig erhöhter Androgenproduktion kommen Hirsutismus, Virilismus mit Akne und Hypo- bzw. Amenorrhö hinzu.

Diagnostik
Laborchemisch finden sich Leukozytose mit Lympho- und Eosinopenie, Polyzythämie, Hypernatriämie, Hypokaliämie, metabolische Alkalose, Steroiddiabetes mit verminderter Glucosetoleranz. Röntgenologisch zeigt sich eine generalisierte Osteoporose.

Tabelle 15.2. Differentialdiagnostische Befunde beim Cushing-Syndrom

Befunde	HVL-Adenom NNR-Hyperplasie	NNR-Adenom	NNR-Karzinom
ACTH im Serum	Hoch	Niedrig	Niedrig
Dexamethasontest	Negativ	Negativ	Negativ
ACTH-Stimulation	Deutlich	Fehlt	Gering
17-OH-Steroide im Urin (Glukokortikoidabbau)	Hoch	Hoch	Hoch
17-Ketosteroide im Urin (Androgenabbau)	Normal	Normal	Hoch
Metopirontest	Positiv	Negativ	Negativ
Sellazielaufnahme	Verbreitert	Normal	Normal
NMR, CT, Angiographie, Szintigraphie	Bilaterale Vergrößerung	Tumor meist unilateral, glatt begrenzt, kontralaterale Hypoplasie	Infiltrativer, unilateraler Tumor, Fernmetastasen

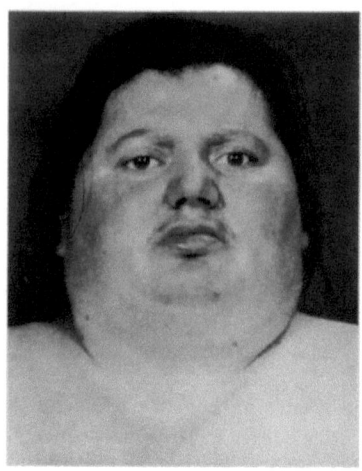

Abb. 15.3. Cushing-Stigmata: Vollmondgesicht, Büffelnacken, Virilismus und Stammfettsucht

Eine exakte Differenzierung der Ursachen des Cushing-Syndroms erlauben erst spezifische laborchemische Provokationstests des Regelkreislaufes Hypothalamus – HVL – NNR [ACTH-Stimulationstest, Dexamethasontest (bei ungestörtem HVL-NNR-Regelkreis Abfall von 17-OH-St im 24 h-Urin auf weniger als 3 mg 2 Tage nach Applikation von 0,5 mg Dexamethason und Abfall des Serumcortisolspiegels auf 5 µg/dl), Metopirontest bei intaktem HVL-NNR-Regelkreis Anstieg von 17-OH-St im Urin und Serum-ACTH durch Hemmung der 11-β-Hydroxylase und damit der Cortisolsynthese, Abb. 15.1, Tab. 15.2] sowie die bildgebenden Verfahren (Sonographie, CT, NMR, Szintigraphie, Nebennierenangio- und -phlebographie).

Therapie

Bei Nachweis eines NNR- oder HVL-Adenoms besteht eine Operationsindikation, desgleichen bei einem NNR-Karzinom, sofern dieses noch operabel ist bzw. keine Fernmetastasen bestehen. Die Exstirpation des NNR-Adenoms kann von dorsal oder ventral erfolgen. Handelt es sich um eine idiopathische bilaterale NNR-Hyperplasie, so ist die bilaterale Adrenalektomie mit postoperativer Cortisonsubstitution (Vermeidung eines HVL-Adenoms) die Therapie der Wahl (Tab. 15.3). In 10–20 % der Fälle tritt v. a. bei jüngeren Patienten ein sog. Nelson-Tumor (sekundärer Hypophysentumor) mit Hyperpigmentierung, Amenorrhoe und Gesichtsausfällen auf. Im Falle eines operablen NNR-Karzinoms erfolgt gleichzeitig die Lymphadenektomie entlang der großen Gefäße (Prognose ungünstig). Bei Inoperabilität bieten sich palliativ die Enzymblocker und Hormonsynthesehemmer Aminoglutethimid und Dichlorphenyldichloräthan an.

15.1.3 Adrenogenitales Syndrom

Pathologie

Beim seltenen adrenogenitalen Syndrom (AGS) werden durch überschießende Androgenproduktion der Nebennierenrinde das Genitale und der Körperbau vermännlicht. Dies führt zu unterschiedlichen Krankheitsbildern, je nachdem, ob männliche oder weibliche Patienten betroffen sind, und abhängig davon, ob der Androgenüberschuß vor oder nach der Pubertät einsetzt. Grundsätzlich unterscheidet man zwischen kongenitalem und erworbenem AGS.

Ursächlich für das **kongenitale AGS** ist ein Enzymdefekt in der Nebennierenrinde, wodurch es zu einer erhöhten Produktion androgener Steroide bei gleichzeitig erniedrigtem Plasmacortisol kommt. Infolge des erniedrigten Cortisolspiegels schüttet die Hypophyse vermehrt ACTH aus, was wiederum zur Hypertrophie der NNR führt mit entsprechend erhöhter Produktion androgener Steroide (Circulus vitiosus). Am häufigsten ist der 21-Hydroxylase-Mangel (einfache Form der AGS, AGS mit Salzverlustsyndrom), seltener ist ein 11-Hydroxylase-Mangel (AGS mit Hypertonie).

Das **erworbene späte AGS** kann durch NNR-Adenome, NNR-Karzinome und selten durch eine Hyperplasie der Nebennierenrinde hervorgerufen werden. Bei Kindern findet man fast nur maligne Tumoren (in

Tabelle 15.3. Steroidsubstitution nach bilateraler Adrenalektomie. (Nach Mayor 1984)

Operationstag Während der Operation: Postoperativ:	100 mg Hydrocortison in physiologischer NaCl-Lösung i. v. Infusion von 10 mg Hydrocortison/h (bei Hypotonie außerdem 5 mg Desoxykortikosteronacetat i. m. im Abstand von 12 h; Ausgleich des Elektrolyt- und Wasserhaushalts, ggf. Volumensubstitution)
1. Tag postoperativ: 2. Tag postoperativ: 3. Tag postoperativ: 4. Tag postoperativ:	Infusion von 10 mg Hydrocortison/h Infusion von insgesamt 200 mg Hydrocortison Infusion von insgesamt 150 mg Hydrocortison Umstellung auf 150 mg Cortisonacetat oral oder 120 mg Hydrocortison oral
Bei komplikationslosem Verlauf 5.–14. Tag postoperativ:	Reduzierung der Glukokortikosteroide bis zur Erhaltungsdosis: 25–37,5 mg Cortisonacetat p. o. oder 20–30 mg Hydrocortison p. o. Zusätzliche Substitution von Mineralokortikoiden: 0,1–0,2 mg 9α-Fluorohydrocortisonacetat p. o. oder 50 mg Desoxykortikosteron-Depot i. m. im Abstand von etwa 3 Wochen
Erhaltungstherapie	25–30 mg Cortison/d (morgens 15–20 mg, abends 10 mg) und 0,1 mg Fludrocortison/d

Kombination mit einem Cushing-Syndrom). Bei Frauen muß differentialdiagnostisch an einen Ovarialtumor (Androblastom), das Stein-Leventhal-Syndrom (polyzystisches Ovar) oder den idiopathischen Hirsutismus gedacht werden.

Symptomatik

Beim **männlichen Geschlecht** kommt es schon ab dem 3. Lebensjahr zum Wachstum von Penis und Schambehaarung ohne entsprechende Entwicklung der Hoden (dissoziierter Virilismus). Die Kinder wachsen schneller (jugendlicher Hochwuchs), haben aber wegen des frühzeitigen Epiphysenschlusses einen vorzeitigen Wachstumsstillstand (adulter Kleinwuchs).

Vor dem 10. Lebensjahr kommt es bei beiden Geschlechtern zu Bartwuchs. Da die NNR-Androgene die Gonadotropinausscheidung (LH, FSH) hemmen, tritt nur eine Pseudopubertas praecox mit hypoplastischen,

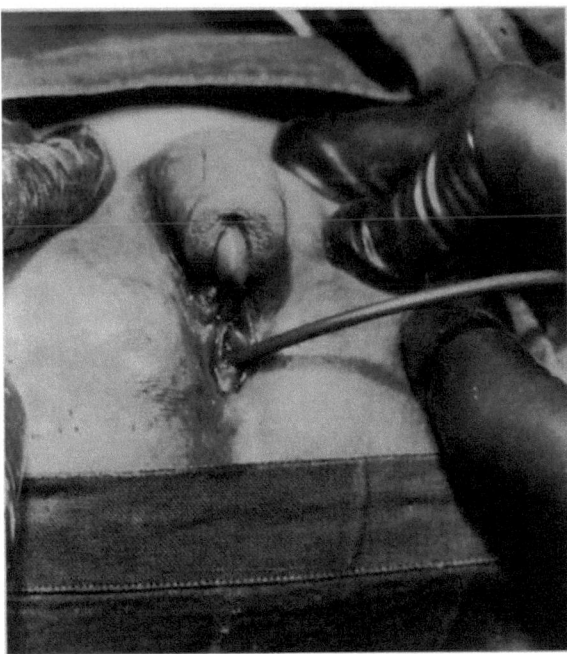
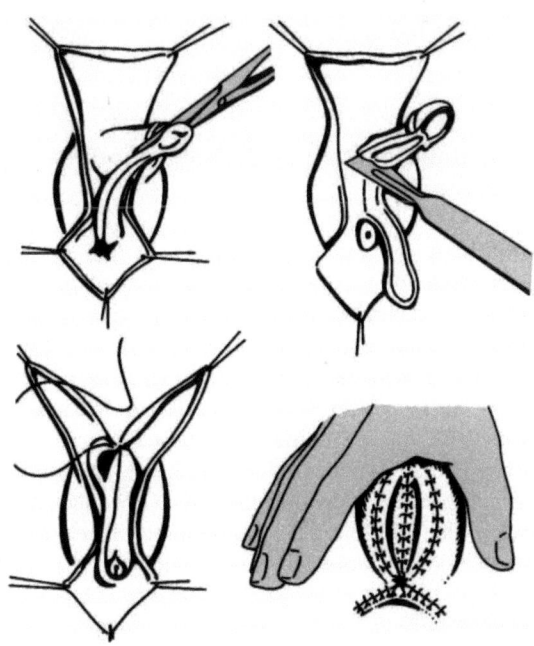

Abb. 15.4. a Pseudohermaphroditismus femininus bei AGS-Syndrom

b Schema der plastischen Korrektur mit Erhaltung des Gefäßnervenbündels (klitorale Sensibilität!). (Nach Marberger 1978)

azoospermen Hoden bzw. anovulatorischen Ovarien (hypogonadotroper Hypogonadismus) auf.

Beim **weiblichen Geschlecht** treten Mißbildungen am äußeren Genitale auf, die von einer Klitorishypertrophie bis zur Maskulinisierung (Pseudohermaphroditismus femininus) reichen (Abb. 15.4). Gleichzeitig besteht ein ausgeprägter Hirsutismus, die Ovarien bleiben infantil mit einer primären Amenorrhö.

Sonderformen des AGS sind das Salzverlustsyndrom (dekompensierte Natriurese wegen verminderter Aldosteronsynthese) mit einer Polyurie (Hyponatriämie, Hyperkaliämie) und das AGS-Hypertoniesyndrom (11-Hydroxylase-Mangel) mit Blutdruckwerten bei Kindern bis zu 210/150 mmHg.

Diagnostik

Es findet sich eine Erhöhung der 17-Ketosteroide und des 4-Androstendions nach Stimulation durch ACTH im Urin (24 h-Sammelurin, Abb. 15.1). Diese erhöhte Ausscheidung ist beim **kongenitalen AGS** durch Dexamethason supprimierbar (ACTH-Block), während dies beim **erworbenen AGS** nicht der Fall ist. Hier liefern Sonographie, Computertomographie, Kernspintomographie und Angiographie die Diagnose des Primärtumors.

Therapie

Beim kongenitalen AGS läßt sich durch Cortisonderivate der Circulus vitiosus unterbrechen (dosiert nach der Suppression der 17-Ketosteroid-Ausscheidung). Bei intersexuellen Veränderungen des weiblichen Genitales helfen plastische Operationen (Abb. 15.4). Im Falle eines erworbenen AGS ist die operative Exstirpation des Tumors indiziert.

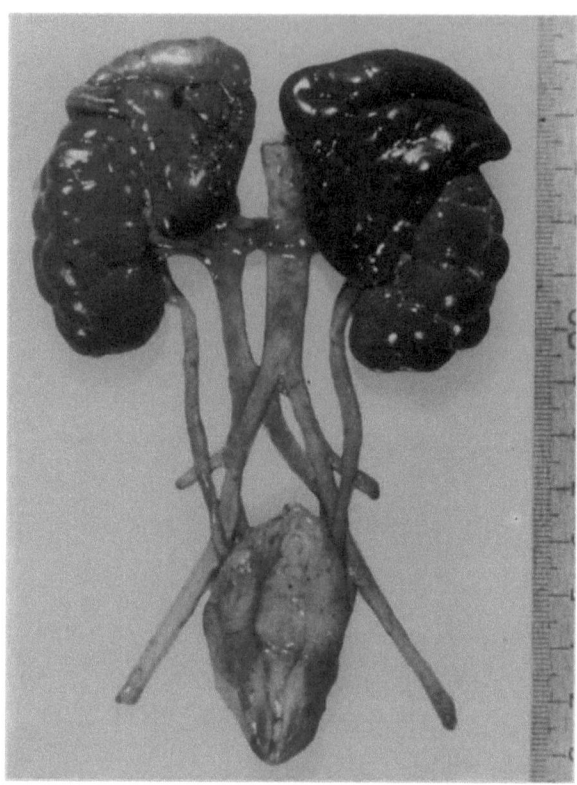

Abb. 15.5. Nebennierenapoplex bds. bei Neugeborenen-Meningokokkensepsis (Waterhouse-Friderichsen-Syndrom)

15.1.4 Unterfunktion der Nebennierenrinde (M. Addison)

Pathologie

Zu unterscheiden ist zwischen einer akuten primären NNR-Insuffizienz (Addison-Krise nach schweren Belastungen, postoperativ, Infektion; Nebennierenapoplex bei Meningokokkensepsis, Abb. 15.5), einer chronischen primären NNR-Insuffizienz (60% Autoimmunadrenalitis, 30% Nebennieren-Tbc, Candidiasis, Metastase, Nebennierenamyloidose) und einer sekundären Nebennierenrindeninsuffizienz (ACTH-Mangel, HVL-Insuffizienz – chromophobe Adenome, Sheehan-Syndrom; Glukokortikoid-Langzeittherapie).

Symptomatik

Das Vollbild der primären NNR-Insuffizienz ist durch Müdigkeit, Schwäche, Übelkeit, Erbrechen, Gewichtsverlust, Hypotonie und Tachykardie gekennzeichnet. Leitsymptom ist die Hyperpigmentation (braune Gesichtsfarbe) durch erhöhte ACTH- und MSH-Produktion. Patienten mit sekundärer NNR-Insuffizienz zeichnen sich demgegenüber durch eine auffallende Blässe (Ausfall der ACTH- und MSH-Produktion) aus.

Diagnostik

Laborchemisch finden sich charakteristische Elektrolytveränderungen (Hyperkaliämie, Hyponatriämie, Hypochlorämie), eine metabolische Azidose. Das Plasmarenin ist exzessiv erhöht, die 17-OH-Steroide und 17-Ketosteroide im Urin sind erniedrigt, ebenso Cortisol- und Aldosteronserumspiegel. Bei primärer NNR-Insuffizienz findet sich eine Erhöhung, bei sekundärer NNR-Insuffizienz eine Erniedrigung des ACTH im Serum. Computertomographisch zeigt sich häufig ein verkalktes Organ.

Therapie

Ausgleich des Natrium- und Wasserdefizits und der metabolischen Azidose (0,9% NaCl, 5% Glucose, 50–100 mval Natriumlactat). Hormonsubstitution (Hydrocortison, Fluorocortison). Zur Steroidsubstitution nach totaler Adrenalektomie vgl. Tabelle 15.3.

15.2 Erkrankungen des Nebennierenmarkes

15.2.1 Phäochromozytom

Pathologie

Es handelt sich um meist benigne (95%) Tumoren des chromaffinen Gewebes im sympathikoadrenalen System, bevorzugt rechts. Etwa 80% der Phäochromozytome finden sich im Nebennierenmark und 18% in den lumbalen oder thorakalen Sympathikusgeflechten entlang der Aorta (Abb. 15.6). Die Tumoren sind meist klein, können aber ein Gewicht von bis zu 3000 g erreichen. Malignes Wachstum mit Metastasierung in paraaortale Lymphknoten, Knochen und Leber kommt in weniger als 5% vor. Durch überschießende Bildung und Freisetzung von Katecholaminen (in erster Linie Noradrenalin) führt das Phäochromozytom zu paroxysmalen Hochdruckkrisen. Bei Hochdruckkranken muß in etwa 0,5% mit einem Phäochromozytom als Ursache gerechnet werden. Bevorzugt ist das 2.–5. Lebensjahrzehnt. Bei der multiplen endokrinen Neoplasie Typ II (MEN II) sind zumeist bilaterale Phäochromozytome synchron oder metachron mit medullären Schilddrüsenkarzinomen assoziiert. Erhöhte Dopaminspiegel weisen auf eine maligne Entartung hin.

Symptomatik

Leitsymptom ist der ausgeprägte Hypertonus (paroxysmal oder persistierend) mit entsprechenden Folgeerscheinungen wie Herzklopfen, Schwitzen, Kopfschmerzen, Angst, Sehstörungen und Gesichtsblässe. Bei schweren Blutdruckkrisen kann es zur Linksherzinsuffizienz mit Lungenödem, Angina pectoris, Herzinfarkt oder Apoplex kommen.

Diagnostik

Laborchemisch findet sich eine Erhöhung der Vanillinmandelsäure (VMS) in 24-h-Urin (in 95%), gleichzeitig sind auch die Katecholamine im Harn vermehrt. Die Lokalisation des Tumors erfolgt mittels Urogramm, Sonographie, Computertomographie, Kernspintomographie, Angiographie (**cave:** nur unter Dibenzyran-Therapie) und [131]Metajodbenzylguanidinszintigraphie.

Differentialdiagnose

Hyperinsulinismus, Diabetes, Thyreotoxikose, paroxysmale Tachykardie.

Therapie

Tumorexstirpation (transperitoneal, lumbal) nach entsprechender Vorbereitung (Gabe von α-Rezeptorenblockern: Phenoxybenzamin, Dibenzyran; bei Tachykardie β-Blocker: Propranolol). Intraoperativ kann es durch Manipulation am Tumor mit entsprechender Katecholaminfreisetzung zu Blutdruckkrisen und anschließend nicht beherrschbarem Blutdruckabfall kommen.

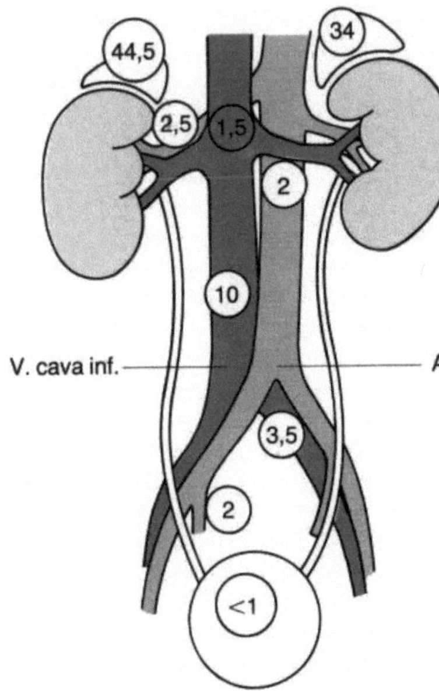

Abb. 15.6. Prozentuale Verteilung der Lokalisation von Phäochromozytomen

15.2.2 Neuroblastom

Pathologie

Hochmaligner, unreifer, überwiegend hormonaktiver (95% scheiden vermehrt Homovanillinsäure aus) Tumor im Kindesalter. Das Neuroblastom ist das zweithäufigste Malignom im Säuglings- und Kindesalter. Zum Zeitpunkt der Diagnosestellung finden sich schon bei etwa 65% hämatogene oder lymphogene Metastasen v. a. in den Knochen und dem Knochenmark. 40% treten im Nebennierenmark, 35% retroperitoneal entlang der großen Gefäße und 25% extraabdominal auf.

Symptomatik

Appetitlosigkeit, rezidivierende Fieberschübe, Zunahme des Bauchumfanges, Hochdruck (Kopfschmerzen, Krampfanfälle). Bei thorakalem Befall Horner-Syndrom (Augenasymmetrie).

Diagnostik

VMS und Homovanillinsäure im 24 h-Urin erhöht. Lokalisation durch Palpation, Sonographie, Urogramm,

Computertomogramm (feine Verkalkungen) und Szintigraphie mit Metajodbenzylguanidin, Knochenszintigraphie sowie Knochenmarkspunktion.

Therapie
Operative Entfernung des Tumors mit Lymphadenektomie (z. B. paraaortal, parakaval). Prä- und postoperative Radiatio (30 Gy), da der Tumor sehr strahlensensibel ist. Adjuvante Chemotherapie mit Cyclophosphamid und Doxorubicin. Bei Inoperabilität Kombinationschemotherapie (Doxorubicin, Cyclophosphamid, Vincristin, Dacarbazin) und Radiatio, evtl. verzögerte Operation. Bei Progression ggf. Therapie mit ^{131}Metajodbenzylguanidin.

Prognose
Je jünger, je besser: 80 % aller Kinder, bei denen ein Neuroblastom im 1. Lebensjahr exstirpiert wurde, sind geheilt (Stadium IVs).

Stadieneinteilung nach Evans
I   Tumor auf Nebenniere oder sonstige Ursprungsstruktur beschränkt
II Tumor über Ursprungsstruktur hinausgehend, jedoch nicht über Mittellinie, ipsilateraler LK-Befall
III Tumor hat Mittellinie überschritten
IV Hämatogene Fernmetastasen
IVs Kinder unter 1 Jahr, kleiner Primärtumor, Fernmetastasen in Leber, Haut, KM, nicht im Knochen (hohe Spontanheilungsrate)

16 Begutachtung

G. Otto

Das **System der sozialen Sicherung und Wiedergutmachung** der Bundesrepublik Deutschland soll lebensrisikobedingte Nachteile ausgleichen:

- Sozialversicherung (Kranken-, Pflege-, Unfall-, Renten-, Arbeitslosenversicherung),
- Soziales Entschädigungsrecht (Bundesversorgungs-, Soldatenversorgungs-, Zivildienst-, Häftlingshilfe-. Bundes-Seuchen-, Opferentschädigungsgesetz),
- Bundesgesetz zur Entschädigung für Opfer politischer Verfolgung,
- Schwerbehindertengesetz,
- Bundessozialhilfegesetz.

Krankheit ist Merkmal vielfältiger gesetzlicher Tatbestände, die zu Ansprüchen und Rechten auf bestimmte Sozialleistungen führen. Die Sozialleistungsträger sind daher bei der Entscheidung im Einzelfall, ob eine bestimmte Sozialleistung zusteht, auf medizinische Sachverständige angewiesen.

Der medizinische Sachverständige gibt auf Anforderung ein *Gutachten* (= fachliche Stellungnahme) in Schriftform ab als

- gutachterlicher Äußerung,
- Formulargutachten oder
- freies Gutachten.

Die **medizinischen Befunde und Folgerungen** sind unter Berücksichtigung der für die Begutachtung wichtigen gesetzlichen Vorschriften, Rechtsverordnungen, Verwaltungsvorschriften, Erlasse, Rundschreiben, Richtlinien, Hinweise und Merkblätter klar, überzeugend und auch für den Nichtarzt verständlich darzulegen. In der rein ärztlichen Beurteilung ist der medizinische Sachverständige frei und keinen Weisungen unterworfen. Abweichungen von der herrschenden medizinischen Lehrmeinung sind als solche zu kennzeichnen und ausführlich zu begründen. Aus der wissenschaftlichen Erkenntnis und der ärztlichen Erfahrung soll der Sachverständige die Sachlichkeit herleiten, die jede Begutachtung erfordert.

Die **Aufgaben des medizinischen Sachverständigen** gliedern sich in

1. Feststellung von Art und Ausmaß der geltend gemachten Gesundheitsstörungen sowie deren Auswirkung auf andere Organe und Organsysteme;
2. Beurteilung und Bewertung der festgestellten Gesundheitsstörungen nach den geltenden Richtlinien des jeweiligen Leistungsträgers.

Nur die nachgewiesene Gesundheitsstörung, nicht aber der Verdacht auf Gesundheitsstörung, **kann zu Ansprüchen und Rechten auf bestimmte Sozialleistungen führen.**

In der Begutachtung von Erkrankungen werden ohne Einschränkungen alle allgemein anerkannten **Untersuchungsmethoden** eingesetzt, die zur Sicherung der Diagnose notwendig sind. Dennoch ist bei der *gutachterlichen Diagnostik* im Gegensatz zur *therapeutischen Diagnostik* trotz der Mitwirkungspflicht des Patienten zur Erkennung seines Krankheitsbildes (I § 62 SGB) streng darauf zu achten, daß bestimmte diagnostische Maßnahmen der ausdrücklichen Zustimmung in schriftlicher Form nach vorangegangener umfassender Aufklärung bedürfen (I § 65 Abs. 2 SGB).

Zustimmungspflichtige urologische Untersuchungen:

- Röntgendiagnostik mit Kontrastmittel,
- Isotopendiagnostik,
- Urethrozystoskopie,
- Biopsie.

Die **Einverständniserklärung** muß den Grund der Untersuchung, die Art der Untersuchung und mögliche untersuchungstypische Nebenwirkungen mit Ausnahme außerordentlich seltener Komplikationen enthalten. Röntgenkontrollen innerhalb eines Jahres sollten vermieden werden, sofern die vorliegenden Aufnahmen für die Problemstellung verwertbar und seit der letzten Röntgenuntersuchung keine wesentlichen gesundheitlichen Veränderungen erkennbar sind. Bei Einnierigen haben instrumentelle Untersuchungen generell zu unterbleiben. Für jede **begutachtungsbedingte gesundheitliche Schädigung** besteht Anspruch auf Entschädigungsleistungen. Im Falle eines Entschädigungsanspruches wird der Auftraggeber daher intensiv prüfen, ob der Gutachtensauftrag überschritten wurde und ob der Gutachter nach den strengen Regeln der ärztlichen Begutachtungskunst gehandelt hat. Ist die Erkennung eines Krankheitsbildes nur unter Anwendung zustimmungspflichtiger Untersuchungen möglich und werden diese verweigert, sollte der Gutachter dennoch anhand der Unterlagen und erhobenen Befunde versuchen, Art und Ausmaß der Gesundheitsstörung zu beurteilen. Eine Klärung aus rein wissenschaftlichem Streben ist zu unterlassen (Beispiel: Ausscheidungsurogramm und Nierenwerte bei traumatischem Verlust der Hodenanlage ohne weitere Komplikationen).

Jede **Begutachtungsuntersuchung** stellt eine momentane gesundheitliche Bestandsaufnahme dar. Deshalb sind die eigenen Befunde anderen ärztlichen Befunden oder Vorgutachten wertneutral gegenüberzustellen und in ihrer Aussagekraft sorgfältig abzuwägen.

Bei Begutachtungen für die Kranken-, Pflege-, Renten-, Arbeitslosenversicherung, Sozialhilfe und nach dem Schwerbehindertengesetz gilt das **Finalitätsprinzip** (bestehende Gesundheitsstörungen ohne Rücksicht auf die Ursache). In der gesetzlichen Unfallversicherung, dem sozialen Entschädigungsrecht (dazu gehören Bundesversorgungsgesetz, Soldatenversorgungsgesetz, Zivildienstgesetz, Häftlingshilfegesetz, Bundes-Seuchengesetz, Gesetz über die Entschädigung für Opfer von Gewalttaten und dem Bundesgesetz zur Entschädigung für Opfer politischer Verfolgung gilt das **Kausalitätsprinzip** (Wahrscheinlichkeit des ursächlichen Zusammenhangs).

Beim Finalitätsprinzip beschränkt sich die gutachterliche Tätigkeit ausschließlich auf die Feststellung von Art und Ausmaß der geltend gemachten Gesundheitsstörung, während beim Kausalitätsprinzip nur ein Leistungsanspruch besteht, wenn darüber hinaus die Wahrscheinlichkeit des ursächlichen Zusammenhangs zwischen gesundheitlicher Schädigung und Gesundheitsschädigung durch den Gutachter überzeugend und nachvollziehbar dargelegt wurde.

Unfall oder Erkrankung sind durch die Rechtsprechung definiert als ein

- auf äußere Einwirkung beruhendes,
- gesundheitlich schädigendes,
- in einem zeitlichen Zusammenhang stehendes Ereignis,

das mit einem gesetzlich geschützten Sachverhalt ursächlich zusammenhängt.

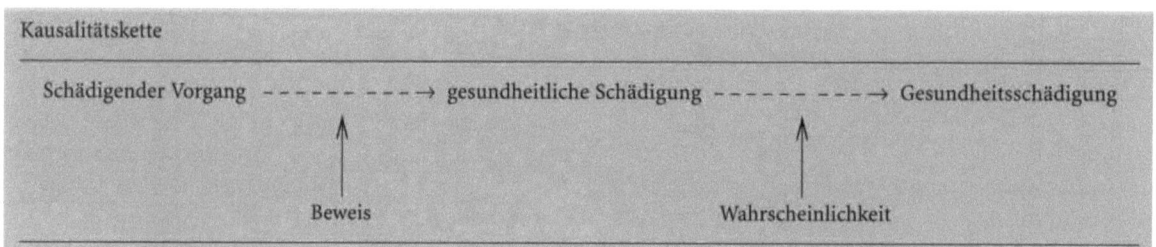

Bevor zur Kausalitätsfrage Stellung genommen werden kann, muß medizinisch folgendes beweiskräftig geklärt sein:

1. Gesundheitszustand vor Eintritt der gesundheitlichen Schädigung;
2. klinische Sicherung der Diagnose unter Berücksichtigung differentialdiagnostischer Aspekte;
3. Beweise eines örtlichen und zeitlichen Zusammenhanges zwischen Schädigung und Krankheitsentwicklung, evtl. mit Brückensymptomen.

Der rechtliche Ursachenbegriff ist nicht identisch mit dem medizinischen Ursachenbegriff. **Ursache i. S. der Versorgungsgesetze** ist die Bedingung im naturwissenschaftlich-philosophischen Sinne, die wegen ihrer besonderen Beziehung zum Erfolg zu dessen Eintritt wesentlich mitgewirkt hat. Haben mehrere Umstände zu einem Erfolg beigetragen, sind sie versorgungsrechtlich nur dann nebeneinanderstehende Mitursachen (und wie Ursachen zu werten), wenn sie in ihrer Bedeutung und Tragweite für den Eintritt des Erfolges annähernd gleichwertig sind. Kommt einem der Umstände gegenüber den anderen eine überragende Bedeutung zu, so ist dieser Umstand alleinige Ursache i. S. des Versorgungsrechts. Die Ursache braucht nicht zeitlich eng begrenzt zu sein. Auch dauernde oder wiederkehrende kleine äußere Einwirkungen können in ihrer Gesamtheit eine Gesundheitsstörung verursachen. Gelegenheitsursache, letzter Anstoß oder Anlaß sind begrifflich keine wesentlichen Bedingungen. So wird bei konstitutionsbedingten Leiden oft ein unwesentlicher äußerer Anlaß vom Antragsteller als Ursache verantwortlich gemacht (Beispiel: Heben von Gegenständen bei anlagebedingter Leistenschwäche).

Abweichend von der **Anspruchsversorgung** (analog § 1 Abs. 3 Satz 1 BVG) kann eine Gesundheitsstörung als Schädigungsfolge anerkannt werden, wenn die zur Anerkennung einer Gesundheitsstörung als Folge einer Schädigung erforderliche Wahrscheinlichkeit nur deshalb nicht gegeben ist, weil über die Ursache des festgestellten Leidens in der medizinischen Wissenschaft Ungewißheit besteht (Kannversorgung). Die Gesundheitsschädigungen, die unter die **Kannversorgung** (analog § 1 Abs. 3 Satz 2 BVG) fallen, sind festgelegt.

Kannversorgung:

- Malignome;
- chronische Glomerulonephritis (bedarf jedoch im Einzelfall der Zustimmung des Bundesministers für Arbeit und Sozialordnung).

Ursache i. S. der gesetzlichen Unfallversicherung (Arbeitsunfall, Wegeunfall, Berufskrankheit) ist ein arbeitsbedingtes Ereignis während oder infolge versicherter Tätigkeit.

Eine **Berufskrankheit** ist eine Erkrankung, die in der Anlage 1 zur Berufskrankheitenverordnung (Berufskrankheitenliste) aufgeführt und durch eine versicherte Tätigkeit verursacht worden ist (§ 551 Abs. 1 Reichsversicherungsordnung). Die Entschädigungspflicht verlangt, daß im Einzelfall die Erkrankung in einem ursächlichen Zusammenhang mit der beruflichen, gesetzlich versicherten Tätigkeit steht. Begutachtungshinweise enthalten die vom Bundesminister für Arbeit herausgegebenen „Merkblätter für die Begutachtung von Berufskrankheiten".

Berufskrankheiten:

- Nierenschäden durch Blei, Quecksilber, Chrom, Cadmium, Thallium, Arsenwasserstoff, Phosphor, Beryllium und seine Verbindungen;
- Nierenschäden durch Kohlenmonoxid, Halogenkohlenwasserstoffe;
- Schleimhautveränderungen, Krebs oder andere Neubildungen der Harnwege durch aromatische Amine;
- Bilharziose;
- Malignome durch Röntgenstrahlung, radioaktive Stoffe oder andere ionisierende Strahlen;
- Malignome am Penis und Skrotum durch Ruß, Rohparaffin, Teer, Anthrazen, Pech oder ähnliche kanzerogene Substanzen.

Auch andere, nicht in der Berufskrankheitenliste aufgeführten Erkrankungen können im Einzelfall wie eine Berufskrankheit entschädigt werden (§ 551 Abs. 2 Reichsversicherungsordnung).

Schädigungsfolgen sind bleibende Gesundheitsstörungen, die mit einer nach dem entsprechenden Gesetz zu berücksichtigenden Schädigung in ursächlichem Zusammenhang stehen. Hierzu gehören auch Abweichungen vom Gesundheitszustand, die keine MdE bedingen und keine Behinderung darstellen (Beispiel: funktionell bedeutungslose Narben). Die **Anerkennung einer Gesundheitsstörung im Sinne der Entstehung** setzt voraus, daß zur Zeit der Einwirkung des schädigenden Vorganges noch kein dieser Gesundheitsstörung zugehöriges pathologisches physisches oder psychisches Geschehen vorhanden war. Sofern zur Zeit der Einwirkung des schädigenden Vorganges bereits ein einer Gesundheitsstörung zugehöriges pathologisches Geschehen, wenn auch noch nicht bemerkt oder bemerkbar, bestanden hat, kommt nur die **Anerkennung im Sinne der Verschlimmerung** in Frage. Bei einer weiteren **Verschlechterung** sowohl im Sinne der Entstehung als auch im Sinne der Verschlimmerung anerkannter Gesundheitsstörungen ist zu prüfen, ob die Leidenszunahme noch im ursächlichen Zusammenhang mit der Schädigung steht.

Mittelbare Schädigungsfolgen sind durch ein äußeres Ereignis, das seine Ursache in einem schädigungsbedingten Leiden hat, herbeigeführte Gesundheitsstörungen (Beispiel: Schädigungsfolge: Oberschenkelamputation rechts; äußeres Ereignis: Sturz bei regennasser Straße und Aufschlag mit der rechten Flanke auf die Rinnsteinkante; mittelbare Schädigungsfolge: Verlust der rechten Niere infolge Ruptur).

Ein **Vorschaden** ist eine schädigungsunabhängige Gesundheitsstörung, die bei Eintritt der Schädigung bereits bestanden hat. Hat die Schädigung ein vorgeschädigtes Organ betroffen, so muß die schädigungsbedingte MdE niedriger sein, als die MdE, die sich aus dem nun bestehenden Gesamtschaden ergibt, es sei denn, der Vorschaden hat nach Art oder Umfang keine wesentliche Bedeutung für die nun bestehende gesamte Gesundheitsstörung.

Beispiel
Vorschaden: Nierensteinleiden rechts – MdE 10 v. H.; Schädigungsfolge: Verlust der rechten Niere – MdE nunmehr 25 v. H.; somit MdE durch Schädigungsfolge 20 v. H.

Werden durch Vorschaden und Schädigungsfolge paarige Organe oder Organsysteme betroffen und verstärkt der Vorschaden die schädigungsbedingte Funktionsstörung, so ist die schädigungsbedingte MdE unter Umständen höher zu bewerten, als es bei isolierter Betrachtung der Schädigungsfolge zu geschehen hätte.

Beispiel
Vorschaden: Verlust der rechten Niere oder Einnierigkeit, MdE 25 v. H.; Schädigungsfolge: Nierenschaden mit Funktionseinschränkung leichten Grades, MdE für diesen Nierenschaden an sich 40 v. H., wegen des Vorschadens MdE durch Schädigungsfolge 50 v. H.

Ein **Nachschaden** ist eine Gesundheitsstörung, die zeitlich nach der Schädigung eingetreten ist und nicht in ursächlichem Zusammenhang mit der Schädigung steht. Eine solche Gesundheitsstörung kann bei der Feststellung der MdE nicht berücksichtigt werden, auch dann nicht, wenn der Nachschaden zusammen mit den Schädigungsfolgen zu besonderen Auswirkungen führt, bei denen die Schädigungsfolgen eine zumindest annähernd gleichwertige oder überwiegende Bedeutung haben.

> *Beispiel*
> Schädigungsfolge: Verlust der rechten Niere infolge Schußverletzung bei gesunder linker Niere; Nachschaden: schwere Nierenerkrankung links.

Wenn demgegenüber nach einer Schädigung eine weitere Gesundheitsstörung eintritt, an deren Entstehung die Schädigung oder deren Folgen wesentlich mitgewirkt haben, so handelt es sich um einen **Folgeschaden**, der eine weitere Schädigungsfolge darstellt und daher mit seiner gesamten MdE berücksichtigt werden muß. Ein **Spätschaden** ist ein Folgeschaden, der erst viele Jahre nach der Schädigung in Erscheinung tritt.

> *Beispiel*
> Schädigungsfolge: chronische Osteomyelitis infolge Unterschenkelschußverletzung links; Spätschaden: Nierenamyloidose.

Als **Behinderung** werden vom Lebensalter abweichende körperliche, geistige und seelische Zustände bezeichnet, die zu einer Funktionsbeeinträchtigung führen und eine GdB um wenigstens 10 v.H. bedingen.

Die **Minderung der Erwerbsfähigkeit** (MdE) im sozialen Entschädigungsrecht und im Bundesgesetz für Opfer politischer Verfolgung sowie der **Grad der Behinderung** (GdB) im Schwerbehindertengesetz beziehen sich auf die Auswirkungen einer Schädigungsfolge oder Behinderung in allen Lebensbereichen und nicht nur auf die Einschränkung im allgemeinen Erwerbsleben. Die MdE/GdB ist ein Maß für die Auswirkung eines Mangels an funktioneller Intaktheit, also für einen Mangel an körperlichem, geistigem oder seelischem Vermögen. Die MdE/GdB gibt damit den Grad der Schädigungsfolge/Behinderung wieder. Eine Abwandlung erfährt dieser Grundsatz durch § 30 Abs. 2 BVG (besonderes berufliches Betroffensein).

Bei der Bemessung der Minderung der Erwerbsfähigkeit in der Unfallversicherung ist grundsätzlich von dem Umfang der verbleibenden Arbeitsmöglichkeit auf dem Gesamtgebiet des Erwerbslebens auszugehen. Mit zu berücksichtigen sind Nachteile, die der Verletzte dadurch erleidet, daß er bestimmte, von ihm erworbene berufliche Kenntnisse und Erfahrungen infolge des Unfalls nicht mehr oder nur noch im verminderten Umfange nutzen kann, soweit sie nicht durch sonstige zumutbare Tätigkeiten ausgeglichen werden.

Die Anerkennung einer Berufs-, Erwerbs-, Dienst- oder Arbeitsunfähigkeit erlaubt keine Rückschlüsse auf den Grad der MdE/GdB. Umgekehrt kann aus dem Grad der MdE/GdB nicht auf Leistungen anderer Rechtsgebiete geschlossen werden. Ein Kriegsbeschädigter beispielsweise mit einer MdE von 100 v.H. muß längst nicht berufsunfähig oder gar erwerbsunfähig i.S. der Rentenversicherung sein. Ebensowenig sagt die Eigenschaft als Schwerbehinderter etwas über die Berufs- oder Erwerbsunfähigkeit aus.

Eine **Neufeststellung** des Leidenszustandes ist zulässig, wenn sich die gesundheitlichen Verhältnisse seit der letzten Feststellung wesentlich geändert haben (X § 48 SGB). Eine wesentliche Änderung liegt nur vor, wenn der veränderte Gesundheitszustand mehr als 6 Monate angehalten hat oder voraussichtlich anhalten wird, und die Änderung der MdE/GdB mindestens 10 v.H. beträgt. Nach Ablauf der Phase der Heilungsbewährung (Beispiele: bösartige Geschwulstkrankheit, Nierentransplantation, Urogenitaltuberkulose) liegt auch bei gleichbleibendem Zustand eine wesentliche Änderung i.S. der Besserung vor. Durch Vollendung des 18. Lebensjahres fällt die unterstellte Hilflosigkeit bei Kindern und Jugendlichen (Beispiele: bei Behandlung mit künstlicher Niere oder Niereninsuffizienz, die für sich allein eine MdE/GdB von 100 v.H. bedingen) weg.

Nach Vollendung des 55. Lebensjahres kann die MdE (im Sozialen Entschädigungsrecht auch die Schwerstbeschädigtenzulage) trotz Besserung des Gesundheitszustandes nicht niedriger festgesetzt werden, wenn die MdE in den letzten 10 Jahren seit Feststellung unverändert geblieben ist (§ 62 Abs. 3 BVG).

Bei Kausalitätsbeurteilungen muß bei einer Zunahme des Leidensumfanges zusätzlich geprüft werden, ob die Weiterentwicklung noch Folge der Schädigung ist. Bei gleichbleibendem Erscheinungsbild kann eine wesentliche Änderung vorliegen, wenn sich die schädigungsbedingte Störung, die dem Erscheinungsbild zunächst zugrunde lag, gebessert oder ganz zurückgebildet hat, das Leidensbild jedoch aufgrund neuer Ursachen bestehen geblieben ist („Verschiebung der Wesensgrundlage").

Die **Nachprüfung** erübrigt sich, wenn eine wesentliche Änderung der gesundheitlichen Verhältnisse nicht mehr zu erwarten ist (Ausnahme: Begutachtung in der gesetzlichen Rentenversicherung – Nachprüfung in Abständen von 2 Jahren). Häufig ist ein längerer Verlauf abzuwarten (Beispiel: Heilungsbewährung bei bösartigen Geschwulstkrankheiten – 5 Jahre). Andererseits kann schon vor Ablauf von 2 Jahren eine niedrigere Festsetzung einer MdE/GdB vorgenommen werden, wenn durch Heilbehandlung eine wesentliche Besserung erreicht worden ist.

Die **Bezeichnung der Gesundheitsstörungen** muß so eindeutig und vollständig sein, daß sie als zuverlässige Grundlage für die Bezeichnung im Bescheid und zur Entscheidung über Sozialansprüche dient. Liegen mehrere Schädigungsfolgen oder Behinderungen vor, sollen diese in der Reihenfolge des Schwierigkeitsgrades aufgeführt werden. Die Bezeichnung hat vor allem funktionelle oder/und anatomische Veränderungen zum Ausdruck zu bringen. Die medizinische Diagnose allein genügt häufig nicht als Bezeichnung. Allgemeine Bezeichnungen wie „Zustand nach ...", „Folge von ..." oder wertende Eigenschaftswörter wie „gering", „mäßig", „belanglos" sind zu vermeiden.

Stets sind die Art der Gesundheitsstörung und das Ausmaß ihrer gesamtorganischen Auswirkungen anzugeben [Beispiele: Nierenerkrankung (Glomerulonephritis) mit Funktionseinschränkung leichten Grades ohne nephrogene Sekundärleiden, Miktionsstörungen leichten Grades nach Prostataoperation]. Bei Kausalitätsbegutachtungen ist die Ursache stets mit aufzuführen (Beispiel: Nierenentfernung rechts infolge Schußverletzung). Die Gesundheitsstörungen sind möglichst in deutscher Sprache zu bezeichnen. Es kann jedoch aus medizinterminologischen Gründen erforderlich sein, den Fachausdruck in Klammern hinzuzufügen [Beispiel: Nierenerkrankung (Glomerulonephritis)]. Wenn ein Leiden folgenlos ausgeheilt ist, liegt insoweit keine Gesundheitsstörung vor. Es ist unrichtig, beispielsweise eine „folgenlos ausgeheilte Harnblasenentzündung" als Leidensbezeichnung aufzuführen. Formulierungen, die seelisch belasten oder bloßstellen können, sollen vermieden werden (Beispiel: „operiertes Nierenleiden rechts" anstelle von „radikale Tumornephrektomie rechts wegen Hypernephrom").

Die dargestellte MdE-/GdB-Tabelle (s. S. 246) basiert auf den vom Bundesminister für Arbeit und Sozialordnung veröffentlichten „Anhaltspunkten für die ärztliche Gutachtertätigkeit im sozialen Entschädigungsrecht und nach dem Schwerbehindertengesetz". Die MdE-Werte in der gesetzlichen Unfallversicherung weichen hiervon nur geringfügig ab.

In den MdE-/GdB-Tabellen enthaltene MdE-Sätze sind Anhaltswerte. Nicht aufgeführte Gesundheitsstörungen sind wie vergleichbare Gesundheitsstörungen zu beurteilen und zu bewerten.

Bei der **MdE-/GdB-Bewertung** der festgestellten Gesundheitsstörungen ist die MdE/GdB für jedes Funktionssystem „Harnorgane, Geschlechtsapparat" gesondert anzugeben. Da die MdE/GdB ihrer Natur nach nur annähernd geschätzt werden kann, sind in der Regel nur Werte vorzuschlagen, die durch 10 teilbar sind. Die MdE/GdB ist ein Dauerzustand. In der Unfallversicherung muß diese Gesundheitsstörung über die 13. Woche nach dem Unfall hinaus andauern, während im sozialen Entschädigungsrecht und nach dem SchwbG dieser Zustand mehr als 6 Monate bestehen muß. **Alterserscheinungen** bedingen keine MdE (Beispiele: Potenzstörungen, Prostataadenom ohne wesentliche Miktionsstörungen, leichte Einschränkung der Nierenfunktion etwa ab Mitte des 7. Lebensjahrzehntes). Die in der MdE-/GdB-Tabelle niedergelegten Sätze berücksichtigen die üblichen **seelischen Begleiterscheinungen** (Beispiel: bösartige Geschwulstkrankheit, Verlust des Gliedes). Gehen seelische Begleiterscheinungen erheblich über die dem Ausmaß der organischen Veränderungen entsprechenden üblichen Begleiterscheinungen hinaus, so ist eine höhere Bewertung der MdE/GdB berechtigt. Außergewöhnliche seelische Begleiterscheinungen sind anzunehmen, wenn eine spezielle ärztliche Behandlung dieser Störungen, insbesondere eine Psychotherapie, erforderlich ist (Beispiel: Verlust oder vollständiger Schwund beider Nebenhoden einschließlich Zeugungsunfähigkeit in jüngeren Jahren mit erheblichen psychoreaktiven Auswirkungen). Ebenso schließen die in der MdE-/GdB-Tabelle angegebenen Werte die üblicherweise vorhandenen **Schmerzen** mit ein und berücksichtigen erfahrungsgemäß auch besonders schmerzhafte Zustände.

Bei der MdE-/GdB-Bemessung bestimmter Krankheiten (Beispiele: maligne Geschwulstkrankheit, Nierentransplantation, Urogenitaltuberkulose) muß eine **Heilungsbewährung** abgewartet werden. 5 Jahre nach Beseitigung der bösartigen Geschwulst richtet sich die MdE/GdB wie bei „Papillom, präinvasivem Karzinom, hochdifferenziertem Prostatakarzinom ohne spezifische Behandlung" nur nach dem verbliebenen Organschaden.

Schwankungen im Leidensverlauf ist mit einer Durchschnitts-MdE/GdB Rechnung zu tragen. Gesundheitsstörungen, die erst in Zukunft zu erwarten sind, können nicht berücksichtigt werden.

Liegen mehrere Gesundheitsstörungen vor, so sind die entsprechenden Einzel-MdE/GdB-Grade anzugeben. Die **Bildung der Gesamt-MdE/GdB** richtet sich nach den Auswirkungen der festgestellten Gesundheitsstörungen in ihrer Gesamtheit unter Berücksichtigung ihrer wechselseitigen Beziehung zueinander. Hierfür gibt es keine spezielle Rechenmethode. Ausgehend von der Gesundheitsstörung mit dem höchsten Einzel-MdE/GdB-Grad ist im Hinblick auf alle weiteren Gesundheitsstörungen zu prüfen, ob und inwieweit hierdurch das Ausmaß des gesamten Leidenszustandes größer wird, ob also dem 1. MdE-/GdB-Grad 10 oder 20 oder mehr v. H. hinzuzufügen sind, um dem Gesamtleidenszustand gerecht zu werden. In der Regel führen zusätzliche leichte Gesundheitsstörungen, die nur einen MdE/GdB-Grad von 10 v.H. bedingen, nicht zu einer wesentlichen Zunahme des Ausmaßes der Gesamtbeeinträchtigung, die bei der Gesamt-MdE/GdB berücksichtigt werden könnte, auch dann nicht, wenn mehrere derartige leichte Gesundheitsstörungen nebeneinander bestehen. Auch bei leichten Behinderungen mit einem MdE-/GdB-Grad von 20 v.H. ist es vielfach nicht gerechtfertigt, auf eine wesentliche Zunahme des Ausmaßes des Gesamtleidenszustandes zu schließen.

Beispiele
Bestehen ein Nierenschaden mit Funktionsstörungen leichten Grades mit einem Serumkreatinin um 3 mg/dl bei paariger Organanlage und eine leichte renale Hypertonie (Schweregrad I) und/oder eine leichte renale Anämie, so führen diese zusätzlichen leichten Gesundheitsstörungen in der Regel nicht zu einer wesentlichen Zunahme des Leidenszustandes, d. h., die Gesamt-MdE/GdB der renalen Gesundheitsstörung beträgt einschließlich der nephrogenen Sekundärleiden 40 v. H.

- Dauerkatheter erforderndes Prostataadenom mit chronischen Harnwegsentzündungen, Nierenschäden mit dauernder Funktionseinschränkung leichten Grades (Serumkreatininwerte unter 2 mg/dl) – Gesamt-MdE/GdB 60 v. H.;
- anhaltende Miktionsstörungen nach Prostataoperation (Dysurie, Harnwegsentzündungen, leichter Harnabgang bei Belastung, Harnblasenveränderungen bei unvollständiger Blasenentleerung, instabile Blase, Ejakulationsstörungen) – Gesamt-MdE/GdB 10 v. H.;
- spezifische behandlungsbedürftige Urogenitaltuberkulose mit Nierenschäden ohne Funktionsstörungen und Miktionsstörungen leichten Grades – Gesamt-MdE/GdB 50 v. H.
- reizlose Blasenscheidenfistel mit völliger Harninkontinenz – Gesamt-MdE/GdB 50 v. H.;
- behandlungserforderliche Harnröhrenstriktur mit geringem Nachträufeln und Pollakissurie – Gesamt-MdE/GdB 10 v. H.;
- Verlust oder dem Verlust gleichzusetzende Verletzung beider Hoden mit ungenügender Ausgleichbarkeit des Hormonhaushaltes durch Substitution und Potenzstörungen – Gesamt-MdE/GdB 50 v. H.

MdE/GdB – Harnorgane
Die Beurteilung der MdE/GdB bei Schäden der Harnorgane richtet sich nach dem Ausmaß der Störungen der Harnproduktion und/oder des Harntransportes, das durch spezielle Funktionsprüfungen (z. B. Kreatininbestimmung, Clearanceuntersuchung, Urographie, urodynamische Untersuchung, Endoskopie) zu erfassen ist.

Daneben sind die Beteiligung anderer Organe (insbesondere Herz und Kreislauf), die Aktivität eines Entzündungsprozesses, die Auswirkungen auf den Allgemeinzustand und die notwendige Beschränkung in der Lebensführung zu berücksichtigen.

Nierenschäden
Verlust oder Ausfall einer Niere bei Gesundheit der anderen Niere .... 25 v. H.
   (in der gesetzl. Unfallversicherung .... 20 v. H.)

Nierenfehlbildung
(z. B. Hydronephrose, Zystenniere, Beckenniere, Nephroptose)
   ohne wesentliche Beschwerden und ohne wesentliche Funktionseinschränkung .... 0–10 v. H.

Nierensteinleiden *ohne* Funktionseinschränkung
   mit Koliken in Abständen von mehreren Monaten, je nach Schwere .... 0–10 v. H.
   mit häufigeren Koliken und Intervallbeschwerden .... 20–30 v. H.

Nierenschäden *ohne* Funktionseinschränkung, mit krankhaftem Harnbefund
   geringen Grades .... 0–10 v. H.
   sonst .... 20 v. H.

Verlust oder Ausfall einer Niere bei Schaden der anderen Niere, *ohne* Funktionseinschränkung, mit krankhaftem Harnbefund
   geringen Grades .... 30 v. H.
   sonst .... 40 v. H.

Nierenschäden *mit* Funktionseinschränkung
   leichten Grades
      (Serumkreatininwerte unter 2 mg/dl, Allgemeinbefinden nicht oder nicht wesentlich reduziert, keine Einschränkung der Leistungsfähigkeit) .... 20–30 v. H.
      (Serumkreatininwerte andauernd zwischen 2 und 4 mg/dl erhöht, Allgemeinbefinden wenig reduziert, leichte Einschränkung der Leistungsfähigkeit) .... 40 v. H.
   mittleren Grades
      (Serumkreatininwerte andauernd zwischen 4 und 8 mg/dl erhöht, Allgemeinbefinden stärker beeinträchtigt, mäßige Einschränkung der Leistungsfähigkeit) ..... 50–70 v. H.
   schweren Grades
      (Serumkreatininwerte dauernd über 8 mg/dl, Allgemeinbefinden stark gestört, starke Einschränkung der Leistungsfähigkeit, bei Kindern keine normalen Schulleistungen mehr) .... 80–100 v. H.
   Sekundärleiden [z. B. Hypertonie, ausgeprägte Anämie (Hb-Wert unter 8 g/dl), gastrointestinale Störungen] sind zusätzlich zu bewerten: sie sind bei Kindern häufiger als bei Erwachsenen.

Verlust oder Ausfall einer Niere mit Funktionseinschränkung der anderen Niere
   leichten Grades .... 40–50 v. H.
   mittleren Grades .... 60–80 v. H.
   schweren Grades .... 90–100 v. H.

Notwendigkeit der Dauerbehandlung mit künstlicher Niere (Dialyse) .... 100 v. H.

Nach Entfernung eines *malignen Nierentumors* ist in den ersten 5 Jahren eine Heilungsbewährung abzuwarten; MdE während dieser Zeit
   bei Hypernephrom oder Nierenbeckentumor
      nach Entfernung im Frühstadium
         (T1 No Mo) .... 60 v. H.
      nach Entfernung in anderen Stadien .... 80–100 v. H.
   bei Nephroblastom
      nach Entfernung im Frühstadium I/II .... 50 v. H.
      nach Entfernung im Stadium III/IV .... 60 v. H.
      nach Entfernung in anderen Stadien .... 80–100 v. H.

Nach *Nierentransplantation* ist eine Heilungsbewährung abzuwarten (im allgemeinen 2 Jahre); während dieser Zeit ist eine MdE um 100 v. H. anzusetzen. Danach ist die MdE entscheidend abhängig von der verbliebenen Funktionsstörung; unter Mitberücksichtigung der erforderlichen Immunsuppression ist jedoch die MdE nicht niedriger als 50 v. H. zu bewerten.

Schäden der Harnwege
Chronische Harnwegsentzündung
    leichten Grades
        (ohne wesentliche Miktions-
        störungen) .... 0–10 v. H.
    stärkeren Grades
        (mit erheblichen und häufigen Miktions-
        störungen) .... 20–40 v. H.

Bei den nachfolgenden Gesundheitsstörungen sind Begleiterscheinungen (z. B. Hautschäden, Harnwegsentzündungen) ggf. zusätzlich zu bewerten:
Entleerungsstörungen der Blase (auch durch Harnröhrenverengung)
    leichten Grades
        (z. B. geringe Restharnbildung, längeres
        Nachträufeln) .... 10 v. H.
    stärkeren Grades
        (z. B. Notwendigkeit manueller Entlee-
        rung, Anwendung eines Blasenschritt-
        machers, erhebliche Harnretention,
        schmerzhaftes Harnlassen) .... 20–40 v. H.
    mit Notwendigkeit regelmäßigen Kathe-
    terns,
        eines Dauerkatheters oder Notwendigkeit
        eines Urinals, ohne wesentliche Begleit-
        erscheinungen .... 50 v. H.

Nach Entfernung eines *malignen Blasentumors* ist in den ersten 5 Jahren eine Heilungsbewährung abzuwarten; MdE während dieser Zeit
    nach Entfernung im Frühstadium
    (T1–2 N0 M0) .... 60 v. H.
        mit Zystektomie einschließlich künstli-
        cher Harnableitung .... 80 v. H.
    nach Entfernung in anderen Stadien .... 100 v. H.

Harninkontinenz
    relativ
    – leichter Harnabgang bei Belastung
        (z. B. Streßinkontinenz Grad I) .... 0–10 v. H.
    – Harnabgang tags und nachts
        (z. B. Streßinkontinenz Grad II–III) ..... 20–40 v. H.
    völlige Harninkontinenz .... 50 v. H.

Schrumpfblase mit erheblicher Verringerung des Fassungsvermögens je nach
Auswirkung .... 20–50 v. H.

Harnröhren-Hautfistel der vorderen Harn-
röhre bei Harnkontinenz .... 10 v. H.

Harnweg-Darmfistel bei Analkontinenz .... 30 v. H.

Nieren-, Harnleiter-, Blasen-Hautfistel .... 50 v. H.
Künstliche Harnableitung
(ohne Nierenfunktionsstörung)
    in den Darm .... 30 v. H.
    nach außen .... 50 v. H.

MdE/GdB – Männliche Geschlechtsorgane
Verlust des Penis .... 50 v. H.
Teilverlust des Penis
    Teilverlust der Eichel .... 10 v. H.
    Verlust der Eichel .... 20 v. H.
    sonst .... 30–40 v. H.

Nach Entfernung eines *malignen Penistumors* ist in den ersten 5 Jahren eine Heilungsbewährung abzuwarten: MdE während dieser Zeit
    nach Entfernung im Frühstadium
    (T1–2 N0 M0)
        bei Teilverlust des Penis .... 50 v. H.
        bei Verlust des Penis .... 60 v. H.
    nach Entfernung in anderen Stadien ...... 90–100 v. H.

Verlust oder Schwund eines Hodens bei intaktem anderen Hoden .... 0 v. H.

Verlust oder dem Verlust gleichzuachtende Verletzung beider Hoden
    in höherem Lebensalter, etwa ab 8. Lebens-
    jahrzehnt .... 10 v. H.
    sonst je nach Ausgleichbarkeit des Hormon-
    haushaltes durch Substitution .... 20–30 v. H.
    vor Abschluß der körperlichen
    Entwicklung .... 20–40 v. H.
    Außergewöhnliche psychoreaktive Auswir-
    kungen sind ggf. zusätzlich zu berücksichti-
    gen.

Verlust oder Schwund eines Nebenhodens .... 0 v. H.
Verlust oder vollständiger Schwund beider
Nebenhoden (einschließlich Zeugungsunfähig-
keit)
    in höherem Lebensalter .... 0 v. H.
    sonst .... 10 v. H.
    Außergewöhnliche psychoreaktive Auswir-
    kungen sind ggf. zusätzlich zu berücksichti-
    gen.

(Potenzstörungen .... 0–10 v. H.)

(Impotenz .... 20 v. H.)

Nach Entfernung eines *malignen Hodentumors* ist in den ersten 5 Jahren eine Heilungsbewährung abzuwarten; MdE während dieser Zeit
    nach Entfernung eines lokalisierten Semi-
    noms oder eines lokalisierten malignen Tera-
    toms ohne Lymphknotenbefall
    (T1–3 N0 M0) .... 50 v. H.
    sonst .... 80–(100) v. H.

Chronische Entzündung der Vorsteherdrüse
    ohne wesentliche Miktionsstörung .... 0–10 v. H.
    mit andauernden erheblichen Miktions-
    störungen .... 20 v. H.

Prostataadenom
    Die MdE richtet sich nach den Harnentlee-
    rungsstörungen und der Rückwirkung auf
    die Nierenfunktion.
Nach Entfernung eines *malignen Prostatatu-
mors* ist in den ersten 5 Jahren eine Heilungsbewährung abzuwarten; MdE während dieser
Zeit
    (Hochdifferenziertes Karzinom T0–1 oder
    Tx N0 M0, ohne spezifische Behandlung .... keine
                                              Basis-MdE)

    nach Entfernung im Frühstadium
    (T1–2 N0 M0) .... 50 v. H.
    nach Entfernung in anderen Stadien ...... 80–100 v. H.

MdE/GdB – Weibliche Geschlechtsorgane
Scheidenfisteln
  Harnweg-Scheidenfistel .... 60 v. H.
  Mastdarm-Scheidenfistel .... 60 v. H.
  Harnweg-Mastdarm-Scheidenfistel
  („Kloakenbildung") .... 100 v. H.
  Haarfisteln sind entsprechend niedriger zu
  bewerten.

Senkung der Scheidenwand, Vorfall der
Scheide und/oder der Gebärmutter
  ohne Harninkontinenz oder mit geringer
  Streßinkontinenz (Grad I) .... 0–10 v. H.
  mit stärkerer Harninkontinenz .... 20–40 v. H.
  mit völliger Harninkontinenz .... 50 v. H.
  Ulzerationen sind ggf. zusätzlich zu bewerten.

MdE/GdB – Störungen des Blutdrucks
Hypertonie (Bluthochdruck)
  leichte Form (Schweregrad I)
    Blutdruck zeitweilig oder konstant erhöht
    mit Werten von 160–195/95–105 mmHg;
    leichte Augenhintergrundveränderungen
    – Fundus hypertonicus I (angedeutete
    Engstellung der Arterien);
    keine Organbeteiligung;
    keine oder leichte Kopfbeschwerden ...... 0–10 v. H.

  mittelschwere Form (Schweregrad II)
    Blutdruck konstant erhöht mit Werten
    von 180–230/110–120 mmHg;
    deutliche Augenhintergrundveränderun-
    gen – Fundus hypertonicus I–II („Kup-
    ferdrahtarterien", Kaliberschwankungen);
    allenfalls geringe Linkshypertrophie des
    Herzens, keine wesentliche Organbeein-
    trächtigung; zeitweilig Herz- und/oder
    Kopfbeschwerden .... 20–40 v. H.
  schwere Form (Schweregrad III)
    Blutdruck konstant erhöht mit Werten
    über 220/115 mmHg;
    schwere Augenhintergrundveränderun-
    gen – Fundus hypertonicus II–III („Sil-
    berdrahtarterien", herdförmige Verände-
    rungen, Blutungen);
    Beeinträchtigung der Herzfunktion, der
    Nierenfunktion und/oder der Hirn-
    durchblutung je nach Art und Ausmaß
    der Organbeteiligung .... 50–100 v. H.

  maligne Form (Schweregrad IV)
    Blutdruck konstant diastolisch über 130
    mmHg;
    Fundus hypertonicus III–IV (Papillen-
    ödem, Venenstauung, Exsudate, Blutun-
    gen, schwerste arterielle Gefäßverände-
    rungen); unter Einschluß der Organbetei-
    ligung (Herz, Nieren, Gehirn) .... 100 v. H.

MdE/GdB – Tuberkulose
Urogenitaltuberkulose
  spezifisch behandlungsbedürftig .... 50 v. H.
  Schwerere Funktionsstörungen sind zusätzlich zu bewerten.
  nicht mehr spezifisch behandlungsbedürftig .... je nach ver-
                                           bliebener
                                           Funktionsstö-
                                           rung

MdE/GdB – Brüche (Hernien)
Leisten- oder Schenkelbruch je nach Größe
und Reponierbarkeit
  ein- oder beidseitig .... 0–10 v. H.
  bei erheblicher Einschränkung der
  Belastungsfähigkeit .... 20 v. H.

Nabelbruch oder Bruch in der weißen Linie ... 0–10 v. H.
Bauchnarbenbruch
  ohne wesentliche Beeinträchtigung, je nach
  Größe .... 0–10 v. H.
  mit ausgedehnter Bauchwandschwäche und
  fehlender oder stark eingeschränkter
  Bauch-
  presse .... 20 v. H.
  mit Beeinträchtigung der Bauchorgane
  bei Passagestörungen ohne erhebliche
  Komplikationen .... 20–30 v. H.
  bei häufigen rezidivierenden Ileuserschei-
  nungen .... 40–50 v. H.

Wasserbruch (Hydrozele) .... 0–10 v. H.

Krampfaderbruch (Varikozele) .... 0–10 v. H.

Diagnosen in Klammern, z.B. (Potenzstörungen ... 0–10 v. H.) sind nicht in den Anhaltspunkten aufgeführt.

Hinweise zur Kausalitätsbeurteilung ausgewählter Krankheitszustände im sozialen Entschädigungsrecht

Die *orthostatische (lordotische) Proteinurie* und die *bei starker Belastung und Kälteeinwirkungen auftretenden pathologischen Harnbefunde* wie Proteinurie, Hämaturie und Hämoglobinurie sind vorübergehende Störungen und kommen als Schädigungsfolge nicht in Betracht.

Zur Anerkennung einer **Glomerulonephritis** ist eine enge zeitliche Verbindung mit körperlichen Belastungen und widrigen Witterungseinflüssen, die nach Art, Dauer und Schwere geeignet waren, die Resistenz erheblich herabzusetzen, versorgungsmedizinische Voraussetzung. Fehlen ein Infekt und die Zeichen einer akuten Glomerulonephritis in der Vorgeschichte, so ist ein Zusammenhang zwischen chronischer Glomerulonephritis und Wehrdienst, Gefangenschaft oder Gewalteinwirkungen wenig wahrscheinlich. Da bei chronischen Glomerulonephritiden oftmals weder ein akutes Vorstadium noch eine vorangegangene Infektion klinisch evident sind, kommt eine „Kannversorgung" in Betracht. Voraussetzungen für eine solche Versorgung bestehen, wenn ein Krankheitsbeginn in enger zeitlicher Verbindung mit körperlichen Belastungen und Witterungseinflüssen, die nach Art, Dauer und Schwere geeignet waren, die Resistenz erheblich herabzusetzen, anzunehmen ist.

Auch für die Anerkennung einer **Pyelonephritis** gilt, daß schwere allgemeine Erkrankungen, auch schwere körperliche Belastungen unter Umständen in Verbindung mit Kälte- und Nässeeinflüssen vorgelegen haben, die in einem zeitlich sehr engen Zusammenhang über eine erhebliche Resistenzherabsetzung eine mitursächliche Bedeutung erlangt haben. In diesem Fall ist zusätzlich eine funktionelle oder mechanische Entleerungsstörung der oberen und unteren Harnwege auszuschließen, da bei Vorliegen einer primären Harnentleerungsstörung die Pyelonephritis nur i.S. der Verschlimmerung anerkannt werden kann.

Für die meisten **Harnsteinbildungen** spielen endogene Faktoren, Ernährungseinflüsse sowie Störung des Stoffwechsels und der inneren Sekretion die entscheidende Rolle, so daß Harnsteine nur selten als Schädigungsfolge in Betracht kommen; dies gilt fast immer für organische Harnkonkremente. Ist einer der Faktoren (z. B. Harnwegsengen oder Blutgerinnselbildung nach Verletzungen, Papillennekrosen, extremer Wasserverlust bei ungenügendem Flüssigkeitsersatz, schwere Entkalkungsvorgänge bei lang dauernder körperlicher Ruhigstellung, lang dauernde Behandlung mit bestimmten Medikamenten, lang anhaltende schwere Enteropathien sowie Harnwegsinfektionen mit Urease-bildenden Bakterien) als Schädigung zu berücksichtigen, muß beachtet werden, daß sich Infektsteine im Laufe von 4–6 Wochen entwickeln können, während für die Bildung anderer Steine mehrere Monate angenommen werden müssen. Sind die ursächlich wirkenden Faktoren ausgeschaltet und der durch sie bedingte Stein entfernt, so ist eine spätere Steinbildung in der Regel keine Schädigungsfolge mehr.

Die akuten Entzündungen der ableitenden Harnwege heilen bei normalen Abflußverhältnissen unter geeigneter Therapie im allgemeinen vollständig und folgenlos aus. Der **akuten Prostatitis** geht meist in sehr kurzem Zeitabstand eine Harnwegsinfektion voraus. Die Beurteilung von **Potenzstörungen** richtet sich nach dem Grundleiden.

Der *ursächliche Zusammenhang zwischen einem Trauma und einem bösartigen Tumor* kann wahrscheinlich sein, wenn gleichzeitig folgende Voraussetzungen erfüllt sind:

> 1. Ort der Gewalteinwirkung identisch mit Ort der Tumorentwicklung;
> 2. länger dauernde oder eingreifende Gewebs- oder Stoffwechselstörungen am Ort der Gewalteinwirkung;
> 3. Zeitraum zwischen Gewalteinwirkung und Geschwulstbildung im Einklang mit Größe, geweblichem Aufbau und Wachstumsgeschwindigkeit der besonderen Gewebsart;
> 4. Brückensymptome wie Schmerzen, Hämaturie.
>
> *Beispiel*
> Hodentrauma – Hodenatrophie und nach 1 Jahr Hodentumor.

Die Voraussetzungen für eine **Kannversorgung für bösartige Geschwulstkrankheiten** liegen vor, wenn eine chronische Entzündung, die mit schädigenden Einwirkungen im tatsächlichen Zusammenhang steht, über mindestens 5 Jahre klinisch manifest war und sich das Karzinom in dem Gebiet der chronischen Entzündung entwickelt hat.

> *Beispiel*
> Chronische Harnblasenentzündung, wenigstens 5 Jahre bestehend – Harnblasenkarzinom.

Bei einer **Begutachtung nach dem SchwbG** sind auch die gesundheitlichen Voraussetzungen für die Zuerkennung eines Vergünstigungsmerkmales zum Nachteilsausgleich zu beurteilen.

Urologisch relevante Merkzeichen in der Schwerbehindertenbegutachtung

> B = Notwendigkeit ständiger Begleitung,
> G = erhebliche Beeinträchtigung der Bewegungsfähigkeit im Straßenverkehr – erhebliche Gehbehinderung,
> H = Hilflosigkeit,
> RF = gesundheitliche Voraussetzungen für die Befreiung von der Rundfunkgebührenpflicht.

Eine **erhebliche Beeinträchtigung der Bewegungsfähigkeit im Straßenverkehr / erhebliche Gehbehinderung** ist bei einer schweren Beeinträchtigung der körperlichen Leistungsfähigkeit anzunehmen (Beispiele: Nierenschaden mit Funktionseinschränkung schweren Grades, ungünstige künstliche Harnableitung nach außen, metastasierendes Karzinom).

Hilflosigkeit liegt vor, wenn der Behinderte nicht nur vorübergehend für die gewöhnlichen und regelmäßig wiederkehrenden Verrichtungen im Ablauf des täglichen Lebens im erheblichen Umfang fremder Hilfe bedarf. Einzelne Verrichtungen, selbst wenn sie lebensnotwendig sind und im täglichen Lebensablauf wiederholt vorgenommen werden, genügen nicht (z.B. Hilfe beim Anziehen einzelner Bekleidungsstücke, notwendige Begleitung bei Reisen und Spaziergängen, Hilfe im Straßenverkehr, einfache Wund- oder Heilbehandlung, Hilfe bei Heimdialyse ohne Notwendigkeit weiterer Hilfeleistung). Verrichtungen, die mit Pflege und Wartung der Person nicht unmittelbar zusammenhängen (z.B. Haushaltsarbeiten), müssen außer Betracht bleiben. Bei Behandlung mit künstlicher Niere, Nierentransplantation in der Phase der Heilungsbewährung oder Niereninsuffizienz, die für sich allein eine MdE von 100 v. H. bedingt, ist bis zur Vollendung des 18. Lebensjahres infolge besonderer Hilfeleistungen stets Hilflosigkeit anzunehmen. Nach Vollendung des 18. Lebensjahres müssen beispielsweise gleichzeitig eine schwere Herz-Kreislauf-Störung, eine schwere Ateminsuffizienz, zerebrale Ausfälle oder ein dauerndes Krankenlager bestehen. In diesen Fällen ist gleichzeitig die **Notwendigkeit ständiger Begleitung** gegeben. Bei Patienten mit einem Serumkreatinin, das trotz Therapie ständig über 15 mg/dl liegt, oder Karzinomkranken mit Metastasen sind die gesundheitlichen Voraussetzungen für die Zuerkennung der Merkzeichen „H. B. G. und RF" zu prüfen. Bei Dialysepatienten kann die gesundheitliche Voraussetzung für die **Befreiung von Rundfunkgebührenpflicht** nicht generell bejaht werden, da diese Behinderten – wenn nicht auch an den Tagen zwischen den Dialysen erhebliche relevante Einschränkungen der körperlichen und psychischen Leistungsfähigkeit bestehen – weder ständig an die Wohnung gebunden sind, noch wegen des Leidens an öffentlichen Veranstaltungen in zumutbarer Weise ständig nicht teilnehmen können. Ein Harnfistelträger mit einer Gesamt-MdE von mindestens 80 v. H. erfüllt bei Nichtdurchführbarkeit der Urinbeutelversorgung ebenso wie der absolut Harninkontinente wegen starker urinöser Geruchsbelästigung die gesundheitlichen Voraussetzungen für die Befreiung von Rundfunkgebührenpflicht.

Niereninsuffiziente mit einem Serumkreatininwert zwischen 7 und 15 mg/dl sind zum **Führen von Kraftfahrzeugen** der Klasse 2 und solchen, die der Fahrgastbeförderung gem. § 15 StVZO dienen, ungeeignet. Dies gilt auch für Dialysepatienten. Fahrzeuge der Klasse 1, 3, 4 und 5 dürfen von Niereninsuffizienten geführt werden, die unter regelmäßiger ärztlicher Kontrolle stehen und deren Serumkreatininwert nicht ständig über 15 mg/dl erhöht ist, wenn sich keine die Verkehrssicherheit beeinträchtigenden psychophysischen Ausfälle zeigen.

Es gibt keinen einheitlichen juristischen Krankheitsbegriff. Der zwecksetzende Begriff **Krankheit** bedeutet im Arbeitsrecht etwas anderes als in der gesetzlichen Krankenversicherung, und dieser wiederum unterscheidet sich von dem in der gesetzlichen Rentenversicherung. **Krankheit im Sinne der gesetzlichen Krankenversicherung** ist ein regelwidriger Körper- oder Geisteszustand, der eine **Heilbehandlung** erfordert und/oder **Arbeitsunfähigkeit** zur Folge hat. Arbeitsunfähig ist derjenige Versicherte, der nicht oder nur unter der Gefahr, seinen Zustand zu verschlimmern, fähig ist, seiner bisher ausgeübten Tätigkeit nachzugehen. Zwischen der vorliegenden Erkrankung und der dadurch bedingten Arbeitsunfähigkeit muß ein kausaler Zusammenhang erkennbar sein. Deshalb hat der Arzt den versicherten Kranken über Art und Umfang der durch die berufliche Tätigkeit bedingten Anforderungen und Belastungen zu befragen. Das Ergebnis muß er bei der Beurteilung von Grund und Dauer der Arbeitsunfähigkeit berücksichtigen. Die Arbeitsunfähigkeit muß durch Krankheit und nicht durch Altersschwäche oder ähnliche Körperzustände, die sich als Folge einer natürlichen Körperentwicklung ergeben, bedingt sein. Nicht jede Behandlungsnotwendigkeit löst Arbeitsunfähigkeit aus. Bei angeborenen Leiden (z. B. vesikorenaler Reflux) ist Krankheit im Sinne der gesetzlichen Krankenversicherung anzunehmen, wenn der gegenwärtige Zustand zwar noch keine Schmerzen oder Beschwerden bereitet, aber durch ärztliche Behandlung im Frühstadium eine wesentliche Besserung oder gar Beseitigung des Leidens und damit eine günstige Wirkung auf die spätere Erwerbsfähigkeit erreicht werden kann.

In der **Rentenversicherung** (§§ 43, Abs. 2, 33 Abs. 2 SGB VI) versteht man unter **Krankheit** einen regelwidrigen körperlichen oder geistigen Zustand, der eine Minderung der Erwerbsfähigkeit bedingt, gleichgültig, ob der Versicherte behandlungsbedürftig ist oder nicht.

Berufsunfähigkeit liegt vor, wenn die Erwerbsfähigkeit von Versicherten infolge von Krankheit oder Behinderung auf weniger als die Hälfte derjenigen eines körperlich, geistig und seelisch gesunden Versicherten mit ähnlicher Ausbildung und gleichwertigen Kenntnissen und Fähigkeiten herabgesunken ist (§ 43 Abs. 2 SGB VI). Der Kreis der Tätigkeiten, nach denen die Erwerbsfähigkeit von Versicherten zu beurteilen ist, umfaßt alle Tätigkeiten, die ihren Kräften und Fähigkeiten entsprechen und ihnen unter Berücksichtigung der Dauer und des Umfangs ihrer Ausbildung sowie ihres bisherigen Berufes und der besonderen Anforderungen ihrer bisherigen Berufstätigkeit zugemutet werden können. Zumutbar ist stets eine Tätigkeit, für die die Versicherten durch Leistungen zur beruflichen Rehabilitation mit Erfolg ausgebildet oder umgeschult worden sind.

Erwerbsunfähigkeit ist bei Versicherten anzunehmen, die wegen Krankheit oder Behinderung auf nicht absehbare Zeit außerstande sind, eine Erwerbstätigkeit in gewisser Regelmäßigkeit auszuüben oder Arbeitsentgelt oder Arbeitseinkommen zu erzielen, das ein Siebtel der monatlichen Bezugsgröße übersteigt. Erwerbsunfähige sind somit zugleich berufsunfähig. Erwerbsunfähig ist nicht, wer eine selbständige Tätigkeit ausübt (§ 44 Abs. 2 SGB VI).

Die **Begutachtung in der gesetzlichen Rentenversicherung** (RV der Angestellten, RV der Arbeiter, Knappschaftliche RV, RV für Handwerker, Alterssicherung für Landwirte) aber auch die Begutachtung bei berufsständischen Versicherungen, wie z. B. die Ärzteversorgung, hat die Erhaltung oder Wiederherstellung der Erwerbsfähigkeit des Arbeitnehmers mit zu berücksichtigen. Grundsätzlich geht Rehabilitation vor Rente. Daher ist auch eine Rente auf Zeit möglich (Beispiele: Tuberkulose, Karzinom, schwere Erkrankung mit vermutlich günstiger Prognose).

Gezielte **Erkrankungsindikationen für Heilverfahren:**

- Karzinom,
- Urogenitaltuberkulose,
- chronisches Nierenleiden,
- chronische Harnwegsentzündung.

Zur **Beurteilung der Berufs- und Erwerbsfähigkeit** ist die Leistungsfähigkeit (Leistungsbild) unter beruflichen Bedingungen (Berufsbild) maßgeblich. Der medizinische Sachverständige stellt fest, welche körperlichen und geistigen Funktionen durch Krankheit oder andere Gebrechen oder Schwäche der körperlichen oder geistigen Kräfte im einzelnen beeinträchtigt sind, ob und in welchem zeitlichen Umfang der Versicherte regelmäßig täglich bestimmte Verrichtungen vorzunehmen imstande ist und ob Beschränkungen hinsichtlich des Anmarsches zur Arbeitsstätte bestehen.

Allgemein sollten Patienten mit Nierenfunktionsstörungen keine schweren körperlichen Arbeiten verrichten, besonders keine mit maximalen Leistungssteigerungen. Ungünstige klimatische Verhältnisse am Arbeitsplatz wie Kälte, Nässe, Hitze, andauernde direkte Sonneneinstrahlung, aber auch fortgesetzte Zugluft können Berufsunfähigkeit bedingen. Dies trifft auch bei künstlichen Harnableitungen, absoluter Harninkontinenz, schweren chronischen Harnwegs- und Prostataentzündungen sowie sehr schweren Nierensteinleiden zu. Einnierigen sind höchstens mittelschwere körperliche Arbeiten, vollschichtig, unter den vorgenannten Kautelen bei Vermeidung von Arbeiten auf Leitern und Gerüsten zumutbar. Einnierige sind nicht wehrtauglich. Bei absoluter Harninkontinenz besteht die Notwendigkeit zur regelmäßigen Genitalhygiene in erreichbarer und geeigneter Örtlichkeit. Nach Nephropexie oder Harninkontinenzoperation sollten nur Lasten gehoben oder getragen werden, die gelegentlich 10 kg und häufig 5 kg nicht überschreiten.

Der Begriffe der Berufsunfähigkeit, der Erwerbsunfähigkeit oder der Minderung der Erwerbsfähigkeit haben im privaten **Haftpflichtrecht** eine andere Bedeutung. Bei Haftpflichtansprüchen (§ 249 Bürgerliches Gesetzbuch) bedeutet **Erwerbsminderung** den Ausfall an tatsächlichem Verdienst, den der Geschädigte erlitten hat. Die Minderung der Erwerbsfähigkeit hingegen stellt auf das allgemeine Erwerbsleben ab. Im Haftpflichtgutachten ist daher zu beurteilen, wie sich die festgestellte Gesundheitsstörung auf die Leistungsfähigkeit des Geschädigten auswirkt, beispielsweise Verrichtungen und Tätigkeiten, die in Folge dieses Schadens nicht mehr möglich sind und auch in Zukunft unmöglich bleiben werden. Unter **überholender Kausalität** versteht das Haftpflichtrecht das leistungsmindernde Fortschreiten eines Vorschadens, der vom Haftpflichtschaden abzugrenzen ist. Im Haftpflichtrecht und in der privaten Unfallversicherung gilt das **Kausalitätsprinzip der an Sicherheit grenzenden Wahrscheinlichkeit** des ursächlichen Zusammenhanges.

Berufs- und Erwerbsfähigkeit bei Nierenschäden mit Funktionseinschränkung:

- Kreatinin unter 2 mg/dl, Hypertonie leichte Form, vollschichtig, mittelschwere körperliche Arbeit.
- Kreatinin unter 4 mg/dl, Hypertonie mittelschwere Form, halb- bis unter vollschichtig, leichte bis mittelschwere Arbeit.
- Kreatinin unter 8 mg/dl, Anämie 8 mg%, 2 h bis unter halbschichtig, leichte bis mittelschwere Arbeit.
- Kreatinin über 8 mg/dl, Dialysepflichtigkeit, eingeschränkte Arbeit nur bei Leistungsfähigkeit und entsprechender Arbeitsplatzgestaltung.

Bei der **Feststellung der Pflegebedürftigkeit** durch den Medizinischen Dienst der Krankenversicherung sind die behandelnden Ärzte des Versicherten in die Begutachtung einzubeziehen (§ 18 Abs. 3 Sozialgesetzbuch XI Soziale Pflegeversicherung), um festzustellen, ob eine Hilflosigkeit des Pflegebedürftigen für die gewöhnlichen und regelmäßigen Verrichtungen des täglichen Lebens vorliegt. Der Grad der Hilflosigkeit muß erheblich (Pflegebedürftigkeit, zuständig Pflegeversicherung) oder sehr hoch (Schwer-/Schwerstpflegebedürftigkeit, zuständig Krankenversicherung) sein.

Krankheiten oder Behinderungen im Sinne der Pflegebedürftigkeit sind:

- Verluste, Lähmungen oder andere Funktionsstörungen am Stütz- und Bewegungsapparat,
- Funktionsstörungen der inneren Organe oder der Sinnesorgane,
- Störungen des Zentralnervensystems wie Antriebs-, Gedächtnis- oder Orientierungsstörungen sowie endogene Psychosen, Neurosen oder geistige Behinderungen.

Bei **Begutachtungen zur Bemessung des Schmerzensgeldes** müssen Art und Umfang der geltend gemachten Schädigung mit Wahrscheinlichkeit Folge einer nachweislich erlittenen Gesundheitsschädigung sein. Der Anspruch auf Schmerzensgeld (§ 847 BGB) ist ein Schadensersatzanspruch mit doppelter Funktion. Der Geschädigte soll einen angemessenen Ausgleich für immaterielle Schäden und gleichzeitig Genugtuung erhalten. Die Ausgleichsfunktion richtet sich nach Art und Schwere der Verletzung, Dauerschaden, psychischer Beeinträchtigung und Alter des Verletzten. Die Genugtuungsfunktion ergibt sich aus dem Verschulden des Schädigers, dem Anlaß des Unfalles oder der Verletzungshandlung, den wirtschaftlichen Verhältnissen des Geschädigten, den wirtschaftlichen Verhältnissen des Schädigers, bzw. seiner Versicherung und dem Hinauszögern der Schadensregulierung durch die Versicherungsgesellschaften. Somit sind feste Angaben über die Bemessung des Schmerzensgeldes nicht möglich.

> Beispiele von aktuellen, rechtskräftigen Schmerzensgeldleistungen:
>
> | | |
> |---|---|
> | Nierenprellung (mehrtägige stationäre Behandlung) | DM 500,- |
> | Verlust einer Niere bei Gesundheit der anderen Niere | DM 20000,- |
> | Verlust beider Hoden | DM 100000,- |
> | Verlust eines Hodens bei Gesundheit des anderen Hodens | DM 30000,- |
> | Verlust beider Hoden | DM 100000,- |
> | Verlust des Penis | DM 150000,- |
> | Verlust der Erektion | DM 50000,- |

Die **Entschädigung des Sachverständigen** für Begutachtungen im Auftrag von Versicherungsträgern oder Sozialbehörden richtet sich nach den jeweiligen vertraglichen Vereinbarungen.

Beispiel einer Rechnungsstellung für ein umfassendes, freies und wissenschaftlich begründetes Fachgutachten im Gerichtsverfahren:

1. Aktenstudium (100 Blatt = 1 h) und vorbereitende Arbeit .... h
2. Beurteilung von Fremdröntgenaufnahmen (1 Aufnahme = 5 min) oder Fremdbefunden .. h
3. Erhebung der Vorgeschichte und Untersuchung .... h
4. Ausarbeitung des Gutachtens (1 Seite Beurteilung = 1 h) .... h
5. Diktat und Durchsicht (4 Seiten = 1 h) ...... h

   aufgerundete Stundenzahl
   Entschädigung = Stundenzahl × Stundensatz
   (50,- bis 150,- DM)

6. Schreibgebühren (1 Seite = DM 4,- × 4)
7. Porto
8. Nebenkosten laut DKG-NT oder GOÄ (1,1facher Satz)
9. Photos (je Bild mit 3 Abzügen DM 7,-)
10. Zuschlag für Hilfskräfte
11. ggf. Umsatzsteuer

17 Die wichtigsten Pharmaka in der Urologie

R. KLAMMERT, A. G. HOFSTETTER

Die Zusammenstellung der wichtigsten Pharmaka in der Urologie erfolgte unter dem Gesichtspunkt der Arzneimittelwirkung bzw. nach Substanzklassen; sie erhebt keinerlei Anspruch auf Vollständigkeit. Die Antibiotika bzw. Chemotherapeutika werden in Kapitel 6.1.2 abgehandelt. Im Rahmen dieses Kapitels soll neben einigen klassischen Substanzen auf wichtige Neuentwicklungen aufmerksam gemacht werden:

- Pharmaka mit überwiegend antiphlogistischer bzw. antipyretischer Wirkung (Tabelle 17.1),
- Analgetika bzw. Spasmolytika (Tabelle 17.2 und Abb. 17.1),
- Medikation bei Blasenentleerungsstörungen (Tabelle 17.3),
- Hormone und Antihormone bzw. „verwandte" Steroide (Tabelle 17.4),
- Zytostatika (Tabelle 17.5),
- Mittel bei beningner Prostatahyperplasie (Tabelle 17.6).

Eventuelle Neben- und Wechselwirkungen sowie die Kontraindikationen sollten herausgestellt werden.

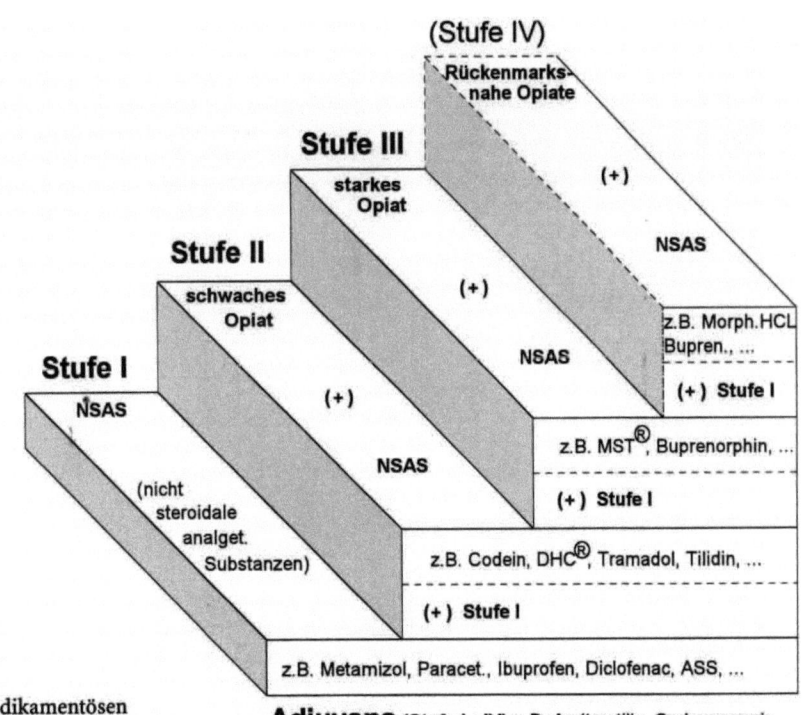

Abb. 17.1. WHQ-Stufenschema zur medikamentösen Therapie des „Tumorschmerzes"

Tabelle 17.1. Pharmaka mit überwiegend antipyretischer bzw. antiphlogistischer Wirkung

Handelsname	Generic	Dosierung	Nebenwirkungen	Kontraindikationen	Wesentliche Wechselwirkungen
Aspirin	Acetylsalicylsäure	1–2 Tabl. bis 2- bis 3mal täglich	Gastrointestinale Beschwerden, Überempfindlichkeitsreaktionen (Hautreaktion, Bronchospasmus, Analgetikaasthma)	Hämorrhagische Diathese, Magen-Darm-Ulzera, Salicylatüberempfindlichkeit	Kortikoide u. orale Antikoagulanzien (erhöhte gastrointestinale Blutungsgefahr). Verstärkte Wirkung von Methotrexat, Trijodthyronin, Sulfonamiden, oralen Antidiabetika (Sulfonylharnstoffe). Verminderte Wirkung von Aldosteronantagonisten, Schleifendiuretika, Antihypertonika, Urikosurika
Benuron	Paracetamol	10–15 mg/kg KG als Einzeldosis bis 60 mg/kg KG als Tagesgesamtdosis	Leberzellnekrosen bei Überdosierung	Genetisch bedingter Mangel an Glucose-6-Phosphatdehydrogenase (Gefahr hämolytischer Anämie) Leber- u. Niereninsuffizienz	Verlängerung der Halbwertszeit von Chloramphenicol (erhöhte Toxizität)
Novalgin	Metamizol	1- bis 4mal täglich 1–2 Tabl. od. 20–40 Trpf., 2mal täglich bis 5 ml i.v. (Dosisreduzierung bei Kindern)	Überempfindlichkeitsreaktion an Haut und Schleimhäuten, Agranulozytose, Schock	Akute hepatische Porphyrien, genetisch bedingter Mangel an Glucose-6-Phosphatdehydrogenase, Pyrazolallergie	Cyclosporinspiegel gesenkt, Alkoholwirkung verstärkt
Baralgin M	Metamizol	Erwachsene: 1–2 Filmtbl. 30–60 Trpf. 1 Zäpfchen 2–5 ml langsam i.v. od. i.m. (max. 10 ml/die)	Überempfindlichkeitsreaktion an Haut und Schleimhäuten, Agranulozytose, Schock	Akute hepatische Porphyrien, genetisch bedingter Mangel an Glucose-6-Phosphatdehydrogenase, Pyrazolallergie	Cyclosporinspiegel gesenkt, Alkoholwirkung verstärkt
Ibuprofen	Ibuprofen	Gesamtdosis max. 1200 mg/die bei Erwachsenen zur Schmerzstillung und bei Fieber	Überempfindlichkeitsreaktionen Leber- und Nierenfunktionsstörungen, zentral-nervöse und gastrointestinale Störungen	Magen-Darm-Ulzera Blutbildungsstörungen systemischer Lupus erythematodes sowie Mischkollagenosen	Spiegelerhöhung von Lithium, Digoxin, Phenytoin. Verminderte Wirkung von Antihypertonika, Diuretika. Erhöhte Blutungsgefahr bei Glucocorticoiden u. oralen Antikoagulanzien
Voltaren	Diclofenac	Erwachsene: initial 150 mg, Erhaltungsdosis 50–100 mg	Überempfindlichkeitsreaktionen, Leber- und Nierenfunktionsstörungen, zentral-nervöse und gastrointestinale Störungen	Magen-Darm-Ulzera Blutbildungsstörungen	Spiegelerhöhung von Lithium, Digoxin, Phenytoin. Verminderte Wirkung von Antihypertonika, Diuretika. Erhöhte Blutungsgefahr bei Glucocorticoiden u. oralen Antikoagulanzien, erhöhte Nephrotoxizität von Cyclosporin

Tabelle 17.2. Analgetika bzw. Spasmolytika

Handelsname	Dosierung	Generic	Nebenwirkungen	Kontraindikationen	Wesentliche Wechselwirkungen
Buscopan	3- bis 5mal tgl. 1–2 Drg. oder 1–2 Supp.	N-Butylscopolamin	Miktionsbeschwerden, Wärmestau wegen Abnahme der Schweißsensekretion	Engwinkelglaukom, Blasenentleerungsstörungen mit Restharnbildung, mechanische Stenosen im Magen-Darm-Kanal, Tachyarrhythmie, Myasthenia gravis	Verstärkung der anticholinergen Wirkung von Amantadin, Chinidin, tri- u. tetrazyklische Antidepressiva, Antihistaminika. Verstärkung der tachykarden Wirkung von β-Sympathomimetika
Spasmo-Cibalgin comp	2- bis 3mal tgl. 1 Drg. oder 1 Supp.	Komb. aus Proppyphenazon Drofemin HCL Codeinphosphat	Beeinträchtigung des Reaktionsvermögens, Übelkeit, Erbrechen, Obstipation, RR-Abfall u. Atemdepression bei hohen Dosen, schwere Allergie (sehr selten), interstitielle Nephritis, Blutbildungsstörung	Engwinkelglaukom, Blasenentleerungsstörungen mit Restharnbildung, mechanische Stenosen im Magen-Darm-Kanal, Tachyrrhythmie, Myasthenia gravis, Schwangerschaft, Stillzeit, paralytischer Ileus, chronische Obstipation	Verstärkung der anticholinergen Wirkung von Amantadin, Chinidin, tri- u. tetrazyklischen Antidepressiva, Antihistaminika. Verstärkung der tachykarden Wirkung von β-Sympathomimetika, Alkohol, zentraldämpfende Pharmaka, Antihistaminika, enzyminduzierende Substanzen
Zentral wirksame Analgetika (Narkoseanalgetika)					
Dipidolor	Erwachsene: 15–30 mg ED i.m. od. s.c. bzw. 7,5–22,5 mg ED i.v. (Wiederholung alle 6–8 h)	Piritramid	Sedierung, Atemdepression, Abhängigkeit, Toleranzwirkung, Miosis, Mundtrockenheit, Übelkeit, Erbrechen, Obstipation, Spasmus von Pankreas- und Gallengängen, hypotensive Kreislaufreaktion, Bradykardie, Bronchospasmus, Blasenentleerungsstörungen	Opioidabhängigkeit, Bewußtseinsstörungen, erhöhte zerebrale Krampfbereitschaft, Störung von Atemzentrum und -funktion, erhöhter Hirndruck, Hypotension bei Hypovolämie, Prostatahypertrophie mit Restharnbildung, Gallenwegserkrankungen, obstruktive und entzündliche Darmerkrankungen, Phäochromozytom, Pankreatitis, Myxödem, Kinder < 1 Jahr, strenge Indikation in Schwangerschaft u. Stillzeit	Zentral dämpfende Pharmazeutika und Alkohol (Wirkungs- und Nebenwirkungsverstärkung, v.a. Atemdepression)
Dolantin	Erwachsene: 25–150 mg ED oral, i.m. od. s.c. bzw. 100 mg rektal u. 25–100 mg i.v. (Tageshöchstdosis 500 mg)	Pethidin	"	"	Opioidagonisten (Wirkungsabschwächung von Opioiden mit agonistisch/antagonistischen Eigenschaften)
Fortral	Erwachsene: 1 Amp. i.v., i.m. od. s.c. 1 Kaps., 1 Supp., 1 Beutel (Wiederholung alle 3–4 h) max. parenterale Tagesdosis: 360 mg	Pentazocin	"	"	Wirkungsverstärkung von Pankuronium u. Vecuronium
Temgesic	Erwachsene: 1 Amp. i.v. od. i.m., bzw. 1–2 Tbl. sublingual (Wiederholung alle 6–8 h)	Buprenorphin	"	"	MAO Hemmstoffe (Nebenwirkung auf Atmung, Kreislauf, ZNS)

Tab. 17.3. Medikamentöse Therapie bei Blasenentleerungsstörungen (Dosierungen müssen meist individuell ermittelt werden)

Handelsname	Generic	Indikation	Wirkung	Nebenwirkungen	Kontraindikationen
Doryl Mestinon Ubretid	Carbachol Pyridostigmin Distigmin	Blasenatonie	cholinerg	Schweißausbruch, Muskelspasmus, Speichelfluß, Diarrhoe, Bradykardie, Bronchospasmen	Asthma bronchiale, Thyreotoxikose, Obstruktionsileus, Parkinsonismus, Bradykardie, Hypotonie, Herzinsuffizienz, Ulcus ventriculi
Dibenzyran	Phenoxybenzamin	Neurogene Blasenentleerungsstörung	α-Rezeptorhemmung	Schwindel, Benommenheit, orthostatische Hypotension, Kopfschmerz, Verwirrtheit, Müdigkeit, Miosis, Mundtrockenheit, Appetitlosigkeit, Nausea, Erbrechen, Diarrhoe, Ejakulationsstörungen	KHK, Herzinfarkt, Herz- u. Niereninsuffizienz, zerebrovaskuläre Insuffizienz
Dridase	Oxybutynin	Imperativer Harndrang, Urge- und Reflexinkontinenz	anticholinerg	Akkomodationsstörungen, Mundtrockenheit, Tachykardie, Wärmestau, Müdigkeit, Schwindel, Übelkeit	Darmverschluß, Myasthenia gravis, Colitis ulcerosa, Megacolon, Engwinkelglaukom, Tachyarrhythmie
Mictonorm Mictonetten	Propiverin	Detrusorhyperaktivität, Urgesymptomatik	anticholinerg	Akkomodationsstörungen, Mundtrockenheit, Tachykardie, Wärmestau, Müdigkeit, Schwindel, Übelkeit	Darmverschluß, Myasthenia gravis, Colitis ulcerosa, Megacolon, Engwinkelglaukom, Tachyarrhythmie
Spasmex Spasmo-lyt-Drg. Spasmo-Urgenin	Trospiumchlorid	Blasenspasmen mit Pollakisurie und Nykturie	anticholinerg	Akkomodationsstörungen, Mundtrockenheit, Tachykardie, Wärmestau, Müdigkeit, Schwindel, Übelkeit	Darmverschluß, Myasthenia gravis, Colitis ulcerosa, Megacolon, Engwinkelglaukom, Tachyarrhythmie
Spasuret	Flavoxat	Blasenspasmen mit Pollakisurie und Nykturie	anticholinerg	Akkomodationsstörungen, Mundtrockenheit, Tachykardie, Wärmestau, Müdigkeit, Schwindel, Übelkeit	Darmverschluß, Myasthenia gravis, Colitis ulcerosa, Megacolon, Engwinkelglaukom, Tachyarrhythmie
Uro-Ripirin	Emeproniumhydroxid	Blasenspasmen mit Pollakisurie und Nykturie	anticholinerg	Akkomodationsstörungen, Mundtrockenheit, Tachykardie, Wärmestau, Müdigkeit, Schwindel, Übelkeit	Darmverschluß, Myasthenia gravis, Colitis ulcerosa, Megacolon, Engwinkelglaukom, Tachyarrhythmie
Gutron	Midodrin	Sphinkterschwäche	α-adrenerg	Herzklopfen, Schwindel, Schwitzen, Unruhe	KHK, Hypertonie, Thyreotoxikose, Phäochromozytom, Engwinkelglaukom
Lioresal	Baclofen	Detrusor- u. Sphinkterdysfunktion	Relaxation der quergestreiften Muskulatur	Schläfrigkeit, Übelkeit, Erbrechen, Kopfschmerz	Ulcus ventriculi, Ulcus duodeni, Respiratorische, hepatische, renale Insuffizienz

Tabelle 17.4. Hormone, Antihormone und „verwandte" Steroide

Handelsname	Generic	Dosierung	Nebenwirkungen	Kontraindikationen	Indikation
Decapeptyl	Triptorelin	Alle 28 Tage i.m.	Kopfschmerz, Müdigkeit, Impotenz, Gynäkomastie, Hodenatrophie, Hitzwallung, Libidoverlust, Schlafstörung, Thrombophlebitis, Überempfindlichkeitsreaktion, depressive Verstimmung	hormonrefraktäres Ca, Lebererkrankungen	Fortgeschrittenes Prostatakarzinom (hormonabhängig)
Enantone Suprefact	Leuprorelin Buserelin	Alle 28 Tage s.c. 3mal 0,5 ml s.c. für 7 Tage ab 8. Tag 1,2 mg intranasal	"		
Zoladex	Goserelin	Alle 28 Tage s.c.			
Androcur	Cyproteronacetat	1- bis 2mal tgl. 2 Tbl. 1- bis 2mal tgl. 2 Btl.	Gynäkomastie, Müdigkeit, Spermatogenesehemmung, Leberfunktionsstörung	Lebererkrankungen	Inoperables Prostatakarzinom, Triebdämpfung bei Sexualdeviation
Fugerel	Flutamid	3mal 1 Tbl. tgl.	Gynäkomastie, Übelkeit, Erbrechen, verringerte Libido, verringerte Spermienproduktion, Leberfunktionsstörung, kardiovaskuläre Störungen	Leberfunktionsstörung	Prostatakarzinom
Honvan	Fosfestroltetranatrium	10 Tage 1200 mg i.v. dann 10–20 Tage 120–240 mg oral tgl. später 240 mg oral tgl.	Feminisierung, Thromboembolie, Brennen u. Jucken im Analbereich	Thromboembolien in der Anamnese	Metastasiertes Prostatakarzinom
Andriol	Testosteron	3–4 Kaps. tgl. für 2–3 Woch. dann 1–3 Kaps. tgl.	Cholestase, Spermatogenesehemmung, beschleunigte Knochenreifung, Virilisierung	Prostatakarzinom, Schwangerschaft	Androgenmangel
Kryptocur	Gonadorelin	3mal tgl. 1 Sprühstoß in jedes Nasenloch	Gesteigerte Aktivität, lokale Überempfindlichkeitsreaktion	Bei Auftreten starker Hodenschmerzen Behandlung abbrechen	Hodenhochstand
Minirin	Desmopressin	10–40 µg/die	Kopfschmerz, Übelkeit, Überempfindlichkeitsreaktion	Zystische Fibrose, psychogene Polydipsie	Zentraler Diabetes insipidus, traumatisch bedingte Polyurie und -dipsie

Tabelle 17.5. Die derzeit gebräuchlichsten Zytostatika und Zytokine in der urologischen Onkologie mit Nebenwirkungsprofil

Handelsname	Nebenwirkungen
Zytostatika	
Estracyt	Nausea, Erbrechen, Gynäkomastie, toxische Hepatose, Schmerzen im Perinealbereich
5-Fluorouracil	Diarrhö, Stomatitis, milde Leukopenie, Thrombozytopenie CAVE: Leberfunktion
Methotrexat	Leukopenie, Thrombozytopenie, Diarrhö, Leber- und Lungenfibrose (selten), Ulzerationen (Mund, Magen, Darm) CAVE: Nierenfunktion
Epirubicin Doxorubicin	KM-Depression, Nausea, Erbrechen, Kardiomyopathie, Bradykardie, Herzrhythmusstörungen CAVE: Extravasat
Cisplatin Carboplatin	Leukopenie, Thrombopenie, Nierenfunktionseinschränkung durch Tubulusschaden, Ototoxizität, periphere Neuropathie
Bleomycin	Pneumonitis, Lungenfibrose, dermale NW, Fieber, Schüttelfrost, Übelkeit, Erbrechen, Gelenkschmerzen
Cyclophosphamid	Leukopenie, Thrombozytopenie, Zystitis (vorbeugende Gabe von Uromitexan)
Vinblastin	KM-Depression, hepato-, nephro-, neurotoxisch
Mitomycin-C	Myelosuppression, Leber-, Nieren-, Lungenschäden, Appetitlosigkeit, Erbrechen CAVE: Extravasat
Zytokine	
Intron A = Interferon α-2b (gentechnisch aus E. coli)	Allgemein: Fieber, Schwitzen, Schüttelfrost, Müdigkeit, Abgeschlagenheit, Muskel-, Kopf-, Gelenkschmerzen Blut: Anämie, Granulozytopenie, Thrombozytopenie Herz-Kreislauf: Arrhythmie, Tachykardie Gastrointestinal: Übelkeit, Erbrechen, Appetitlosigkeit, Durchfall Neurologisch: Verwirrtheit, Somnolenz, Parästhesien Haut: Exanthem, Hauttrockenheit, Haarausfall Kontraindikation: bei ZNS-, Herzkrankheiten, Leber-, Nieren- und Knochenmarksschaden
Roferon = Interferon α-2a (gentechnisch aus E. Coli)	
Proleukin = humanes Interleukin 2	Allgemein: Fieber, Schüttelfrost, Müdigkeit, Schwäche Haut: Ödem, Pruritus, Erythem Neurologisch: Depression, Verwirrtheit, Halluzination, Unruhe, Schwindel Gastrointestinal: Übelkeit, Erbrechen, Durchfall Herz-Kreislauf: Hypotonie, Erregungsbildungs- und -leitungsstörung Lunge: Dyspnoe, Lungenödem Blutbild: Granulo- und Thrombozytopenie Niere: Oligurie, interstitielle Nephritis, Proteinurie Kontraindikation: Überempfindlichkeit gegen Humanprotein, bei Hirnmetastasen sowie für Kinder u. Jugendliche

Tabelle 17.6. Therapeutika bei benigner Prostatahyperplasie

1. Phytotherapeutika	
Sägepalmenfrüchteextrakt	Z. B. Prostagutt®, Remigeron®, Strogen®, Talso®
Roggenpollenextrakt	Z. B. Cernilton®
Brennesselwurzelextrakt	Z. B. Bazoton®, Prostaforton®, Prostaherb®
Kürbissamenextrakt	In vielen Kombinationspräparaten wie z. B. Prosta Fink®
Sitosterol	Z. B. Harzol®, Prostasal®, in Azuprostat®
2. α-Rezeptorhemmer	(Prazosin, Terazosin), Uro Xatral®
3. Aromatasehemmer	(Atamestan®)
4. 5-α-Reduktasehemmer	(Finasterid = Proscar®)

Literaturverzeichnis

Alert IP, Ingrisch H (1984) Renovaskuläre Hypertonie. Thieme, Stuttgart New York
Alken CE, Sökeland J (1983) Urologie, 9. Aufl. Thieme, Stuttgart New York
Alken CE, Staehler W (1973) Klinische Urologie. Thieme, Stuttgart New York
Alken P (1984) Perkutane Nephrolithotomie. Urologe A23: 20–24
Altwein JE (1979) Urologie. Enke, Stuttgart
Andersson L, Gittes RF, Goodwin WE, Lutzeyer W, Zingg E-J (Hrsg) Handbuch der Urologie, Bd. 15 Suppl.: Williams DI, Barratt TM, Eckstein HB, Kohlinsky SM, Newns GH, Polani PE, Singer JD (1974) Urology in Childhood. Springer, Berlin Heidelberg New York
Ascher AW (1984) Farbatlas der Nephrologie. Thieme, Stuttgart New York
Bain J, Schill WB, Schwarzstein L (1982) Treatment of Male Infertility. Springer, Berlin Heidelberg New York
Bandhauer K, Frick J (1982) Disturbances in Male Fertility. Springer, Berlin Heidelberg New York
Bartels H, Bartels R (1983) Physiologie. Lehrbuch und Atlas, 2. Aufl. Urban & Schwarzenberg, München Wien Baltimore
Bennett AH (1982) Management of Male Impotence. Williams & Wilkins, Baltimore London
Benninghoff A, Goerttler K (1979) Lehrbuch der Anatomie des Menschen, in 3 Bdn. Hrsg. Ferner H, Staubesand J, Bd. 2: Eingeweide uad Kreislauf. Von H Ferner, 12. Aufl. Urban & Schwarzenberg, München Wien Baltimore
Berning H, Ruge W (1959) Geschlechtsbedingte Unterschiede bei der Pyelonephritis. Münch Med Wochenschr 101:2139
Berning H, Thiele KG (1968) Pyelonephritis und chronisch interstitielle Nephritis. In: Schwiegk H (Hrsg) Handbuch der Inneren Medizin, Bd. 8, Teil II, 5. Aufl. Springer, Berlin Heidelberg New York
Bigliari G, Schambelan M (Hrsg) (1981) Clinics in Endocrinology and Metabolism, Vol 10, No 3: Endocrine Hypertension. Saunders, London Philadelphia
Bundesminister für Arbeit und Sozialordnung (1983) Anhaltspunkte für die ärztliche Gutachtertätigkeit im sozialen Entschädigungsrecht und nach dem Schwerbehindertengesetz. Köllen, Alfter-Oedekoven
Campbell's Urology (1979) Vol 2, Sections X, XI, XII, 4th edn. Saunders, Philadelphia London Toronto
Chaussy C, Eisenberger F, Wanner K, Forssmann B (1978) Extracorporale Anwendung von hochenergetischen Stoßwellen – Ein neuer Aspekt in der Behandlung des Steinleidens, Teil II. Akt Urol 9:95–101
Chaussy C, Schmiedt D, Jocham J, Schüller J, Brandel H (1984) Extracorporale Stoßwellenlithotripsie – Beginn einer Umstrukturierung in der Behandlung des Harnsteinleidens. Urologe A23:25
Cockett A, Koshiba K (1979) Manual of urologic surgery. Springer, New York Heidelberg Berlin
Corning HK (1942) Lehrbuch der Topographischen Anatomie für Studierende und Ärzte, 22. Aufl. Bergmann, München
Dann T, Pensel J, Hofstetter AG (1988) Bilharziose – Ursache einer therapierefraktären Zystitis. 30. Jg. Verein Norddt Urol, Hamburg 21.–24.4.

Dreikorn K (1983) Leben mit der neuen Niere. Thieme, Stuttgart New York
Eckstein HB, Hohenfellner R, Williams DI (eds) Surgical Pediatric Urology. Thieme, Stuttgart
Eicher W (1980) Sexualmedizin in der Praxis. Fischer, Stuttgart New York
Eisenberger F (1983) Therapie gutartiger Erkrankungen der Prostata. In: Frommhold W, Gerhardt P (Hrsg) Erkrankungen der Prostata. Klinisch-radiologisches Seminar, Bd. 13. Thieme, Stuttgart New York
Eisenberger F, Fuchs G, Miller K, Rassweiler J (1985) Extracorporcal shockwave lithotripsy and endourology – An ideal combination for treatment of kidney stones. World J Urol 3:41–47
Eisenberger F, Fuchs G, Miller K, Rassweiler J (1985) Noninvasive renal stone therapy with the extracorporeal shockwave lithotripsy (ESW). In: Heuck F, Donner M (eds) Radiology Today, Vol 3. Springer, Berlin Heidelberg New York
Eisenberger F, Schilling A (Hrsg) (1984) Acute ischemic renal failure and intrarenal surgery. Klinische und Experimentelle Urologie. Zuckschwerdt, München Bern Wien
Faller A: Der Körper des Menschen, 9. Aufl. Thieme, Stuttgart New York
Faul P, Altwein J (1983) Aktuelle Diagnostik und Therapie des Prostata-Karzinoms. Erasmusdruck GmbH Pharmaleo, Ratingen-Lintorf
Feustel A (1976) Vademecum der Urologie. Thieme, Leipzig
Fleisch H, Robertson WG, Smith LH, Vahlensieck W (eds) (1976) Urolithiasis research. Plenum Press, New York London
Frey B, Heni F, Kuntz A, McDonald DF, Quenu L, Wesson Jr LG, Wilson C (1965) Handbuch der Urologie, Bd. 2: Physiologie und pathologische Physiologie. Springer, Berlin Heidelberg New York
Fritsch P, Trenkwalder B, Schill WB (1985) Venerologie und Andrologie (HTB 241). Springer, Berlin Heidelberg New York Tokyo
Fritze E, Viefhues H (1984) Das ärztliche Gutachten. Steinkopff, Darmstadt
Fuchs G, Miller K, Rassweiler J, Eisenberger F (1984) Alternatives to open surgery for renal calculi: Percutaneous nephrolithotomy and extracorporeal shockwave lithotripsy. In: Schilling A, Eisenberger F (Hrsg) Klinische und Experimentelle Urologie, Bd. 8. Zuckschwerdt, München Bern Wien
Fuchs T (1967) Prognostische Kriterien der Pyelonephritis. In: Pyelonephritis Forschungsergebnisse 1966. Thieme, Stuttgart
Gasser G, Vahlensieck W (Hrsg) (1974) Pathogenese und Klinik der Harnsteine. Steinkopff, Darmstadt
Gerota D (1895) Beiträge zur Kenntnis des Befestigungsapparates der Nieren. Arch f Anat 21
Gross R, Schölmerich P (1982) Lehrbuch der Inneren Medizin, 6. Aufl. Schattauer, Stuttgart New York
Grosser O, Ortmann R (1970) Grundriß der Entwicklungsgeschichte des Menschen, 7. Aufl. Neubearbeitet von Ortmann R. Springer, Berlin Heidelberg New York
Grundmann E, Vahlensieck W (1977) Tumors of the male genital system. Recent results in cancer research, Vol 60. Springer, Berlin Heidelberg New York

Günther E, Hymmen R (1980) Unfallbegutachtung. de Gruyter, Berlin New York

Hadžiselimović, F (1983) Cryptorchidism. Management and Implications. Springer, Berlin Heidelberg New York

Hautmann P, Lutzeyer W (Hrsg) (1985) Harnsteinfibel. Deutscher Ärzteverlag, Köln

Heiss R (1928) Die mechanischen Faktoren des Verschlusses und der Eröffnung der Harnblase. Schrift Königsberg. Gelehrte Ges Naturwiss Kl 5

Heite HJ, Wokalek H (1980) Männerheilkunde. Andrologie. Lehrbuch der Krankheiten und Funktionsstörungen des des männlichen Genitale. Fischer, Stuttgart New York

Hertle, Pohl (Hrsg) Urologische Therapie. Urban & Schwarzenberg, München Wien Baltimore

Hinrichsen KV (Hrsg) (1990) Humanembryologie. Springer, Berlin Heidelberg New York

Hofstetter AG (1976) Urologische Notfälle in der Allgemeinpraxis. Notfallmedizin 2:367

Hofstetter AG, Frank F (1979) Der Neodym-YAG-Laser in der Urologie. Editiones Roche, Basel

Hofstetter AG (1981) Diagnostik und Therapie der Urogenital-Infektionen. Fortschr Med 99:819–821, und Fortschr Med 99:856–861

Hofstetter AG (1981) Laseranwendung in der Chirurgie. In: Jahrbuch der Chirurgie. Bünte, Junginger (Hrsg) Bürmann, Zülpich S 55–60

Hofstetter AG (1988) Laserinduzierte Lithotripsie in der Urologie. Endoskopie heute 3:30–43

Hofstetter AG (1991) Das Prostatakarzinom – ein Tumor mit vielen offenen Fragen. Fortschr Med 109/26:509–512

Hofstetter AG, Marchner J (1991) Erektile Dysfunktion. Bildgebung 1:35–37

Hofstetter AG, Eisenberger F (1993) Urologie. In: Heberer G, Köle W, Tscherne H (Hrsg) Chirurgie, 6. Aufl. Springer, Berlin Heidelberg New York

Hofstetter AG (1993a) Interstitial Laser-assisted thermocoagulation for the treatment of prostatic tumours. Curr Opinion Urol 3:14–15

Hofstetter AG (1993b) Urethritis. In: Hertle, Pohl (Hrsg) Urologische Therapie. Urban & Schwarzenberg, München Wien Baltimore

Hofstetter AG (1995) Laser in der Urologie. Springer, Berlin Heidelberg New York

Hohenfellner R, Zingg EJ (Hrsg) (1982/83) Urologie in Klinik und Praxis, Bd. 1 und 2. Thieme, Stuttgart New York

Hubmann R (1973) Unspezifische Entzündungen des Urogenitalsystems. In: Alken CE, Staehler W (Hrsg) Klinische Urologie. Thieme, Stuttgart New York

Illiger HJ, Sack H, Seeber S, Weissbach L (Hrsg) (1982) Nicht-seminomatöse Hodentumoren. Beiträge zur Onkologie, Bd. 8. Karger, Basel London

Jacobi GH, Altwein JE (1979) Chemotherapie urologischer Malignome. Beiträge zur Onkologie, Bd. 1. Karger, Basel London

Javadpour N (1984) Cancer of the kidney. Thieme, Stuttgart New York

Jecht EW, Zeitler, E: Varicocele and Male Infertility. Recent Advances in Diagnosis and Therapy. Springer, Berlin Heidelberg New York

Junqueira LC, Carneiro J (1984) Histologie. Hrsg Schiebler TH, Peiper U. Springer, Berlin Heidelberg New York Tokyo

Kaden R (1980) Allgemeine Pathologie der Sexualfunktionen. Störungen der Reproduktion und der Kohabitation. Deutscher Ärzteverlag, Köln

Kaiser R, Schumacher GFB (1981) Menschliche Fortpflanzung. Thieme, Stuttgart New York

Kauffmann GW, Rohrbach R, Rassweiler J, Richter G (1982) New topics in embolization. In: Baert AL, Boijsen E, Fuchs WA, Heuck FHW. (eds) Frontiers in European Radiology, Vol 1, pp 71–100. Springer, Berlin Heidelberg New York

Keidel WD (1977) Kurzgefaßtes Lehrbuch der Physiologie. Thieme, Stuttgart New York

Kelalis PP, King LR (eds) (1976) Clinical Pediatric Urology. Saunders, Philadelphia London Toronto

Kelami A (1980) Atlas of operative andrology. de Gruyter, Berlin New York

Krause W, Rothauge CF (1981) Andrologie. Krankheiten der männlichen Geschlechtsorgane. Enke, Stuttgart

Kümmerle F, Lenner V (1985) Erkrankungen der Nebennieren. Pathologie – Radiologie – Endokrinologie – Chirurgie. Thieme, Stuttgart New York

Landauer B (1984) Differentialdiagnose des Schocks bei Polytraumatisierten. Anästh Intensivmed 25:131–135

Landauer B, Rust M (1980) Differentialdiagnostische Aspekte und Therapie bei verschiedenen Schockformen. Fortschr Med 98, 37:1409

Langman J (1970) Medizinische Embryologie. 1. Aufl. 1970, 6. Aufl. 1980. Thieme, Stuttgart New York

Lierse W (1983) Becken. In: Lanz T von, Wachsmuth W (Hrsg) Praktische Anatomie in 2 Bdn. und 9 Teilen, Bd. 2, Teil 8 A. Springer, Berlin Heidelberg New York Tokyo

Lippert H, Pabst R (1985) Arterial Variations in Man – Classification and Frequency. Bergmann, München

Lippert H (1990) Anatomie Kompakt. Springer, Berlin Heidelberg New York

Lippert H (1993) Tafeln Leitungsbahnen des Menschen. Urban & Schwarzenberg, München Wien Baltimore

Lippert H (1994) Anatomie Kompakt. Springer, Berlin Heidelberg New York

Löhr E (ed) (1979) Renal and adrenal tumors. Springer, Berlin Heidelberg New York

Löhrs U (1982) Histologische Klassifikation der malignen Hodentumoren. In: Illiger HJ, Sack H, Seeber S, Weissbach L (Hrsg) Nicht-seminomatöse Hodentumoren. Beiträge zur Onkologie, Bd. 8. Karger, Basel London

Lunenfeld B, Glezerman M (1981) Diagnose und Therapie männlicher Fertilitätsstörungen. Grosse, Berlin

Lutzeyer W (1981) Traumatologie des Urogenital-Traktes. Springer, Berlin Heidelberg New York

Lutzeyer W, Hannappel J (1983) Urologische Traumatologie. In: Hohenfellner R, Zingg EJ (Hrsg) Urologie in Klinik und Praxis, Bd. II. Thieme, Stuttgart New York

Lyon ES, Hoffmann JL, Bagley HD (1984) Ureteroscopy and Ureteropyeloscopy. Urology 23:29

Lytton B (1983) Derzeitiger Stand der Nierenchirurgie. Extracta Urologica 6:13–65

Malin JP, Schliak H (1994) Neurogene Blasenfunktionsstörungen. Deutsches Ärzteblatt 91, Heft 30

Marberger H (1967) Zur chirurgischen Behandlung nebennierenbedingter Scheinzwitter. Urologe A 6, 153–156

Marx HH (1981) Medizinische Begutachtung. Thieme, Stuttgart New York

Mayor G (1984) Die Chirurgie der Nebenniere. Springer, Berlin Heidelberg New York Tokyo

Mayor G, Zingg EJ (1973) Urologische Operationen. Thieme, Stuttgart New York

McNeal JE (1981) The zonal anatomy of the prostate. Prostate 2:35

Miller K, Fuchs G, Rassweiler J, Eisenberger F (1984) Treatment for ureteral stone diseases – The role of ESWL and Endourology. World J Urol 3:53–57

Nagel G, Sauer R, Schreiber HW: Supportive Maßnahmen bei der internistischen Tumorbehandlung. Zuckschwerdt, München Bern Wien

Netter FM (1976) Niere und Harnwege, Bd. II. Farbatlanten der Medizin. Thieme, Stuttgart New York

Otto G (1984) Hinweise für die urologische Gutachtertätigkeit im sozialen Entschädigungsrecht und nach dem Schwerbehindertengesetz. Urologe B 24, 3:178

Pensel J, Dann T, Hofstetter AG (1986) Schistosomiasis as cause of painful urogenital syndrome. IX. Intern Congr Infect and Parasit Dis, München, 20.–26.7.

Pouliadis G (1980) Röntgenologische Diagnostik der Nebenniere. Thieme, Stuttgart New York

Rapado A, Mancha A, Castrillo JM, Traba ML, Santos M, Cifueates Delatte L (1976) Ätiologische Klassifikation des Harnsteinleidens. In: Feldmann HU, Mewes D (Hrsg) Urolithiasis. Perimed, Erlangen

Rauber/Kopsch (1939) Lehrbuch und Atlas der Anatomie des Menschen, Bd. II. Hrsg Kopsch F, 15. Aufl. Thieme, Leipzig

Rauber/Kosch (Hrsg. Leonhard H, Tillmann B, Töndury G, Zilles K) (1993) Anatomie des Menschen. Lehrbuch und Atlas. Bd. 2. Thieme, Stuttgart New York

Reuter HJ (1984) Atlas der urologischen Endoskopie, Bd. 1 und 2. Thieme, Stuttgart New York

Robertson WG (1976) Physikalisch-chemische Aspekte der Kalziumsteinbildung in den harnableitenden Wegen. In: Feldmann HU, Mewes D (Hrsg) Urolithiasis. Perimed, Erlangen

Rosenthal J (1980) Arterielle Hypertonie. Springer, Berlin Heidelberg New York

Rothenberger KH, Hofstetter AG, Pensel J, Keiditsch E (1982) Neodym-YAG Laserbehandlung maligner Tumoren des Penis. Fortschr Med 100:1806

Schiebler TH, Schmidt W (Hrsg) (1983) Lehrbuch der gesamten Anatomie des Menschen, 3. Aufl. Springer, Berlin Heidelberg New York Tokyo

Schill W-B, Bollmann W (1984) Spermakonservierung, Insemination, In vitro Fertilisation. Urban & Schwarzenberg, München Wien Baltimore

Schilling A, Eisenberger F (1984) Acute ischemic renal failure, renal preservation and intrarenal surgery. In: Schilling A, Eisenberger F (Hrsg) Klinische und experimentelle Urologie, Bd. VIII. Zuckschwerdt, München Bern Wien

Schirren C (1982) Praktische Andrologie, 2. Aufl. Karger, Basel München Paris London New York Sydney

Schmidt RF, Thews G (1980) Physiologie des Menschen, 20. Aufl. Springer, Berlin Heidelberg New York

Schönberger A, Mehrtens G, Valentin H (1984) Arbeitsunfall und Berufskrankheit. E Schmidt, Berlin

Schubert GE (1984) Niere und ableitende Harnwege. In: Remmele W (Hrsg) Pathologie, Bd. 3. Springer, Berlin Heidelberg New York Tokyo

Schubert GE (im Druck) Ableitende Harnwege. In: Remmele W (Hrsg) Pathologie, Bd. 5. Springer, Berlin Heidelberg New York Tokyo

Schüller J, Hofstetter AG (1987) Endourologie. Thieme, Stuttgart New York

Schuster HP, Pop T, Weilemann LS (1983) Checkliste Intensivmedizin. Thieme, Stuttgart New York

Sieberth H (1982) Erkrankungen der Niere. In: Gross R, Schölmerich P (Hrsg) Lehrbuch der Inneren Medizin, 6. Aufl. Schattauer, Stuttgart New York

Skinner DG (1983) Urological Cancer. Grune & Stratton, New York

Smith DR (1975) General Urology. Lange, Los Altos

Sobotta J (1982) Atlas der Anatomie des Menschen, Bd. II. Hrsg Ferner H, Staubesand J, 18. Aufl. Urban & Schwarzenberg, München Wien Baltimore

Stanton SL (ed) (1982) Gynecological urology. Mosby, St. Louis

Stephens FD (1983) Congenital Malformations of the Urinary Tract. Praeger, New York

Stille V, Schilling A (1983) Infektionen des Harntraktes. Zuckschwerdt, München Bern Wien

Stöhrer M, Palmtag H, Maderstacher H (1984) Blasenlähmung, Sexualität und Blasenfunktion bei Rückenmarkverletzten und Erkrankungen des Nervensystems. Thieme, Stuttgart New York

Tannenbaum M (1977) Urologie Pathology. Lea & Febiger, Philadelphia

Thüroff JW, Alken P, Engelmann U, Riedmiller H, Jacobi, GH, Hohenfellner, R (1985) Der Mainz-Pouch zur Blasenerweiterungsplastik und kontinenten Harnableitung. Akt Urol 16:1–8

Torti FM (1983) Urologie Cancer: Chemotherapeutic principles and management. Recent results in cancer research, Vol. 85. Springer, Berlin Heidelberg New York

UICC (1979) TNM-Klassifikation der malignen Tumoren, 3. Aufl. Springer, Berlin Heidelberg New York

Vahlensieck W (1980) Urolithiasis. Springer, Berlin Heidelberg New York

Vahlensieck W, Hofstetter AG (1982) Die medikamentöse Therapie der benignen Prostatahyperplasie. Zuckschwerdt, München Bern Wien New York

Wagenknecht LV, Silber SJ, Giuliani L (1985) Microsurgery in Urology. Thieme, Stuttgart New York

Weissbach L, Hartlapp HJ (1982) Zur Notwendigkeit der Unterteilung des Stadium II bei Hodentumoren. In: Illiger HJ, Sack H, Seeber S, Weissbach L (Hrsg) Nichtseminomatöse Hodentumoren. Beiträge zur Onkologie, Bd. 8. Karger, Basel London

Weissbach L, Boedefeld EA (1987) Localisation of solitary and multiple metastases in stage II nonseminomatous testis tumor as basis for a modified staging lymph node dissaction in stage I. J Urol 138:77–82

Zander J (1983) Die Sterilität. Fortschritte für das diagnostische und therapeutische Handeln. Urban & Schwarzenberg, München Wien Baltimore

Sachverzeichnis

Abflußstörungen (*siehe* Uropathie, obstruktive) 55, 60, 61, 98
Abszeß
- paranephritischer 120
- Prostata 76, 122
Acylaminopenicilline 107
Addison-Krankheit 238
Adenektomie 235
- Lymphadenektomie (*siehe dort*) 128, 136, 160, 235
- retroperitoneale 235
- transperitoneale 235
Adenokarzinome 129, 141
ADH (antidiuretisches Hormon) 49
Adnexe, männliche, Entzündungen 113ff.
Adnexitis 122
Adrenalektomie, bilaterale 236, 237
- Steroidsubstitution 237
Adrenalin 79
adrenogenitales Syndrom 53, 187, 234, 236, 237
- erworbenes 236
- kongenitales 236
Agenesie
- Gonaden 41
- Nieren 31, 35, 37, 43, 45
- - beider Nieren (bilaterale) 31, 35
- - einer Niere (unilaterale) 31, 35
Agonadismus 39
Akrosin 209
Aldosteron 62, 63
Algurie 51, 68
alkalische Phosphatase (AP) 80
Allantois 2, 4
α-Glukosidase 209
Aminoglykoside 108
Ampicillinderivate 107
Analgetika 255
Anamnese 74
anaphylaktischer Schock 166
Androgene 53, 217
- Pathophysiologie 53
Andrologie (*siehe auch* Fertilitätsstörungen) 205ff.
Angiographie 85
- Beckenangiographie 86
- Pharmakoangiographie 86
Angiomyolipom 126
Angiotensin 62, 63
- A. I 63
- A. II 63
Angiotensinogen 62
Anorchie, konnatale 39
- ein- oder doppelseitige 39
Antidiurese (Wasserrückresorption) 49
Antihormone, Hormone, bzw. „verwandte" Steroide 253

Antiöstrogentest 211
Antiphlogistika 103
Antirefluxplastiken (ARP) 146
Anurie 67, 176
- Diagnostik 178
- postrenal 176
- prärenal 176
- renal 176
- Therapie 178
- Ursachen 178
- - primäre 178
- - sekundäre 178
ANV (*siehe* Nierenversagen, akutes) 54, 55
Aorta abdominalis 9, 12, 24
Aplasie 189
- Bauchdecken-Aplasie-Syndrom 34
- komplette 40
- partielle 29, 40
Appendix
- A. epididymis 24
- - Entwicklung 4
- A. testis 24
- - Entwicklung 4
Arbeitsunfähigkeit 250
Arterien (Arteria / Arteriae)
- A. arcuatae 12
- A. bulbi penis 21, 26
- A. cremasterica 25
- A. deferentialis 25
- A. dorsalis penis 21, 26
- A. ductus deferentis 22-24
- A. epigastrica inferior 25
- A. femoralis 25
- A. helicinae 26
- A. iliaca communis 12
- - interna 17
- A. interlobares 12
- A. interlobulares 12
- A. mesenterica inferior 12
- A. ovarica 14
- A. profunda penis 21, 26
- - interna 21, 22, 25, 26
- A. rectalis inferior 23
- - media 23
- - superior 22
- A. renalis 9, 10. 12
- - rami ureterici 14
- A. spermatica 12, 14
- A. suprarenalis 10, 12
- A. testicularis 14, 24, 25
- A. umbilicalis 14, 17, 23, 24
- A. urethralis 21, 26
- A. uterina 17
- A. vesicalis inferior 17, 22, 23
- A. vesicalis superior 17
Aspermie 54
Asthenozoospermie 54, 217

Ausguß- oder Korallenstein 97
Ausscheidung (*siehe* Diurese)
Ausscheidungsurographie 84
Autoaugmentation 231
Autotransplantation, heterotrope 146
Azidose 98, 171
- hyperchlorämische 98
- renale tubuläre (RTA) 98
Azoospermie 210
Azotämie / Urämie 55

Baclofen-Provokationstest 95
Bakteriurie, Schwangerschaft 201
Balanitis 115, 124
- Ätiologie 115
- Diagnostik 115
- Symptomatik 115
- Therapie 115
Balkannephropathie 129
Balkenblase 60
Bauchdecken-Aplasie-Syndrom 34
Beckenangiographie 86
Beckenboden-EMG 91
Beckenklumpenniere 28
Beckenniere 42, 45
Beckenübersichtsaufnahme 84
Begutachtung 241ff.
- Anspruchsversorgung 242
- Arbeitsunfähigkeit 250
- Begutachtungsuntersuchung 242
- Behinderung 244
- Berufskrankheiten 243
- Einverständniserklärung 241
- Entschädigungsrecht, soziales 248
- Erwerbsminderung 251
- Erwerbsunfähigkeit 250
- Kannversorgung 243
- Kausalitätsprinzip 242
- Krankheit, Definition 250
- MdE (Minderung der Erwerbsfähigkeit) 244
- Nachschaden 243
- Schädigungsfolgen 243
- Schmerzensgeld 251
- Schwerbehindertengutachten 249
- Versorgungsgesetze 242
Behinderung 244
Bellscher Muskel 50, 51
Berufskrankheiten 243
β-Lactam-Antibiotika 107
bildgebende Untersuchungsverfahren 83ff.
- Computertomographie (*siehe dort*) 86, 90
- Endoskopie 89
- Kernspintomographie (*siehe auch* MRT) 86, 90, 91

Sachverzeichnis

- nuklearmedizinische Diagnostik (*siehe dort*) 50, 90, 91
- Röntgendiagnostik (*siehe dort*) 83 ff.
- Ultraschalldiagnostik (*siehe dort*) 88 ff.

Bilharziose (siehe auch Schistosomiasis der Harnblase) 116, 117, 130

Bläschendrüse (Vesicula seminalis)
- Entwicklung 2, 4, 6
- Fehlbildungen 40, 41
- Form 23, 25
- Lage 23, 25
- Leitungsbahnen 23

Blase (*siehe* Harnblase)

Blasentumoren 130-132
- Ätiologie 130
- Diagnostik 131
- Differentialdiagnose 131
- Epidemiologie 130
- mit und ohne Fernmetastasen 132
- Häufigkeitsverteilung 131
- invasive 132
- Karzinogene 130
- Laserkoagulation 132
- oberflächliche 132
- Pathologie 130
- Palliativmaßnahmen 132
- photodynamische Therapie (PDT) 132
- Pouch (Mainz-Pouch) 132, 148
- Prognose 132
- Rezidiv 132
- Symptomatik 131
- Therapie 132
- TNM-Klassifikation 131

Blutdruckerhöhung (*siehe* Hypertonie)

Blutuntersuchungen 80 ff.
- Harnstoff (*siehe auch dort*) 50, 81
- Kreatinin (*siehe auch dort*) 81
- Tumormarker 81

Boari-(Blasenlappen)-Plastik 146

Bowmansche Kapsel 48
- hydrostatischer Druck 48

Carcinoma in situ 130
Carbachol- Provokationstest 95
Carbenicillinester 107
Cava-Thrombus 127
Cephalosporine 108
Chemotherapeutika, Harnwegsinfektionen 107
- Acylaminopenicilline 107
- Aminoglycoside 108
- Ampicillinderivate 107
- β-Lactam-Antibiotika 107
- Carbenicillinester 107
- Cephalosporine 108
- Co-trimoxazol 108
- Gyrasehemmer 108
- Nitrofurantoin 108
- Tetracycline 108

Chorionkarzinom 136
Chromatinkondensation 210
Cimino-Shunt 58
Clearance, renale 50
- Diurese-Clearance 50
- Kreatininclearance, endogener 79, 81
- Nierensequenzszintigraphie 50, 89
- PAH-Clearance 50

Climacterium (*siehe* Klimakterium)

Clitoris 21, 26
- Entwicklung 23

Clomifen-Zitrat-Test 82
Co-trimoxazol 108

Colliculus seminalis, Hypertrophie 39
Computertomographie 86, 90
- nicht-invasive 90
Conn-Syndrom 234
Corpora cavernosa 53
Cushing-Syndrom 79, 234-236
- ACTH-Stimulationstest 236
- Dexamethasontest 236
- Differntialdiagnose 236
- HVL-Adenom 236
- NNR-Adenom 126

Dekortikation 66
Del Castillo (Sertoli-Cell-Only-Syndrom) 212
Deneauvillier-Faszie 150
Deszensus 203
- Maldeszensus 153
- rotatorische 203
- vertikale 203
Detrusor-Sphinkter-Dyssynergie 229
Detrusorhypertrophie 221, 222
- kompensatorische 222
Detrusorinstabilität, Provokationstest 95
Detubularisation 148
Diagnostik, urologische 74 ff.
- Anamnese 74
- bildgebende Untersuchungsverfahren (*siehe auch dort*) 83 ff.
- Differentialdiagnose 76
- kombinierte Untersuchungsverfahren 94 ff.
- körperliche Untersuchung 75
- - Prostatapalpation 76
- - rektale 75
- Labordiagnostik 77 ff.
- - Blutuntersuchungen (*siehe auch dort*) 80 ff.
- - Urinuntersuchungen (*siehe auch dort*) 77 ff.
- Provokationstests (*siehe dort*) 94, 95
- Steinanalyse 82, 104
- Urodynamik 91 ff.

Dialyse
- Hämodialyse (*siehe auch dort*) 57
Diaphragma pelvis 21
- urogenitale 16, 19, 20
Diurese (*siehe auch* Miktion) 49, 50, 67
- Antidiurese (*siehe dort*) 49
- Diurese-Clearance 50
- osmotische 49
- Verschlußmechanismus 50
- Wasserdiurese 49
Diuretika 49
- mit renalen Angriffspunkten 49
- Wirkungsmechanismen 49
Dopamin 172
Doppelnieren 31, 34, 43, 45, 190
- Harntraktanomalien 190
Doppler-Effekt 88
Doppler-Sonographie 88
Dottersacktumor 136
DSA (Digitale Substraktionsangiographie) 64
Ductus
- D. deferens 22, 23, 25
- - Entwicklung 2, 4, 6
- - Leitungsbahnen 23
- - pars abdominalis 23
- - - extraabdominalis 23
- - - intramuralis 23
- - pelvica 23
- D. ejaculatorius 25

- - Entwicklung 4
Dysplasie 28, 29, 189
- aplastische 28
- hypogenetische 28
- multizystische 29
Dystopie
- gekreuzte 188
- thorakale 188
Dystopie, gekreuzte 43, 45
Dysurie 67

Echinokokkose (Echinococcus) 117
- Ätiologie 117
- Diagnostik 117
- E. multilocularis 117
- Therapie 117
Einverständniserklärung 241
Eiswassertest (Reflexblase) 95
Eitersackniere (*siehe* Pyonephrose) 110, 120, 129
Ejakulat, Normwerte 54
Ejakulation 53, 54
- retrograde 54
Ekstrophie 186
Elektroresektion, Nierenbeckentumoren 155
Elektrostimulation 231
Embolisationsbehandlung, superselektive 64
EMG
- Beckenboden-EMG 91
- EMG-Flowmessung 62
Endometriose 199
- Ätiologie 199
- Diagnose 199
- Differentialdiagnose 199
- Symptomatik 199
- Therapie 199
Endoskopie / endoskopische Eingriffe 89, 153 ff.
- Blase 156 ff.
- Harnleiter 153 ff.
- Harnröhre 156 ff.
- Niere 153 ff.
- Prostata 156 ff.
Entlastungspolyurie 56
Entschädigungsrecht, soziales 248
Entzündungen 105 ff.
- Echinokokkose (*siehe dort*) 117
- Filariose (*siehe dort*) 117, 118
- Harnblase
- - Schistosomiasis (Bilharziose) der Harnblase (*siehe dort*) 116, 117
- - Zystitis (*siehe dort*) 113, 121
- Harnleiter (*siehe* Ureteritis) 112
- Harnröhre (*siehe* Urethra, Entzündungen) 113
- Harnwegsinfektionen (*siehe dort*) 98, 105 ff.
- Nebenhoden (*siehe dort*) 114, 123
- Nierenhüllen 109
- Nierenkarbunkel 111, 119
- Nierenparenchym (*siehe dort*) 109, 110
- Orchitis (*siehe dort*) 115, 123
- Penis (*siehe dort*) 115
- - Balanitis (*siehe dort*) 115, 124
- - Kavernitis (*siehe dort*) 115, 124
- - Posthitis (*siehe dort*) 115, 124
- perirenales Gewebe 109
- prädisponierende Faktoren 105
- Prostatovesikulitis (*siehe dort*) 114
- - akute 114
- - chronsiche 114

Sachverzeichnis

- Pyelonephritis (*siehe dort*) 109 ff., 119
- - akute 109, 110, 119
- - chronische 110
- - Sonderformen 110
- Pyonephrose (Eitersackniere) 110, 120, 129
- Retroperitonealraum (*siehe* Retroperitonitis) 112, 113
- Schistosomiasis / Bilharziose (*siehe dort*) 116, 117
- Skrotalinhalt 114
- spezifische 105 ff.
- STD-Infektionen (*siehe dort*) 105, 118
- unspezifische 105 ff.
- Urosepsis 111, 112

Enuresis nocturna 51
Eosintest 208
EPH-Gestose 201
Epididymis (*siehe auch* Nebenhoden) 4, 24, 40, 41, 114, 123
Epididymovasostomie 215
Epispadie 38, 44, 46, 185, 186
Epoophoron 2, 5, 26
erektile Impotenz, Ursachen 152
Erektion 53
erektionsprotektive Vesikuloprostatektomie 150
Erektionszentrum 53
- psychogenes 53
- reflexogenes 53
Erwerbsfähigkeit, Minderung (MDE) 244 ff.
- Erwerbsminderung 251
- Erwerbsunfähigkeit 250
Erythropoetin 52
Exsikkose 179
- postrenal 179
- renal 179

Färbung, Urinsediment (*siehe dort*) 79
Fascia cremasterica 25
- diaphragmatica pelvis 16, 21
- glutea 21
- lata 21
- obturatoria 21
- pelvica 22
- penis profunda 26
- - superficialis 26
- renalis 11, 12
- spermatica externa 25
- - interna 25
- transversalis 11
Fertilität 210
- In-Vitro-Fertilisation (IVF) 219
Fertilitätsstörungen des Mannes 205 ff.
- anamnestische Befragung 205
- Diagnostik 205
- - Hormondiagnostik 211
- klinische Untersuchung 205
- körperliche Untersuchung 206
- Labordiagnostik 206
- mikrobiologische Untersuchungen 213
- Spermaanalyse (*siehe auch dort; siehe auch* Spermiogramm) 206
- Therapie 213, 214
- - Behandlungsprinzipien 214
- - medikamentöse Therapie 215
- - operative Therapie
- - Patientenselektion 214
- - therapeutische Richtlinien 216
- - zytogenetische Untersuchung 213
Fibroepitheliom 129

Filarien 117
Filariose 117
- Ätiologie 117
- Diagnostik 117
- Therapie 117
Filtrationsdruck (*siehe auch* GFR) 48
Fisteln
- Blasen-Scheiden-Fistel 113
- Blasenfistel, suprapubische 157
- Urachusfistel 37, 192
Flankenschmerz 69
Fournier-Krankheit 183
Frau
- Genitalorgane (*siehe dort*)
- urologische Erkrankungen 196 ff.
FSH 211
Funiculus spermaticus
- Aufbau 25
- Fehlbildungen 39
- Leitungsbahnen 25
Funktionsszintigraphie 62, 102
FUS (fokusierter Ultraschall) 157

Gartner-Gang 2, 5
Genitalorgane
- Frau (*siehe auch dort*)
- - Anomalien 186 ff.
- - äußere 26
- - Entwicklung 4, 5
- - innere 26
- Mann (*siehe auch dort*)
- - Anomalien 184 ff.
- - äußere 23, 24
- - Entwicklung 4, 5
- - innere 23, 24
Genitalsystem, homologe Organe 8
Germinalzelltumoren 137
Gerota-Fascie 127
Geschlechtsdifferenzierung 52
Gestosen 201
- EPH-Gestose 201
GFR (glomeruläre Filtrationsrate) 48
Glandula bulbourethralis 18
- Entwicklung 6, 7
Glomerulum mit Bowmanscher Kapsel 48
GnRH-(Gonadotropin-Releasing-Hormon)-Test 211, 212
Goldblatt-Mechanismus 63
Gonaden (*siehe auch* Hoden) 2-4, 24, 25, 41
- Agenesie 41
- descensus 2, 4
- Dysgenesie 41, 188
- Entwicklung 2, 3
Gonorrhoe, Therapie 118
gynäkologische
- Eingriffe, urologische Folgeerscheinungen 200
- Tumoren 199
- - Ätiologie 199
- - Diagnostik 199
- - Differentialdiagnostik 199
- - Symptomatik 199
- - Therapie 199
Gyrasehemmer 108

Hämaturie 68, 69, 125, 129, 199
- Diagnostik 68, 69
- Makrohämaturie 68
- Mikrohämaturie 68
- periodische 69
- schmerzhafte 69
- schmerzlose 68, 125

Hämodialyse 57
- extrakorporale 57
- intrakorporale 57
Hämoglobinsynthese 52
Hämospermie 207
Harnabflußstörungen (*siehe* Uropathie, obstruktive) 55, 60, 61, 98, 198
Harnableitung
- Blasentraining 228
- Einmalkatheterismus 228
- suprapubische Punktion 228
- supravesikale 147, 148
- - Formen 148
- - Indikation 147
- - Technik 148
Harntransport (*siehe* Diurese)
Harnausscheidung (*siehe* Diurese; *siehe auch* Miktion)
Harnbildung 48
- Filtration 48
- Resorption 48
- Sekretion 48
Harnblase
- Anatomie 51
- Befestigung 16
- Blasen-Scheiden-Fisteln 113
- Blasendivertikel, kongenitale 37, 43, 46, 192, 223
- Blasenduplikaturen 192
- Blasenekstrophie 37, 46, 185, 192
- Blasenentleerung 225
- Blasenentleerungsstörungen 51, 91, 193, 194, 202, 221 ff., 256
- - funktionelle 193, 194
- - mechanische 221
- - neurogene (*siehe dort*) 91, 193, 221, 224, 226, 227, 253
- - Therapie 51, 256
- Blasenersatz 148
- Blasenfistel, suprapubische 157
- Blasenhalsenge 222
- Bleseninnendruck 50
- Blaseninstillationen 132
- Blasenpunktionsurin 77
- Blasenstein (*siehe* Urolithiasis) 97, 104, 222
- Blasentamponade 175, 181
- Blasenteilresektion 150
- Blasentenesmen 69
- Blasentraining 228
- Blasentumoren (*siehe dort*) 130-132
- denervierte Blase 203
- endoskopische Eingriffe 156 ff.
- Entwicklung 2, 3
- Entzündungen 113
- Fehlbildungen 36, 37
- Feinbau 17
- Form 15
- Funktion 17
- hypertone Blase 203
- Innenansicht 16
- Kloakenblase 36
- Lage 15, 16
- Leitungsbahnen 17
- Reflexblase 93, 225
- Sanduhrblase 37
- Schistosomiasis (*siehe dort*) 116, 117
- schlaffe Blase 93
- Schrumpfblase 116
- Verletzungen 164, 165
- - extraperitoneale Blasenwandverletzung 164
- - durch Fremdkörper 165
- - intraperitoneale Blasenwandverletzung 164

Harndrang 51
Harnleiter (siehe Ureter)
Harnleiterimplantationen 146
- Antirefluxplastiken (ARP) 146
- Indikation 146
- Technik 146
- Trigonuminsuffizienz 146
Harnleiterstein 97
- Schwangerschaft 202
Harnretention, kompensierte und dekompensierte 134
Harnröhre (siehe Urethra)
Harnsperre oder -verhaltung 51
Harnstauung 50, 98
- funktionelle 98
- mechanische 98
- Schwangerschaft 50, 202
Harnstauungsniere 60, 61
- Akuttherapie 61
- Diagnostik 61
- Gradeinteilung 60
Harnsteine (siehe Urolithiasis) 96 ff.
Harnstoff 50, 81
- Clearance (siehe auch Clearance, renale) 50
- Exkretionsmechanismen 50
Harnstrahländerung 67
Harntrakt
- endokrine Aufgaben 47
- exokrine Aufgaben 47
- oberer, Fehlbildungen 188 ff.
- Physiologie und Pathophysiologie 47 ff.
- postaktinische Reaktion 200
- unterer, Fehlbildungen 46, 192 ff.
Harnverhalten, akutes 175
- Blasentamponade 175
- Diagnostik 175, 177
- suprapubische Punktion 175, 177
- Therapie 175, 177
- transurethrale Katheterung 175, 177
- Ursache 175
Harnwegsinfektionen 98, 105, 196 ff.
- disponierende Faktoren 196
- Erreger 105, 106
- - Nachweis 106
- - STD-Erreger 105
- Harnröhrendivertikel 196
- iatrogene 196
- Infektionswege 106
- Symptomatik 197
- Therapie 107, 197
- - antibakterielle 107
- - Chemotherapie (siehe dort) 107
- Urethralkarunkel 196
- Zystitis (siehe dort) 197
HCG-Stimulation 82
HCG-Test 212
Henlesche Schleife 48
Heparin 172
Hermaphroditismus verus 187, 188
Heterotopien, Lageanomalien 30
Hiluszysten 30
Hochvoltstrahlentherapie, lokale, Prostatakarzinom 136
Hoden (Testis) 24, 25, 39
- Atrophie 53
- Bau 24
- Biopsie 212
- Descensus 4
- Entwicklung 2, 3
- Fehlbildungen 39, 41
- Form 24
- Hodeninfarkt 182
- Lage 24

- Leitungsbahnen 24
- Trauma 182
- Tumoren 136-139, 182
- - Ätiologie 136
- - Chorionkarzinom 136
- - Diagnostik 138
- - Differentialdiagnostik 114, 138
- - Dottersacktumor 136
- - Epidemiologie 136
- - histologische Differenzierung 136
- - im Kindesalter 195
- - Metastasierung 137, 138
- - nichtseminomatöse Tumoren 138
- - Pathologie 137
- - Prognose 139
- - seminomatöse Tumoren 136, 138
- - Symptomatik 137
- - Teratom 136
- - Therapie 138
- - - Chemotherapie 139
- - - operativ 138
- - TNM-Klassifikation 137
Hormonachse, Regelkreis 233
Hormondiagnostik, Fertilität 211
Hormone, Antihormone bzw. „verwandte" Steroide 253, 257
Hormonpräparate 216
Hormonspiegel 81
HPT (siehe Hyperparathyreoidismus) 81
Hufeisennieren 27, 42, 45, 188
Hutch-Divertikel 43, 192
Hydrocele
- H. funiculi 186
- H. testis 186
Hydrokalykose 32
Hydrometrokolpos 186
Hydronephrose 33, 42, 44, 60, 62, 129, 189, 202
- beidseitige 202
- irreversible 60
- kongenitale 33
- primäre 189
- sekundäre 189
Hydroxyprolin 81
Hydrozele 183, 215
Hymenalatresie 186
Hyperaldosteronismus 234
- primärer 234
- sekundärer 234
- - Ursachen 234
Hyperandrogenismus, primärer 234
Hypercortisolismus 235
- Osteoporose 235
Hyperkaliämie 56
Hyperkalzurie, idiopathische 98
- absorptive Form 98
- renale Form 98
Hyperkortisolismus, primärer 234
Hyperoxalurie 98
- primäre 98
- sekundäre 98
Hyperparathyreoidismus (HPT) 81
- Differenzierung 81
- Harnsteine 97
- primärer 81
- sekundärer 81
- tertiärer 81
Hyperplasie, Harnblase 36
Hypertonie
- arterielle 62
- postrenale 66
- renale 62 ff.
- - Diagnostik 63

- - primäre 63
- - Symptomatik 63
- - Therapie 64
- - Ursachen 63
- renoparenchymatöse 66
- renovaskuläre 64
Hyperurikämie 103
Hypogonadismus 53
- hypergonadotroper 53
- hypogonadotroper 53
Hypoplasie 189
- oligonephronische 28
Hypospadie 38, 44, 46, 152, 184, 186
Hyposthenurie 67
Hypovolämie 55

Ileum- bzw. Kolon-Conduit 147
Ileum-Neoblase 148, 149
Ileuminterponat 146
ILK (interstitielle Laserkoagulation) 135, 157
Immotile-Cilia-Syndrom 210
Immunsuppressiva 218
Immuntherapie, adjuvante 128
Impotentia coeundi 219
- Therapie 219
Impotenz, erektile, Ursachen 152
In-Vitro-Fertilisation (IVF) 219
- Revaskularisationsoperationen 219
Indigocarmin 164
Infekte, Harnwegsinfektionen (siehe auch dort) 98, 105, 196
Infrarotspektroskopie 82, 104
- Steinanalyse 82
Infusionsurographie 84
Inkontinenz 168, 95, 203, 204, 226
- extraurethrale 204
- primäre 68
- Provokationstest 95
- Reflexinkontinenz 68, 204, 226
- sekundäre 68
- Streßinkontinenz (siehe dort) 68, 151, 203, 226
- Überlaufinkontinenz 68, 204, 226
- Urge- 68, 204, 226
Insemination 218
- intrauterine 218
- heterologe 218
- homologe 218
Intersexformen 187
Ischämie 55
Ischuria paradoxa 134
Isosthenurie 67

Jod 83
Jodallergie 83

Kamerafunktionsszintigraphie 62
kardiogener Schock 166, 167, 172
- Sofortmaßnahmen 172
Kastration 53
Katecholamine, freie 79
Katheterung, transurethrale 175, 177
Katheterurin 77
Kavernitis 115, 124
- Ätiologie 115
- Diagnostik 115
- Symptomatik 115
- Therapie 115
Kavernosogramm 85
Kavographie 86
Kavotomie 127
Kelchdivertikel 32, 33
Kelchhals, Stein am 97

Kelchstein 97
Kernspintomographie (MRT) 86, 90
- nicht-invasive 90
17-Ketosteroide 79
Kettchencystogramm 85
Kinderurologie 184 ff.
Kinine 216
Kitt-Niere 66
Klimakterium (Climacterium) 53
- C. virile 53
Klinefelter-Syndrom 53, 82, 213
Klitoris 40
- Hyperplasie 40
- Hypertrophie 40
- Hypoplasie 40
Kloake 2, 6
Kloakenblase 36
Kloakenexstrophie 37
Koliken 69-72, 100, 102, 180
- Nierenkolik (siehe auch Urolithiasis) 100
- - Differentialdiagnose 102
- - akute Steinkolik 102
- Ureterkoliken 72, 164, 180
- - Diagnose 180
- - Schmerzausstrahlung 72
- - Therapie 180
- - Ureterverletzung 164
Kompressionsaufnahme 84
Konkremente, infektiöse 97
Kontrastmittel 83, 84, 87
- Behandlung von Zwischenfällen 87
- ionische 84
- nichtionische 84
Kontrastmittelallergie 83
Korallenstein 97
Krankheit, Definition 250
Kreatininclearance, endogener 79, 81
Kristallisationstheorie 99
Kryptorchismus 53, 136

Labiensynechie 186
Labis
- L. majora 5, 6, 20
- L. minora 5, 6, 20
Labordiagnostik 77
Laser 162 ff.
- Gewebereaktionen 162
- Photoablation 162
- photochemische Prozesse 162
- Photodisruption 162
- Wärmeeffekte 162
Laserablation, visuelle, der Prostata (VILAP) 135, 157
Laserkoagulation
- Harnblasenkarzinom 132
- interstitielle (ILK) 135, 157
- Nierenbeckentumoren 155
Leistenring, äußerer 77
Leydigzelltumoren 137
LH 211
LH-RH-Test 82
Ligamentum (Lig./Ligg.)
- Lig. epididymis inferius 24
- - superius 24
- Lig. puboprostaticum 16
- Lig. pubovesicale 16, 17
- Lig. sacrotuberale 21
- Lig. suspensorium penis 28
- Lig. umbilicale mediale 15
- - medianum 15
Litholapaxie 88, 89
- perkutane 89
Litholyse 103

- instrumentelle 103
Lithotripsie 158
Lymphadenektomie 128, 136, 160, 235
- ipsilaterale 235
- laparoskopische 160
- pelvine 136
Lymphographie, pedale 86

Mainz-Pouch 132, 148
Maldeszensus 153
Maldescensus testis 185, 214
Malrotation der Niere 43, 45, 188
Mann
- Fertilitätsstörungen (siehe dort) 205 ff.
- Genitalorgane (siehe dort)
- - Pubertät 52
- Sexualentwicklung 52
Markschwammniere 41, 44
MdE (Minderung der Erwerbsfähigkeit) 244 ff.
Meatusstenosen bei Mädchen 193
medikamentöse Therapie des Tumorschmerzes 253
Megakalykose 32
Megalourethra 39, 41
Megaureter 33, 46, 147, 190
- primär-obstruktive 190
- primärer 33, 46
- - mit Reflux 33
- - ohne Reflux 33
- sekundärer 46
MEN II (multiple endokrine Neoplasie, Typ II) 239
Menopause 53
Mesonephros (siehe Urniere; siehe auch Nachniere) 1, 2
Metanephros (Nachniere) 1, 2
Metastasen 81
Mikrowellentherapie, transurethrale (TUMT) 135, 157
Miktion (siehe auch Diurese) 51, 67
- pathologische Formen 51
- - Algurie 51
- - Pollakisurie 51
- - Strangurie 51
- Qualität 67
- Quantität 67
Miktionszentrum, sakrales 224
Miktionszystourethrogramm 62, 63
minimal invasive Chirurgie in der Urologie 158 ff.
- Lymphadenektomie, laparoskopische 160
- Nephrektomie, laparoskopische 65, 160
- Technik der perkutanen Nephrostomie 159
- Varikozelektomie, laparoskopische 160
- Zugang, transperitonealer 158
Mittelstrahlurin 77
Monorchie 39
Morbus
- M. Addison 238
- M. Cushing (siehe Cushing-Syndrom) 79, 234-236
- M. Ormond 198
- M. Pringle-Bourneville 127
Morgani-Hydatide 2
MRT (Kernspintomographie) 86, 90
Müller-Gang 3, 4
- Zysten 141
Mumpsorchitis 53

Muskeln (Musculus)
- M. adductor magnus 21
- M. bulbocavernosus 21, 26
- M. bulbospongiosus 21
- M. cremaster 25
- M. detrusor vesicae 17, 51
- M. diaphragmaticus urethrae 19
- M. erector spinae 11
- M. gracilis 22
- M. gluteus maximus 21
- M. iliacus 12
- M. ischiocavernosus 21, 25
- M. latissimus 11
- M. levator ani 21
- M. obliquus abdominis internus 9, 25
- M. perinei superficialis 21
- M. psoas major 11, 14
- M. pubovesicalis 17
- M. quadratus lumborum 9, 11
- M. rectourethralis 17
- M. rectovesicalis 17
- M. semitendinosus 21
- M. sphinkter ani externus 20, 21
- - internus 20, 51
- M. sphinkter urethrae externus 17, 19, 21
- - inferior 17, 18
- - superior 17, 18
- M. sphinkter vesicae 19
- M. transversus abdominis 9, 11, 25
- - perinei profundus 17, 19, 21
- M. trigono-urethralis (Bellscher Muskel) 50, 51
- M. urethrovaginalis 21

Nabelschnurinterponat 146
Nachniere (Metanephros) 1, 2
Nebenhoden (Epididymis) 4, 24, 40, 41, 114, 123
- Entwicklung 4
- Entzündungen 114, 182
- - akute 182
- - Ätiologie 114
- - Diagnostik 114
- - Differentialdiagnose 114
- - Symptomatik 114
- - Therapie 114
- - Verlaufsformen 114
- Fehlbildungen 40, 41
Nebenniere 9, 10
- Anatomie 233
- Erkrankungen 233 ff.
Nebennierenmark, Erkrankungen 239
Nebennierenrinde, Unterfunktion (M. Addison) 238
- NNR-Insuffizienz
- - akute (Addison-Krise) 238
- - chronisch primäre 238
Nelson-Tumor 236
Neoplasie, multiple endokrine, Typ II (MEN II) 239
Nephrektomie 142
- Indikation 142
- laparoskopische 65, 160
- lumbale 142
- Nierenteilresektion (Heminephrektomie) 144
- Technik 142
- Tumornephrektomie 128, 142
- radikale 128
- transperitoneale 142
Nephroblastom (Wilms-Tumor) 127

Sachverzeichnis

– im Kindesalter 194
Nephrokalzinose 98
Nephrolithiasis, idiopathische 98, 99
Nephrolithotomie, perkutane (PCN) 103, 153, 154
– Dilatation 153
– Indikation 153
– Komplikationen 153
– Punktion 153
– Technik 153, 154
Nephron 47
Nephronophthise, familiäre juvenile 30
Nephropathien
– Balkannephropathie 129
– bilaterale 64
– Refluxnephropathie 62
Nephroptose 31, 145
– Indikation 145
– Technik 145
Nephrostoma, endständiges 149
Nephrostomie, perkutane 103, 158, 159
– Indikation 158
– Technik 158, 159
– Urämie 158
– Urosepsis 158
Nephrostomiekatheter 154
Nephrotomie 89, 144
– anatrophe 89, 144
– Indikation 144
– radiäre 144
– Technik 144
Nephroureterektomie 145
– Indikation 145
– Technik 145
Nerven (Nervus / Nervi)
– N. dorsalis penis 21, 25
– N. erigentes 15, 23
– N. genitofemoralis 25
– N. iliohypogastricus 11, 17
– N. ilioinguinalis 11, 25
– N. pelvicus 17
– N. pudendus 21, 22, 25
– N. scrotales anteriores 25
– – posteriores 25
– N. splanchnici lumbales 15, 17, 21, 23, 25
– – pelvini 15, 17, 21, 23, 25
– N. subcostalis 11
Neuroblastom 239, 240
neurogene Blasenentleerungsstörungen 91, 193, 221, 224, 226
– angeborene 224
– erworbene 224
– klinische Einteilung 226
– – infranukleär 226
– – supranukleär 226
– medikamentöse Therapie 227, 253
– nicht-medikamentöse Maßnahmen 228
– operative Therapie 229
neurogener Schock 166, 167
Nieren
– Adenom 126
– Agenesie (siehe dort)
– Doppelniere (siehe auch dort) 31, 34, 43, 45, 190
– Durchblutung 47, 48
– – Autoregulation 47
– endokrine Funktionen 52
– endoskopische Eingriffe 153 ff.
– Entwicklung 1, 2
– Fehlbildungen 27, 28, 44
– Feinbau 13, 14
– Form 9

– – Formanomalien 27
– – Formveränderungen 42, 43, 45
– Hüllen 10, 11
– Lage 9
– Lageveränderungen 42, 44, 45
– Leitungsbahnen 12
– Schockniere 171
– überzählige 31
– Verletzungen 163
– – kritische 163
– – leichte 163
– – schwere 163
– – Sofortmaßnahmen 163
– – Symptomatik 163
– zystische Veränderungen (siehe Zystennieren) 29, 30, 41, 44
Nierenarterienstenose 64
Nierenbecken
– Anatomie 50
– doppeltes 34
– Fehlbildungen 32
– Fehlrotation 17
– Lageanomalien 34
– Tumoren 102, 130
– – Ätiologie 129
– – begünstigende Faktoren 129
– – Diagnostik 129
– – Differentialdiagnose 130
– – Epidemiologie 129
– – Pathologie 129
– – Prognose 130
– – schmerzlose 129
– – Symptomatik 129
– – Therapie 130, 155
– Zysten 33
Nierenbeckenplastik 145
– Indikation 145
– Technik 145
Nierenbeckenstein 97, 101
Nierengefäße
– Gefäßabriß 179
– Gefäßverschluß 179
Nierenhüllenentzündung 109
Niereninsuffizienz
– chronische 57 ff.
– – Ätiologie 57
– – Pathophysiologie 57
– – Stadieneinteilung 57, 58
– – terminale 57
– – Therapie 58
– fortgeschrittene 202
– – Schwangerschaft 202
Nierenkarbunkel 111, 119
– Ätiologie 111
– Diagnose 111
– Komplikationen 111
– Therapie 111
Nierenkolik 100
Nierenparenchym
– Anomalien 189
– Entzündungen 109, 110
– – Pyelonephritis (siehe dort) 109, 110, 119
Nierenphlebographie, selektive 86
Nierensequenzszintigraphie 50, 89
Nierenszintigraphie, statische 89
Nierenteilresektion (Heminephrektomie) 144
– Indikation 144
– Technik 144
Nierentransplantation 57 ff.
– immunsuppressive Therapie 59
– Operationstechnik 59
– Transplantatabstoßung 58

Nierentumoren 102, 126-128
– Ätiologie 126
– benigne 126
– Cava-Thrombus 127
– Diagnostik 127
– Differentialdiagnose 127
– Epidemiologie 126
– Grading 126
– im Kindesalter 194
– Lokalisation 127
– Pathologie 126
– Prognose 128
– Symptomatik 127
– Therapie 127
– Tumorexzision 12
– Tumornephrektomie, radikale 128
Nierenübersichtsaufnahme 84
Nierenversagen, akutes (ANV) 54, 55
– Ätiologie 54
– auslösende Faktoren 54
– Diagnostik 55
– Differentialdiagnose 55
– normurisches Stadium 56
– oligoanurisches Stadium 56
– Pathophysiologie 54
– polyurisches Stadium 56
– postrenales 54
– prärenales 54
– renales 54
– Schwangerschaft 202
– Symptomatik 55
Nierenzellkarzinom 126
– hypernephroides Karzinom 126
– Stadieneinteilung 126
Nitrofurantoin 108
Nodi lymphatici
– N.l. iliaci communes 22
– – externi 17
– – interni 15, 16
– N.l. inguinales superficiales 21, 22, 24
– N.l. lumbales 13, 15, 23, 24
– N.l. obturatorii 22
– N.l. paravesicales 15, 23
Normurie 67
Notfälle, urologische 175 ff.
– Art 175
– Symptome 175
Noxen, toxische 55
nuklearmedizinische Diagnostik 50, 89-91
– Isotopennephrographie 89
– Nierenszintigraphie, statische 89
– Sequenzszinitgraphie, renale 50, 89
– Skelettszintigraphie 89, 90
Nykturie 67

OAT-Syndrom 54
oberer Harntrakt, Fehlbildungen 188 ff.
Obrinsky-Syndrom 33
Obstruktionen
– infrarenale, Therapie 56
– infravesikale, Therapie 56
– ureteropelvine 34
– Uropathie, obstruktive (siehe dort) 55, 60, 61
Oligoasthenospermie 217
oligonephronische Hypoplasie 28
Oligospermie 54
Oligurie 67
Onkozytom 126
Operationen, urologische
– Autotransplantation, heterotrope 146

Sachverzeichnis

- Boari-(Blasenlappen)-Plastik 146
- endoskopische Eingriffe (*siehe dort*) 153 ff.
- Fertilitätsstörungen 214
- Harnleiterimplantationen (*siehe dort*) 146
- Harnleiterrekonstruktion 145
- Harnröhrenplastik 113
- Harnröhrenrekonstruktion (*siehe dort*) 152
- Harnröhrensuspensionsplastik (*siehe dort*) 151
- Hodentumoren 138
- Ileum- bzw. Kolon-Conduit 147
- Ileuminterponat 146
- minimal invasive Chirurgie in der Urologie (*siehe dort*) 158 ff.
- Nabelschnurinterponat 146
- Nephroptose (*siehe dort*) 145
- Nephrotomie (*siehe dort*) 144
- Nephrostomie, perkutane (*siehe dort*) 103, 158, 159
- Nephroureterektomie (*siehe dort*) 145
- Nierenbeckenplastik (*siehe dort*) 145
- Nierenteilresektion (*siehe dort*) 144
- Nierentransplantation, Operationstechnik 59
- Orchidopexie (*siehe dort*) 153
- PCN (*siehe* Nephrolithotomie, perkutane) 153, 154
- Prothesenimplantation (*siehe dort*) 152
- Prostataadenomektomie (*siehe dort*) 150, 151
- Prostatatumoren (*siehe auch dort*) 134
- Prostatektomie (*siehe dort*) 135, 136, 150, 151
- Psoas-bladder-Hitch (Zipfelblase) 146
- Pyelotomie und Nephrotomie (*siehe dort*) 144
- Pyeloureteroneostomie 146
- Ringureterokutaneostomie 149
- Schnittführung 143
- - Interkostalschnitt 143
- - Lumbodorsalschnitt 143
- Stoßwellenlithotripsie, extrakorporale 103, 160-162
- Transversoureteroureterokutaneostomie 147
- Ureterokutaneostomie 147
- Ureteronephrektomie 116
- Ureterorenoskopie (*siehe dort*) 155
- Ureterosigmoideostomie 148
- Ureterotransversopyelostomie 149
- Ureteroureterostomie 116, 145, 146
- Urogenitaltuberkulose (*siehe auch dort*) 116
- Urolithiasis (*siehe auch dort*) 103-105
- Verletzung oder Stenose, rekonstruktive Therapie 146
- Work-Bench-Operation 128
- Zugangswege, abdominelle 143
- Zystektomie (*siehe dort*) 150

Orchidoblastome 137
Orchidopexie 153
- Indikation 153
- Maldeszensus 153
- Technik 153
Orchiektomie, hohe 138
Orchitis 53, 115, 123
- Ätiologie 115

- Diagnostik 115
- Mumpsorchitis 53
- Therapie 115
Ormonds Disease (*siehe* Retroperitonitis, fibroplastica) 112
Osteoporose 235
Ostienkonfigurationen 61
Östrogen 52
Ovar 26, 41
- akzessorisches 41
- Descensus 4
- „drittes" Ovar 41
- Entwicklung 2, 3
- Fehlbildungen 41
- Hypoplasie 41
Ovarial-Venen-Syndrom 34

Page-Mechanismus 63
Page-Niere 66
Panhypopituitarismus 53
Papillitis, nekrotisierende 110
Paradidymis 24
- Entwicklung 2, 3
paranephritischer Abszeß 120
Paraphimose 181
paratestikuläre Tumoren 141
- benigne 141
- maligne 141
Parathormon 52
Paroopheron 22
- Entwicklung 1, 2, 4
PCN (*siehe* Nephrolithotomie, perkutane) 153
PDT (photodynamische Therapie) 132
Penis 25, 26, 115, 124, 139, 140, 166
- äußere Gliederung 25
- corpora cavernosa 25
- corpus spongiosum 26
- dorsum 25
- Entwicklung 4, 5
- Entzündungen 115
- - Balanitis (*siehe dort*) 115, 124
- - Kavernitis (*siehe dort*) 115, 124
- - Posthitis (*siehe dort*) 115, 124
- Fascien u. Bänder 26
- Fehlbildungen 38, 39
- Frenulum 26
- Glans 26
- innere Gliederung 25
- Leitungsbahnen 26
- Penisschaftanomalien 184
- Penistorsion 184
- Penisverkrümmung 184
- Praeputium 25
- Prothesenimplantation 152
- - Indikation 152
- - Technik 152
- Radix 25
- Raphe 25
- Tumoren 139, 140
- - Ätiologie 139
- - benigne 139
- - Diagnostik 140
- - Epidemiologie 139
- - maligne 139
- - Metastasierung 139
- - Pathologie 139
- - Penisteilamputation 140
- - Präkanzerosen 139
- - Prognose 140
- - Symptomatik 140
- - Therapie 140
- - TNM-Klassifikation 139
- Verletzungen 166

- - Amputation, partielle oder totale 166
- - Fraktur 166
- - offenes und stumpfes Trauma 166
- - Sofortmaßnahmen 166
- - Symptomatik 166
Peri- und Paranephritis 109
Peritonealkatheter 58
Phallus 5, 6
Phäochromozytom 79, 239
- Katecholamine 239
- Lokalisation 239
Pharmaka in der Urologie 253 ff.
- Analgetika 255
- Hormone, Antihormone bzw. „verwandte" Steroide 253, 257
- Spasmolytika 255
- Wirkung
- - antiphlogistische 254
- - antipyretische 254
- Zytokine 258
- Zytostatika 253, 258
Pharmakoangiographie 86
Phimose 184
Phlebographie 206
- Nierenphlebographie, selektive 86
- retrograde 206
- Spermatikaphlebographie 86
- transfemorale 206
Pirmärharn 48
- Konzentrierung 48
- Ultrafiltration 48
Plattenepithelkarzinome 129
Plexus
- P. aorticus abdominalis 13, 24
- P. coeliacus 13
- P. deferentialis 23, 25
- P. hypogastricus 23
- P. lumbalis 25
- P. pampiniformis 23, 24
- P. renalis 12
- P. sacralis 25
- P. testicularis 24
- P. venosus prostaticus 21, 22, 25
- - vertebralis 23
- - vesicalis 17, 22, 25
Plica / Plicae
- P. umbilicalis mediana 15, 16
- P. umbilicales mediales 15, 16
Pneumaturie 68
Pollakisurie 51, 67
Polyorchie 39
Polytrauma 163
Polyurie 67
- Entlastungspolyurie 56
Posthitis 115, 124
- Ätiologie 115
- Diagnostik 115
- Symptomatik 115
- Therapie 115
Pouch (Mainz-Pouch) 132, 148
Prehnsches Zeichen 114
Priapismus 181
Pringle-Bourneville-Krankheit 127
Progesteron 52
Pronephros (*siehe* Vorniere) 1
Prostata 22, 23, 75, 76, 150
- Abszeß 76, 122
- Adenom (benigne Prostatahyperplasie) 76, 80, 133-135, 221, 253, 259
- - Adenomyomatose 133
- - Ätiologie 133
- - Diagnose 134
- - Differentialdiagnose 134

- – Einteilung, klinische 221
- – Enukleation, stumpfe 150, 151
- – Epidemiologie 133
- – großes 80
- – Harnretention, kompensierte und dekompensierte 134
- – Harnverhaltung, akute 134
- – Komplikationen 135
- – Pathologie 133
- – Reizstadium 134
- – Schnittoperation (*siehe auch dort*) 134
- – Stadium I-III 134, 221, 222
- – Symptomatik 134
- – Therapie 134, 259
- – – alternative Verfahren 135
- – – medikamentöse Therapie 253
- anatomische Einteilung 133
- endoskopische Eingriffe 156 ff.
- Entwicklung 3, 4, 6
- Fehlbildungen 39, 41
- Form 22, 25
- Hyperplasie, benigne (*siehe* Prostataadenom)
- Karzinom 53, 76, 80, 135, 136, 222
- – Ätiologie 135
- – Diagnostik 135
- – Differenzierungsgrade 135
- – Epidemiologie 135
- – Klassifikation 135
- – Komplikationen 136
- – latente 135
- – manifeste 135
- – Metastasierung 135, 150
- – Pathologie 135
- – Prognose 136
- – Symptomatik 135
- – Therapie 136
- – Wirkungsmechanismen der kontrasexuellen Therapie 53
- Lage 22, 25
- Leitungsbahnen 22, 23
- Palpation 76
- Tumoren 133-136
- Vesikuloprostatektomie, erektionsprotektive 150

Prostataadenomektomie 150, 151
- Enukleation, stumpfe 150, 151
- Indikation 150
- Technik 151
- Zugang 150

Prostataexprimat 82
- Normalbefund 82

prostataspezifische saure Phosphatase (SPP) 80, 81
prostataspezifisches Antigen (PSA) 80
Prostatasteine 76
Prostatektomie
- radikale 136, 150, 151, 160
- – Indikation 150
- – Technik 150
- transurethrale laserinduzierte (TULIP) 135
- Zystoprostatektomie (*siehe auch dort*) 150

Prostatitis 76, 80
Prostatovesikulitis (*siehe dort*) 114, 122
- akute 114
- – Ätiologie 114
- – Diagnostik 114
- – Symptomatik 114
- – Therapie 114
- chronische 114
- – Ätiologie 114

- – Diagnostik 114
- – Symptomatik 114
- – Therapie 114

Provokationstests 94, 95
- Baclofen-Test 95
- Carbachol-Test 95
- Detrusorinstabilität 95
- Eiswassertest (Reflexblase) 95
- Inkontinenz 95
- Triggern 95

„prune-belly-syndrome" 34
Pseudodivertikel 60
Pseudohermaphroditismus
- P. femininus 187
- P. masculinus 188

Psoas-bladder-Hitch (Zipfelblase) 146
PTA (perkutane transluminale Angioplastie) 64
Pubertät des Mannes 52
Punktion
- suprapubische 175, 177
- ultraschallgesteuerte 88

Pyelogramm, retrogrades 64, 102
Pyelographie 85
- antegrade 85
- retrograde 85

Pyelonephritis 102, 109 ff., 119
- akute 102, 119
- – Ätiologie 109
- – Diagnostik 109
- – Differentialdiagnose 109
- – Komplikationen 110
- – Symptomatik 109
- – Therapie 110
- chronische 110, 111
- – Diagnostik 110
- – Differentialdiagnostik 111
- – Komplikationen 111
- – Symptomatik 110
- – Therapie 111
- primäre 109, 119
- sekundäre 109, 119
- Sonderformen 110

Pyeloskopie 89
Pyelotomie 144
- Indikation 144
- Technik 144

Pyeloureteroneostomie 146
Pyeloplastik, perkutane 155
Pyonephrose (Eitersackniere) 110, 120, 129
- Ätiologie 110
- Diagnose 110
- Differentialdiagnose 110
- Palpationsschmerz 73
- Symptomatik 110
- Therapie 110

Pyospermie 207

Radiotherapie 128
Reflexblase 93, 225
Reflexinkontinenz 68, 204, 226
Reflux
- Refluxgrade I-V nach K. Parkkulainen 190
- vesikoureteraler 36, 60, 61, 133, 189, 191
- – primärer 61, 189
- – sekundärer 61, 189
- vesikoureterorenaler 189

Refluxnephropathie 62
Refluxzystogramm 85
Regio pubis 75
Reizblase (Urethralsyndrom) 202

rektale Untersuchung 75
Rektumdruckaufzeichnung 91
Ren mobilis 31
renale
- Clearance (*siehe dort*) 50
- Hypertonie (*siehe dort*) 62 ff.
- tubuläre Azidose (RTA) 98

Renin 63
Renin-Angiotensin-Aldosteron-(RAA)-Mechanismus 62, 63
Renoskopie 89
Renovasographie, selektive 86
Restharn 51, 133
Retention 57
- dekompensierte 57
- kompensierte 57

Retroperitonitis, fibroplastica, idiopathische (Ormonds Disease) 112
- Ätiologie 112
- Diagnose 112
- Symptomatik 112
- Therapie 112

Rhabdomyosarkom des Urogenitaltraktes 195
Ringureterokutaneostomie 149
Rokitansky-Küster-Houser-Syndrom 40
Röntgendiagnostik, konventionelle urologische 83 ff.
- Jod (*siehe auch dort*) 83
- Kontrastmittel (*siehe auch dort*) 83, 84

Röntgendiffraktion 104
Röntgendiffraktometrie, Steinanalyse 82
roter Urin 69

Samenblasentumoren 141
- benigne 141
- maligne 141

Samenblasenzysten 141
Samenstränge, Fehlbildungen 40
Samenstrangtorsion 114, 115
- Differentialdiagnose 114
- Therapie 115

Sammelrohr 48
Sammelurine, 24 h 79
Sanduhrblase 37
saure Phosphatase (SP) 80, 209
- gesamte 81

Schistosoma haematobium 116
Schistosomiasis (Bilharziose) der Harnblase 116, 117
- Ätiologie 116
- Diagnostik 117
- Komplikationen 117
- Symptomatik 116
- Therapie 117

schlaffe Blase 93
Schließmuskelprothesen 232
Schmerz 70
- Blasenschmerzen und Miktionsbeschwerden, Harnsteinleiden 100
- Flankenschmerz 69
- Ischämie- / Organschmerz 71
- Kolik (*siehe auch dort*) 69-72, 100
- lumbosakraler 71, 73
- medikamentöse Therapie des Tumorschmerzes 253
- Nierenbeckentumoren, schmerzlose 129
- Organschmerz 70, 71
- Palpationsschmerz 70, 73
- Sonderformen 70, 73

Schmerzensgeld 251

Sachverzeichnis

Schmerzprojektion 70, 100
– Harnsteinleiden 100
Schnittoperation, Prostataadenom 134
– suprapubisch-extravesikal 134
– suprapubisch-transvesikal 134
Schock 55, 166 ff.
– anaphylaktischer Schock 166
– Behandlungsstrategie 168
– kardiogener Schock (siehe dort) 166, 167, 172
– neurogener Schock 166, 167
– Schockformen, Zeichen 170
– septischer Schock (siehe dort) 166, 167, 173
– Therapie verschiedener Schockformen 166, 168
– Volumenmangelschock (siehe dort) 166, 167, 171
Schockniere 171
Schrumpfblase 116
Schwangerschaft, urologische Komplikationen 201
– akutes Nierenversagen 202
– Bakteriurie 201, 202
– fortgeschrittene Niereninsuffizienz 202
– Harnleiterstein 202
– Harnstauung 50, 202
– Gestosen (siehe auch dort) 201
– Pyelonephritis 110
Schwerbehindertengutachten 249
SCMC-Test (Spermatozoen-Zervixmukus-Kontakt-) 213
Semicastratio 138
Seminom 136
Senkniere 42, 44
Sepsis 55
– Urosepsis (siehe dort) 55, 80
septischer Schock 166, 167, 173
– Sofortmaßnahmen 173
Sequenzszintigraphie, renale 50, 89
Sertoli-Cell-Only-Syndrom (Del Castillo) 212
Sertolizell-Syndrom 53
– -Tumoren 137
Sexualentwicklung und Pubertät des Mannes 52
Sexualfunktion 52
Sexualhormone der Frau 52
Sheehan-Syndrom 238
Sichturethrotomie nach Sachse 158
Sinus urogenitalis 2, 3, 6, 7, 186
Skelettszintigraphie 89, 90
Skrotalgangrän 183
Skrotalhernie, inkarzerierte 183
Skrotalinhalt, Entzündungen 114
Skrotalphlegmone 183
Skrotum 25
– akutes 182 ff.
– Anomalien 186
– Bau 25
– Diagnostik 182
– Entwicklung 5, 6
– Leitungsbahnen 25
– Therapie 182
– Tunica dartos 25, 26
SMART (spermatozoa microaspiration retrieval technique) 215
Solitärzyste 41, 44
Spasmolytika / Spasmoanalytika 103, 255
Spermaanalyse 206
– erweiterte 209
– funktionelle 209
Spermakonservierung 219

Spermatikaphlebographie 86
Spermatozele 215
– alloplastische 215
„spermatozoa microaspiration retrieval technique" (SMART) 215
Spermatozoen-Zervixmukus-Kontakttest (SCMC-Test) 213
Spermiogramm (siehe auch Fertilitätsstörungen) 54, 207 ff.
– Aspermie 207
– Asthenozoospermie 217
– Bestimmung der Spermatozoendichte 208
– – Eosintest 208
– – Fruktose 208
– Hämospermie 207
– Hormondiagnostik 211
– Hypospermie 207
– Hyperspermie 207
– Mortalitätsbestimmung 208
– Normalwerte 211
– Oligoasthenospermie 217
– Pyospermie 207
Spermiozytogramm 83
– eingeschränkte Zeugungsfähigkeit 83
– uneingeschränkte Zeugungsfähigkeit 83
spezifisches Gewicht 78
Sphinkterotomie 229, 230
– Indikation 230
Spina bifida 193
STD-Infektionen 105, 118
– Erreger 105
– Therapie 118
Stein-Leventhal-Syndrom 237
Steinanalyse 82, 104
– chemische Verfahren 104
– – naßchemische Analyse 82
– Infrarotspektroskopie 82
– phasenanalytische 82
– physikalische Verfahren 104
– Röntgendiffraktometrie 82
Steine / Harnsteine (siehe Urolithiasis) 96 ff.
Steinmetaphylaxe 104
Steinschnittlage 75
Steintherapie, interventionelle 103
Stenose oder Verletzung, rekonstruktive Therapie 146
Stoffwechselstörungen, Harnsteine 97
Stoßwellenlithotripsie, extrakorporale 103, 160-162
– Indikationsbereiche 103, 160, 162
– Komplikationen 162
– Kontraindikationen 160
Strangurie 51
Streifentests 78
Streßinkontinenz 68, 151, 203, 226
– operative Therapie 151
suprapubische Punktion 175, 177
Syndrome (nur die nach Namen benannten)
– Conn- 234
– Cushing- 79, 234-236
– Klinefelter- 53, 82, 213
– Obrinsky- 34
– Rokitansky-Küster-Houser- 40
– Sheehan- 238
– Stein-Leventhal- 237
– Turner- 187
– Waterhouse-Friderichsen 238
Szintigraphie
– Funktionsszintigraphie 62, 102

– Nierenszintigraphie, statische 89
– Sequenzszintigraphie, renale 50, 89
– Skelettszintigraphie 89, 90

Tandem-Niere 28
Teratokarzinome 137
Teratom 136
Teratozoospermie 54
Testis (siehe Hoden; siehe auch Gonaden) 2-4, 24, 39, 41
Testosteron 52
– Bestimmung 81
Tetracycline 108
Therapie, urologische 142 ff.
Thorakalniere 42, 45
TNM-Klassifikation 125
– Harnblasenkarzinom 131
– Hodentumoren 137
– Penistumoren 139
TNM-Schema 125
o-Tolidin-Test 68
Tomographie 84
toxische Noxen 55
Trabekelblase 133
Transplantation (siehe Nierentransplantation) 57 ff.
Transversoureteroureterokutaneostomie 147
Triggern, Provokationstest 95
Trigonuminsuffizienz 61, 146
Trigonummuskulatur 50, 51
Tuba uterina 5, 6
Tuberkulose, Urogenitaltuberkulose (siehe dort) 115, 116
Tuberkulostatika, Neben- und Wechselwirkungen 116
Tubulus
– distaler 48
– proximaler 48
Tubuluszellnekrose 54
TULIP (transurethrale laserinduzierte Prostatektomie) 135, 156
Tumoren der Urogenitalorgane 125 ff.
– Blasentumoren (siehe dort) 130-132
– gynäkologische 199
– Harnröhrentumoren (siehe Urethra, Tumoren) 140, 141
– Hodentumoren (siehe auch dort) 114, 136-139
– im Kindesalter 194
– Klassifikation (siehe auch TNM) 125, 126, 135
– medikamentöse Therapie des Tumorschmerzes 253
– Nelson-Tumor 236
– Nieren (siehe dort) 102, 126-128
– Nierenbecken- und Harnleitertumoren 102, 129 ff.
– Nierenzellkarzinom (siehe dort) 126
– paratestikuläre Tumoren (siehe dort) 141
– Penistumoren 139, 140
– Prostatatumoren (siehe dort) 133-136
– Samenblasentumoren (siehe dort) 141
– Staging 125
– Wilms-Tumor (Nephroblastom) 127
Tumormarker 81
TUMT (transurethrale Mikrowellentherapie) 135, 157
Tunica dartos 25, 26
TUR (transurethrale Resektion) 131, 156

- Indikation 156
- der Prostata 134
- Technik 156
TUR-Syndrom 156
Turner-Syndrom 187

Übergangszellkarzinome 129
Überlaufblase 51
Überlaufinkontinenz 68, 204, 226
Übersättigungstheorie 99
Übersichtsaortographie 85
Ultrafiltration (Primärharn) 48
Ultraschalldiagnostik 88 ff.
- Doppler-Sonographie 88
- fokussierter Ultraschall (FUS) 157
- nicht-invasive 88
unterer Harntrakt, Fehlbildungen 46 ff., 192 ff.
Urachus 2, 4
- Divertikel 192
- Fistel 36
- Rudimente 37
- Zysten 192
Urämie 55
- Therapieformen 156
Ureter (Harnleiter)
- Abgangsfalten 34
- Anatomie 50
- Divertikel 35
- ektoper 34
- endoskopische Eingriffe 153 ff.
- Entwicklung 2, 4, 6
- Fehlbildungen 32-34
- Form 14
- Harnleiterektopie, kaudale 191
- Harnleiterimplantationen 146
- Harnleiterrekonstruktion 145
- Harnleiterschiene
- - innere (Double J-Katheter) 156
- - transurethrale 103
- Hypoplasie 33
- Koliken (siehe auch dort) 72, 180
- Lage 14
- Leitungsbahnen 14, 15
- Megaureter (siehe dort) 33, 190
- physiologische Engen 14
- retrokavaler 34, 43, 45
- Therapie 142
- - chirurgische Eingriffe (siehe auch Nephrektomie) 142
- Tumoren (siehe Nierenbecken- und Harnleitertumoren) 129 ff.
- U. duplex (Ureterduplikation) 35, 36, 43, 45
- U. fissus 35, 43, 45, 191
- Ureterpolypen, solitäre 130
- Verletzungen 164
- - isolierte 164
- - Sofortmaßnahmen 164
- - Symptomatik 164
- Zysten 33
Ureteritis 112
- Ätiologie 112
- Diagnostik 112
- Symptomatologie 112
- Therapie 112
Ureterklappen 36
Ureterokutaneostomie 147
Ureteronephrektomie 116
ureteropelvine Obstruktionen 34
Ureteropyelographie, retrograde 180
Ureterorenoskopie (URS) 89, 155
- antegrade 155

- Indikation 155
- retrograde 155
- Technik 155
Ureterosigmoideostomie 148
Ureteroskopie 102, 103, 180
Ureterotransversopyelostomie 149
Ureteroureterostomie 116, 145, 146
- Indikation 145
- Technik 145
Ureterozele 35, 43, 45, 191
- einfach 35
- ektop 35, 191
Ureterozystoneostomie 146
Urethra (Harnröhre)
- Divertikel 39, 193
- endoskopische Eingriffe 156 ff.
- Entwicklung 2, 3
- Entzündung 113, 123
- - Ätiologie 113
- - Diagnose 113
- - Komplikationen 113
- - Symptomatik 113
- - Therapie 113
- - Verlaufsformen 113
- Fehlbildungen 38, 192
- Feinbau 19
- Harnröhrendivertikel 196
- Harnröhrenplastik 113
- Harnröhrenrekonstruktion 152
- - Indikation 152
- - meatale Rekonstruktion 152
- - Meshgraft-Plastik 152
- - Technik 152
- - Verschiebelappenplastik, präputiale 152
- Harnröhrenstenose 223
- Harnröhrenstriktur 223
- - suprapubische Drainage 223
- - transurethrale Verweilkatheter 223
- Harnröhrensuspensionsplastik 151, 152
- - Indikation 151
- - operative Therapie 151
- - Technik 152
- - transabdominale Harnröhrensuspension 152
- - transvaginale Harnröhrensuspension 152
- Harnröhrenstein 97
- Leitungsbahnen 21
- männliche 18, 19
- Megalourethra 38, 41
- pars intramuralis 18, 19
- - membranacea 18, 19
- - prostatica 18, 19
- - spongiosa 18, 19
- Tumoren 140, 141
- - benigne 140
- - Diagnostik 141
- - Histologie 140
- - maligne Neubildungen 140
- - Pathologie 140
- - Symptomatik 140
- - Therapie 141
- Verletzungen 165
- - durch Fremdkörper 165
- - Harnröhren-Abriß 165, 175
- - - supradiaphragmaler 175
- - Harnröhren-Einriß 165
- - Sofortmaßnahmen 165
- - Symptomatik 165
- weibliche 20
- Zysten 40
Urethradruckprofil 91, 93, 94

- Perfusionsmethode 94
Urethralatresie 38, 41
Urethraldrüsen 19
- Entwicklung 3
Urethralkarunkel 196
Urethralklappen 38, 39, 43, 46, 192
- anteriore 39
- posteriore 38
Urethralmembran, kongenitale 38
Urethralstenose, kongenitale 38, 192
Urethralsyndrom (Reizblase) 202
Urethritis 118, 123
- akute 123
- nichtgonorrhoische, Therapie 118
Urethrotomie (Urethrotomia)
- Sichturethrotomie nach Sachse 158
- transurethrale 223
- U. interna 113
Urethrozystogramm 62, 85
- Miktionszystourethrogramm 62, 63
Urge-Inkontinenz 68, 204, 226
Urin
- Eigenschaften 51
- Produktion 47
- - Nephron (siehe dort) 47
- roter 69
Urinkarzinogene 129
Urinsediment 78, 79
- Färbung 79
- - Gram- 79
- - May-Grünwald-Giemsa- 79
- - Methylenblau- 79
- - Peroxidasefärbung nach Lampen 79
- - Ziehl-Neelsen- 79
Urinuntersuchungen 77, 78
- Blasenpunktionsurin 77
- 2- bzw. 3-Gläserprobe 77
- Katheterurin 77
- Kriterien 78
- Mittelstrahlurin 77
- Sammelurine, 24 h 79
- spezifisches Gewicht 78
- Streifentests 78
- Urinsediment (siehe auch dort) 78, 79
Urniere (Mesonephros) 1, 2
Urnierengang (siehe auch Wolff-Gang) 2
Urodynamik 91
Uroflowmetrie 91, 92
- Flußanstiegszeit 92
- Harnflußrate 92
- Miktionszeit und -volumen 92
Urogenitalapparat / Urogenitaltrakt 4
- Entwicklung 4
- - männlich 4
- - weiblich 4
- sensible Versorgung 70
Urogenitalorgane, Tumoren (siehe dort) 125 ff.
Urogenitaltuberkulose 115, 116
- Ätiologie 115
- Diagnostik 115
- Differentialdiagnose 116
- parenchymatöses Stadium 115
- Symptomatik 115
- Therapie 116
- - medikamentös (siehe auch Tuberlostatika) 116
- - operative 116
- ulzerokavernöses Stadium 115
Urographie / Urogramm
- Anflutungsurogramm 84
- Ausscheidungsurographie 84
- Frühurogramm 84

- Infusionsurographie 84
Urolithiasis (Harnstein / Blasenstein) 96 ff., 104, 222
- Ätiologie 97
- Blasenschmerzen mit Miktionsbeschwerden 100
- Diagnostik 102
- Epidemiologie 96
- Häufigkeitsverteilung verschiedener Harnsteine 96
- infektbedingte Blasensteine 222
- Hyperparathyreoidismus 97
- Kalkschatten 100
- kalziumfreie Steine 96
- Kalziumsteine 96
- im Kindesalter 194
- Koliken / Nierenkolik (*siehe auch dort*) 100, 102
- Leeraufnahme 102
- Löslichkeitsdiagramm 99
- Metaphylaxe 104
- Nierenbeckenstein 101
- Pathogenese 99
- Phasen der Steinbildung 99
- restharnbedingte Blasensteine 222
- Risikofaktoren 97
- Schallschatten 102
- Schmerzprojektion 100
- Steinarten 96
- - aseptische 97
- - infektiöse Konkremente 97
- Steinformen 97
- Steinlokalisation 97
- Stoffwechselstörungen 97
- Symptomatik 100
- Therapie 103-105
- - Indikation 105
- - interventionelle Steintherapie 103
- - medikamentöse 103
- - operative 103
- Übersichtsaufnahme 100
urologische
- Diagnostik 74 ff.
- Erkrankungen der Frau (*siehe* Frau) 196 ff.
- Therapie 142 ff.
- - operative (*siehe* Operationen, urologische)
- Verletzungen 163 ff.
Uropathie, obstruktive (Harnabflußstörungen) 55, 60, 61, 98, 198
- akute 60
- chronische 60
- Endometriose 199
- funktionelle Abflußstörung 98
- infravesikale 60
- mechanische Abflußstörung 98
- Pathophysiologie 60
- renale Abflußstörung 61
- supravesikale 60, 198
- Tumoren, gynäkologische 199
- Vena ovarica-Syndrom 198
- Ursachen 60
- vesikale Abflußstörung 60, 61
Urosepsis 111, 112
- Ätiologie 111
- Diagnostik 111
- Symptomatik 111
- Therapie 112
- Ursachen 111
Urosepsis 5, 80
- Therapie 55
Uterus
- Entwicklung 5, 6

- Fehlbildungen 40
- - Rokitansky-Küster-Houser-Syndrom 40
- - U. arcuatus 40
- - U. bicornis 40
- - - unicollis 40
- - U. didelphys 40
- - U. septus 40
- - U. subseptus 40

Vagina
- Entwicklung 5, 6
Vanillinmandelsäure 79
Varikozele 183, 206, 215
Varikozelektomie, laparoskopische 160
Vasovasostomie 215
Venen (Vena / Venae)
- V. bulbi penis 21, 26
- V. cavernosae 26
- V. cava inferior 9, 12, 24, 25
- V. dorsalis profunda penis 26
- - superficialis penis 21, 26
- V. femoralis 21, 25, 26
- V. hepatica 12
- V. iliaca communis 12, 14
- - interna 14, 17, 21, 25, 26
- V. interlobares 12
- V. interlobulares 12
- V. ovarica 12, 14, 198
- - V. ovarica-Syndrom 198
- V. profunda penis 21, 26
- V. pudenda externa 22, 25
- - interna 21. 22. 25. 26
- V. renalis 9, 10, 12, 16, 24
- V. saphena magna 25
- V. scrotales anteriores 25
- - posteriores 25
- V. spermatica 12, 14
- V. suprarenalis 12
- V. testicularis 14, 23
- V. vesicales 17
Verbrauchskoagulopathie 80
Verletzungen im Bereich des Urogenitaltrakts 163 ff.
- Harnblase (*siehe dort*) 164
- Harnröhre (*siehe* Urethra) 165
- Niere (*siehe dort*) 163
- Penis (*siehe dort*) 166
- Polytrauma 163
- rekonstruktive Therapie 146
- Ureter (*siehe dort*) 164
Verschmelzungsnieren 27
- unilaterale 27
Versorgungsgesetze 242
Vesica bipartita 37
Vesicula seminalis (*siehe* Bläschendrüse) 2, 4, 6, 23-25, 39
Vesikulographie 85
Vesikuloprostatektomie, erektionsprotektive 150
Vestibulum vaginae 5, 21
VILAP (visuelle Laserablation der Prostata) 135, 157
Vitamin D 52
- Überdosierung 97
Vitaminpräparate 97
Volumenersatzstoffe 168
- Dosierung 168
- Nebenwirkungen 168
Volumenmangelschock 166, 167, 171
- Sofortmaßnahmen 171
Vorniere (Pronephros) 1
Vulva, Fehlbildungen 40

Waldeyersche Scheide 50
Wanderniere 31
Wasserrückresorption (Antidiurese) 49
Waterhouse-Friderichsen-Syndrom 238
Wilms-Tumor (Nephroblastom) 127
- im Kindesalter 194
Wolff-Gang 2, 3
Work-Bench-Operation 128

Yolk-sac-Tumoren 137

Zeiss-Schlinge 156
Zentralisation 171
Zeugungsfähigkeit, Spermiozytogramm 83
Zipfelblase (Psoas-bladder-Hitch) 146
Zonographie 84
Zwergniere 43, 45
Zyklus, weiblicher 52
Zystektomie 150
- Indikation 150
- radikale mit pelviner Lymphadenektomie 132
- Technik 150
Zysten
- Anomalien, zystische 189
- kongenitale 39
- des Müllerschen Ganges 141
- Nierenbecken 33
- Samenblasenzysten 141
- Urachuszysten 192
- Ureter 33
- Urethra 40
Zystennieren 29, 30, 41, 44
- bilaterale polyzystische 29
- - Erwachsenen-Typ 29
- - infantiler Typ 29
- dysgenetische 30
- Hiluszysten 30
- hypoplastische 30
- multiple sekundäre Nierenzysten 30
- polyzystische Nieren 30
- Solitärzyste 41, 44
Zystitis 113, 121, 197
- akute 197
- Ätiologie 113
- Diagnose 113, 197
- Differentialdiagnose 113
- Frauen 113, 121, 197
- interstitielle 113, 197
- Männer 113, 121
- Radiozystitis 197
- rezidivierende 197
- Symptomatik 113
- Therapie 113, 198
- Verlaufsformen 113
- - akut 113
- - chronisch 113
- - subakut 113
Zystometrie 91-93
- Aufzeichnung des Rektumdrucks 91, 93
- Detrusorfunktion 92
- mit Flüssigkeit 92
- mit Gas 92
Zystoprostatektomie 150
- palliative 150
- radikale 150
Zystourethrogramm 62, 85
Zytokine 258
Zytostatika 253
Zytostatikazystitis 197

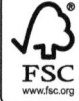

If you have any concerns about our products,
you can contact us on
ProductSafety@springernature.com

In case Publisher is established outside the EU,
the EU authorized representative is:
**Springer Nature Customer Service Center GmbH
Europaplatz 3, 69115 Heidelberg, Germany**

Printed by Libri Plureos GmbH
in Hamburg, Germany